凡整理之主张，研究之方法，中国医学之特长，将来医学之趋势等，与现代有志研究者，作一次大规模之交换意见，商讨改进，或能于研究过程中，有相当之补助，非敢谓此即医学之止境，亦聊为吾尽吾心而已。

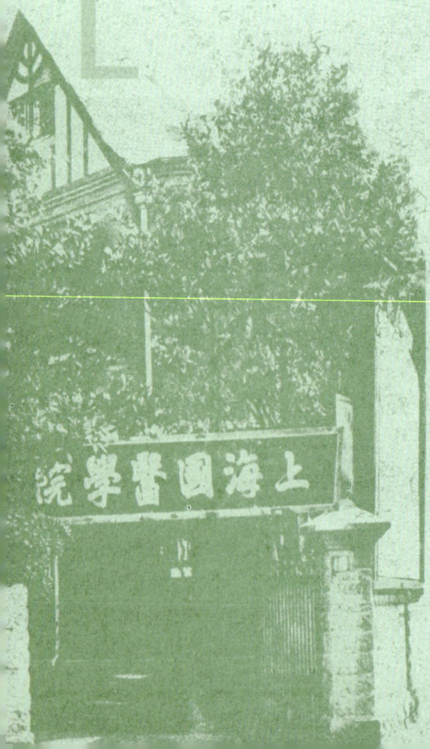

二十世纪初中医名家医学文集丛编

时逸人医学论文集

王咪咪 编纂

學苑出版社

图书在版编目(CIP)数据

时逸人医学论文集/王咪咪编纂. —北京：学苑出版社，2011
(二十世纪初中医名家医学文集丛编)
ISBN 978-7-5077-3748-6

Ⅰ.①时… Ⅱ.①王… Ⅲ.①中医学-文集 Ⅳ.①R2-53

中国版本图书馆 CIP 数据核字(2011)第 033327 号

责任编辑：陈 辉 付国英
特约编审：高振英
出版发行：学苑出版社
社 址：北京市丰台区南方庄 2 号院 1 号楼
邮政编码：100079
网 址：www.book001.com
电子信箱：xueyuan@public.bta.net.cn
销售电话：010-67675512、67678944、67601101(传真)
经 销：新华书店
印 刷 厂：北京市广内印刷厂
开本尺寸：890×1240 1/32
印 张：24.25
字 数：507 千字
印 数：1—3000 册
版 次：2011 年 8 月第 1 版
印 次：2011 年 8 月第 1 次印刷
定 价：48.00 元

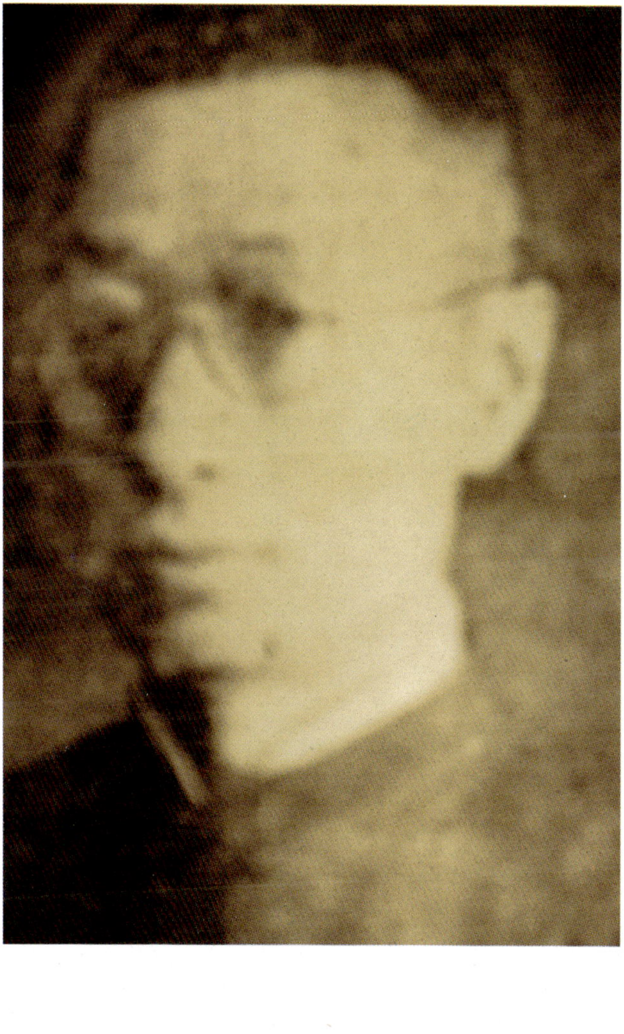

时逸人

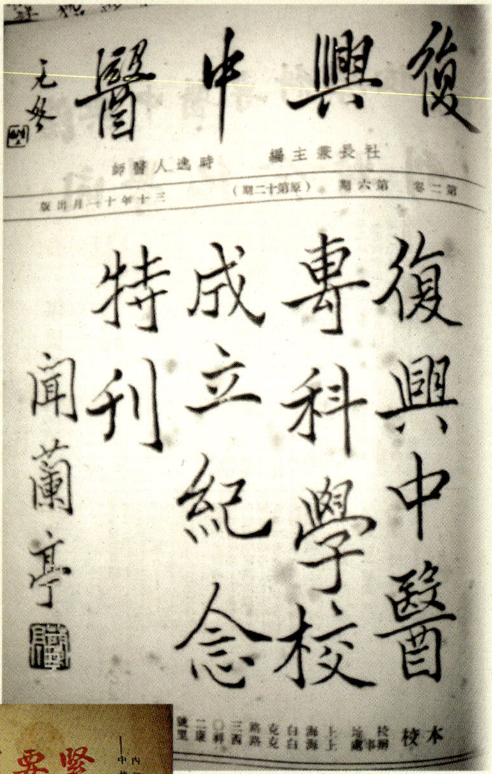

復興中醫

社長秦主編　時逸人醫師

第二卷　第六期（原第十二期）　三十年十一月出版

復興中醫專科學校成立紀念特刊

闻蘭亭

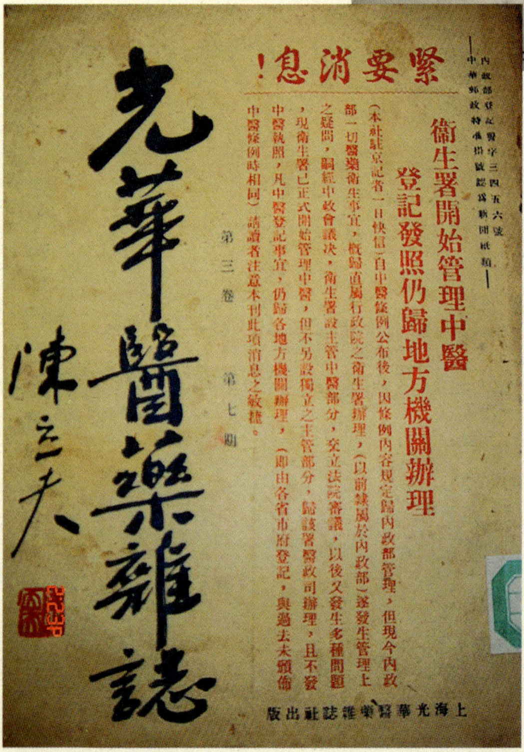

光華醫藥雜誌

陳立夫

第三卷　第七期

—內政部登記警字三四五六號 中華郵政特准掛號認為新聞紙類—

緊要消息！

衛生署開始管理中醫 登記發照仍歸地方機關辦理

（本社訊京記者一日快信）自中醫條例公布後，因條例內容規定歸內政部管理，但現今內政部一切醫藥衛生事宜，概歸直屬行政院之衛生署辦理，（以前隸屬於內政部）遂發生管理上之疑問，嗣經中政會議決，衛生署設主管中醫部分，交立法院審議，以後又發生多種問題，現衛生署已正式開始管理中醫，但不另設獨立之主管部分，歸該署醫政司辦理，且不發中醫執照，凡中醫登記事宜，仍歸各地方機關辦理，（即由各省市府登記，與過去未頒佈中醫條例時相同）請讀者注意本刊此項消息之敏捷。

上海光華醫藥雜誌社出版

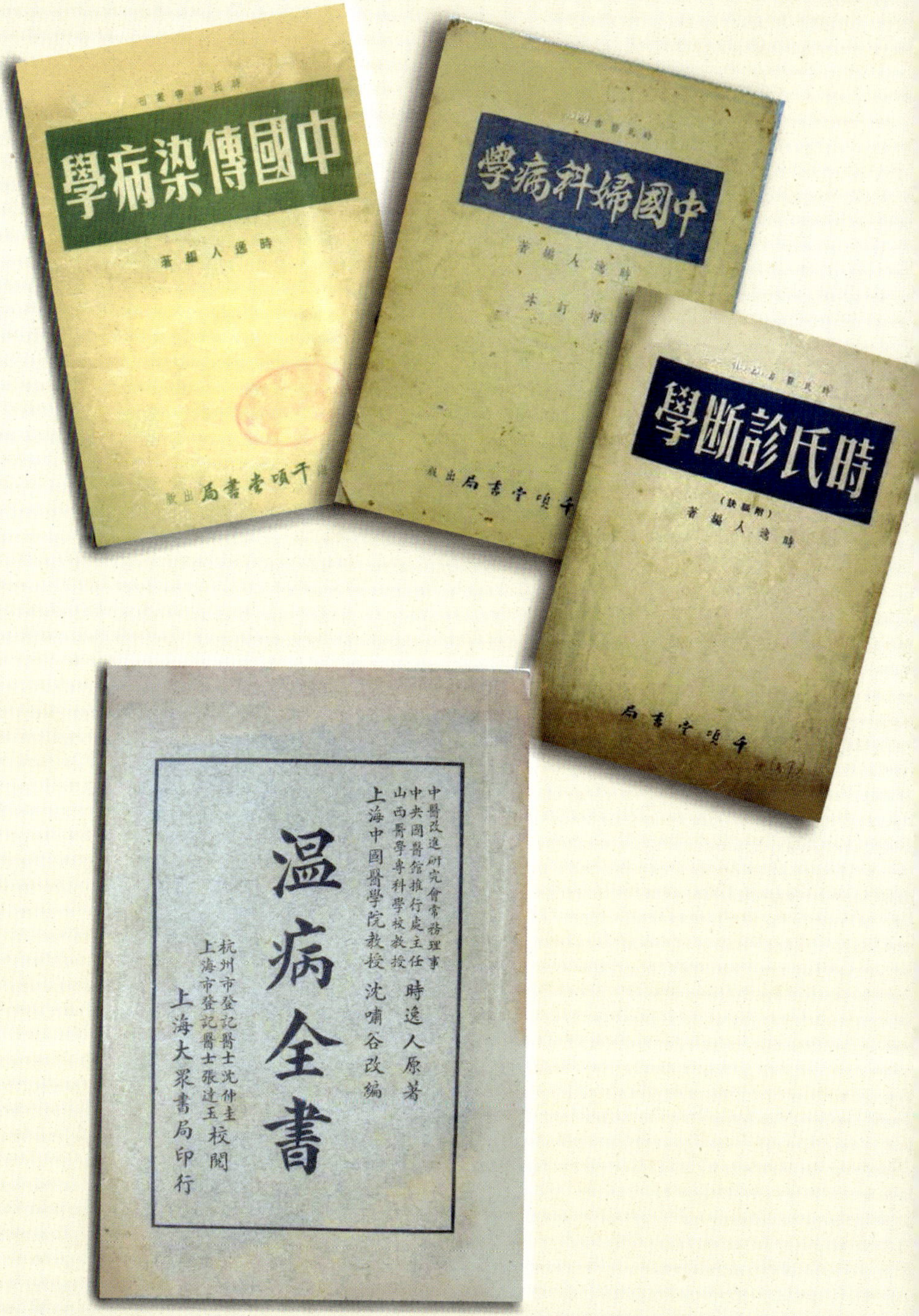
中國傳染病學
時逸人編著
千頃堂書局出版
中國婦科病學
時逸人編著
增訂本
千頃堂書局出版
時氏診斷學
時逸人編著
千頃堂書局
中醫改進研究會常務理事
中央國醫館推行處主任
山西醫學專科學校教授 時逸人原著
上海中國醫學院教授 沈嘯谷改編
温病全書
杭州市登記醫士沈仲圭
上海市登記醫士張達玉 校閱
上海大衆書局印行

《二十世纪初中医名家医学文集丛编》

编辑说明

一、《二十世纪初中医名家医学文集丛编》以清末及民国时期（1900~1949）著名中医家个人论文集为单元分册。书前的前言和序文对本书的编辑及时代背景等方面做了说明；论文集前有专家撰写的医家生平、学术成就及主要医学贡献。因论文收集的年代跨度大，登载期刊多，论文内容所涉及的范围广，故在论文集前撰有导读性的内容提要及目录，以方便读者阅读。《二十世纪初中医名家医学文集丛编》（第一集）每册只载一位医家，故每篇论文之后不署名（个别收入的非本医家所写论文会特别标出）。论文的收集以编者能收集到的1900年至建国前的中医及相关期刊上的医学论文为依据。个别医家因其论文的连载及学术的延续性，可到建国初期（1955年）以前。这部分资料一般来源已比较困难，但又能反映一个历史时期的中医发展及特点，故有极大的文献性、资料性，是系统研究中国医学史、中医文献发展及医家个人学术经验不可缺少的宝贵资料。

二、"论文集"前的目录为该册所收集论文所作，题目后标有论文所在的页码，以备读者查找。书后索引为现能收集到的该册作者在建国前五十年内的论文题录，后有所在期刊和发表时间，（包括作者一稿多投的论文出处），旨在为读者查找原文提供方便。

三、有关对中医经典的研究性论文中，凡“原文”，本次文集均以期刊引录为准，不纠正前辈的引录误差。引录文献出处等小字注一律不在行文中出现（民国期刊中此种现象较少，故统一不出现在行文中。个别有所需求的读者可依据书后索引在原文中查找）。

四、民国间期刊论文90%以上以竖排本、繁体字、无标点（有的有句读）形式出现。本书则统一体例为横排、简体，通用标点。具体讲，竖变横后，凡原书中的“右”字通改为“上”，“左”字通改为“下”。一般繁体、异体字通改为通用简体。仍在用的个别今古字、异体字，包括能反映当时文字特点的一些字，视情况有所保留（如：猝—卒；周—週；症—癥；骨格—骨骼；翔实—详实；盅—钟；着—著；养气—氧气等）。其宗旨在让读者能看明白原文的前提下尽可能体现原文特点，不强行统一。由于期刊保护问题，凡个别字迹不清或缺字处，以“□”表示。

五、文中数字的写法宗原文，计量单位一律不改，保持原貌。书中有民国时期的西药所用剂量而现在完全不用，其药名有的也甚古怪，并难以找到出处，（如沃度仿漠、马尔匹拿囊；剂量上的醋酸铅一瓦等）均一律照原文，不做任何解释及出处。

六、本论文集所收论文有的已距今百年，大部分也七八十年了，故词句用法、语言断句有的与今日之文章有很大差异。而本论文集非注释本，只为展现原貌。愿读者谅解，一律不加文字说明。

七、论文行文中有引录文的，与原文基本一致的加引号，否则只以冒号标之。行文中的完整方剂，方剂名、中药名同正文，剂量、炮炙方法等用小半号字标之，而行文中的药剂量及炮炙法字号不变。个别论文在引录文中用大小字处理的，此论文集中亦用小半号字处理。

八、在数千篇的论文中，有少数文章有八卦、阴阳五行等图符、表格等，考虑全书统一，书中未加保留。个别有兴趣的读者可在书后索引找原文查看。见谅。

九、民国时期期刊管理较为混乱，故一稿数投，改变题目再投，几年后改变期刊、改变名称再投，或略改动论文再投的现像很常见，我们虽做了大量斟别，这种情况难免还会出现，但不会影响展现这些医家的学术思想及反映当时的医学氛围。

王咪咪

2009年10月

《二十世纪初中医名家医学文集丛编》

序

20世纪前50年，中国社会剧烈变革，革命者在民主科学的旗帜下，反对旧道德，提倡新道德；反对旧文化，提倡新文化，形成了浩浩荡荡的反帝、反封建、反官僚大军，对旧民主主义革命、新民主主义革命取得成功曾发挥了重大的作用。但令人遗憾的是，出现了盲目搬套西方的现象，特别是以日本明治维新“废止汉方医学”的政策为师，视中华民族传统医学为旧医、旧文化，这种思潮和行动使中医学蒙受了残酷的打击，多次出现废止、取缔中医的方针政策。在当时，卫生教育官员要废止中医，在学术界，胡适反中医，鲁迅也反中医，在如此巨大的压力下，中医界有识之士，为了求真理，求生存，求进步，求发展，与之进行了生死存亡的抗争。反对废止，与废止派进行了长时期针锋相对的批判与反批判论战，从而诞生了一批维护中医继续发展的中坚力量。

王咪咪教授为了探索这段历史，以十数年的时间阅读了大量昔日的期刊文献，获得了许许多多启迪与感叹，下决心对参与这场斗争的代表人物进行一次有计划、有系统的疏理，并作了初步的分析研究，选其较有影响的一批近现代医家，除撰有传记性评述外，还力求附录其主要学术论文，再附索引，以备研究者探索参考，此工程名为《二十世纪初中医名家医学文集丛编》。

历史是一面镜子，学习历史，借鉴历史，可以使人聪明，有才智。学习医学历史，借鉴医学历史，特别是学习、借鉴中国近代医学发展的历史经验与教训，对当今与未来医学发展的方针与方向，都有着重要的参考价值。因此该书的撰写与出版，并非单纯的医史研究，也非单纯的文献整理，而是有着很现实的宝贵价值，为我们提供前人的智慧与可供借鉴的思想。

该书完成之际，作者希望我能为之作序。说实话，我虽从事医史文献研究、教学50多年，也阅读过许许多多的论著与论文，但如此巨大深刻的功夫使我感动，也很钦佩。医史文献研究必须有这种苦功夫，当今颇多适应某些急需而打短平快的写论著、作论文之风，实在应当少而再少为好。我为作者们的成功，发自内心的祝贺，特草此以为序，愿与作者共勉。

李经纬

2009年5月于中国中医研究院

《二十世纪初中医名家医学文集丛编》

前　言

在中医发展史上，二十世纪前半叶是一个特殊而又十分重要的时期。在这期间中医承受着前所未有的巨大冲击，既有外来医学的强大影响，也有来自政治上的压力。中医队伍的抗争和自强取得了有目共睹的成就，涌现出了一大批有影响的医家，其中许多医家在 1949 年后还曾做了大量工作，可以讲是二十世纪五六十年代中医界的栋梁，这些医家对本时期及其后中医的发展、中西医结合理论的建设、中医教育体系的建立都发挥了中流砥柱的作用。这些医家在二十世纪前半叶各类中医及相关期刊上发表了许多对中医发展、中医学术研究具有独特见地的学术论文及临床诊疗医案，时至今日，对临床及各类医学问题的研究都有着重要参考和启迪作用。但是，这些论文由于时间远久及期刊保存的艰难，人们一般很难看到了。多年来我们通过各种途径收集到了大量该时期中医名家的医学论文，欲将他们经典的临床医案和医论汇集整理出版，以为读者提供一份难得的了解、研究、继承中医的宝贵资料，这就是《二十世纪上半叶中医名家医学文集丛编》编辑出版的目的。

这套医学论文集的特点是：真实地记录了二十世纪前半叶这一特殊年代中，一位位中医学家为了一个目标、一种事业所做的方方面面的努力。

二十世纪前半叶对中医来讲是很敏感的时期，从清末始，中医逐渐失去了延续数千年的主流医学地位，在许多最基本，也是最核心的问题上受到西医的冲击，加之政府的不支持，处境极为艰难。此时的中医大家，不仅要更满腔热忱地在临床上开辟一片新天地，而且要更加积极地创办各种报刊、团体，在社会上宣传自己的观点、想法，为中华民族的医疗卫生保健事业的发展与中医在社会上的一席之地奔走呐喊，在这些呐喊声中有几个论题是具有时代特点的，如：中医向何处去、中医如何改革、中西医能否汇通、如何汇通、中医教育应如何走等。

这不只是一个事件，一种学术思想，一次疾病诊疗技术的展示，它还包括了当时各种中医内容讨论的关注焦点，及这些医家在长期临床实践中积累的医案汇编、医话、医论等丰富资料，这些资料是当时中医学术发展的实录，它从一个侧面反映了一定历史时期的关注焦点；同时展现了这些医家为中医的生存和发展所做的不懈努力，也体现出这些医家积极进取不畏强权的人格魅力。

《二十世纪初中医名家医学文集丛编》所收入的资料是一批真正的历史见证，见证了最特殊的二十世纪前50年中，中医的有识之士在那个时期为维护自己的正当权利所做的种种努力，展现了在当时的条件下，为解除人们的疾病痛苦积极参与社会上的卫生保健事业，如何在养生健体诸方面发挥自己的一技之长。

《二十世纪初中医名家医学文集丛编》所收入的资料是一批还在流动的精神财富，虽然时间已经流逝了，但许多讨论课题百年来一直在延续，先哲们早期的许多观点，至今仍有重要的学术和现实意义。

由于二十世纪前半叶的期刊寻找和阅读的困难，所以论文的收集肯定不全，尽管不全，那也是一段历史。正因为如此，这次历经十数年之久搜集的大批论文必将成为宝贵的文献资料。

《二十世纪初中医名家医学文集丛编》的每一分册医家论文前均撰有医家生平，文章客观、公正、全面地记录了一代名医的生平事迹和学术思想。

愿这本论文集能为大家提供一段特殊历史时期的真实记录，以此了解中医发展的历史，及在这段历史中曾经叱咤风云的中医人物。

此文集在整个资料收集、编写过程中，得到了医史文献界前辈李经纬、余瀛鳌等的支持和鼓励，也得到了众多图书馆及对此感兴趣的诸同道们的大力支持，在此一并表示感谢，也期盼着各位同道能对文中各位医家提供更多的在民国间所发表的各类论文，以便有更多更翔实的资料来展示中医在这一历史时期所走的每一步路，发生的每一件事。

王咪咪

2009 年 5 月

目　录

内容提要

本论文集收集了自1923年至1949年的150余篇时逸人先生所撰的医学论文。先生自1916年挂牌行医，从1919年即在《绍兴医药学报》、《卫生公报》、《三三医报》、《医药卫生报》等报刊上发表文章。由于其行医、学医的经历，使其很早就萌生了整理中医书的主张，且时氏积极地参与中医自救、中医教育与临床各项活动，加之继承和整理中医的迫切愿望，在这一时期发表了大量很有价值的医学论文，为后人留下了一些很有说服力的好文章。

在研究性论文一部分，主要展示的是时先生对西医进入中国最初阶段的态度、改造中医的方法、创立一种新的中医基础理论的思路等文章。尤其是摘登了部分时先生在诸多著作中最先刊登在期刊上的原稿，向我们展示了在那个时期中医学术发展中种种及中医生存的艰难。在《论文集》中有篇《医学演义宣言》，发表于先生青年时期的文章中，先生表达了一重要思想：重新组建中医理论学说。正是这一指导思想，产生了在第一部分论文中的大部分文章，其中包括《时氏诊断学》、《生理学讲义》、《中国处方学讲义》、《药物学讲义》、《中国妇产科病学》、《中国时令病学》、《中国急性传染病学》等一系列自成体系的中医之“学”，这在中医发展史上也是个创举。这种思想的产生，也源于他在临床应用时的一种体会，一则以为：中医已逐渐缺乏理论创新，只有应世之术。同时也感觉到："近来欧风东渐，科学维新，潮流湍急，咄咄逼人。有识之士，知非改进不足以图存也……"这方面发表的文章还有《整理国医学术之主张》、《研究中国医学的几个信条》、《论中医历代著作家之宗旨与得失》、《中国医书的分类及研究程序》等等，足以看出一位青年中医学家全身心地为中医的继承、发展努力地在做着自己力所能及的事情。

在对待西医进入中国，并日益成为主流医学这一现实，年轻力盛的时先生带着对中医受排挤地位的愤愤不平，还不能客观、公正地从学术上加以评判，在其论文《国医御敌团刍议》中就能体会到时先生的心情。时先生提出的"截补中西医药学术，而另造第三者之特殊医学"这一观点虽未在其他文章中再次发挥，但陆续发表的著作中肯定也有所体现。对现在的学者来讲，这是值得研究的一笔，是历史上第一次有人提出要建立非中、西医以外的第三种医学的设想。与此同时，时先生也积极接受西医的医学知识，从他所写的一系列《生理学讲义》、《处方学讲义》、《急性传染病学》等"学"字带头的著作中就能看到，其在基础学科的分类中无疑与传统中医有了很大的不同，且还写了《全体论》、《论全体生理》等一些在那个时代相对西医味道较强的医学论文，都很值得一读。

第二部分临床性论文，主要是对病证、中药及方剂的研究性论文。虽然这部分只有四十余篇文章，但内容范围涉及广泛，除内伤杂病外，还包括妇产科疾病的论文十余篇。时先生对伤寒、金匮、温病多有研究，也写了相关文章，如《对于伤寒、温病伏邪外感之我见》、《温病与卫气营血》、

《对于伤寒与温病的认识》等等一些优秀论文，今天读起来也仍感到很有新意。

时先生在多年的磨难中体会到：中医的发展离不开自己的宣传阵地，因而在很困难的情况下，于1940年创办了《复兴中医杂志》，我们在此论文集中，能看到的一些文章正是出于此期刊，时先生也因此将自己的许多观点、想法发表于此。时先生还以自己名字的同音异名："逸人"写作"益人"，编有《益人堂医药丛书》、《益人医话》等，为后人留下了许多值得一读的好文章。这在第三部分其他论文中可以看到。第三部分除序文、通讯及一些杂文外，其中有一篇1936年在《神州国医杂志》上发表的文章《医药公有制实施计划案进行的程序》一文，这应该是我们在最早时间内看到的有关"医药公有制"的论述，不能不引起我们的关注。时逸人先生是近现代著名的中医学家，留下多部书稿和耐人阅读的论文，在这本论文集中得到了足够的展现，也极大地丰富了那一历史时期中医发展的可读性文献资料。

医家生平

整理医学为职志——时逸人生平学术简介

凡略微了解民国初期中医历史的人，应该都知道时逸人先生的大名。他是很值得现代中医学者记取并尊崇的一位中医老前辈。

笔者应丛书主编之邀，为时逸人先生撰写生平学术介绍。其实本人过去对先生并无特别的研究，与先生也没有任何关联。时先生虽是笔者供职单位的前辈学者，但我进入中医研究院之时，先生作古已多年。先生哲嗣时振声老师也在本院，倒是见过，谦谦君子也，人说振声老师相貌、性格极似其父。然因不同专业，不曾亲聆过振声先生的教益。因此，笔者介绍时逸人先生，全凭丛书主编事先提供的《时逸人医学论文集》电子稿。在接到电子书稿以前，笔者也曾收集了部分报刊发表的纪念时先生的文章。坦率地说，这些文章只让我知道时先生的部分业绩，却无法想象出先生活生生的形象。待我看完文集所收录的时先生民国期间发表的文章，才对时先生顿生敬畏之心：原来相貌谦和文弱的时先生，年轻时竟然叱咤风云、敢破敢立，但又不失雍容风度、书生本色。

为此，笔者根据时先生的文章，将先生在我心目中的形象转而介绍给读者。

一、家世及医学之缘

时逸人，字益人，号了一山人、折背叟。他早年发表的文著，经常使用“折背叟”一号。例如有折背叟《医学漫笔》、《药学漫笔》、《诊余漫录》、《通函论症丛编》、《折背叟三十年之言行录》等等。其实时先生发表上述著作时，不过二三十岁，何以老气横秋，很年轻就用这么一个号呢？先生对此有所介绍，颇为幽默。

先生说他考究了一下，古人用“折”字名书者，有取义“折肱”者（如《折肱漫录》），有取义“折衷”者（如《痘疹折衷》）。此外“折”还有“折节下士”、“面折廷诤”等等用法。但先生的“折背”，却最本色不过。先生说，他用功读书，已过了30年，切磋磨琢之余，不觉“背之折”矣，也就是说累驼了背。据说佛家就是肢解了他的身体都没有感觉，可是时先生自叹毕竟还是个俗人，累得腰驼背曲，就仿佛折断了腰背一样，于是时先生就以“折背叟”来作为号（或许也可以称为笔名）来署他的书。单这一署名，可以想见时先生从年轻时就已苦读不已，同时苦中作乐，用“折背叟”来解嘲自怜（见《折背叟诊余漫录》）。

关于先生的生年，当代文章中有1896、1897两说。据时振声回忆其父的文章，说的是1896年生。* 但根据本文集中，时逸人先生的文章及张赞臣《时社长小史》等文，似乎1897年更正确。年代前后相差一年，笔者也就不去考究了。

---

* 时振声．时逸人．中国医药学报，1989，(4) 3：71

先生出生地是江苏仪征，祖籍无锡。自从太平天国动乱之时，其祖就迁居仪征。所以先生素以仪征为故里，对仪征的医俗也了解最深。

关于自家身世，先生有过简要介绍：

余先叔曾祖雨人公，中年避杨洪之乱，徙居淮上，肆力于医学，凡三十余载。各科学识，无不有深思至理。惟妇幼一项，尤有专长。晚岁以医名噪于淮扬间，全活者甚众。惜后世无人继之，道遂中断。此先祖紫庭公亲口对余言之也。又先三叔祖、四叔祖，及家伯、家父，继族中世伯诸父等，亦皆略识医书，率未成就。比年来迭遭世故，丧亡过半矣（见《益人医话自序》）。

可见先生之家族中，不乏知医通医之人。至于先生学医，据说是因为“素多疾病，惟药是依”，于是才“感往昔之沦丧，伤横夭之莫救，锐志习医”。因此，从学医的动机来说，先生是因为希望借助医术以救世之夭丧。也正是基本于这一动机，先生毕生心血尽耗于此而无悔。

先生在民国初年（1912）迁居镇江，* 也就是在这一年，先生开始学医。他的医学启蒙老师是汪允恭，据说“悉得其术”。但在本文集所收先生的文著中，似乎并没有提到过汪允恭对他的学术影响。

二、出道之初，锋芒毕露

民国五年（1916），先生挂牌行医，此时他不过刚 20

* 张赞臣. 时社长小史. 复兴中医，1940，1（5）

来岁，正当风华正茂时。从此以后，先生以极大的热情，投身医学。他的好友张赞臣为他撰写小史时，对其初出道就崭露头角称赞有加：

自民五业医以来，研究医学，极多心得，曾散见于《绍兴医药学报》、余姚《卫生公报》、杭州之《三三医报》、南京之《医药卫生报》等。著述甚多，素为医林所钦佩。并兼任其他各地医报之撰述，热心研究医学，且能持之以恒，故有惊人之成就（见《时社长小史》）。

从先生出道（1916），到民国十七年（1927）年间，是先生在江苏老家的医学活动期。这十几年间，先生正在20到30来岁之间，精力超级旺盛，思想也极为活跃。也就在这段时间，先生阅读了大量的中医书籍，并积极热情投入社会医学活动。用先生自己的话来说，就是"求学于校，实习于院，观摩于社，研究于会"。也就在这段时间，先生萌生了整理医书之主张，提出了"医书愈多，医学愈乱"的观点。为此先生发表了许多文章，其中《绍兴医药学报》、《三三医报》是他发表文章的最主要的阵地（见《我要说的话》）。

先生认为，"历代医书各有所偏"，中医本身，也远未能登峰造极，存在种种缺点。概而言之："编辑书籍，无一定体例；诊察方案，无一定规模；衣钵相传，无一定教授；以一症之微，往往聚讼千语。若全体之大，乃竟研究无从。针灸、祝由，嗤为妄诞；生理病理，无此明文。"（见《论中医历代著作家之宗旨与得失》）

先生研究中医古书，有一种非常独特的分类。他把古医书分成四派：一为发明派（《本经》、《内经》等），二为编集派（《千金》、《外台》等），三为学生派（《医学心悟》、《医宗必读》等），四为言论派（金元四家，明清八家之书等）。所谓“学生派”，是可供初学及自己考察所用，“言论派”则有一家之见。按先生的主张，学生派之书，可供初学之研究，然后看言论派之书，可以启悟心得，再进一步研究编集派之书，以资其参考，进而学习发明派之书，俾得其旨归。大致是由浅入深，最后归到医学经典著作。另外还有两派医书，一为经验派，二为鼓吹派。先生认为经验派的书，质直无文，真假夹杂，要仔细辨别。鼓吹派的书，词胜于意，捕风捉影，但容易惑人炫世，却不切实用（见《中国医书的分类及研究程序》）。像先生这样的古书分类和研究古医籍的程序，真是有趣，但不无道理。也只有刚出道的青年学者，才敢于如此标新立异。

先生刚出道时，血气方刚，特别看不起不读书的庸医。他对仪征当时当地的医学风气，尤感不满，因此起而自揭“家丑”。他说：

吾仪医俗，极为鄙陋，凡学医之士，即尽弃古书，谓书中皆刻版呆方，不适于用。悬壶之医，皆抄录其师氏临症通治、泛常清淡之药，数十味而已，无论内伤、外感之病，惟汇集十二三味泛常不切之药以试之，此外则更无他技矣。父以授子，师以传弟，积俗成风，如出一辙。故于读书一项，视为畏途。倘劝其读书，则彼必曰：吾业此为衣食计，岂暇及学术哉?！此乃出于鼎鼎时医之口，若他医则更不堪问矣（见《仪征医俗弁言》）。

不甘随波逐流的时逸人先生，立志要整顿当地的陋俗，于是纠集了十五六位同志，拟创办医学会，并致函绍兴分会，索取章程。当地的老中医感到了威胁，认为“医会成立，吾辈无立足之地，则衣食从何而来，终为饿殍而已”，于是极力反对，把时先生鼓动联络好的同志，诱惑走了大半，使得先生孤掌难鸣，遭受了一次重大挫折。激愤之余，先生采取了另一种激烈动作：把仪征医界的陋俗恶习，调查齐备，编辑成章，发表于《绍兴医药学报》。这样的举动，不仅在当时被视为大逆不道，就是在现代，恐怕也要被归于“愤青”之列。平心而论，时先生要求医家多读书，不做治不好病人也治不死病人的庸医，其实并没有错。凭着一股子初生之犊不畏虎、嫉恶如仇的热情和勇气，先生已经难以忍受仪征医界的平庸束缚。他将精力集中到编辑医书，希望用自己的笔来改造医界。

在仪征开业的前几年间，时先生就准备编写几套丛书，其中之一是《益人堂医药丛书》。这套书原定25种，到1919年已经脱稿14种。投寄到绍兴医报社供出版用的有3种，即《全体论》（1917）、《湿温三字诀》（1918）、《医学演义》（1919）。这三种书得到裘吉生先生赏识，答应刊为《益人堂医学丛书》第一集（加入他人之书3种，共6书）。这套书书目未能查到，难以确定是否最终出版。还有一套《江左益人医社丛书》，第一集为10种，1919年已经完成了五六种，据说内容多为纠正东西医（即西医与日本医学）之误谬而设（见《益人堂医药丛书第一集自序》）。这套丛书至今也没有见诸书目著录。

大概是经过磨炼，先生到1919年，已经开始反思自己的言行，检讨自己前两年在仪征所编的书，“少年逞意气之谈，实不能免。纠正中医之处，多有失之过激者。攻抵诸家之误，多有失之过当者。及今思之，宜加修改，殆将居其半矣”。从他的丛书名，可以知道，他已经以个人名义成立了“江左益人医社”。现在能发现的该社出版物有《时氏诊断学》又名《中国诊断学实用》，乃是1920年的铅印本。*

笔者虽然无法见到时先生《益人堂医学丛书》第一集，但所幸能在本文集中看到其中《医学演义宣言》，这是他为行将出版的《医学演义》一书的宣传文章。从中可知《医学演义》乃先生20篇旧稿的汇编本，内容非常广泛。更重要的是，通过《医学演义宣言》，我们可以看到，时先生已经提出了一个重要思想——重新组建中医理论学说。这一思想，奠定了先生一生事业的基础。

时先生在《医学演义宣言》中，系统表达了他重视中医理论的思想。他认为中医理论创始最早，《灵枢》、《素问》、《难经》、《脉经》、《病源》等书，都是理论肇始的重要书籍。但是此后医学逐渐趋于症治，尤其到晚近，“医案诸书夥矣，愈出愈多，愈趋愈下。市医之伎俩无穷，而医已离道成术矣！”“离道成术”，就是说中医已经逐渐缺乏理论创新，只有应世之术。但是光有术是不行的！时先生分析说：

近来欧风东渐，科学维新。潮流湍急，咄咄逼人。有识之士，知非改进不足以图存也。改进维何？进而求其理论是已。诚以今日中医之地位，不进则退，不存则亡！而理论者，乃事实之母。有精确之理论，方有精确之事实，此新学所以进步敏捷也。理论之悠谬，即事实之悠谬，此旧学所以

---

* 薛清录. 中国中医总目. 上海：上海辞书出版社，2007

感应迟钝也。若中医之不修理论者，则其误甚矣。及时而图，犹为未晚。而今而后，吾知之矣！（见《医学演义宣言》）

这哪里是《医学演义》的宣言？实际上是时先生决心从今而后，立志整理改进中医的宣言。

先生从当时所见的西医书，知道医学体系的建立，应该具备解剖学、生理学、诊断学、病理学的理论，以及内科、外科、妇科、儿科等各科之理论。他深感中医人士再也不能"鄙理论为空疏者"，所以他出道不久，就立志建立自己的中医理论体系，为此他付出了毕生的精力，去逐一落实《医学演义宣言》中的志向。

笔者从已有的书目，统计了先生一生出版的以"学"为名的书籍，民国间出版的有如下 9 种（按发表时间先后）：

《时氏诊断学》（1919 年）、《生理学讲义》（1929 年）、《中国处方学讲义》（1929 年）、《药物学讲义》（1929 年）、《中医妇科病学》（1931 年）、《中国时令病学》（1931 年）、《中国急性传染病学》（1933 年）、《时氏麻疹病学》（1934 年）、《时氏内经学》（1941 年）（见薛清录《全国中医古籍总目》）。

1949 年以后，先生继续完成时氏中医理论的系列著作。目前笔者收集到的著作有如下 12 种（按先生宣言里提到的理论体系为序）。

《时氏内经学》、《时氏生理学》、《时氏病理学》、《时氏诊断学》、《中国时令病学》、《中国传染病学》、《中国急性传染病学》、《中国内科病学》、《中国妇科病学》、《中国儿科病学》、《中国药物学》、《时氏处方学》（见裘俭、何远景、段青《新中国60年中医图书书目》）。

从以上书目可以得知，先生确实按自己年轻时的设想，矢志不移地完成了他设想的中医理论体系构建。笔者还从来没有见过哪一位民国间的中医学者能写出如此多而且自成体系的中医之“学”！观时逸人先生之宣言与其毕生业绩，就可以知道什么叫“一言九鼎”、矢志不渝！

时先生的著作，当然不止上述诸“学”之作，本文集所列这一时期（1916～1927）文章就有60多篇。从这些文章中，我们还可以窥见先生某些著作的梗概。例如《益人医话》，就是先生从学医到1919年，凡读书有心得，先生就对友人说道，说完了就记录下来，于是形成了一本《益人医话》。和前人医话不同的是，这是先生“谈医之话”，其中包含了作者对当时医界许多感言及改革主张（见《益人医话自序》）。

毋庸讳言的是，时先生从医最初十来年，其言论确实有过激的意气之谈。尤其是对古代中医，先生别出心裁将中医划分为“道”、“学”、“术”三个不同等级的阶段及层次。在先生看来，《易经》、《内经》说的才是医道，《伤寒》、《金匮》可算医学。唐宋而后，真道失传，诸家之学不过是末流的“医术”而已。正因为先生尊古太过，才会指责金元四家“强分门户”，薛立斋、赵养葵辈“大言欺世”，才会指责“黄坤载之妄，喻嘉言之愤，徐灵胎之狂，陈修园之浅，吴鞠通之庸，张隐庵、高士宗之拘执”，大有横扫后世医家之气势。然而医道、医学、医术何曾能割裂为三？没有学、术的道，只不过是空头理论。没有后世医家各自临床的实践、经验与发挥去充实中医学，难道捧着《内经》、《易经》能给人看病？先生少年气盛，于此可见一斑。

更令人感慨的是，先生在1926年，曾经参与筹划“国医御敌团”，并发表了杀气腾腾的《国医御敌团刍议》一文。所谓“御敌”，并非抗御外国人侵之敌，而是以西医为敌。其时一帮血气方刚的中医，看着中医日受排挤，生存受到威胁，咽不下一口气，于是跃马横刀，摆出一番决斗的架势，设擂比武，要与西医一争高下。按先生的设计，这次“单挑”决斗，是组建“国医御敌团”，然后中、西医双方各出十人，同在一个医院比试。办法是：

病人来院，国医、西医，拈阄先治。凡国医治之不愈者，限期无效，送归西医诊治；西医治之不愈者，限期无效，送归国医诊治。方案有表，诊断有书。病人住院者，可实地练习，无尚空言，所谓短兵接战者是也……俟三月之后，比较双方成绩之良窳，而定优劣之胜负（见《国医御敌团刍议》）。

按先生的计划，“御敌团”有战斗员、预备队，且分数路人马，真个如大敌当前，鼙鼓动天。先生自己更是奋勇当先，宣称：“倘不弃鄙陋，愿效余勇。或则指挥疆场，独当一路；或则设谋帷幄，兼顾统筹。凡有委任，无不努力。倘或贻误戎机，愿以军法从事。”此时的时逸人先生，哪里像是“折背叟”？真个如同帐前请令、敢立军令状的勇士，器宇轩昂，视死如归！

80多年后再来读先生的这番筹划，确实令人感慨万千，欷歔不已。先生当年从医的环境，到了如此困窘险恶的地步！但先生们错把险恶的形势归结于西医的崛起。其实无论中医、西医，共同的敌人只有疾病。在同一大敌之前，无论什么时候，中医、西医都是友军。既是友军，特长各有不同，实力可有高下，但无论高下，都应该互为犄角、取长补短，同仇敌忾，共同制敌。先生当时很年轻，才刚到30岁；也很有实力和自信，敢和西医不分病种、随机抽样地叫板单挑。其勇气和信心，固然可嘉，但指望采用中世纪决斗方式来改变中医命运，实在是幼稚！也实在是无奈！所喜先生很快度过了幼稚期，他以后的言论不仅不以西医为敌，而且力主中西医合作——此是后话。

先生在江苏老家行医十余年的后期，已经注意到医学教育的问题，开始组织国医讲习所，并拟成立中华全国医药书编辑社，意在提高中医素质。这说明先生开始意识到，改变中医的处境，必需自强不息，从中医教育抓起。有此思想和行动准备，时先生才迎来他一生从医的第二个重要阶段。

三、独当一面，大显身手

时先生在民国十七年离开江苏故里，从此闯荡南北，四海为家。张赞臣先生在1940年曾对先生1928～1937年的经历有一个非常简要的介绍：

民国十七年（1928）在沪，创设江左国医讲习所，编《中国医学建设问题》，并担任中医专门学校教授、中国医学院教授、《卫生报》编辑等职务。民国十八年（1929）赴晋，任山西中医改进研究会常备理事，编辑主任，医校教授，医院医师等职，著有《时令病》、《传染病》、《妇科》、《病理》、《处方》、《审查验方》等，主编《山西医学杂志》

垂十载。并又兼任山西省卫生委员会委员、山西国医分馆馆长，太原高级医师检定委员会委员、太原市中医公会主席等职。并曾供职中央国医馆理事，推行处主任，学识整理委员会专任委员，编审委员，卫生署中医委员会常委，中国医学教育社理事等职（见《时社长小史》）。

从以上简历可以看到，这十余年间的时逸人先生，不再是初出道的牛犊，而是当时中医界一位颇有名气的地方领军人物。也正是在这十来年间，中医经受了前所未有的压力和考验。1929 年 2 月，当时担任南京政府中央卫生委员会委员的余云岫等人，提出“废止旧医以扫除医事卫生之障碍案”并获得通过，这一举动激发了中医界极大的反抗。时逸人先生作为山西中医界的代表，积极地投入了这场中医救亡的斗争。先生在 1932 年成立的中央国医馆山西省国医分馆担任分馆长。为了中医的生存与复兴，先生积极出谋划策，提倡对内整顿、对外抗争。他从大局出发，呼吁中医界同舟共济，发愤图存：

鄙意各地医学团体，首宜联络，为同志倡。所谓联络，非形式上之接洽，而侧重精神之感召，输财助力，谊切同舟；披发缨冠，患难必救。庶足永杜阋墙，共御外侮。各地同志，倘不河汉斯言，请自隗始，为图存发愤之左券可乎（见《中国医学根本解决应兴应革条件之刍议》）。

在这段时间里，先生对中医教育、医疗体制、中医整顿与改革等，提出了一系列的主张。即便在今天读先生的这些言论，依然会为先生满腔的热情所感染，为先生许多超前的先见之明而感叹。

先生是“江左国医讲习所”的创始人。早在 1926 年时逸人先生就提出了该讲习所的简章。其中办学的宗旨是“整顿旧学，输进新知。研究国医，交换智识。确定正宗，普及教育”（见《江左国医讲习所简章》）。该讲习所1928年在上海正式开学，成为时先生从事中医教育的早期实验基地。此后先生在山西、南京、上海等地从事中医教育，利用讲堂推行自己的学术主张。

20世纪30年代的中医，正值多事之秋。先生在这段时间里，发表了许多重要的事关中医改进与生存的文章。现简单列举其中几个方面先生的主要意见。

改进中医在当时应该具体干些什么？时先生认为有如下几个重要措施：①成立中国医学书籍编辑社。②成立中国医药学图书公司，各地设立医学图书馆。③开办医学各科讲习所或补习所。④成立医学名词审查会。⑤成立中国医院，下分各科医院。⑥统一中国医界、出版界之印刷品。⑦各省区设立国医专门学校，中央设立医科大学。⑧中央设立高等医事机关，统辖全国医界主权等等。这些措施，在当时都是空白。先生视野开阔，高瞻远瞩，才能提出以上主张（见《中国医学根本解决应兴应革条件之刍议》）。其时先生的眼界，已经不止考虑中医的生存发展，而是考虑到整个中国医学的体制与发展。

中国古代有医药事业以来，除了皇家御用的国家医疗机构以外，从来医药都是私立。但先生却在1936年就首先提出“医药公有制”这么一个概念，并设计了医药公有制下面的系统机构设置。先生所谓“医药公有制”，即一切医药事业（如医药卫生机关、医药教育机关，以及医院药房之设施等），完全由政府经营。具体来说，全国的医师、护士、药剂师，皆为国家之公务员；全国的医院、药厂、药店，皆为国有之机关。各地保健、预防等，都纳入全国统一合作之医药事业。时先生的理想，一直到新中国建国以后才付诸实现。但在民国时期，这种主张无异于痴人说梦。

先生的“医药公有制”还包括普及医疗（包括治疗、药材、预防等），建立中央（国医馆）、省（卫生处）、县（卫生局）三级医政管理机构，建立培养高级、初级医药人才的教育体制，建立系列免费治疗机关（如省立、县立医院，区、乡诊疗所，巡回诊疗团等），建立国家管理的制药、分销体系，实现药品自产自造自用，建立疾病预防体系（包括各种传染病，乃至成立妇女接产院）等等。先生甚至设想了各种机构的细部结构（如医院下分各专科等，见《医药公有制实施计划案》），其改革旧医疗体制的良苦用心真是令人感叹。先生提出的“医药公有制”，在新中国建国以后大部分都成为现实，甚至发展更为周全。唯有先生提出的医学“以中为主，以西为辅”，随着现代医学的发展，已证明不合时宜。

面对当时中、西医激烈竞争碰撞，先生提出了一个超前观点，即“截补中西医药学术，而另造第三者之特殊医学”。也就是说，这种医学不属于中医，也不属于西医。先生认为，当时的中医学说，是医而兼文学之观念；西医学说则除器械手术之外，完全以药为主，商业味极重。因此先生认为，当时的中西医药学术俱陷于困难，唯有新创第三种特殊医学（见《中西医学之改进问题》）。先生的第三种医学具体构架，并没有见到专文系统展开。笔者揣测，观时先生所建立的各门医“学”，其前或书“中国”，或书“时氏”，独少言“中医”，莫非先生系列的医“学”著作，就是他所建立的“第三种特殊医学”？姑妄言之。但先生认为只有中西医合作，才是当时中国医药界救亡唯一之出路，却是千真万确的。

先生认为，当时西方列强对中国实行经济侵略，关税壁垒，这是事关中国医药界的大事。因此先生建议，中医宜采取西医之学说与技术，以补缺略，力图改进，俾臻完善，然后将所有药物，考证其性质，发挥其效用，推广运用；西医方面，宜虚心与中医药界提携，选择中药替代西药，自己开设药厂，自制新药，不受制于国外。先生认为，只有“中西医诚心合作，努力研究，互相扶助，共求进步。在学说、技术上，中西既抵于大同之境；在药物上，尤一致以运用中药为依归”，才能挽救我国的医药界（见《现今我国医药界救亡惟一之出路》）。

先生提出“一致以运用中药为依归”，自然是一厢情愿的设想。先生把我国医药界存亡，主要归结为药物是否国产，这种想法不免过于狭隘。但是，在1934年，先生就以举国之医药学为重，呼吁中西医精诚合作，互相扶助，共求进步，“抵于大同”，不能不说是英明之见！先生1926年曾参与策划“国医御敌团”，欲与西医打擂台，但八年之后，先生意识到只有中西医合作，才是挽救国家医药的惟一出路。可见其思想高度，又进入新的境界。

面临生存压力的中医，应该改进自身，在当时基本形成共识。但如何改进，却有着不同的意见。有人认为改进医学为先，有人认为改进药学最急。时逸人先生认为，“整理医学”是正道！所谓“整理”，即“阐扬固有之经验，参合科学之方法”。但中医的治疗经验均存在于医书，所以，整理医书，又是改进中医的首务（见《谈改进中医》）。

民国间对中医持“废医存药”观点的人不在少数，尤其是接受过西洋医药教育的人士中，这种观点更为流行。时先生对此反复论辩，强调中医、中药密不可分。他以日本明治维新时残害汉医导致的严重后果为历史教训，明确地指出：“中药之应用，乃中医历世相传经验之结晶。苟废除中医之经验，惟专求化验中药成分之效用，恐所获者少，而所失者多。”（见《改进中医与制造国药》）

“废医存药”观承认中药有用，如麻黄定喘、当归补血等等。但他们没有想到，总结出这些药物治疗的效用，正是中医的功绩。先生打了一个比方：

西医说，中医可废，惟中药尚有可用——此意实属任意诬蔑。譬如中国军队，抗战胜利以后，假使外人评判，谓中国士兵不良，惟枪械可用，应当重赏枪械，不必慰劳士兵——其立意与此相等——岂非笑谈?!（见《我要说的话》）

历代中药取得的疗效，都是在中医理论与实践经验中总结出来的。中药的取效，更多是在配合运用之后。而这种配合，处处要用到中医理论和经验。只重视单味药的成分与效用，却置中药最大量的配方使用疗效于不顾，实在是本末倒置、重物废人。这就是“废医存药”者最致命的短视！时逸人先生一针见血地指出：“中药重在配合。苟配合有法度，其成绩非常圆满，毫无副作用之发现。中医历数千年之经验，其方药配合，皆有一定法度，历试不爽者。”因此“废医存药”，是丢了大头、丢了根本，是不要士兵，只要武器。按时先生的意见，正确的做法应该是："必以中医之经验为重，参用西法化验之补助，则改进中医与制造国药并进，期无误矣。"（见《改进中医与制造国药》）在当代，对中医依然有持"废医存药"观点的人，所以时先生关于中医、中药密不可分的关系分析，仍然有其振聋发聩的作用。

时先生所处的时代，中、西医冲突非常严重。对此局面，先生是很痛心的。他的观点是："学说无国界，经验无门户。"新旧学说应该互相提携，相得益彰，不应互相攻击。先生经过20多年的磨炼，已经悟到了"现今医界之冲突，实因营业之竞争"。换言之，先生认为当时的中西医之争，已经属于行业之间互相争夺医疗市场，学术不过是借口而已。对此局面，先生不免忧心：

谋学说之整理，中西新旧，有调融之可能；谋营业之竞争，岂但中西之纷扰，行见中医与中医、西医与西医，因利害切肤之关系，俱不免有党派之争执。为之三叹，余欲无言！（见《中医固不合潮流趋势耶》）

也就是说，如果为了各自的医疗市场（实际上也就是一己私利）去互相攻讦，那么不仅是中、西医之间，就是中医与中医，西医与西医之间，都会因利害关系而形成帮派，这就不属于医学学术、而是社会、思想问题了。对此，作为医生的时逸人先生才"为之三叹"，不想再说下去。尽管如此，时先生还是把自己的主张用极简洁的语言概括出来：

（1）谋学说方面，整理之团结，彻底之改造。（2）谋经验学派之新建设。（3）采西医之长，补助中医之短。融炉共冶，另造新医学。（4）中医革命化，中药科学化。

(5) 打破守旧秘密之积习。(6) 发扬古医学之精义，以光大国粹。(见《中医固不合潮流趋势耶》)

时先生这些意见，尽管发表于大半个世纪前，但至今依然有其现实意义。不知道当代的那些要让中医退回到民间地位的人士，还有坚持以“纯中医”自傲的人士，看了时先生的上述主张，会有什么感触?

时先生的改进中医，必须以整理为前提的学术主张，在中央国医馆初成立之初就提出来了，并为该馆采用。因此国医馆首先成立的学术整理委员会，时逸人先生就是该会专任委员之一。但因后来日本侵华战争的影响，整理中医的工作，并没有切实进行。但先生在此后的教育、医疗、编辑杂志等工作中，一直没有放弃他整理中医的主张。1929 年先生到山西之后，主持山西中医改进研究会事务垂十载，编写了大量的书籍，“勉竭绵薄，以期挽救医学于万一”(见《我要说的话》)。其诚其谨，可感动天地!

1937 年，日寇发动侵华战争，山西已不太平。时逸人先生在太原失陷之后，仓促出走。这以后的岁月，可以说是时先生从医的另一个时期。

四、漂泊流离，壮心不已

关于日寇侵华后的个人遭际，时先生曾有一段自述:

并垣（今山西太原）失陷，仓促出走。在渝小住一年，滥竽卫生署中医委员会。曾参加中医校立案通则，及课程标准大纲草案等，勉竭绵薄，以期挽救医学于万一。惟鄙人自信素强，想以个人之能力，在中国医学上，做相当之贡献。

爰来沪创设本社发行刊物，并举办医学讲座等，以二十年研究考虑之所得，凡整理之主张，研究之方法，中国医学之特长，将来医学之趋势等，与现代有志研究者，作一次大规模之交换意见，商讨改进，或能于研究过程中，有相当之补助，非敢谓此即医学之止境，亦聊为吾尽吾心而已（见《我要说的话》）。

从中可知时先生从山西出走以后，曾经在当时的大后方重庆小住了一年。在漂泊流离的一年里，他也没有放弃为中医事业效力的机会。他在重庆卫生署中医委员会任职，参加过中医校立案通则以及课程标准大纲草案等项工作。关于这两项重大工作，时逸人先生曾在《复兴中医》发表了《中医校立案问题》、《教育部公布中医校课程之经过》两文，介绍其中的详细情况。经过时先生及其他前辈的共同努力，中医条例公布，中医最终被列入教育系统，大大提升了中医地位。时先生为此奔走出力，功不可没。

民国廿八年（1939）秋，时逸人先生返回上海（见《时社长小史》）。次年1月，时先生创刊《复兴中医》杂志（双月刊）。尽管时局动荡，时先生并没有只考虑个人身家安危，还是凭着个人自信，为中国医学做出贡献。他创办刊物，借《复兴中医》为园地，希望与有志中国医学研究者，作一次大规模的有关整理中医的交流。

时先生主办的杂志名为《复兴中医》。1934年先生在山西时，阎锡山有复兴中医之愿，曾请时逸人先生草拟计划。但随后因时局纷扰，时先生的草案未能得到实施。当先生创刊《复兴中医》后，第一期就刊载了先生的《复兴中医之基本条件》一文，系统表述了他的见解。先生认为，中医的疗效，无可否认。但其困窘之处在于“理之荒疏，经验之庞杂，假借名词之罗列，各家学派之不同”。欲复兴中医，则必须整顿改进中医。先生认为，复兴的具体办法，归纳起来就是“五化”，即：学说系统化科学化、经验集中化实验化、药物生理化化学化、诊疗机械化实际化、预防社会化政治化。

先生把“学说系统化科学化”放在第一位，是因为他认为中医“学说空乏，书籍凌乱”，因此主张以“生理究其用，解剖明其体，病理通其变，药理救其弊”。要依靠观察与实验两大步骤来整理医学。概而言之，即“依照科学方法、折衷新学”，使中医成为有系统之学说。关于学说的系统化科学化，时先生已经有了一系列的“学”，可以说是他个人整理学说的尝试。

先生认为中医的经验，“半在精神之灵辨，半在有效之良方”。但有些中医人士，“视医术如传家宝，挟秘方为敛财具”，因此先生倡议“集中一处，实地试验”，有效则奖，无用则弃。这就是先生的“经验集中化实验化”。

至于先生的“药物生理化、化学化”，即“定其成分，制为方剂”，把不同性质的药物，制成不同的剂型，如膏、结晶、粉、浆、油等。而“诊疗机械化实际化”，乃因先生认为“在诊断上中医之精神灵辨，固为重要，器械之借助，亦所必须”。不仅如此，先生还主张治疗上也“利用西人之器械，则改进之能事备矣”。先生认为当时“国无防疫之政，人无预防之识，医无隔离之学”，故力倡“预防社会化政治化”，防患于未然。

以上就是时先生所提出的复兴中医五个基本条件。先生认为，中医要迎头赶上，必须“改进整理，不守旧古说，不盲从新学。用科学方法，检讨过去错误，采纳现在特长”，最终达到“创造第三者之医学”的目的。若不思改革，则恐中医会“人不废而自废”。针对当时有一种看法“中医不科学，是要被废；即科学化后，亦要被废”，先生的看法是，担心科学化后中医被西医同化，“未免杞人忧天”。在先生看来，“取人之长，固无伤国粹；用人之货，实有损利权”。只要将整理医学与改良药学结合起来，中医就不怕被同化。笔者揣测，先生可能认为只要采用改良后的国药，就不用担心中医被废。是耶非耶？后之学者，自可判断。

时先生自业医以来，始终惦记着“整理中医”。那么中医究竟该如何整理？1940 年、1941 年，先生相继发表了《整理国医学术之主张》、《研究中国医学的几个信条》两篇长文，和盘托出了他整理中医的主张。笔者试着归纳其要点如下。

先生认为，整理的目的是去伪、存真。“真”在何处？从治疗经验来说，有人认为“真”在单方。但先生认为：“中国医方，所以称善于世，虽云经验充足，而诊断病症，其执简御繁方法，实以八纲为主体。抛却八纲之良规，专求单方之经验，此江湖走医之惯伎，而村妪乡妇之所乐闻。”从学理而言，有人认为国医六气说最是根本。时先生也认为“国医的六气，正合最新的科学”，他主张进一步运用最新的光电磁波对“六气”再加分析说明，则可“造成第三特殊医学，以贡献于世界”。

关于中医分科，时先生认为古代的分科已经不适应现代，应该分为基础医学、应用医学、专门选科三大类（详见《整理国医学术之主张》）。这样的分科，实际上已糅合中西医学。

至于古今医书的选择，当时的医家见仁见智，有各种主张。时先生对经典的选择，有他自己的见解。他认为《灵枢》为《甲乙经》之伪托。《难经》讹误极多，《脉经》毫无选择，《中藏经》及《褚氏遗书》皆为剩品。对诸家医学，当“含英咀华，融炉共冶”，不但要消除古代各家之意气，也要融化中西气化形质之冲突，产生“最新之医学”。整理国医，时先生的意见是：“舍经验而侈谈玄理，无异自动推翻。舍寒热虚实辨证之捷径，而专谈经验，即为舍本逐末。”国医真精髓，“当集多数医学专家，本经验之特长，考察古人之得失”。具体做法是：“基础医学，当以西医之实质为主，辅以国医之见解。应用医学，以国医之经验为主，参考西医之方法。”先生笃信如此则“本末咸宜，无空泛拘泥之害”。至于整理人选，时先生认为必须专诚延聘多数医药学专家，方克胜任。“使国内各地多数名医，聚于一室，诚为快事”（以上引文均见《整理国医学术之主张》）。随着时代推移，当今无论中西医学，都有了很大的发展。因此先生当年整理医学的某些做法，例如糅合中西医的某些尝试，看来不免粗糙牵强。时先生的许多书籍，在20世纪50年代尚且时兴，然70年代以后，几乎未见再版。但其“含英咀华，融炉共冶”的主张，笔者以为并不过时。

时逸人先生上述主张，是基于他对中国医学的几个信条而提出来的。当时有人排斥中医，认为中医不科学。先生则谓：“科学定义，在尊重证据。”中医临证的全过程，都很尊重证据，其诊察“以八纲为主体，治疗以恢复生理机能为目的，有原理原则可寻，谓之暗合科学可也”。中医疗效不可否认，大凡“实用之事，经验优于学理。经验既已确定，皆有科学原理存乎其间”。因此欲以不科学攻击中医，可以“惑世诬民”，但无法从根本上摧残中医。

“真中医”的学说，究竟在哪里？时先生认为这是很难回答的问题。因为中医的理论学说与历代环境紧密相连，不同时代的理论，都有时代特点。如果要把历朝历代的理论影响尽加分析与洗练，则中医理论“所余无几矣”。尽管如此，时先生认为还是有真中医的学说存在。即在《内经》、《本草经》、《伤寒论》等书中，“各有一部分医学见地，可称为中医学说之结晶”。时先生最鄙视的医书，是空谈生克，纠缠运气，妄造臆说，剽窃西医之说的一类书籍。

对待中医古籍，以及古书记载的内容，先生博览群书，深知古医书的缺点，所以极力主张以“整理医书为前提”。整理医书，要注意的是“不以地方性一时性认为普遍性”。他认为“在医学上有相当贡献者，不在大部类书，而在简单之医书”。如《六科准绳》、《景岳全书》等，杂凑成篇，缺乏经验。时先生认为“中医之特长，在运用虚实寒热等为辨证之方针，选用历古相传之经验良方。尤注意于人体自然之机能，以及风土气候之变迁，方药之配合加减等，成一卓立经验学派之医学，为各国医学家之崇拜钻研”。在西医传入之时，中医更有必要整理改进、发扬光大。

时先生认为影响医学进步之障碍有二：迷信古人，迷信西医。时先生的治学主张，是“不拘泥陈迹，不盲从异说，不谬托玄虚，不妄标臆见。切切实实，发挥设身处地之经验，借助于科学方法以整理之，希能树立中国本位之医学，以贡献于世界医学之林”（以上引文均见《研究中国医学的几个信条》）。

在《复兴中医》杂志上，时先生发表了一些指导后学的文章。例如在《告学员研究医书之方法》一文中，先生比较了中西医各自的特长，介绍了他编纂书籍的一些体会。时先生认为：“西医叙述证候，注重本证，中医叙述证候，注重兼证。西医以病灶为主，中医以病情为主——当参合研究之。”在诊断、病理方面，先生认为西学比中医要更优，故“当以西说为主，中说为辅”。他的内科学、处方学，即本此原则编写。先生认为“中医书籍之缺点，药物、方剂、证候各不相连，病理、诊断又各异其说”。因此他编写的书籍，多自成系列，前后呼应。先生对清代盛行的医案类著作评价甚低，认为“医案一书，非学生侍诊抄录之所得，即无聊医生鼓吹业务，借为邀名之工具，故多骇人之笔。或以好用经方为欺人之谈，或以多用僻药以自夸渊博”，因此他认为初学不宜阅读医案。

先生的许多重要著作，从20世纪20年代到40年代，大多已陆续编成，如《时氏内经学》、《时氏诊断学》、《中国妇科学》、《时氏内科病学》、《时氏处方学》、《中国时令病学》等，其中成书较晚的是1940年成书的《时氏内经学》。

民国时期，《内经》备受反中医者的攻击。但时逸人先生对此书特别看重，他从1917年开始研究《内经》，1928年在上海中医专科学校讲授《内经》，并在《山西医学杂志》发表了一些研究笔记。1939年，上海中医专科学校又列《内经》一科，时先生再次出任本科教学。为此，他整理旧稿，系统考订《内经》文献学相关内容，并分析《内经》学说及其时代性、后世的应用、其中的辩证法等等。并抽取其中精髓，分摄生、阴阳、生理、色诊、脉诊、病理、治法、病机、经脉病、标本诸篇，撰成其《时氏内经学》。在《内经》研究中，该书颇有一家之见，非寻常以经解经之旧作可比。

时先生在伤寒与温病、传染病与时令病方面的研究也很有自己的观点。

先生面对清代以来纷争不休的伤寒、温病问题，持调和、简化的态度。他认为“伤寒”就是“寒冷空气刺激皮肤，使体温调节机能发生障碍耳”。对历来的伤寒、温病门户之争，时先生则认为：“伤寒、温病，本是同一性质之病症。受病之原因及发病之经过，并无区别。所不同者，惟在伏热之有无。故在证候上，恶寒与发热有轻重之不同，及渴与不渴之分别而已，此其辨别之大概也。”所谓寒热轻重，即伤寒、温病，区别在寒重与热重之间。寒重而热轻者，皆可名为伤寒；若寒轻而热重，及恶寒已罢，热势正炽之候，则为温病。若“同为感冒性病症，本无伤寒、温病之区分”。——数百年来的寒温之争，先生竟举重若轻，淡然化解。

先生对张仲景《伤寒论》非常推崇，但他也客观地指出，随着时代推进，《伤寒论》也需要后世经验来补充。“若拘执一部《伤寒论》一百十二方，便认为中医学术仅在乎是，实亦不可。”时先生对《伤寒论》的确有很深的研究，对历代重要伤寒著作，评点得失，如数家珍。先生对

《伤寒论》的评价，与徐大椿、周学海的观点比较一致，即《伤寒论》本非奇书，乃救误之书。“后人遵经太过，以《内经》所言之理，为注释伤寒之用，附会神奇，支离穿凿”。按时先生的看法，一部《伤寒论》，可分四层：伤寒初起的本证、兼证治法，伤寒日久化寒、化热的治法。真可谓提纲挈领，一言以终（以上引文均见《我也谈谈伤寒》）。时先生对伤寒的看法当然不止上述几条，限于篇幅，本文不多罗列。

时先生对温病学说评价不高，他认为“温病在三焦，与伤寒之在六经者不同”的说法是完全错误的。对叶天士的温病体系，时先生几乎是逐条批驳，并指责其用药之误有四。其中对“逆传心胞”，先生尤其反对。他认为“数日之间，绝无逆传心胞之严重变证。如有此变，非认证不清，即用药错误”。他甚至把西医的“心脏外裹之护心油膜”与中医的心包络混为一谈，且云“在发热过高之症，心中有烦热之现象者，即护心油膜受热之熏灼，而有发炎之趋向”。这样来解释“心中烦热”，恐怕无论中、西医，都很难认同。然时逸人先生尊伤寒而贬温病，对温热诸大家（如叶天士、吴鞠通、王孟英等）无不垢评（以上引文均见《时令病各家学说之概观》）。时先生的《时令病学》、《急性传染病学》二书，可见其整理寒温纠纷之观点。其中很多说法，未必尽合现代中医教材所云。但真如先生所说：“学说之真理，愈研究而愈精。一管所窥，终难自惬，亦姑以吾尽吾心而已。”若人人不尽己心，只知人云亦云，中医就无法发展了。从这一点来说，时先生的“吾尽吾心”之精神，令人钦佩。

民国时期，中医前途堪忧，存亡难卜。时先生对这种局面固然感到忧虑，但他坚信，某些人以一孔之见，武断抹杀中医，“亦终不能只手遮天”。他更强调的是：“吾人对于中医中药，须先研究彻底，辨析明白。然后将其精粹者表彰之，荒谬者淘汰之，作整个彻底之甄别，方不失实际改进之精神。”先生之言，如此自信、如此执著，而又如此清醒，即便在今天，读之仍令人感奋不已。

面对当时激烈的中西医之争，先生经过历练之后，已经不再有组织“国医御敌团”时的偏激，相反，他清醒地认识到，“医生以病症为对象，治疗为目的。中医注重兼症，西医注重本症。参合研究，原无冲突。”不能各拘一偏，鸿沟自划，所以他“以整理医学为主张，以汇通中西为职志，以融贯古方今方，俾恰合实用为唯一之目的”，并将此作为研究之正当途径（以上引文均见《本社一周年之书感》）。

本论文集所收时先生的论文，到1941年为止。据有关材料，抗战期间，时先生辗转于武汉、重庆、昆明等地业医。抗战胜利后，据载先生曾先后在南京创办首都中医院、中医专修班等，并在江苏中医学校（南京中医学院前身）高级师资培训班任教。1955年调至北京，在中医研究院附属医院任主任。1961年5月又赴宁夏支边，在宁夏回族自治区医院担任中医科主任、宁夏回族自治区医药卫生学会副理事长。后因病返回南京，仙逝于1966年。

笔者为《时逸人医学论文集》撰写此篇介绍，是向时老前辈学习的好机会。然本文集所收之先生论文仅150余篇，尚有先生诸多著作及论文，笔者尚无暇遍览，因此本介绍还不能说全面反映了先生的业绩，深以为憾。在阅读先生文著时，笔者经常掩卷感叹：先生从20来岁初出道，就已立志整理医学，数十年精勤不倦。先生本南人，却在山西、宁夏等西北地区从事医学十几年，这在民国医家中，殊为罕见。先生为事业之坚忍不拔，于此可见一斑。前辈们从事中医之时，正是中医处于生死存亡的关口。他们不仅要看病以养家糊口，还要耗费大量精力为中医前途去抗争。如此无私无畏，满腔激情，真令后来者崇敬。笔者已经为本丛书撰写了五位民国医家的介绍，每位前辈都令我景仰不已。他们的经历虽有不同，但为中医事业执著忘我是其共同之点。很希望他们这种精神能代代相传，岐黄之术就永远不会泯灭，而会与时俱进，发扬光大。

郑金生*

2009年5月

---

* 郑金生　中国中医科学院研究员，中国医史与中医文献学专家，著名的本草学专家。曾主持编写了《中华大典·药物学分册》、《中国本草全书》、《中药文献精华》、《清史》中医药部分等一大批影响深远的本草学著作，并在“海外回归中医古籍善本医书的收集研究”等多项国家、科技部科技课题中担任课题组长，学科带头人。

研究性论文

1. 中西医学之改进问题

学术非一成不变之物，随时代而推进，逐渐改良，此中外古今之通例也。

关于个人研究考察之经验，历时既久，必有相当贡献，然此项仅可谓之个人研究成绩，而不得谓之学术改进成功。

盖学术犹一海之水也，非个人之腹，所能书其量，故当以公言，而不当以私言也。

现代中西医家，所研究发挥之学说，其趋势若何，据下走考察所得，分别述之。

中医学说以医为主，医生以自夸渊博为能，上古以卦文支配一切，故医药理论，每多引用易象。中古好谈哲学，故医药理论，富含哲学意味。近古文学，崇尚典丽，于是医药理论，竞以文学相标榜，因其中文学之毒甚深，故以医学为文学之观念亦重。此中医学说，在经过上愈改而形紊乱也。

西医学说除器械手术补助外，完全以药为主，药商争奇斗异，以营业为范围，医学精当之学术，几完全为药商做广告之材料，资本家欲望无穷，制药厂设立，亦日新而月异，遂成近今外商经济侵略工具之一。惟其限于营业竞争之方法，所出之药品虽多，试一考其究竟，类多为重重相因之代替品，了此现状之西药，可谓改而不进者也。

综上所述两点而观之，中西医药学术，俱陷于困难之环境中，欲挽回其者，惟有截补中西医药学术，而另造第三者之特殊医学，方足以应付时势之需要，惟兹事体重大，学派纷纭，非少数人之材力所能胜任。望吾全体同志，通力合作，以完成之。

（见《医学杂志》1934）

2. 整理国医学术之主张

一整理之所见：月前接老友徐君相任，敬告全国国医同志，整理国医学说之提议书。其言曰，学说之为物，日久而弥多。大抵一二十年或数十年后，必须加以相当之整理。非独医学为然，况吾国医学发明于世，已五千余年。自有医籍以来，已二千余年，历世久远，失传者无论已。即现行于世者，已不下千余种之多。此千余种之书籍，非一时，非一人，应有尽有，宁能一致，宁能不相冲突，此时不加整理，尚待何日。惊醒惕励，切中要害。鄙人于十五年前，即有医书愈多、医学愈乱之论调。盖非加以整理，必无正轨可遵。故曰：“非研究发明之难，而难于整理。苟无整理之工作，则研究发明，亦不过片面之见解而已。试观五帝三王之学术，为书非众，尚有待于孔子整理，而其义始，则医书之亟须整理也明矣。”

二中国医学之精粹：整理之主张既如上述，整理之目的在以去其伪，而存其真，未经着手整理之前，必先探求其真精粹之所在。以管见所知者，不外下列二项问题。（甲）属于经验的。近世有识者之论调，以医药之起源是单方，积数千年方药之经验，遂成近今医药学说，然其足以运用此经验者，实以阴阳为骨干。历代国医书籍，久已普遍引用，依近代之考察，阴以实质言，阳以功用言，即理论学上质与能之定律。从阴阳上，分寒热、别虚实、判表里，医家名为诊治病症之八纲。时贤姚兆培君，论国医诊断治疗，完全以八纲为法度。故丁仲祜氏，谓中国药方，每有突过西人之处，能治西医所不能治之病。日本野津猛男，于《汉法医典》中亦曰，汉法医方，出于实验之结果，本诸经验而发达，四千年来之经验，绝非千言万语之空论所可比，当有重视之价值。于是集效方数十，视为临床之秘宝。但不知中国医方，所以称善于世，虽云经验充足，而诊断病症，其执简御繁方法，实以八纲为主体，抛却八纲之良规，专求单方之经验，此江湖走医之惯伎，而村妪乡妇之所乐闻。野津猛男技仅出此，当可知其于中国医学无彻底之研究者。（乙）属于学理的。时贤冉雪峰氏，所主张之论调，其言曰：国医以六气说明自然界现象，乃东方五千年来，最古之宇宙观。其六气标本，具科学之因果性，其六气加临，具科学演绎法。其六气统百病，具科学之归纳法，其六原于二气，二气只是一气，具科学之单纯性。或谓六气涉于虚渺，不能化验，不合科学。曰不然。现代科学大家石原纯氏云，物理的对象，除开通常的物质外，须将辐射能力包含进去。盖辐射能中有光热、电磁波及万有引力的动波等项，和物质一样，都具有质量。由此观之，科学既由质而进于能的。已如上述，则医学由形体的，而进于气化的，乃理之当然，是国医的六气，正合最新的科学。正好用最新的科学光、热电磁及万有引力动波等方法，说明原理，析其成分，定其量数，于特殊里面求出普泛的，又以普泛的表现特殊的，造成第三特殊医学，以供献于世界。如此方是从学理根本上解决，时贤袁君复初，亦有相同主张云云。

三科目之商榷：中国医学科目，古代所传者，为伤寒科、大方脉科、小方脉科、妇科、产科、痘科、外科、正骨科、针灸科、推拿科、喉科、眼科、祝由科等十三科之名义。然时代变迁，已不能适用于今日，而且对于初学研究之过程，尤觉其不能恰当，兹特另订简要实用之方法如下。（甲）基础医学，胎生、生理、组织、病理、诊断、卫生、生物、药物、处方、症治概要、古医学之精义等。（乙）实用医学，（内科）传染病、时令病、循环系病、神经病、肠胃病、呼吸系病、泌尿系病、全身病、生殖系病、新陈代谢病等。内分症治纲要、临床实习二种。（丙）专门选科，妇科、产科、幼科、痘科及种痘科、伤科、疡科、皮肤科、花柳科、耳目口齿咽喉科等，亦须分症治纲要、临床实习二种。以上各科，用药物疗治为主体，故当于药学作专门之研究，其有以手术为主，而以药物为辅者，如针灸科、按摩科、外治手术科及催眠术等，为医学上之附属，列入专门选科，学者择其性之所近，一研究之。其上古医学之精义一项，好古之士，如嫌其缺略，可另立古医学专门选科，以专研之。

四古今医书之选择：中国古今医药学书籍，向有汗牛充栋之誉，不先审定，何以折衷？曩读何氏印岩主张，以古昔之遗言为主体，佐以东西基学实质之发挥，为参考研究之资料，中医书籍，传流之最古者，如《神农本经》、《黄帝内经》、《扁鹊难经》、仲景“《伤寒》《金匮》”、华元化《中藏经》、皇甫谧《甲乙经》、王叔和《脉经》、师巫《颅囟经》等，中多中医学粹，去其伪，存其真，扶八经之精义，阐国医之粹言。次以葛氏《肘后备急方》、《褚氏遗书》、师氏《产宝》、《巢氏病源》、孙氏“《千金》及《附翼》”、王氏《外台》、陶氏《名医别录》、雷氏《炮炙论》、苏氏《唐本草》、甄权《药性本草》、陈氏《本草拾遗》、徐氏《药对》等籍，以补其不足，此为中医学说编述之要书。宋《圣济总录》、《和剂局方》、《太平圣惠方》及《小儿卫生总微论》、钱氏《儿科直诀》等书，皆集宋以前医学之大成。河间《三六书》、《儒门事亲》、《人镜经》、《东垣十书》、《丹溪心法》，皆集金元医学之大成。王氏《六科准绳》、李氏《本草纲目》、徐氏《古今医统》、万氏《儿科全书》、孙氏《赤水元珠》、《图书集成·医部全录》，皆集明以前医学之大成。《医宗金鉴》、《本草拾遗》、《外科证治全书》、《喉科证治全书》皆集清以前医学之大成。补以喻氏嘉言、张氏路玉、顾氏松园、王氏晋三、叶氏香岩、徐氏灵胎、尤氏在泾、吴氏鞠通、王氏孟英、柯氏韵伯、沈氏尧封、王氏清任、林氏佩琴、石氏芾南等籍，匡其不逮。此为各科讲义参用之书，惟学说虽当宗古，而体例必须从新，庶可按科教授，得以规定期间，以为毕业年限之预算。

著者按：国医之实际，以经验为主，而经验之运用，以寒热虚实表里阴阳为辨证之方针，舍经验而侈谈玄理，无异自动推翻。舍寒热虚实辨证之捷径，而专谈经验，即为舍本逐末。国医真精髓之所在，不难立见。是当集多数医学专家，本经验之特长，考察古人之得失，庶不为陈言所淆乱也。（一）基础医学，当以西医之实质为主，辅以国医之见解。（二）应用医学，以国医之经验为主，参考西医之方法。如是则本末咸宜，无空泛拘泥之害。又按何氏所选之古籍中，《灵枢》为《甲乙经》之伪托。《甲乙经》之实际，以经穴为主体，针灸家最为实用。《难经》讹误极多，《脉经》毫无选择，《中藏经》及《褚氏遗书》皆为剩品，说详于《四库提要·医家类》。河间刘氏倡崇古之论调，使经验学派之医家，一变而为理论学派。观金元四家书籍之体例，铺张主行，侈谈生克，与《伤寒》、《金匮》、《千金》、《外台》等书，大相径庭。在医学上一大变更，门户划分，派别从兹而起。河间主张寒凉，戴人辄投攻下，东垣升燥主治，丹溪法得滋阴，继其后者，有立斋、景岳、石顽之温补，香岩、虚谷、鞠通之辛凉。温补方法，已属过去名词，辛凉方法近世最为通行。学之不善者，不免有疲药误病之处，说者犹谓为叶派之遗害，笃信好古者，便欲以《伤寒》、《金匮》古方，挽救轻描淡写，疲药误病积习，虽其识见或受一隅所限，实亦有所激之使然，总之无派为有派，过在前人意见之争执，化有派为无派，责在整理医书者之当轴。含英咀华，融炉共冶，非但使各家之意气消除，即中西气化形质之冲突，亦当合参而融化，应时代之需要，而产生最新之医学也。又《图书集成·医部全录》，包括明以前之医学甚详，而对于金元四家，记载尤为详备，洵为参考之要书。

五笺注之方法：医生之职务，以治病为目的，学术精，经验富，卓然成立一代之医药专家者，其所造极深，非一人可及，欲举行整理中国医药学之工作，必须专诚延聘多数医药学专家，方克胜任。但医药专家，既具充足之经验，及盛大之名望，必为当地多数病家所崇拜，实可断言。使国内各地多数名医，聚于一室，诚为快事。但使医者远出，久假不归，无以应病家之需要，亦非平情之举。无已惟有笺注一法，先选择偯先应用书籍若干种，由各地著名医药学家，自动担任，竭其所知，举行笺注。每一部书以半年为限，择其发挥精当，学理精确者若干人，聘其担任总纂之职。如是则分工合作，众擎易举，想亦为有志整理者，所乐闻也。

（见《自强医学月刊》1940）

3. 谈改进中医

中医之需要改进，已成不可避免之事实，借助于科学方法，以改进中医，已为全国多数学者及专家所公认，若云中医不配改进，中医无须改进，此种论调，实无存在之可能。

但是改进方法之步骤，及尽先进行之工作，皆有讨论之必要。

医学家，以为医学未经整理就绪，是当以改进医学为先，药学家以为药学未曾确定，则医学亦无从研究。是药学之改进，尤属急需。

编者滥竽医界，垂廿载，请先以改进医学之事言之。中国医学之缺点，在经验不能集中，学说不能一致。学医已成之士，其经过中，必多费时间，饱观重重相因陈腐之玄谈，其结果有医书太为紊乱之论调。学医未成之士，在经过中多徘徊歧路，莫究旨归，其结果，类多拘守一家之言，沉迷不悟，终其身而不能返者。依编者个人之观察，“整理医学”——阐扬固有之经验，参合科学之方法，即为改进中医之正当途径。

说者以中医之缺点，在术之不良，而非学之不讲，应当改进其技术，不必问其学说。

治病以经验为依归，中医之生存，尤以经验为主体，积五千年之经验，绝非少数人所能代表一切，是历代之医书尚矣。中医书籍如此其多，经验如此其富，奈因为学说之紊乱，致累及经验不能集中，整理医书，为改进中医之正当工作，绝无疑义，可断言者。

改进中医在前？改进中药在前？改进中医学说？改进中医技术？望读者：不客气的批评指导！为感。

（见《医学杂志》1940）

4. 改进中医与制造国药

近世西医界自命为识者之言曰：中医之生存，赖中药有效良方之应用，苟能将中国药材，合于科学方式之制造，则中药改进成功，中医必归消灭云云。

细味其言，在彼之心目中，以为中药尚有研究之价值，而中医则必须废弃，近数年来之经过中，如撤销全国医药团体联合会、中医学校，不准列入教育系统，一则改称传习所，再则改称学社，中医不准参用西法器械，中医院改称医室等，不惜倒行逆施，以努力于实行摧残中医之工作。

独不思中药之应用，乃中医历世相传，经验之结晶，苟废除中医之经验，惟专求化验中药成分之效用，恐所获者少，而所失者多。前年日本市政厅长尾藻成氏，著《和汉医学与科学的研究》云：明治维新时，改用西医，将我邦古来医家研究多数之成绩，全然截断，此伟大损失，千古恨事。是和汉医学废，汉药功效随之而亡，虽间有一二汉药，经科学试验，得惊人之成绩，如麻黄定喘，当归补血，蟾酥治疔，阿胶止血等，然求之古书，固皆数千年以上之经验者。

抑且中药重在配合，苟配合有法度，其成绩非常圆满，毫无副作用之发现，中医历数千年之经验，其方药配合，皆有一定法度，历试不爽者。若心弃其已往之经验，而惟专求将来之分析，此论者鳃鳃过虑，而以为收获少而所失多也。必以中医之经验为重，参用西法化验之补助，则改进中医与制造国药并进，期无误矣。

（见《医学杂志》1933）

5. 现今我国医药界救亡惟一之出路

吾国受列强帝国主义经济之侵略，关税壁垒，久已为他人所夺，商业竞争，又遭惨败，入超于出，农村经济整个破产，处此危亡急迫之秋，提倡土货，造产救国，已为军政当局决定之方略。然而吾医药界，丁此时艰，应当采取何种方法，以渡此目前之难关，兹据管见所知，分述于下，以作与我医药界一谈。

中医方面，宜采取西医之学说与技术，以补我之缺略，如生理、解剖、消毒、防疫等项，均当分别研究，力图改进，俾臻完善。然后将所有药物，考证其性质，发挥其效用，使社会一般人士，明了中医中药之效能，而坚其信仰，苟能切实做起，必有相当之成就。

西医方面，宜虚心与中医药界提携，择中药之可以代替者，在可能范围内，当竭力引用，一面设厂化炼，设法精制，并举行动物试验以证明之，务于最短期内，能自制各种应用新药为度。中西医诚心合作，努力研究，互相扶助，共求进步，在学说技术上，中西既抵于大同之境，在药物上，尤一致以运用中药为依归。土货政策，为现今立国之要素，我医药界苟能切实做到，方有光明之出路也。

（见《医学杂志》1934）

6. 复兴中医之基本条件

（一）导言　我国医学，治效卓著，始已无人否认之。惟因困于学理之荒疏，经验之庞杂，假借名词之罗列，各家学派之不同，浅尝者，入主出奴，互相嫉视，致贻西医攻击之口实，言之殊堪心痛，所谓人必自侮，而后人侮之是也。预防方法，惟在努力整理，以图自强。回忆廿三年夏，太原绥靖主任阎公，有复兴中医宏愿，当时曾由下走草拟进行计划，惜年来国事紧张，时局纷扰，致本案尚未付诸实施。复兴中医之途径，未有实现。回首前尘，良堪追溯，兹特整理旧稿，重录会刊，虽明日黄花，未尝不可作为研究之一助也。

（二）学说系统化科学化　自科学昌明以来，凡百学术，均依此进展，故西方医学日新月异，我国医学因未受科学洗礼，是其学说空乏，书籍凌乱，言症候而遗病原，论治疗而缺诊断，诸如此类，不胜枚举。故欲使其学说有系统，当合乎科学原则为依归，当以生理究其用，解剖明其体，病理通其变，药理救其弊。至于整理之道，根据物理、化学、生物学、人种学、优生学、生理学、解剖学等，整理中医的基础医学。根据生理学、解剖学、组织学、诊断学、医化学等整理中医的疾病论说。依观察与实验两种步骤而整理之，合则编存，不合则摒弃之。再就各科各器官之疾病分定义、原因、证候、病理、诊断、预后、治法、处方等，依照科学方法折衷新学，使成有系统之学说，恰合于实地之应用。

（三）经验集中化实验化　我国医学，积数千年之经验，历数万人的探讨，始能成立此种专门学说。其特长，全在经验之丰富，而经验之宝藏，半在精神之灵辨，半在有效之良方，故能效如桴鼓。降及后世，亦代有专书，惟此前代国家既不之重，而讲求身心性命之学者，又高自标榜，视医学为小道，加以世医之家，父子秘传，师弟株守，视医术如传家宝，挟秘方为敛财具，所有经验，埋藏民间，年湮代远，失传良多，洵今日中医衰落之原因也。我国医生众多，非社会即师授，虽学说不佳，而对于各科，均有实地经验。如对于某一病，或某一症，有特别家传秘法，虽诸医束手者，亦能药到病除，历验不爽。惜无公开研究之机关，以致未能与西医竞争，苟能集中一处实地试验，特效者褒奖之，无用者废弃之，必有惊人收获，可断言者。

（四）药物生理化化学化　考中药经数千年之沿革，治疗特效，维赖经验丰富，惜未经科学之证实，化学之分析，有经验而无研究，其理不明，所谓验方而已。近几年来，德国、美国、日本研究中药，不遗余力，将麻黄制成 Ephulelin，认为定喘发汗圣药。附子制成 Aconilin，认为强心镇痛圣药。半夏制成 Atropin，认为定呕祛痰圣药。类此甚多，中医所用之中药，久为西医所废止者，乃一经本人着手，便成圣神之品。故中医衰微之原因，虽在经验不集中，而实在药物不化验，不能合于科学之正轨也。果能取诸本草，皆发生理化学之公式，悉加厘定，定其成分，制为方剂。如含有胶质之药，山楂、当归、熟地……与 Fxtuzactum 制法同，做成膏。如不变质之药，陈皮、枳实、芒硝，与 Tinctuzactum 制法同，做成浸含有结晶之药。白矾、冰片、硫黄等与末制法同，做成粉。含有水分之药，做成浆。含油质之药，做成油。易变性之药，仿罐头食物制之，如人参、黄芪之类，以玻璃置。可变糟粕而为精华，普及中医原因疗法之专长，世界各国均可受其惠也。

（五）诊疗机械化实际化　自来我国医学诊疗之事，极为简便，诊断不外望、闻、问、切，治疗不出按摩、砭石、针灸、汤剂，运用周而收效速。惟后世学者，神秘于切诊，轻于望、闻、问三事，遂缺物质之应用。汤剂学日益发达，得脏器治疗之宗师。按摩、砭石、针灸之术渐渐失传，遂贻治疗法之不充，殊为憾事。顾三百年来，泰西科学发达，物质进展，医疗器械，日见完备。诊断之法，治疗之术，声光、电磁、原子化合、均在应用。回视中医，未免相形见绌。故宜于诊疗方法，趋于机械化之途径。在诊断上中医之精神灵辨，固为重要，器械之借助，亦所必须。如用瓦赛曼反应以证梅菌，爱克司光以查骨形，以及验尿、血、痰、脓、便、汁，细菌培养，化学反应，物理检查，无一不在应用之列。论到治疗，中医长于内科，西医精于手术，中医见弃于人者，实因外科不进步，器械不设备。以后中医治疗，除内用丸散膏丹之外，宜用器械，如电气、针灸、注射、刀圭、洗涤及物理疗法，太阳灯、紫外线、导尿管、洗胃器，能利用西人之器械，则改进之能事备矣。

（六）预防社会化政治化　预防一事，在医学上关系殊为重要。所谓一磅之预防，胜于十磅之治疗。因流行疾病，有不易治者，并无不可防之者，防患于未然，则轻而易举。治疗于既发，则诸感困难，是预防之道，实健康之保障，不病之要则也。古人以上工治未病，此我国古时注重预防之明证。

古医学上预防疾病之条件，节劳逸，慎饮食，严起居，调寒暑，寡思虑，戒酒色，洵千古不易之定律。惜无专书，语焉不详，是一大缺点。自细菌学发明以来，预防注重消毒，卫生端在清洁。故欧美诸先进国，对于饮料之滤过，食品之检查，卫生之建筑，光线之配合，预防注射，传染隔离，医学上最为重视。我国预防，既无专书，又不重视。故痰唾满地，粪尿狼藉，尘秽堆积，食同器，居同室，国无防疫之政，人无预防之识，医无隔离之学，如此缺点，毋庸讳言。故宜将预防疾病之法，集成专书，并使民众具此常识。然非政治上督促，难以收效也。预防之道，除遵守固有之精神卫生外，而物质卫生，亦不容忽视。如细菌传染之制止，凡个人、家庭、城市、乡村、工厂、学校、商场、剧园、公共游场等，卫生设备皆须注重。他如婴妇保健，传染预防，疾病隔离，注射预防，体格检查，卫生教育，均宜汇集，各成专书，逐次实行。如此可以改进医学上之缺点，造福于民众也。

（七）结论　综上五则，乃就事实言之，必须切实做到。为复兴中医之准备，或谓事固如此。惟理想太高，难期达到。试观十八世纪之西医，四液三素之说，盛倡一时，与中医古书上之阴阳五行如出一辙。然几经论难，毅然丢下归纳科学之途，而有邛日，绝非偶然。目前中医能迎头赶上去的改进整理，不守旧古说，不盲从新学，用科学方法，检讨过去错误，采纳现在特长，希图创造第三者之医学是已。

又有人说，中医之妙处，正在不科学，如气化原理，营卫循环，精神灵辨，治疗卓效，是其独到之处。然在学说上而论，凌乱无章，荒诞虚谈，名词假借，墙壁虚响，千篇一律，令人读之欲呕，苟不顺世界潮流，则学说无系统，经验不集中，药品不化验，诊疗不改良，预防不普遍，诚恐人不废而自废。

又有人说，中医不科学，是要被废，即科学化后，亦要被废。斯言似觉有理，盖因中医未经科学改进，学说庞杂，经验涣散，不成体统，既经科学化后，恐被西医所同化，未免杞人忧天。取人之长，固无伤国粹，用人之货，实有损利权，此所以整理医学必须与改良药学，相辅而行。非但为国人生命之保障，且可以供世界医学之采取，为东方文明，放一异彩。下走服务医界，垂廿余年，东涂西抹，无补时艰，管见一斑，不敢藏拙，爰书所见，以作与有志复兴中医者一谈，知我罪我，所不敢计也。

（见《复兴中医》1940）

7. 中医果不合潮流趋势耶

医学界新旧之冲突，由理想而见诸事实。近且至短兵相接，最后一决之时机。余尝平情论之，学说无国界，经验无门户，旧说有不能切实之处，正赖新说以扶助之，新说有经验不充之处，正赖旧说以考证而栽成之，则新旧并进，相得益彰，谋提携互助之不暇，宁有攻击之可能。学说方面，无争执之可言。若谓阴阳、五行、司天、运气等，为中医之诟病。然中医现今之学者，方力谋发挥历代之经验，而成今日之经验学派。失却时代性之论调，亦非中医重视之点也。中医所以有数千年之历史，非有数千年之阴阳、五行、学说，实有数千年历世相传之经验。本此经验，集其大成，加以整理，发挥而光大之，安见其不优于世界医，占一位置。说者曰，现今医界之冲突，实因营业之竞争，无论其为中西药商之操纵，抑或为少数野心者，侵略之阴谋，排除异己，扩张营业，于是有不得不攻击之势。此西医方面，营业之观念太深，沉迷莫返，斯言诚是也。然而中医界群谋对付之方法，亦不外营业之观念而已。谋学说之整理，中西新旧有调融之可能，谋营业之竞争，岂但中西之纷扰，行见中医与中医，西医与西医，因利害切肤之关系，俱不免有党派之争执，为之三叹，余欲无言。

且夫中医经验之学说，果为时代之落伍，而必处于淘汰之地位者耶。试以世界医学之潮流证之，德国药厂，前辑大清国药剂一书，谓中国药品多有研究之价值。近译《本草纲目》，谓有药料之作用殊多。法人翻译中国医书，巨细不遗，详加讨论。英国医学会，表示同情于巴姆堂士之中国医学进步论文，而允以扶助中国医学之进步。美国学者，以多种药品性质及效能，科学家不能明了，而独于中国本草书中，详明记载，乃年派专员，从事试验。日本汉医复兴之声浪，布满全国，且有东洋医道会，大规模之组织，并于大学医科，加入中国本草一科，以资考证。上年派员来华，购买大批明清之医书，由是可知中国醉心欧化者，以为陈腐之学说，而德、美、法、日学者，方日夜钻研，以穷究竟。正如采矿之得苗，力求开掘方法，以世界医学之金矿目之。反观国内，乃摧残之，破坏之，废弃之，惟恐消灭之不尽。相形之下，岂不可怪。吾国人不知学，而他人学之，已为大耻。窃恐数十年后，彼且窃吾之所有，举以傲我，则尤为大辱。昔人以楚材晋用为可惜，而吾以国粹之流传，待外人之研究，自己处于放弃之地位，则尤可惜也。爰述斯篇，以为世告。

附宣传旨意：

（1）谋学说方面，整理之团结，彻底之改造。（2）谋经验学派之新建设。（3）采西医之长，补助中医之短，融炉共冶，另造新医学。（4）中医革命化，中药科学化。（5）打破守旧秘密之积习。（6）发扬古医学之精义，以光大国粹。

（见《神州国医学报》1933）

8. 研究中国医学的几个信条

1. **小引：**余浮沉医界，已廿余年，不敢藏拙。将研究所知者，随时付印问世。承医界同人佥以研究中医之方法见询，兹举所知，略述于下，是否有当，还望各地医家，研究与批评。

2. **中医学之源流及其优点：**上古时代，医食同源，皆为人类本能所发现。如饥之思食，渴之思饮，寒之思热，热之思寒等。后世医家，扩充此项本能之感觉，以寒热虚实等，为判断病证之方针，“经五千余年之考察，卓然为经验学派之中坚。”由药物发现，乃成立单方，由治疗实效，乃积成医学。药学在医学之先，此本经所以创于远古也。内以中，取大自然现象，仰观俯察，远证诸物，近譬诸身，归本于四时“生长收藏”升降浮沉之妙用。探究疾病之起因，确定治疗之原则。仲景广汤液为伤寒论，症候治法，于焉大备。后世虽各家蔚起，立说互异，要不能出其范围。典籍具在，代有传人，经验之渊深，病情之精确，治疗之周到，方药之丰富，冠于全球。以价值论，精微奥妙，非浅学所能窥；以历史论，发明之早，实为世界医学之先导。独惜后世，医官失司，论为方技，人自为师，家自为教，遂致品流杂厕，异说纷纭，然其特长之经验，并不因学说之紊乱而消失，是在后世学者之整理光大者矣。

3. **医学自然之趋势：**中医以人体自然之机能为主，西医以解剖病灶之实质为主，此中西医之根本不同处。盖中医论病，偏于机能上；西医论病，偏于物质上。今试以物质论，科学家尝言，物质不生不灭，恒常不变。然自辐射能之研究发明以来，将光热电磁波，及万有引力动波等项，认为和物质一样，都是具有质量的。此科学由质的进于能的之趋势，自然科学之对象，为宇宙无生命之事，尚不能拘于物质，况医学，以有生命之人体为对象，其不可拘于物质，不待言矣。故近来西医方面，已知机能不可偏废，寒热燥湿之气候，虚实之体质，一切综合概念，皆在研究之列。民间治疗，单方秘法，亦认为注意之价值，微之于内分泌不可以分析。微生物无法以检验，皆足以改换过去的思想之旧基，启发研究之新径，由形质而渐趋于机能之先肇也。

4. 中医与科学：西医尝以不合科学，为排斥中国医学之工具，不知科学定义在尊重证据，有经验之记载为前提。将谓中医治病，不以疾病之症候为主，不研究病机之转变、病情之好恶，不选用适宜之疗法、经验之处方，而可以草率从事乎，其诬妄甚矣。且中医以表里寒热虚实邪正，凭八纲以辨症，每一病症，在病灶上，有在表在里、属寒属热之不同，在病情上，有虚性实性、进行性退行性之各异，辨症清晰，然后选用汗、吐、下、和、清、消、温、补诸方法，自能病无遁情，而投剂获效。过去医籍，对于生理病理诊断诸科目，虽无明确之规定，然诊察，以八纲为主体，治疗以恢复生理机能的目的，有原理原则可循，谓之暗合科学可也。譬之造酱油，制豆腐，小技也。工科专门所制造之成品，尚不及一乡村工人所制成之适口，可知实用之事，经验优于学理。经验既已确定，皆有科学原理，存乎其间。妄者，故作异说，以攻诋之，充其量惑世诬民则可，若谓可以根本摧残中医，亦未过甚其说矣。

5. 经验之讨论：（一）中医固完全建于经验，即西医治疗方药，受赐于经验者甚多。血清发明，虽有赖于常理，而起始仍渊源经验。他如奎宁之治疟，伊打之作迷蒙剂等，皆为经验之运用，胡独于中医之经验而疑之。（二）经验发现，自然而无限定，多半从无意中来，非如常理必从艰苦之境，与一定之人，乃有良效可期。（三）经验深隐复杂，前人既层累迭积，以传流于世。后人若不切实试验，多难得其实际。（四）经验宜求究竟，中医虚实寒热之理，为西医所无。识浅者无法推测生理上变化之所以然，遂以气化目之，是不知医学之实际，而妄生异说者。（五）中药经验，须注重配合，例麻黄治喘咳，中西医所见相同，然中医佐干姜以治寒（小青龙汤），佐石膏以清热（麻杏石甘汤、越婢汤）。其功效每较独用为优，又麻黄所治之喘咳，以属于感冒性者为适宜。西医不能分别，概用为本病之特效药，且有利未见而害随之矣。

6. 在阴阳五行五运六气之外真中医究竟在哪里：真中医的学说，究竟在哪里，这句话很难答复，因为学说是不能离开环境而独立，上古以卦文支配一切，故医学上便利用阴阳之学说。中古文学，崇尚典丽，故医学为文学之观念较重。宋代大倡理学，佛道等学说亦加入医学之中。近代西医学术输入，生理解剖、物理诊断、动物试验、细胞免疫等学说，风行一时。学说以不违背时代为原则，欲脱离环境，事实上所不可能。如欲将环境上点缀品之学说，完全剥离，则道家之清净、易家之阴阳、河图洛书、先天八卦、后天八卦、秦汉时代六经六气、风雨晦明等，皆非医学上应有之学说也。且五行之说，始倡于邹衍，至东汉有天人合一之理论，其说始盛，细绎之，与医学尤无关系。是则中医学说，经分析与洗练而后，所余无几矣。然则真中医之学说何在，以余所知者分列于下：（1）本草经，上品各药，有久服不饥轻身延年等说。揆之上古时代医食同源，在稻粱菽麦黍未发明之先，生物皆视为食物，植物蔓生原野间，尤为充饥上品。所谓轻身延年者，即赖以充饥时之食物也。古代以一日为一年，现在民智进化，已绝无再以药物为食品者矣。然此项微言大意，尚存古代医食同源之精义。（2）《内经》一书，包罗丰富，医学家言，只占一部分，为针灸经穴、脏腑功用、诊断治法等。(3)《伤寒论》、《内经》专言病机、病性、病原等，而略于症候，伤寒专言症候，间亦言病性者(如喜寒、喜热等)。其中有一部分，注重在症候之探讨，确为上古医家之真传。合之《内经》、《本经》等，各有一部分医学见地，可称为中医学说之结晶。至于宋元以后之医书，非空谈生克，即纠缠运气，或妄造臆说以欺人，或故作夸此以惑世，或剽窃西医之说，以资涂附，或滥抄古书陈语，以自诩著作，妄灾枣梨，失之远矣。

7. 不可做古人代表，亦不可攻击古人：研究医学者，其结果往往有二种趋势：（1）为古人代表，昔时有君言淆乱衷于圣之主张，学说惟古，取法乎上，为当时一般自命学者之口头禅。阅书不多，或自以为是者，每以作古人之代表自豪。如窦材自命为三生扁鹊，陈修园以长沙后身自负，即其例也。由是可知，彼之医学，非现代之医学，乃古人之代表，执古人陈法，以统治万病，实非计之得也。盖学说随时代而推进，以不违背时代为原则。昔日之时代与今之时代不同，在人事上，古代简单而今复杂；在交通上，古代困难而今便利；故古代未发现之病症及药品等，近代发现甚多。此不能默守古说，又甚明显。而矫枉过正者，以为中国医学，所以不能进步之最大原因，在迷信古人、古医书，为医学说上之偶像、进化之障碍，障碍一日不打倒，医学一日不能自由发展，彼不知中医现代所有学术与经验，无非从昔时医学中蜕化而来，昔时医家之微言大意，保护之尚恐不暇，专心攻击，谓非别有作用，其谁信之。况在昔时交通之工具未备，印刷之方法不充，每成一书，历十余年或数十年，牺牲光阴及金钱，无法统计，与现代利用剪刀、糨糊广告预约者，其困难与便利，真不可以道里计。研究医学之进化与过程，尤当采为参考，不容忽略。善读书者，书为我用，而我不为书所愚，以我之经验与心得为主，书中所有者，仅足备咨询考证之用而已。世有盲从固执之人，入主出好，自以为是，皆不善读书之害也。但是中医书籍之优点安在，有人说惟验案、验方、药物三项，有研究之价值。又有人说，中医惟经方派，尚传古医之精义。究其实，每一部医书，皆有精神独到之处，惜精粹不多耳。

8. 中医书籍之缺点：中医书籍，缺点有七：古代医家，研究医学之方法，假大自然现象，以说明病症之起源。如五行运气、司天在泉、天符岁会、入星辰等，在现今科学之方法研究之，则觉假借名词之不适用，此属缺点者一。专门名词，如六经、三焦、营卫气血、升降浮沉等，使一般人无法了解，此属缺点者二。文学色彩太重，医家著书，多有以医学为文学之观念，近世白话文通行，文学渐行退化，青年学中医者，对于文学深感头痛，此属缺点者三。又昔时交通之工具不充，每一地方，著名之医家，所诊治病人，不出百里之外，限于环境之风土气候，或偏用寒凉或偏用温燥，以个人耳目见闻之所及，便以为天下事无不如是。此种推测，实系错误，此属缺点者四。又因交通不便，书籍邮寄为难，参考之材料不多，故或自是，或盲从，不可避免，此属缺点者五。个人之知识有限，事理之研究无穷，以个人知识，欲包括全部经验，非但为事实所不许，亦且为事实上所不可能(昔时医家，蹈此弊者甚多。如《景岳全书》，即其例也)，此属缺点之六。编辑医书之体例，多用门面装饰语，每一病证，先列《内》、《难》成语若干条，继列《伤寒》、《金匮》、《千金》、《外台》成方若干条，后列宋元明清各家医书之治法若干条。因罗列诸说，意见纷歧，故必殿以结论，方可塞责，乃详列多歧式之原因，附以碰彩式之治法，考其所引证者，不过为医家治病原则之一部分，此属缺点者七。有此缺憾，使初学者，浪费多数之时间与精神，毋庸讳言者，故欲中医之改进，必须以整理医书为前提。

9. 不以地方性一时性认为普遍性：病症之中，有一种地方性病，往往以一地方为代表。如山地多风燥，海滨多卑湿。又有一时性者，如冬多呼吸器病，夏多消化器病。此项常识，现代医家多有之，惟古人对于此点，有将地方性一时性，认为普遍性，是当分析而明辨之，方不致误。

10. 不以造臆之语以欺人：每一医家，皆有一部分之经验，或一部分之心得，奈医者每多自夸渊博为能，势必无经验，冒充有经验。无心得，冒充有心得。乱抄杂凑，此等医书，非特读者，不易研究，即作者自身，恐亦不知所云。此皆自夸渊博，冒充作伪之害。在医学上，有相当贡献者，不在大部类书，而在简单之医书。如《六科准绳》、《景岳全书》等，此项类书，成之匪易，后学得益之处甚鲜。盖因编者之经验不充，杂凑成篇，毫无选择之故耳。故余以为无经验之医者，绝对不可妄编医书，其他事项，可以尝试，独编医书不可尝试，因动关病人之生命也。

11. 医学进化之障碍： 医学上之障碍有二种：（甲）迷信古人。非经方不用，非轩岐仲景之言，便认为离经叛道，亦步亦趋，以古人代表自命。此种见解，实系错误。（乙）迷信西医。某氏将中医之经验，完全抹杀，高揭打倒中医之旗帜。中医界同人，见识浅陋之徒，竟有附和其说者，真是可怪。观其立言大旨：（1）因自己学中医，无法得其门径，因从而摧残之，毁谤之，以遂其私意。（2）即使中医有研究价值，必须如伊辈外国之博士，方有研究之资格，将中国所有家传、世传、师傅之中医，必须一扫而空之，方为彻底。伊自己本无法研究中医，又要说中医非他研究不可，此中矛盾，不言可知。（3）将中国所有之单方、验方、秘方等，禁止中医施用，必须完全贡献于如伊辈之大博士前，以供试验。中医验方，系过去医家，以策人生命试验，为不道德，必须用动物试验，方有道德。如是说法，势必将中国所有之验方，完全废除，专待国外医学博士，继续动物试验，证明确效后，然后再用以施治。现在所有患病之病人，必须待数十年或数百年后，方有治疗之药剂。他如视人体如机械，视气候为无稽，尽诬蔑谬妄幼稚颟顸之能事，余意将其全部学识整理后，再作一整个之批评。以就正于全体同人之前，兹述其大要，说明其障碍如下。

12. 古今病症之不同： 古时所有之病症，如狐惑、百合病等，为现在所无法推测者。现在所有之病，如猩红热、白喉、麻疹、痘疮之类，皆古时所未有。宗古家，每以经方为万能，遇古无今有之病，是必仍伤寒方法一概混用，以希冀万一之侥幸，将后世经验的方法，完全废去，实非计之得也。

13. 古今药物及权量之不同：经方家，喜用古方，加重药量，减少药味，不知此种观念，实系错误。古时人口少，生活竞争之方法少，故欲望亦简单，所产药物，多半为原野自生植物，人式种植者较少，现在人民欲望重，营谋之方法亦多，所用药物，多半为人工制造。譬如人参一味，本经载其味甘苦微寒，但现在之参，种者惟恐其生长之不快，用硫黄、马粪为培植之肥料，若欲求其性质微寒，为滋阴降火之用，岂可得哉。据此一项，其余可以类推。又权衡制度，我国昔时，制不统一。古方用量，言人人殊，莫衷一是，古方药量一两，有谓今之三钱，有谓今之一钱，有谓今之七分，又有谓今之六钱，众说纷歧，莫衷一是，各地方之权量亦不一致。虽有考古之士，且有无从考证之苦，各家解释，类多以意为之。古今药物，性质不同，种植方法不同，权衡重量不同，强谓古方可治今病，其不误人者几希。

14. 病症及方药当求生理上所发生之功效：病症之经过，昔时医家认为病原客居体中之作用，现在认为除传染病及中毒症外，多因生理机能发生障碍，不能维持自然之常态而起，药物治疗，昔时认为药物有直接除去病源之能力，殊不知药物经消化吸收分配后其独具之特性，随血液循环，在生理一部分之机能上，发生刺激或增进作用，辅助自然疗能所不及。如发汗、利小便、通大便、促进血液、减少分泌等作用皆是。至于补益之剂，或辅助消化，或促进吸收，或增加营养，或兴奋组织，以及舒畅神经、安神镇静等功效，舍生理作用而外，无其他之病症与药效也。

15. 对于改进中医的意见：提倡中医之名义，自民国以来，风起云涌，盛极一时。自中医条例公布，及中医加入教育系统而后，中医地位已至极盛时代，声浪尤为振耳欲聋。综合现代各家意见：（1）出版刊物。（2）办医院。（3）办医校。（4）出版医书。余意以为出版刊物，发挥研究之方法，联合同志，以策励进行。如认为改进之道，即在于是，殊属不然。医院之目的有三：一为发展营业，一为救济贫民，一为考证实验。惟第三项，尚有研究义意。医校虽足为改进青年研究中医之思想，然无适当之书本，滥用古书，仍然误人，与昔日师傅之弊无二，甚或且有过之。出版医书，当发挥一己之心得，衷中参西，共冶一炉。综合各家之学术与经验，示人以正轨可遵，不致生歧途之惑，斯为上乘。纵观现今医界出版物，符合此项，尚不多觏。倘或滥抄古书，或妄造异说，使医学上更多一层魔障，则多读一书，反不如少读一书之为愈矣。

16. 编书之体例：编辑医书，体例章节，本无划一之规定。视编辑者国文程度之浅深，研究医学方法主张之不同，而异其旨趣。现代医书通告之体例：（1）陈列式，详述各家之学说，分别罗列，可以得见原著之意见，其缺点使初学者，有无所适从之苦。有将中西医之学说，各别详列者，尤足使人有多歧之惑。（2）著作式，以发挥个人之主张，不列证各家学说，其失也隘。故余之主张，凡编成一种书籍，必须先有其一贯之思想，为其中坚，而后再参考各家之学说，以论证其所欲建设之理论，方为正当。又医药关乎生命，必须切合实用，若详列各家学说，编者自夸博识，用之于文学则可，医学上不甚适宜，现代医书，是项体例甚多，读者当知其选择，方不致误。此外或滥抄古书，或繁列西说，吾无取焉。

17. 研究医学以辨别病症为主体：中医注重兼症，西医注重本症，中医对于每一病症，如兼风兼寒、兼热兼燥，夹痰饮、夹气郁、夹血滞、夹食积等，分别非常详细，故称病之变化无方，不可拘执。而对于本病，应当发现之整个经过，多略而不详，必须以多数书籍，混合参考，且有需要西医书籍以补充者，方能得一确实之症候上。须分别孰为主症，孰为副发，孰为变症，并须规定主症之治法，副发症之治法，变症之治法，尤须分别先后缓急之适宜次序。倘专重兼症，忽略本症，方法虽多，间有以药试病之弊。或专求本症，忽略兼症，必有头痛救头，脚痛救脚之弊，故汇通参考，方为研究医学之正当途径。

18. 古方今用之方法：苏子瞻云，药虽进于医手，方多传自古人。盖古代医家，知病情隐伏，且有兼症、夹症等，单用一二味药物，不足以尽其治。故制成方剂，或用以专攻，或用以兼治，或相辅，或相制，能使药各全其性，以奏其独特之功能，亦能使药混合其性，而以方剂之功能为代表，取舍之间，有精深之法度，此立方之妙义也。徐洄溪云，按病用药，虽云切合，而立方无法，谓之有药无方，或写一方以治病，方虽良善，而其药有一二味与病情不合，谓之有方无药。故善医者，所用之方药，分观之，无药不合于病情；合观之，无方不本于古法，是诚善用古方者。又病情有虚实寒热之殊，病变有表里阴阳之异，以及体质习惯等，各有所偏。拘执古方，必难合拍。古人即有加减之法，其病大端相同，而所现之症，略有不同，则不必另立一方，加减之即可。如桂枝加大黄汤、麻黄加术汤等，皆其例也。李士材云，用古方疗今病，譬之拆旧科造新屋，不再经匠人之手，必不合用。唐容川云，仲景凡用古方，皆有加减出入。世人必谓经方不可加减，皆读书未化之故也。

19. **结语**：综上所述，可知中医之特长，在运用虚实寒热等为辨证之方针，选用历古相传之经验良方，尤注意于人体自然之机能，以及风土气候之变迁，方药之配合加减等，成一卓立经验学派之医学。为各国医学家之崇拜钻研，尚未能得其究竟者。现今世界医学，既有由形质而渐进于机能之趋势，则吾国固有注重人体机能之医学，实有整理改进发挥光大之必要矣。

余研究医学之主张与方法，不拘泥陈迹，不盲从异说，不谬托玄虚，不妄标臆见，切切实实，发挥设身处地之经验，借助于科学方法以整理之，希能树立中国本位之医学，以供献于世界医学之林。是下走所悬为目标者也，惟祈医林贤达进而教之。

（见《复兴中医》1941）

9. 我要说的话

中国医学上，有一件困难问题，即是读书与临证，不能打成一片，读书是一事，临证又是一事，所以有熟读王叔和，不如临证多之谚。医界自身，亦承认无学理之经验，尚优于无经验之学理。中医学理，多伴纠缠玄学，反至丧失中医之面目，此项缺点，毋庸讳言。西医说，中医可废，惟中药尚有可用，此意实属任意诬蔑。譬如中国军队，抗战胜利以后，假使外人评判，谓中国士兵不良，惟枪械可用，应当重赏枪械，不必慰劳士兵，其立意与此相等，岂非笑谈?!然人尚不觉其误者，盖未细加研究耳。有人说，中医书籍，惟验案、验方、药物三项，有研究之价值。又有人说，中医惟经验派，尚传古医之精义，其言亦似是而非，与下走之主张与见解完全不合。上古时代，医食同源，皆为人类本能所发现，如饥之思食，渴之思饮，寒之思热，热之思寒等，后世医家，扩充此项本能之感觉，以寒热虚实等，为判断病证之方针（经五千多年之考察，卓然为经验学派之中坚）。历代医书，皆为当时医家，经验独到之处，其发挥所见，皆有参考之价值，况在昔时交通之工具未备，印刷之方法不充，每成一书，历十余年或数十年，牺牲光阴及金钱，无法统计，与现在利用剪刀糨糊广告预约者，其困难与便利，真不可以道里计。研究医学之进化与过程尤当采为参考，不容忽略。但是昔时医书，其编辑方法，亦有相当之错误。（一）为环境风土所限制，其诊治病人，不出百里之外，以个人耳目见闻之所及，便以为天下事，无不如是，此种推测，实系错误。（二）因交通不便，书籍邮寄为难，参考之材料不多，自是及盲从之弊，在所难免。（三）个人之知识有限，事理研究无穷，以个人知识，欲包括全部经验，非但为事实所不许，亦且为事实上所不可能（昔时医家，蹈此弊者甚多，如《景岳全书》，即其例也）。在医学上，有相当贡献者，不在大部类书，而简单之医书。如《六科准绳》、《医部全录》等，此项类书，成之匪易，后学得益之处甚鲜。又以医学为文学，其误与此相等，昔苏东坡，表彰圣散子方，后人信其言文者，转信其言医，殆误用害人，始知医学与文学，有不同之点。研究医学，当以实质之考察，非但纠缠玄说之处，应当革除，即以医学为文学之观念，亦不应任其存在。盲从古人，固属错误，迷信洋八股，其错误亦五十步与百步之闻耳。然则如何而可？曰：是不难，每一种疾病之症状，以西籍所载者为主，庶可以得见正确之病型，其原因、病理、诊断、治法等项，以中为主，西籍所有者，作为参考之材料，如是汇通研究，不但读书与临证之界限铲除，即中西医之门户，亦可不必拘执，此为整理医学书籍方法之第一步。

鄙人于民国五年，初业医时，即有整理医书之主张，发挥医书愈多医学愈乱之论调，当时曾散见于《绍兴医学报》、杭州《三三医报》、其他各地医报等，历任上海、山西各医校教授，曾主张中医之改进，必须以整理为前提（病名不确，证候不备，诊断之不完全，治疗之不充实，原因则惑于多歧，治法则等诸碰彩），苟不经一次彻底之整理，将永为理论悠谬所埋没，可断言者。中央国医馆初成立时，此项主张，即为中馆所采用，首先成立学术整理委员会，鄙人忝任该会专任委员之一。适值一二八沪战发生，政府西迁，是以未竟整理之工作。嗣后中馆成立编审委员会，鄙人虽亦曾滥竽充数，只贡献关于病理学之材料，及编订之体例而已，于整理中国医学之素志，尚无从一试也。民国十八年赴晋，主持山西中医改进研究会事务垂十载，日常工作，编辑杂志，审查验方，征稿阅卷，授课诊病等。吾生草草，余暇之时间几何，其中所编定之医书，已出版者，有时令病、传染病、妇科病验方等，国难中所丧失之稿件，有病理、生理、诊断、药物处方及临证医典、行军病学、审定名医学案、整理古今医案等、病理学，中央国医馆或有存稿。临证医典稿，在晋省印局，排印过半。并垣失陷，仓促出走，在渝小住一年，滥竽卫生署中医委员会，曾参加中医校立案通则，及课程标准大纲草案等，勉竭绵薄，以期挽救医学于万一，惟鄙人自信素强，想以个人之能力，在中国医学上，做相当之贡献。爰来沪创设本社发行刊物，并举办医学讲座等，以二十年研究考虑之所得，凡整理之主张，研究之方法，中国医学之特长，将来医学之趋势等，与现代有志研究者，作一次大规模之交换意见，商讨改进，或能于研究过程中，有相当之补助，非敢谓此即医学之止境，亦聊为吾尽吾心而已。

（见《复兴中医》1940）

10. 中国医学根本解决应兴应革条件之刍议

丙寅古历五月，如皋陈爱棠先生函委不才，草议中国医学应兴应革之条件。嵇生懒惰，国人皆知，虚掷驹光，深抱愧报。兹草成刍议一篇，是非付之公认，愿各地同志进而教之幸甚。时逸人记

（甲）建设中国医学书籍编辑社。（乙）建设中国医药学图书公司。各地设立医学图书馆。（丙）医学各科讲习所、补习所。（丁）医学名词审查会。（戊）设立中国医院，分设各科医院、各科病院。（己）统一中国医界、出版界之印刷品。（庚）各省区设立国医专门学校，中央设立医科大学，发挥中医精深之学理，培植医界高尚之人才。（辛）各县设立医学初中学校。（壬）请愿政府，中央设立高等医事机关，统辖全国医界主权，力谋对外发展之预备。（癸）由中央医学总会，特派学识兼优之国医，分任考查各国医学趋向，及人民习惯研究发展之手续。

综上观之，中国医学统一全球，凡我同胞，共同负责。

前稿十项，皆为应兴之条件，兹所论者，乃应革之事。并附刍议一篇，以伸管见，纠谬指瑕，是所望于各地同志诸君子。

（甲）严革取缔淘汰俗医　俗医不去，真医不显，至道不昌。盖普通清浅之病，荆、防、二陈、藿香正气之类，皆可治之，治之获效。俗医则据以为荣，视为利薮。愚人因其奔走逢迎，乐于效命。俗医之术昌，而真医坐受其困矣。不去俗医，真医之道，无阐扬之日。小人道长，君子道消，自昔已然。

（乙）改正不良方案　案如老吏断狱，方必引经据典。徐洄溪云，方中药品，分视之，无一不合于病情，合视之，无一不本于古人立方之本意。夫如是，可名方案矣。乃俗医则言之易易，横竖乱写数十味药品，温凉寒热，法度毫无，曾亦思古人立方之意，果如是之简单，世间何贵乎有医学。当局不分菽麦，因俗医之妄，而迁怒医学，根本动摇吾辈自救方针，当以改正不良方案，视为首图，自课课人，互相勉励。诊断有表，病症有书，使家喻户晓，非此不足以云医，则俗医依据葫芦，无所用其伎俩，河水可清，余拭目观之矣。

（丙）改良药肆　药肆之设，原为便利病家，乃市侩居奇，伪货充斥，堆积过时，霉朽蛀烂，泡制失度，真性毫无。中药所长，在于特性，根升梢降，叶散梗通，以及形质气味，所生之时，所成之地，皆有重要之关系。今药肆惟求美观，渍之泡之，煮之烘之，炕之炒之，硫黄熏之，姜黄染之，充其弊窦，罄竹难书，谓为医界大魔，确非过甚，不扩清而整理之，何以图存。

（丁）修正仿单药　制药成方，专治某症，功宏效速，捷如桴鼓，然积久弊生，颟顸之处，触目皆是。例如专治大小急慢惊风，吐泻霍乱，一切阴虚等症，毫无根据，毫无理由，满纸妄言，误人不觉。中药、西药厥罪维均，因骗诈区区之阿堵物，致草菅人命，可慨也夫。凡我同胞，皆当极力修正。

（戊）修正验方书籍　验方之作，药善者实首成之，不别寒温，不分虚实，笼统冒昧，无处不有。不革其弊，徒存刍狗而已，奚益乎。

（己）增高医会主权，严禁私自业医。凡医生开业不经医学会认可者，不得擅自业医。

（庚）革除各自为业之恶习，地方设立公开式之医院。本地医生皆来院服务，视学识而定薪资，诊金不准肥其私囊，庶足以资联络，而除私见。

（辛）革除送诊机关，拨归医会公开，全体医生，共同负责，不为党派所包办，不为私人所垄断。送诊机关，医生存心，大都以不负责任四字了之。纵观大地，无往而不如是，善心行恶事，其是之谓乎。

（壬）革除俗名，规定统一，不准妄呼，病名药名，皆宜从正。

（癸）搜查草药，详细考证，不准采药者，妄行贩卖。

（刍议）谚曰：知之匪艰，行之维艰。上列应兴应革之条件，完善与精当，尚待公共医界之研究，赘一得之愚，于吾道中，以增谈料云尔。

（赘言）各地医界，固满盘散沙，即各地医学会社，各执其事，几如越人之视秦，无关休戚。鄙意各地医学团体，首宜联络，为同志倡。所谓联络，非形式上之接洽，而侧重精神之感召，输财助力，谊切同舟，披发缨冠，患难必救，庶足永杜阋墙，共御外侮。各地同志，倘不河汉斯言，请自隗始，为图存发愤之左券可乎。

（见《如皋医学报》1930）

11. 论中医历代著作家之宗旨与得失

大抵可法可传之言，必出诸著作家者，理也。而著作家之言，未必皆可法可传者，势也。理者世之常，势者事之变，通其常达其变，经纬万端之道，不外是矣。故历代著作家之遗籍，虽博如江海，而宗旨得失，可略言也。一为集大成之作，兼收博访，细大不捐。如《外台》、《圣济》、《准绳》、《纲目》、《金鉴》、《类案》等是，宗旨在与人规矩之方圆平直，其得也理论详备，其失也泛杂不精。一为抒心得之作，独秉燃犀，发为伟论。如孙思邈、张元素、刘完素、张从正、李杲、朱震亨、王履、薛立斋、吴又可、喻嘉言、徐灵胎、尤在泾、叶香岩、唐宗海诸前哲之遗著是。宗旨在表彰其独得之秘，其得也议论精巧，能诱起后人之灵思；其失也各造一途，不免顾此而碍彼。然当谅其因时制宜，补偏救弊之至意，非泥定后人眼目，以死于句下也。乃后世医者，心存私利，依样葫芦，于诸家之藩篱，尚未能鉴别，遽浑而斥之曰，各执己见，此派别门户所由来也，呜呼误矣。试取诸家之遗籍观摩之，内伤外感各别其源，寒热温凉各明其用，初何尝有党派之意见而争执乎。即河间与易州之学不侔，丹溪与立斋之道各别，赵养葵、张熟地与洄溪、修园之不能合一，均所谓见智见仁者也。无统一之精神，无合群之主张，绝不能达完全之目的，奚足云怪。吾尝谓历代医书各有所偏者，正为此也。前辈尝谓中医多失传，西医未造极，世人奉为持平之论，吾则曰中医亦未造极，故种种缺点，未遑殚述。如编辑书籍，无一定体例，诊察方案，无一定规模，衣钵相传，无一定教授，以一症之微，往往聚讼千语，若全体之大，乃竟研究无从，针灸祝由，嗤为妄诞，生理病理，无此明文。凡若此者何莫非中医未造极之明证耶。然此外尚有一重要之问题焉，盖形体与精神之鉴别是也。形体之病，固能感应于精神，而精神之病，亦能波及于形体，大抵七情六欲，精神病也，宜治其精神。六气七伤，形体病也，宜治其形体。今历世相传之方，惟有治形体病能，确无除精神病之力。凡遇有精神病者，惟恃逍遥、越鞠诸方，以敷衍塞责，与东医治此，用兴奋麻醉者，其伎俩等耳。愈则贪天之功以为己力，否则莫可云何矣。彼历代著作家，虽无微不至，而于此纲，独抱阙如。岂明足以察秋毫之末，而不见与薪者乎，吾于此不禁为医学前途叹幼稚焉。近日医界发一良心上主张之言曰，药能医假病，又曰真病药难医，一唱百和，声应全国，外人呼为欺人之术，彼等亦以欺人之况自处。黑幕千秋，一朝披露，原不待外人之攻击也，吾于此不能无疑焉。虚实寒热之殊，明如观火，汗吐攻下之法，应病若神，医非欺人者也。麻黄、桂枝之于汗，巴豆、芒硝之于下，标竿立影，药亦非欺人者也。然则披乃藉口于欺人者，胡为乎来哉。噫我知之矣，盖精神与形体受病之异，无识力以鉴别故也。风寒暑湿燥火，六气之迭浸，饮食房劳经络气机，七伤之感受，所谓形体病也，宜用药物独胜之气质以调之，此市医之能事者也。若精神上所起之病，有断非药质所能治者，即译本中催眠心理诸疗法亦不过略得其皮毛。阅者如欲深求其义，则有《内经》中言之甚详，细心参考可也。

此论后半幅极当研究，本杂志医案门搜罗关于心理疗治，皆古人精诣，不惟与所谓译本不同，且与近代医案迥别，善读者必能辨之。

（见《医学杂志》1922 年）

12. 我也谈谈伤寒

1. 伤寒之正名：伤寒二字，顾名思义，本极明了。因寒冷空气，刺激皮肤，使体温调节机能发生障碍耳。后世医者，因《内经》载热病皆伤寒之类，《难经》伤寒有五之说，惑于多歧，遂谓伤寒有广义、狭义之分。广义伤寒，为一切外感病之总称。狭义伤寒，指冒寒对抗。余以为伤寒、温病，判别在寒重与热重之间，寒重而热轻者，皆可名为伤寒；若寒轻而热重，及恶寒已罢，热势正炽之候，则为温病。同为感冒性病症，本无伤寒、温病之区分，惟有单属感冒，与兼有伏热之不同。故症型与病情，自当互相差异，此可见者：《难经》谓伤寒有五，指温、热、暑、湿等证，初起时皆有恶寒之感觉耳。近时东西医家译本，谓小肠坏热症（肠窒扶斯）即中医之伤寒。非但病状不同，即发病之时期，亦相差甚远。中医之伤寒，发于冬令。西医之伤寒，发于八九月间，其病情传变，与湿温、伏暑等症略同。而译者指为伤寒，市医亦竟以肠窒扶斯即伤寒，可见医者，读古书治学问之难也。

2. 伤寒对于中国医学上之价值：上古之世，所传禁方，非有歃血之盟，决不轻易传授。自仲景集古昔经验，编成《伤寒论》而后，禁方完全公开，为医学上一大发明。上古治术，已不可考，仲景自叙，有撰用《素问》、《九卷》，《素问》在伤寒之先，得一有力之证明；《素问》论病，推究天人相应、六经六气胜复、升降浮沉之理。自《伤寒论》，始以病之症候为主，举古昔之浮言，一扫而空之，为医学上承先启后之发明家，允无愧色。徐洄溪曰，医者之学问，全在明伤寒之理。仲景之书有二：伤寒论，治感证之法也。金匮，治杂证之法也。金匮之方，多半从伤寒中来，故伤寒乃医学者第一步功夫，篇中所列一百二十方，为治一切外感之总诀，明其理，则六淫之病，无不贯通。陆九芝曰，伤寒无问全不全，苟能用其法，以治今人之病，取给已足，后学能识病，全赖此书。王秉衡曰：伤寒，外感之总名也，《伤寒论》统论外感之书也。杨明黎曰：注伤寒者，无虑数十家，皆以为专论伤寒之书，故恒支离附会，不适于用。王秉衡先生，指为统论外感之书，《伤寒论》之全体俱现，此与沈尧封之见相同。裘吉生曰，《伤寒论》为内科感症全书，张凤逵之伤暑，喻西昌之伤燥，叶天士之温热，叶子雨之伏气，皆为发明伤寒论中一部分之学说，能羽翼夫仲景，即为有功于医学。此以伤寒为治感症之全书，然尚有视《伤寒论》为内科全书者（包括内伤外感而言），试节录西医阮其煜阮君之言如下：仲景伤寒论，辨证特详，对于诊断，详其浮大沉弱之种种脉象；对于病状，详其发热、头痛、汗出、恶寒之种种症候；对于预后，详述其辨别死生吉凶诸法；对于治疗，详述其汗吐下和清温诸法。不知者，疑其范围甚小，仅论伤寒而已。其实理明用显，本末兼医，直可谓“中医内科全书”云云。综观各家推崇之论，其价值亦可想而知。但学术随时代而推进，篇中各项症候治法，皆需用后世经验以补充之。若拘执一部《伤寒论》一百十二方，便认为中医学术仅在乎是，实亦不可。而不知《伤寒论》在中国医学上，有发明之贡献，亦有所蔽也。

3. 伤寒论注释家之大概：按《伤寒论》，现今通行之本，为王叔和编次，成无己注释，成注拘文牵义，以经解经，徒存形式而已。此后续注者有张卿子、王三阳、唐不岩、沈亮宸、张兼善、林北海数人，总不越其范围。程扶生注，又为明白易晓。然亦不敢直删原文之误，自方程喻三家，各以己意布置，而仲景原文，遂无定局。至柯氏《来苏集》，始放胆删改，以方名编次，又是一局。昔时以三纲论中风、伤寒之面目，至此为之一变，症候为主，开徐洄溪《伤寒类方》之先河。然细绎柯氏删改处，尚不若金鉴之谨慎，先刊仲景原文，另立存疑正误二篇，应改者注小字于旁，可删者列诸第于后，以等阅者之研究。他如舒驰远《伤寒集注》，大半斥为伪撰，并取数方，痛加诋毁，别拟方以换之。以视汪琥将阴阳二候分为二篇，各补后贤之方，其意均欲使初学者，不泥古以害人，而汪犹拘谨，舒则放纵矣。他若吴授之《蕴要》，节庵之《六书》，王宇泰之《准绳》，张路玉之《绪论》，俱于伤寒有所发明。陆定圃曰，研究伤寒方法，如喻西昌之《尚论》，柯韵伯之《来苏》，王晋三之《选注》，俱独出手眼，直抉心源，伤寒六经兼证，柯氏发其端，温热病究三焦，叶氏究其旨，吴坤荟萃群言，辑为《伤寒指掌》，陈载安更名《感症宝筏》，研究伤寒之学，无余蕴矣。朱绍溪曰，伤寒注解之精，以《金鉴》为主，辅以聿修堂《伤寒辑义》，旁搜博引，所得独多。余以为《金鉴》所编伤寒注释，对于正误存疑，尚有研究，至于三纲鼎立，讹误亦多，责备求全，实不完善。余若郭雍之《补亡论》，戈氏之《补天石》，尤怡之《贯珠集》，何爌之《全生集》，郭治之《要论》，吴仪洛之《分经》，韩祇和之《微旨》，刘河间之《直解》，汪友苓之《辨注》等。惟张隐庵、张令韶、陈修园诸家，高谈运气，求深反晦。现今吴考盘合刻之“伤寒百家注”，虽无发明，却可资参考。

4. 伤寒与温病：伤寒、温病之争，为医学上一大公案。仲景云，太阳病，发热而渴，不恶寒者，为温病。陆九芝氏，因发热口渴，与阳明病有相近之处，便谓在太阳为伤寒，在阳明为温病，自诩独得真传，但阳明病提纲，注重胃家实，宜用通便之剂。若现治法，注重在辛凉解表，清透伏热，通便之剂，初起时不可浪用者。余特在证候上考察，而确定伤寒、温病之症型如下：（1）感冒病初起，恶寒身热，头痛或不痛，有汗或无汗，脉不紧不数。（2）伤寒初起，恶寒发热，头痛身痛，脉紧无汗。（3）温病初起，恶寒发热头痛，有汗或无汗，脉数，舌尖赤，心烦口燥渴。以上三种症候不同之点，伤寒症型，在脉紧身痛，温病症型，在舌尖赤脉数，心烦口燥渴。前代医家认为伤寒、温病，必须分立门户，余以为伤寒、温病，本是同一性质之病症，受病之原因，及发病之经过，并无区别。所不同者，惟在伏热之有无，故在症候上，恶寒与发热，有轻重之不同，及渴与不渴之分别而已，此其辨别之大概也。

5. 伤寒论多救误之处置：按《伤寒论》，本非奇书，后人遵经太过，以《内经》所言之理，为注释伤寒之用，附会神奇，支离穿凿，明知治法本不完全，硬说其非常完全；方法有不适用，硬说其非常适用；经方本不万能，偏说其为万能；内容本不神秘，偏说其非常神秘；遂令《伤寒论》，为神秘之渊薮，学说上之偶像，而不堪卒读矣。试征之于徐灵胎曰，《伤寒论》当时已无成书，乃叔和之所搜集者，虽分定六经，而语无伦次，阳经中多阴经治法，阴经中多阳经治法，参错不一，后人各生议论，每成一书，前后必互易数条，互相訾诋，各行其是，愈更愈乱，终无定论，不知此书非依经立方之书，乃救误之书。盖因误治之后，变症杂错，又无循经现症之理，当时随证立方，本无一定之次序。周徵之曰，伤寒非奇症也，《伤寒论》非奇书也。仲景据其所见，笔之于书，非既有此书，而后天下人依书而病也。读者每读一段，即设一病者于此，以揣摩其病机治法，而后取证于书，不专在文字上安排，只当涵泳白文，注家虽有数十，以余所见多种，皆不免穿凿附会，言似新奇，莫能见之。鄙见只当分作四层：（一）伤寒初起本症治法。（二）伤寒初起兼证治法。（三）伤寒日久化寒，并误治化寒治法。（四）伤寒日久化热，并误治化热治法。其霍乱、风湿、食复、劳复等，以杂症附之。再参之诸家论温热书，互相考证，庶几读书有条理，而临症亦有途径，此书在唐以前，已非一本，其章节离合，本无深意。论中叙症，有极繁者，有极简者，有方证不合者，有上下文意不贯者，一经设身处境，实在难以遵行，安知非错简脱简耶。读者但各求本言思量，不必扯入上下文，积久自能融合贯通，此真善读伤寒之活法，昔人以己意布置之争执，诚为多事。

6. 六经：六经名义，始见于《素问》，然其意义有三：手足各有六经，专谈经络，针灸家之言也。太阳本寒而标热，中见少阴君火之气化，运气所论，王冰附入天元纪等篇是也。伤寒热病经过中，多数证候集合而成之六经。《素问·热论篇》及《伤寒论》是也。后世注释家，对于《伤寒论》中之六经，不以其独立之证候为主，反纠缠古说，或牵合针灸家之经络，或牵合运气家标本中是之气化，或牵合“热论篇”，一日递一经之误会，或认为无法解释，倡议废弃之，皆不能得《伤寒论》所言六经之真实性，而妄生异说者。

中医历来书籍，多半指表证为阳，里证为阴，热证为阳，寒证为阴，其含义大率类似。三阳经病症，以发热为主体，外感病，未有不发热者，初起病在肤表郁遏，因寒冷之刺激，阻碍体温放散，恶寒发热，头痛无汗，是为太阳病，以太阳病为起点。其余五经病症，均有随时随地续发之可能，病势稽留五六日或八九日后，因汗腺郁滞，波及淋巴液之运行，胸满胁痛，往来寒热，是名少阳病。若体温亢进，内热极重，成高热自汗，心烦口渴症，是名阳明病。少阳及阳明症型，既发现后，便成确定。故伤寒原文中，于少阳阳明二经，有十三日、十五日等字者，可知少阳病及阳明病，均为固定之证候。若详细研究之，少阳病尚有转成阳明病者，大柴胡汤，便以攻下从事。若阳明病决无转成少阳病之理，仲景于伤寒原文中，已明确规定，曰阳明居中土也，万物所归，无所复传，其意盖指阳明病，为病之极期，无再传变之余地矣。体气壮实之人，无论病变至若何程度，不出三阳经范围，可断言者。

伤寒太阳病篇，伤营伤卫，两伤营卫之分别，成氏倡之，方氏和之，已成为近代自命伤寒家一般之学识。有汗无汗，表虚表实，柯氏倡之，徐氏和之，又成为近代自命伤寒家一般之学说。究竟以何项为折衷，余以为太阳病之恶寒发热，乃寒邪侵袭，体温放散障碍，血液循环，与体温有直接关系，因体温之郁滞，波及于循环之障碍，是太阳篇病理，以伤营伤卫，较为确实。如以有汗无汗，分别表实表虚，但汗出之症，有交感神经弛缓之中风汗出证，有内热亢甚，体温炎蒸之身热自汗证，将取何种方法，以分别之。少阳病篇，以淋巴郁结，汗腺停滞，故往来寒热，胸胁痞满。往来寒热之现象，寒时则不热，热时则不寒，与太阳病之发热而兼恶寒者不同，宜用清热宣达，佐以消导之剂。阳明病以体温郁遏，放散功用失职，体内酿成最高之温度，动脉有充血之现象，是以身热烦渴，古名阳明经病，实属热性病。其肠中糟粕壅积，成里实可下之承气证，古名阳明腑病，实属燥粪停积证，热性病之经过中，因身热自汗，津液消耗过甚，易成燥粪停积之症也。三阴经病证，虽有寒热之分别，然其主体，不在外邪之侵袭，而在脏腑功用之失职。太阴病为吐泻腹痛之肠胃痛，因吐泻太过，波及心脏衰弱者，是为病证中之续发病，不得谓之传入少阴，因心脏衰弱，续发膈膜火证，亦为病症中之续发病，不得谓之传入厥阴。三阴三阳之名词，皆为病症深浅之符号，非必指定脏腑中实质之疾患也。

至于传经之说，《内经》有一日巨阳受之，二日阳明受之等语。《中藏经》有一日在皮，二日在肤之说。后世死于句下之医者，疑伤寒之病，由太阳至厥阴，一日递传一经，又创有气传经传等说，揆之病症实际，因成梦呓，即求仲景原文，又岂能符合。仲景《伤寒论》中之传经，与《内经·热论篇》之传经不同，明眼者自能辨之。于是思想灵敏之辈，有所谓“惟病是视，见证治证”。其立意置六经于无足轻重之地，千年来，贤者不免，识者惜之。又古传三阳经多热证，三阴经多寒证，意谓病邪一经传入三阴，则热证立刻变成寒证，非但无此病症，亦为古今中外未有之奇闻，真是“古人之愚，诚不可及”。三阴病证，为脏腑功用自起之变化，直接发生病证，虽间或因风寒之刺激而起，然绝非自传经而入者，更无六日之间，遍传六经之理。余之主张，以三阳经病症，为新感病证应当发现之症状，列为感冒病篇。三阴经病症，为脏腑功用自起之变化，属杂病范围。应当列入消化器、循环器、胸腹病等门，以此划然分界，六经之意义，或可大白于世矣。

7. 营卫：古医以营卫为身中特殊之装置，所述关系营卫之病理，伤寒家与温热家各有不同，兹将拙作时令病学中一节，抄录于下。一以见伤寒及温热家争执之非，一以见中医论病理之精到。至于有关生理上营卫之功用，恕未言及，请参阅生理学书籍可也。

“卫之后方言气。营之后方言血，在卫汗之可也，到气才宜清气，入营八成可透热，仍转气分而解，至入于血，则恐耗血动血，直须凉血散血云云。”此温热论中，叶香岩之说也。后人以叶氏有营卫气血之辨，足可与伤寒六经之名义，分道扬镳，然亦有视此为无价值之妄言，而表示怀疑者，窃以为学说之流传，必须先考其究竟，方不至有盲从之诮。

伤寒六经者，古医以伤寒二字，为四时外感病之总称。六经以太阳为首，太阳经之定义，昔日注释家，指上额、交巅、下项，夹背抵腰，下至足大指端之膀胱经络者固非，指本寒、标热、中见少阴、为足太阳之经气者亦非。余以为营卫运行自然之常态，即为太阳之实际，卫气古医称其剽悍滑利，充肤热肉，是即指体温而言。血液循环周身，与体温有绝大关系，所以古代医家，举太阳以统辖营卫，并非于营卫之外，另有一种行列重要之物，名为太阳，其所谓卫分受邪，指体温放散之障碍，传入营分，即体温变化，障碍循环之谓。卫之后方言气，指体温郁滞，淋巴停积，障碍消化呼吸等功用，营之后方言血，指循环障碍，血液瘀结，恐成血栓栓塞等症。所以伤寒太阳篇中，除伤营伤卫，及两伤营卫症治外，即接以气滞、停饮、蓄水、结胸、痞满证、血凝、失血、蓄血、发黄、瘀血、发狂证。营卫以运行之功用言，气血以具体之实质言。营卫气血深浅界限之分别，一切外感证候，均通用为诊断之标准。后人不明此理，疑营卫气血之外，另有太阳，彼为伤寒，则病在太阳，此为湿热，则病在营卫气血，以此另标一帜，划出太阳之外者固非，奉此为温热诊法，独遗伤寒者亦非。

8. 新感与伏邪：时令气候变迁，感而致体温之失其常态者，均为新感。有所谓伏邪者：（甲）受邪轻浅，过后方发者。（乙）已发而治不得法，病情隐伏者。（丙）曾经治疗，未能除根，后又复发者。此三项均足酿成，其在潜伏时期，身体微觉不适，然以无关重要，多漠然视之。复经新感，乃致暴发，故纯全之新感症，轻而易治，兼有伏邪外发者，较为难治。其辨别法，感证初起，无先驱症者，为新感。有先驱症者，为伏邪（先驱症，指未病前二三日，先有头昏，恶寒微热，胸闷不思食，心烦口渴，少眠疲倦，小便黄赤，大便不畅等症）。脉浮苔白者为新感，脉弱，或沉细无力，或弦细而躁，苔色或腻，或厚，或猩红无苔，均为伏邪。“伏邪潜伏之部分”。古云，冬伤于寒，春必病温。又云，冬不藏精，春必病温。后世医家，疑伤于寒之伏邪，伏于皮肤，冬不藏精之伏邪，言其肾之虚，以此分作两层看法，或以皮肤与肾脏，皆无容留疾病之处所，疑伏邪为无稽之妄言者。余意以为伏邪多因复感，故初起时有先驱症，足征体温之调节，以及消化循环排泄诸机能，均起相当之变化，风寒温热暑湿，无不可伏，不必限定于冬伤于寒之一种。至于冬不藏精，伏于肾脏云者，乃感冒性病症，与肾脏性病症（古代所言肾脏，多指藏精机能而言），混合发生，因而误认之故也。又古传春伤于风，则为泄泻；夏伤于暑，则为疟疾；秋伤于湿，则为咳嗽等，指伏邪有发为肠胃病、传染病、呼吸器病者。清医叶香岩氏，谓伏暑症治，不同痎疟，可谓独具慧眼，故于时令病学中，将四时六气所潜伏之邪，概以感冒性病症括之，即此意也。“伏邪之病理”。自古相传，伤寒多新感，温病多伏邪，或谓温病有伏邪。又有新感，或疑暑湿有伏邪，温病无伏邪者，议论纷纷，莫宗一是。余以为新感伏邪二项，自为四时六气所同具，正不必以伤寒温病限之。故以风寒为一类，属于寒冷空气之刺激皮肤，阻碍体温放散之结果，如天气骤冷，着衣单薄，或天气骤暖，脱衣过多，皆足酿成。以暑热为一类，凡劳动之余，身热汗出，用冷水拂之，身热烦渴，食凉物压之。或乘凉风袭之，俾腾勃外发之热气，被却而郁结在内，其暑与热之分别，以日射病为暑，热性病为热。燥湿二项，因体内消化吸收机能，发生变化而起，故燥湿之病源，多在内而不在外也。“伏邪在气分血分之辨别”。古医以外感病症，所言之气，多指体温变化，如卫外之气、太阳经气、少阳经气等。由是可知，病在气分，指体温方面，调节放散功用之失职；病入血分，指血液中，新陈代谢产物之老废成分，不能由汗腺外出，郁滞在内，发生病之作用；风寒伏邪，多由体温郁滞，波及血液运行，发生循环障碍，酿生病的毒素，是由气分传入血分之谓；暑热燥湿之伏邪，多由体内酿成病的毒素，发生循环障碍，波及于体温之支配，是由血分传出气分之谓。伏邪在气分血分之原理，如斯而已。“伏邪之消失”。伏邪感受之后，其间有轻浅与严重之不同，因受邪有轻重，身中之抵抗有强弱故也。世人忽略伏邪，认为无关重要，固属有误，间有小题大做，认此为最危险之病症者，亦非确论。盖吾人身中，有天然之抗毒力，苟能饮食有节，起居有常，不妄作劳，精神宁静，则体力恢复较易，前此循环、消化、排泄及体温方面，所起之变化，均可逐渐恢复，亦即古医所谓：正气存内，邪不可干之意也。

9. 论注释家之差误：读古人书，当得其精义，而弃其糟粕，如求古人于故纸堆中，则所得者，惟翁仲傀儡而已。注释家当求其神髓，不当拘泥形体。自成氏创三纲之说，和者继起，独不思风寒之感，营卫之伤，病证犹是，在太阳则可分，在他经则何以不可分耶。有以升降浮沉之气化解释者，有以开阖枢转之机解释者，有以五运六气之胜复解释者，有以生理细胞之功用解释者，有以病理细胞之变性解释者，皆形迹上注重，其失维均。由前之说，则病其空泛，由后之说，则病其肤浅。余见以为治伤寒者，宜将其症候、诊断、治疗、方药、四项，分别考证，而发挥之。方药以实地试用为主，治疗以恰合病情为主，诊断以预测其病情传变为主，症候探讨其病情病灶为主，分析伤寒原文，均须以切实之经验，发挥而整理之，本此旨以研究伤寒，庶不致有歧途之惑矣。

结论：日医和启田氏，愤汉医精义之毁弃，真理之云亡，故大声疾呼，著医界之铁椎，以唤醒梦梦。虽有言之过激者，亦当谅其苦心，大抵以西医治病之方法，注重在一部份之行跡。本症间有可愈，遗患必多，中医治病方法，注重在生理机能变化，药效虽缓，然可使本证、副证、兼证、夹证，完全解除，毫无遗患，是真所谓原因疗法。夫日本之汉医，奉《伤寒论》为金科玉律，只知一部伤寒之汉医，据日人考察其成绩，已超过西医数倍，假使吾国中医，能整理数千年之经验，蔚为大观，则将来“原因疗法之经验学派”必能发挥所学，以救济世界医学之穷，可断言者，废弃云乎哉。（民国十八年旧稿，略加修饰，附刊于此，以志鸿泥。）

（见《复兴中医》1940）

13. 时令病各家学说之概观

《内经·热论篇》载热病皆伤寒之类。论病情，虽有伤寒、热病之分，而受病之源，及发病之理，同属感冒性病症，无甚分别。古医经验之言，足为后人所取法。《难经》谓伤寒有五，以中风、湿温、温病、热病等，包括于伤寒门中。后世有广义伤寒之名称，实自《难经》始。《史记》载仓公治热病，用火齐汤，周澹然《温证指归》释云，火齐汤即三黄汤之别名。是温病治法，宜凉不宜温，主里不主表，前乎仲景，已有成法。迨仲景于伤寒论中，尤有显明之区别，发热而渴，不恶寒者曰温病。发汗已（疑为自汗出之讹），身灼热者，曰风温。非但伤寒温病，不容混淆，即温病与风温，亦有分别。柯韵伯释云，寒去而热罢，即伤寒欲解证，寒去而热炽，即温病发现证。如服桂枝汤，大汗出后，大烦渴不解，脉洪大者，即是温热猖獗，宜用白虎加人参汤之类，此治温病方法之嚆矢。《千金》治温病方法，多与阳阴毒混合立论。《外台》论温病，多兼温毒而言，治温毒发癍方法，谓赤癍者五死一生，黑癍者十死一生，实为经验独到之语。朱肱《类症活人书》谓“温热二义，为热之多少而异”，是知温热病有与伤寒不同者，故云麻桂二方，春夏间必须加减用之。湿温用苍术、白虎，清热燥湿之法，尚有可用者，惟方中药品，不必拘执。

刘河间论表热、里热之症，选用凉膈、天水、双解、通圣诸方，独出手眼。后世治温名家，多守其遗教。其书仍以伤寒标名者，尊古志也。惜其于疏邪化热诸法，未能随症变化，曲尽病情。张子和《儒门事亲》载治温方法，病人喜凉则从其凉，用辛凉解之，喜温则从其温，用辛温解之，并推重河间辛凉清解方法之适用，是知温病之治，不同伤寒。

李东垣谓温病发生，盖因房室劳伤，与辛苦之人，腠理开泄，少阳不藏，肾水涸竭而得之。是知阳虚之体质，因腠理开泄而受感冒。二种病症混合发生，与现代医家所见，尚多暗合。王安道于《溯洄集》中，谓温病不得混伤寒，因伏热在内，虽见表证，惟以里证为多，当治里热为主，佐以清表之法，亦有里热清而表自解者，论伏温病情，确为明晰。

明李梴《医学入门》，谓温热不恶寒，则病非外来。渴则自里达表，热郁腠理，不得外泄之故，终是里多表少，当治里热为主，而解肌次之。似专指伏热在内之病，新感之症，未曾提及。张景岳谓温病、暑病之作，本由冬时寒毒内藏，故至春以为温病，至夏发为暑病。又云，虽与寒证不同，然亦因时而名，非谓起病必皆热也。依据王叔和伤寒例，谓冬时受寒，至春变为温病，至夏变为暑病，既知与寒症不同，又云，起病未必皆热，彷徨歧路之概，显然可见。

伤寒温病，前代医家已有相当之认识，景岳仍以推测抄录之所得，而妄言之，亦研究不顾事实者。

方中行伤寒条辨，论温热分阳分阴，治兼寒热，为喻氏嘉言所取法。又于《尚论后篇》，温病汇讲中，以冬伤于寒，春必病温为一例，作文习气太重，于病情经过诊断治法等，关系甚少。惟注重冬不藏精，真阳为热邪所销烁，此叶氏滋阳疗法之所本也。

张路玉氏谓伤寒自气分传入血分，温热自血分发出气分，并申明伏邪自内达外，最忌辛温发散，洵为治伏温扼要之谈。周扬俊氏，表彰黄芩汤，谓为治温主方，中期亦有可用者。所云，寒伏于内，郁久化热，论伏温病情，亦非绝对。柳宝诒氏于《温热逢源》中，谓六经形证，八字与温病不殊，是其见道处。又谓有随时感受之温邪，有伏气外发之温邪，分别新感伏邪，亦多精到。其评温疫论之言曰，又可所列治法，表证多用温燥祛阴之剂，与伏气温热，先伤阴分之病，不甚相宜。所论里证治法，都与伏温相合，可以取法不少云云。但吴氏所论，多本经验立言，其时盛行之症，病情有一部份与伏温相近。柳氏专论伏温，故将吴氏所论瘟疫，一概指为伏温，此因主观不同之故也。

陆九芝氏，谓在太阳为伤寒，在阳明为温热，自称独得真传。但阳明病与温病，因为身热自汗，不恶寒，心烦口渴，证型固无二致。然阳明之提纲，注重在胃家实，宜用通便之剂。若温病治法，注重在辛解表，清透伏热，至于通便方法，所不可浪用者。是举温病之名义，可以概括阳明病。单执阳明病证候，不可概括温病。仲景云，太阳病发热而渴，不恶寒者为温病，是太阳篇亦有温病，不得谓温病只属阳明也。且伏邪外发，六经皆有发生温病之可能，未可概以阳明限之。

附：叶派谈温之批评

近世谈温热病者，群以叶氏所倡论清轻宣达之法，发明之功，有足多者，然其方法，虽有可以采用之处，而方立论错误，无容讳言。兹特将叶天士、吴鞠通、王孟英、雷少逸四家，分别择其大意，略加评按，以与温热专家，一研究之。

叶天士论温热病之主张，具见温热论及《临证指南医案》，以温病与伤寒分立门户。尊之者，推为清代崛起之发明家。毁之者，目为离经叛道之罪魁。其所谓温病在三焦，与伤寒之在六经者不同，余已证明其误（见时令病篇四八页）。其最授人以攻击之口实者，厥为“温邪上受，首先犯肺”。余已节为麻黄汤、麻黄二越婢一汤、麻杏石甘汤等之解释（见时令病篇五三页）。至于“逆传心胞”，问题最为复杂，轻浅小恙，数日之间，绝无逆传心胞之严重变症，如有此变，非认症不清，即用药错误。兹就邪入心胞之病理解释之。据生理学家言，心脏外里之护心油膜，所以保护心脏，避免摩擦，在发热过高之症，心中有烦热之现象者，即护心油膜受热之熏灼，而有发炎之趋向（即《伤寒论》用栀子豉汤中用栀子等症），方符合邪入心胞之名称。至于神昏谵语之症候，按诸实际，有热邪熏灼脑部，障碍知觉神经者（宜牛黄、紫雪等）。有肠胃壅遏，反射于脑者（陆九芝氏主用小承气汤）。有中毒后，毒素刺激脑部者（宜中和毒）。有热邪内灼，血液凝结者（宜用凉血活血之剂，即古称热入血室症）。症候治法，各不相同，叶氏唯以牛黄、紫雪从事，命名既不确当，认症亦嫌含涵，其误一。发汗之力太轻，即遇必须发汗之症，亦多以轻剂塞责，坐令病势日深，体力日耗，其误二。通下之力不足，遇有可下之症，必须通下，即体气虚弱者，亦当以人参与下药并用。使强心益气，辅助其间，则下后心脏肺气，皆不为之减弱，方为善法。乃计不及此，而竟用玄参、生地、海参等，杂于下药之中，名为滋阴，实则徒事碍胃，其误三。用滋阴药太早，温病因有伏热在内者，津液固易受损，然不先以清热，仅以滋阴之剂，实无益也，其误四。后世治温病者，得吾说而改正之，当不致再蹈前人之覆辙矣。

［附按］近人有以叶氏所论，为肺系温病，陆氏所论，为胃系温病者，窃谓不然。叶氏窃太阴温病之治法，诡称肺系温病，欲藉以与仲景伤寒分庭抗礼，陆氏固执阳明温病之治法，即欲推翻一切，皆有所蔽。故中叶氏之毒者，误认温热在三焦，与伤寒六经之传变不同，中陆氏之毒者，误以为只有阳明为温病，他经皆无温病，叶氏之说固误，陆氏之说亦未为得也。

吴鞠通《温病条辨》，既取叶氏《临证指南医案》，以三焦与六经，强分门户，其误一（见时令病篇四八页）。谓感冒病初起，皆始于上焦手太阴，其误二（见时令病篇五二页）。开首一章谓温病包括九种不同之病：限定皆在上焦，立一法以统治，未免草率，其误三。仲景《伤寒论》有云，服桂枝汤，大汗出后，大烦渴不解，脉洪大者，白虎加人参汤主之。在汉代治法不充，将温病误认为伤寒，服桂枝汤后，乃以白虎汤为救焚之具。鞠通生于清代，温病治法，大致完备，乃承讹袭谬，以数千年前之歧误方法，奉为金科玉律，其误四。吴氏自许为跳出伤寒圈套，而开手一法，即钻入伤寒圈套，岂不可怪。温病初起，桑叶、银翘，其力太轻，白虎则力量太重，太过不及，皆非所宜。吴氏乃束手无策，非以轻剂塞责，即以孟浪从事。《伤寒论》中，治温病之良法甚多，如麻杏石甘汤、葛根黄芩黄连汤等，吴氏多不知取用，其误五。专详于新感，只知暑湿有伏邪，谓温热无伏邪，亦足异者。其他如寒湿杂病传染病等，亦多混入，皆是认症不清所致耳。

王孟英《温热经纬》，王氏天分甚高，惟编本书时，过于取巧，不负责任，与吴鞠通之专替他人负责者，实有霄壤之别。篇中滥收各家学议，毫无折衷之见，非惑于歧途，即胸无主宰。伏邪中只谈伏温，亦非绝对之论。温邪既可潜伏，则风寒暑湿之邪，莫不可伏。是当观察实验，比例而类推之。

雷少逸《时病论》，以“阴阳应象大论”八句为纲，集四时六气为目，其书之优点有三：（1）不固执六经三焦之成见。（2）方法虽轻浅，亦多适用。（3）其附列成方及验案，亦有可采之处，颇便初学。较之《温病条辨》、《温热经纬》等，较胜一筹。而缺点有四：凡属感冒性病症，皆有新感伏邪之区别。雷氏皆含溷言之，未曾辨明，症候诊断，亦太简略，其误一。方药虽古方今方并用，但皆另立法名，而不用方名，使人记忆上发生困难，其误二。时令病传染病，及内科杂病，皆当分别。雷氏以《内经》八句为纲，体例乃致混乱，有遵经太过之遗弊，其误三。因信古太过，凡春日之温病，皆以为冬寒之邪所潜伏，泄泻与痢疾，皆以为因风而成，咳嗽则认为伏湿所致。冬伤于寒之感冒病，方法太少，乃劝人遵守伤寒古方，其误四。在现代研究医学之眼光观之，则当知其理论与方法，有补充之必要也。

以上各家谈伤寒温病之大概，本篇资其先导，以求改进。汇参其学识，集中其经验，先编时令病学。以整理历代医家对于伤寒温病之纠纷。另编急性传染病学，以治疗各种急性传染病症。但学说之真理，愈研究而愈精。一管所窥，终难自惬，亦姑以吾尽吾心而已。敬以质之今世伤寒温病专家，如荷赐教，无任荣幸。

（见《复兴中医》1941）

14. 时令病学序例

小引：著者于中国时令病编次告竣之际，特声明其编订之大纲，为阅者告。六经之名称　六气之感受　在中国医学上，有三千年讹误之历史，著者不避陈腐之诮，古调重弹，寝馈于兹。垂二十载，伸管见如下，以质诸近代著名之医药学家，苟不以不可教而辱教之，则幸甚矣。

体温之重要：生物之异于死物者，在有生活力。生活力附丽于物质，以生存于世界，生活力停止，便是死亡。人身为细胞之集合体，细胞原具有生活力，以运用其营养繁殖动作之机能，然必赖适当之体温，方能显其功用。物理学家有热力化能之说，意谓一切机器动作，均由热力催动，由是可知人体种种动作，如心之循环，肺之呼吸，肠胃之吸收排泄，官能之新陈代谢，皆与体温有直接关係。苟体温有变化，则全体皆受影响，是体温之重要可知已。

体温之来源：一为空气之养气，一为日常之食物。氧气由鼻入肺，复为血中红血球吸收，与铁质融和，输于组织，发生燃烧作用。食物由口入胃，腐化后，即由淋巴管通入血管，其碳水化物、脂肪等，为供给养气燃烧之材料，乃体温后方之给养，人身机能动作，均赖体温为之主持。

体温之调节：欲知体温调节之功用，必先知体温适当之分量，每日二十四小时间可生二百三十万至三百四十万加罗里（一瓦水加摄氏表一度热，即可得热度一加罗里），平均计之，得华氏表九十八度（合摄氏三十七度零）。饿饱静动之际，虽有增减，但决不出一度外。生物学家论聚全身体温于一指，立即烧毁。吾人身中聚多量之体温，不觉其热者，正赖调节之功用以支配全体耳。近代医学家，研究体温调节之功用，注重在冬夏时令之气候，食量之增减，汗液之排泄三项。余谓此乃专指生理上之解释，与病理无关。在病理上研究体温之调节，（1）时间的，一昼夜二十四小时，温度平均。（2）空间的，全体躯壳及脏腑之温度，无太过不及之感觉。此体温之所以赖乎调节，方能合于生理之常，苟不然，或为昼凉而夜热，或为朝凉而暮热，此在时间上，体温不能支配平均，或为肢凉而内热，或为背凉而腹热。此在空间上，体温不能支配平均，种种病症发生之起点，不外于此。而时令病尤以此为根据。

体温之放散：体温放散之工作，据西籍生理学之考察，皮肤占百分之八十，口鼻得百分之十五，余五分由二便排泄，体温放散最多数，厥为皮肤。皮下有无数汗腺，经体温蒸发，将新陈代谢之老废物质，排泄于体外，其中之成分，水分占百分之九十七，固形物仅百分之三而已。其出于皮肤蒸发散去，触于目者，是曰潜发汗。若因运动及温热，发汗太急，则见多量成滴，凝结于皮肤之上者，是曰显发汗。每日汗出之分量，除显发汗外，约二磅之谱。显发汗之分量，视运动之时间，及温热之增减而定，汗管为人身之泄水管，苟有阻塞，精神顿觉不爽，发生病之作用。若全身停止，时间稍久，必至陷于死亡。

体温与时令病关系：时令气候上，新感之病症，六气中日射病之中暑症，温度亢极之中热证例外。其余不外天气骤冷，着衣单薄，天气骤暖，脱衣过多，寒冷空气刺激皮肤，阻碍体温放散之工作，其所起之反应，为恶寒发热无汗，因体温反应，而障碍循环，因循环障碍，而发生种种病理之作用。时令病之感受，必以体温为起点，即西籍亦以感冒之成因。"通常由著衣单薄，全体生热，居处寒冷，汗腺闭塞，血液不能复因汗腺作用，以排除不洁物，然欲遂其目的，故奔集于表，发生寒热，是曰感冒。发表之剂，乃治标之急务也。"是尚能认识时令新感病症与体温之关系，惟彼因迷信病菌，故治疗不能合法。

时令病之原因：时令气候变迁，足酿成病之作用者，据西医病理学之考察，其温度之刺激，空气之感应，光线、气候等项，标明温度作用，气压作用，光线反射作用，风土作用。与中医方面，用寒热燥湿之名义，表明高温作用，低温作用，高气压作用，低气压作用，其立意实大略相同。所不同者，西医认定病菌，为唯一之原因。中医用风字，为气候变迁之表示（如风温、风暑、风燥、风寒等）。至病菌传染，乃本编范围以外之事，绝对不容含溷。西医将传染病与时令病纠缠不清，反谓中医不能治传染病，殊不知中医有数千年之历史，对于时令病及传染病均有实验之治法（另详中国传染病学）。

六气之感受：第一项外因，风为冷热二气鼓荡之作用，其中于人之皮肤也，能使毛窍疏泄，交感神经弛缓，汗腺放纵。寒为严冷空气高压作用，其为病也，使人毫毛毕直，肌肤缩紧，毛窍闭塞。暑为日光反射作用，蒸晒地面，发生最高之温度，故暑日气候，最为炎热，其由日光直接反射于人体，发生急性之脑溢血症，头晕面赤，身热肢冷，昏倒无知。古名中暑病，西名日射病。因气候炎热之感受，体中温度已高，外来之温又甚，必致热极。心脏起强直性挛急，病亢热灼手，呼吸促迫，瞳孔散大，心烦口渴，西名中热症所以热性病，在暑令流行为最盛。湿为水蒸气之作用，天气阴雨之湿，因空气中水蒸气太多居住不洁之湿，低洼之地湖海之滨此因外界水蒸气太重，足阻碍体中排泄水蒸气之放散者。燥为干燥收束之气，与寒相类，古人谓燥属次寒，其不同之点，在枯燥之极，易从火化。所谓火就燥者，亦因病机相类，其证候肌肤枯燥，筋急爪枯，嗌塞而咳，咯痰不爽。第二项内因，风为神经发病之变态，或神经过于兴奋，致生痉挛，如惊风、癫风等是。或神经过于沉滞，致麻痹或萎缩者，如中风、风湿等是。寒为贫血之现证。以神经沉滞，动脉血行迟缓，全体微血管，发生贫血，必致恶寒，俗名寒战。局部贫血，亦名为寒，如脾寒、胃寒等是。热为充血之现证。神经兴奋，动脉流行疾数，名曰内热。全身微血管，起充血现象，名曰表热，又名发热。局部充血，则名为火，如肝火、胃火等是，西名炎症。以上节录杜亚泉先生作。湿之发生，以消化系为主体。古称脾为湿土，不能运化，则水谷停留，不能吸收，则精华糟粕不别，不能排泄，则糟粕堆积。古称敦阜不能分配，则津液凝滞，致生呕吐泄泻，胸脘痞满，舌苔白腻，脉弦缓滞等证。燥病从内而生者有二：一为阴凝之干燥，一为阴竭之干燥，或以骨热充斥，水分缺少，致生干燥，为燥病之主体。然痰烛凝滞，胸脘痞满，苔色白腻，脉形弦滞，亦有口舌干燥，形似燥症者，此则属于津液凝结之干燥者。

按六气皆有内外二因，惟中暑病，则只有外因，湿燥二项，则以内因为主，是不可不辨。或疑受湿原因有感受于气候及居住之外因，但以外界水湿之气太重，阻碍体中水蒸气放散之作用，便为受湿，非真有外湿，能入内也。

六气与疾病之关系：欧洲医家沛登考否氏三因鼎立之说，三因者何？（1）细菌潜入人体。（2）气候不适于人体健康，而适于病菌发育。（3）人体自身之抵抗力薄弱，不能抵御疾病。此三项之条件，如缺其一，即不能成病。昔美医师尔立乏司氏，欲试验沛登考否氏之学说，曾于身体强健之时，饮霍乱菌一小杯而无恙。可见气候与抵抗力，均与健康有绝大之关系，今强谓疾病与气候无关，不特不合于中说，亦且有背于西理。夫传染病之感受，尚不能离气候而独立，则时令病根据于气候变迁，其义益明。

六气为传染病之本原：病菌传染之说，由检查而培养加以染色，标本陈列，试验明确，无可疑义。治西医之学者，崇细菌实质，欲藉以推翻六气。治中医之学者，以六气病，与细菌病，绝对不容含溷，此时令病与传染病之所以划分，此其一。病菌之繁殖，必赖有特殊气候，适合于病菌之生，此其二。病菌之传播，杂于饮食，飞扬于空气，附着于衣服器用，无处不有，随时有感受之可能。然或病或不病者，以身中之抵抗力有强弱也，其有昨日不病，而今日病者，其受病之始，必有因衣服饮食起居寒温气候等，不适于身体之需要，致体温方面发生变化，病菌乃乘机暴发，是所谓气候不适于人，病菌乃能为害，此其三。近今有识者，亦谓六气乃病菌之本原，是六气为本，病菌为标，传染病不能离六气而独立，时令病根据六气，更可证明。山西医校西医教授赵子忠君，谓西医不信六气，正西医之缺点，洵平情之论也，

治六气之方法：欲知治疗六气之方法，必先明了六气感受之实际。古代医者，以病之证候，为六气客居体中之作用，以治病方药，谓为治此六气之偏盛，思想诚属误会，议论自难切实。余以为感受外因六气刺激，所起之病证，均属体中功用之变化，而燥寒热等项，尤多为体中自起之变化。用方疗治，调其偏盛，使其中和，以恢复其自然之状态，如外因之风，仲景氏用桂枝汤以治之，桂枝兴奋神经之弛缓，调节血液之流行，芍药收敛汗液之漏泄，则脉缓汗出恶风发热诸证可愈。研究桂枝、芍药之效用，在恢复生理上之功能，功能恢复，病状解除。推及于麻黄之散寒泄汗腺之闭塞，白虎祛暑减脑部之血压，五苓之利湿促进输尿管之通利，复脉之润燥增加血液中水分，三黄之清火减少动脉充血，皆治生理上功用变化之病症，或疑既证明生理上自起变化，与六气无关，何必纠缠古说。然以此项变化，究因六气之刺激而起，日医某氏，对于六气，极力攻诋，彼不知气候变迁，足以致病。而惟迷信病菌传染，不知生理上功用之变化，致生疾病之证候，而惟迷信病菌侵袭，非但医理未明，实亦非学者应持之态度。

新感伏邪之别：时令气候之变迁，感而致体温之失其常

态者，均为新感病症。至若伏邪之感受。（1）受邪轻浅，过后方发者。（2）已发而治不得法。病情隐伏者。（3）曾经治疗，未能除根，后又复发者。此三项均足酿成伏邪之症证。其在潜伏时期，身体微觉不适，然以无关重要，多漠然视之。复经新感，乃致暴发，故纯全之新感证，轻而易治，兼有伏邪外发者，较为难治。其辨别法，感证初起，无先驱证者，为新感；有先驱证者，为伏邪。先驱证指未病前二三日，先有恶寒，昏不思食，大便不畅，心烦口渴，小便黄赤，胸闷等证。脉浮苔白者，为新感。脉沉，或细弱无力，或弦细而躁，苔色或腻或厚，或鲜红无苔，均为伏邪。

病邪潜伏之解释：古云，冬伤于寒，春必病温，此伏邪命名之嚆矢，究其实际，六气皆有潜伏之可能。（《内经》举伏寒、伏风、伏暑、伏湿之先例，而伏火伏燥之病，已可推想而知，惟本编以四季时令上，所发生之感冒性病症为限，古医所举之飧泄、痎疟、咳嗽等，应当列入消化系、呼吸系、传染病各编，不容含溷。）唐宋以来之医家，对于伏寒之名词，特别注重，而其余他种潜伏，概认为古医所未言，不发生病之作用，即以为有潜伏之病症者，亦为泄泻、痎疟、咳嗽等所限制。清医叶香岩氏，独谓伏暑证治不同痎疟，可谓有功医学不浅。刘吉人氏以六气潜伏之病症，不知划入于感冒项下，而分列为杂病，亦属一间未达。本编罗列四时病症，于六气感受之原因，分别新感伏邪二项，于伏邪之感受，以风寒为一类，属于寒冷空气之刺激皮肤，阻碍体温放散之结果。以暑热为一类，凡劳动之余，身热出汗，用冷水拂之，身热烦渴，食凉物压之，或乘凉风袭之，俾腾勃发热气，被却而郁遏在内，其暑与热之分别，以日射病为暑，热性病为热，至若燥湿二项，见上六气之感受内因条，因燥湿之病原，多在内而不在外也。

伏邪在气分在血分之辨别：今之市医，多不知有伏邪，见感冒性病症，缠绵难已，传变莫测，认为医学之能于研究，及见有伏邪之名，又茫然如适异国，真可慨也。病邪潜伏之原因，上条已为之解释，兹所论者惟在气分、血分之区别而已（孟英医案，论血分伏邪为独详，然未叙明理）。古医于外感病症，所言之气，多指体温变化。（如卫外之气、太阳经气、少阴经气等）。由是可知，病在气分指体温方面，调节指体温支配全身昼夜平均之功用，放散功用之失职。病入血分，指血液中新陈代谢产物之老废成分，不能由汗腺外出，郁滞在内，发生病之作用。风寒之伏邪，多由体温之郁滞，波及于血液之运行，发生循环障碍，于血液中酿生病的毒素，是由气分传入血分之谓。暑热燥湿之伏邪，多由体内酿成病的毒素，发生循环障碍，波及于体温之支配。此理犹注射血清之反应是由血分传出气分之谓，气分、血分伏邪之原理，不过如斯而已。

恶寒发热之原理：风寒之证，以恶寒为主体，因寒冷空气之刺激皮肤，毛窍缩紧，体温为抵抗之工作，奔集于表，故作身热。暑热之证，以发热为主体，因气候炎蒸，外来之热极重，体温郁结，不能放散，必致热极，发生面赤烦渴等现象。是外表热虽同，其原理有不同如是。故治风寒之证，以散寒为先，暑热之证，以清热为要。新感之发热，从外而入，以宣达为主。伏邪之发热，从内而出，以清透为主。或以发热为抵抗力之作用，此专指风寒发热一部分而言也。他若神经性发热，为神经机能之扰乱温证，郁结热，为温度放散之减少（见发热之原理）。此二项有关于伏邪之发热者。

营卫气血之辨别：卫之后方言气，营之后方言血。此顾景文于温热论中，讬叶香岩之名，而立说也。后世治温热病者，以营卫气血四字，分作四层看法：疑卫与气，营与血，绝对不容并论。余尝即此而考察之。体浊即卫气之作用，古称剽悍滑利，充肤热肉是也。血液运行，与体温有绝大关係，古称营卫运行，如环无端以此。其所谓卫分受邪，指体温功用之变化，传入营分，即体温变化，因而障碍循环之谓。卫之后方言气，指体温郁结，汗腺停滞，影响于淋巴液之运行。营之后方言血，指循环障碍，血液瘀结，恐成血栓等证。时令病上新感伏邪各证候，其诊断之标准，均适用此四项之分辨。非特此也，太阳篇之辨证，亦决不出四项之外，以此另标一帜，划出太阳范围之外者固非。奉此为温热诊法，而独遗伤寒者亦非。

表里寒热之辨别：新感之证，从外而入，故多表证；伏邪之证，从内而出，故多里证。内热充斥，动脉充血，故多热证；心脏衰弱，动脉贫血，故多寒证。夫所谓表，指风寒刺激，毛窍闭塞，体温郁滞之证。所谓里，指排泄功用失职，糟粕停积之证。所谓热，指体温亢甚，放散之功用失职，血液中酿成最高之温度，故周身动脉及心脏，均异常紧张，遂现充血证状。所谓寒，指体温低降，心脏衰弱，血行迟缓，周身动脉，有贫血之趋向，甚者下利不止，汗出不收，则仅有之体温，将耗散矣，此又寒证中之最危急者也。

三焦之别解：吴鞠通著《温病条辨》，谓凡病温者，始于上焦，在手太阴。又谓温病之经过，始终皆在三焦。以此标题，自命有异于伤寒六经之传变。其托名河间之处，陆九芝氏于世补斋中，已直揭其妄，陆氏以为攻其作伪之处，则温病传三焦之说，自无立足余地。然近来市井之医者，类多犹奉三焦之余唾，或告以此为鞠通之伪托，彼则以为河间所未言，即始于鞠通，亦无不可。余则以为温病在三焦之说，果可成立，则上焦之温病，须禁其饮水服药，苟饮水服药，独不防其传入下焦矣。如是说法，岂非千古笑谈。然则三焦之说若何，余以此为病证深浅界限之符号，上焦云云，代表病证初受时期；中焦云云，代表病证继续进行时期；下焦云云，代表病证减退身体衰弱时期。此乃余意曲为解释三焦病证之名义，非鞠通本意也。

六经之名义：陆九芝云，废伤寒则六经失传，废六经则百病失传。为问百病与六经，有何关系？中国医学与六经，有何关系？余尝即其意而攻之，中医治病之特色，在分别病证之虚实寒热表里等项，六经之名义，除包括上项外，尤能将阴阳原理，详析无遗，谓中国医学，为六经之医学，亦非过论。阴以实质言，阳以功用言，此近今有识者之通论，故阳经之疾患，多指体温功能之变化，阴经之疾患，多指脏腑实质之变化。伤寒三阴经之病证，为吐泻腹痛之肠胃虚寒证，脉细神疲之心脏衰弱证，消渴吐蛔，气上冲，心疼热之寒热互结证，此皆脏腑实质之变性，与感冒性病证，迥然不同。西医阮其煜君，谓伤寒论，包括内科一切杂病，洵为见道之谈。伤寒三阳经之病证，为恶寒发热，头痛无汗之太阳证。属风寒侵袭体温郁遏往来寒热，胸胁苦满之少阳证，属体温郁结，淋巴停滞身热自汗，心烦口渴之阳明证，体温亢进内热充斥此皆体温功用之变化。余谓感冒性病证，均以三阳经为限如此也。大抵三阴经病证，属寒属里属虚，三阳经病证，属表属实属热。参考喜多村意以阳经论，太阳为表，为寒，阳明为里，为热，少阳为半表半里，有寒有热。以阴经论，太阴为消化器病证，少阴为心脏病及肾脏内分泌病证，厥阴为膈腹炎及膈壁炎病证，六经之名义，与中国医学之关系如此。

六经与时令病之关系：时令气候变迁，发为新感病证，初受之时，病在肤表郁遏，阻碍体温之放散，恶寒发热，头痛无汗，是为太阳病。若经过二三日至四五日后，因汗腺郁滞，波及于淋巴液之进行，胸满胁痛，往来寒热，是为少阳病。若体温亢进，内热炎蒸，身热自汗，口渴心烦，是阳明病。苟气体壮实之人，凡有新感病证，无论传变至若何程度，不出三阳经范围，敢断言者。三阴病证，虽有寒热之分别，然其主体，不在外邪之侵袭，而在脏腑功用之失职。气体虚弱人，偶经感冒，必发现三阴经之证状。忆余于民十之际，患脑充血证，常服竹叶石膏、白虎、玉女等方，因性急之故，服之过剂，半年之间，共服石膏至十余斤之多。嗣后《伤寒论》中太阴、少阴合病（即吐泻、腹痛、不思食、脉细、神倦、恶寒、蜷卧、冷汗外出）已为余身之专利品，理中四逆等方，视为日用饮食必需之物。嗣于民十五年冬，寒证备具，心力衰脱，体温外散，日服桂附兴奋之药，毫无寸效。因试行张寿甫君之服食生硫磺方，一月之间，共服生硫磺至半斤之谱，与数年一为理中四逆之药瘾，方宣告脱离。余尝试太阴少阴合病之景况，至五年之久，深知伤寒三阴经之病证，非普通人所可得，必在生理上有特殊变化者，后方能患之，敢谓时令病一般之证候，均以三阳经为限。

古今医学家对于六经之隔阂：恽氏云，《伤寒论》第一重要之处，即为六经，第一难解之处，亦为六经。余氏辨云，《伤寒论》中，最无理者，莫如六经，最无谓者，亦莫如六经。盖伤寒本无六经可言，仲景强分为六经也云云。见余氏医术，余以为保存上古医学之名词，必先考究其原理，参合于实际，若无研究精神，惟持崇拜偶像之态度，是谓盲从；推翻古人之陈案，必先明了当时学者之趋势，及命名之原理，若不知此意，惟恃私见删削，是谓武断，皆非学者应有之态度。现代研究古医学之方法，如开矿家之从事掘挖，探险家之努力进行，前途之工作正多，未可骤抱乐观，叹为止境。六经之名义，在中国医学上，已成千古之大迷。余于实地考察病证之界限，知三阳经为时令新感应有之病证，三阴经为脏腑功用之变化。前代医家，思想简单者，沉迷莫返，认六经为天经地义之秘宝，思想灵敏者，自以为是，极力攻诋六经之成规。由是可知，彼等于六经之学说，无彻底之研究者。

太阳与阳明病理之解释：伤寒太阳病篇，伤营、伤卫、两伤营卫之分别，成氏倡之，方氏和之。已成为近代自命伤寒家一般之学说。有汗、无汗、表虚、表实之分别，柯氏倡之，徐氏和之。又成为近代自命伤寒家一般之学说。究竟以何项为折衷，余以为太阳病之恶寒发热，乃寒邪侵袭，阻碍体温放散之结果，血液循环，与有直接关系。因体温之郁滞，波及于循环之障碍，是太阳篇病理，以伤营伤卫较为确实，如以有汗无汗，分别表实表虚，而汗出之证，有交感神经弛缓之中风汗出证，内热亢甚，体温炎蒸之身热自汗证，将取何种方法以分别其表气之虚实。阳明病篇以体温郁遏，放散功用失职，体内酿成最高之温度，动脉有充血之现象，是以身热烦渴，古名阳明经病，实属热性病，其肠中糟粕壅杠，成里实可下之承气证，古名阳明腑病，实属燥粪停积证。又有太阳阳明，正阳阳明之名义，多数注释家，指为太阳、少阳与阳明合病之谓。本篇伤寒阳明条，从俞根初《通俗伤寒论》之例，将六经病证俱有合并肠中停滞之可能，添出三阴经合于肠中停滞之实证，为初学研究之过程，尚可备此一格。若欲求仲景立论之本旨，则近有张山雷氏，谓太阳阳明，为热之已甚。少阳阳明，为热之初生，并遵《千金翼》将少阳阳明之少字改成微字，说详载于《医界春秋》第三十二期，其义最为精当。

余本意完成六经病理之解释，近以俗务倥偬，藏书既寡，参考又极费时日，急需付印，只成太阳与阳明二项，余当续行研究，再为补入。

六经传变之解释：《内经》有一日太阳受之，二日阳明受之等语。《中藏经》有一日在皮，二日在肤之说，后世死于句下之医者，疑伤寒之病，由太阳，至厥阴，一日递传一经，又创有气传经传等说，揆之病证实际，固成梦呓。即求仲景原文，又岂能符合，于是思想较为灵敏之辈，又有所谓“惟病是视，见证治证”之名词，置六经于无足重轻之地。千百年来，贤者不免（又有创为最虚之处，便是受邪之处，此经本虚，邪即传之云云。此又养葵、景岳之邪说，以因虚受邪为号召，销售其温補之伎俩者）。余意六经以太阳为首，太阳乃体温之代名词，新感初起之病证，均属体温功用之失职。其经过三五日后，淋巴管停滞者，成往来寒热，胸胁苦满之少阳证。体温亢进者，成灼热自汗，心烦口渴之阳明证。以太阳证为起点，或传少阳或传阳明，既传之后，决无再传之理。故伤寒原文中，于少阳、阳明二经，有十三日、十五日等字者，可知少阳病及阳明病，均为固定之名词，其有内热充斥，与肠中停积糟粕，发生合病之现状者，是乃病证中之兼证，不得谓之传经。以上论三阳经传变之原理，太阴病，为吐泻腹痛之肠胃病。因吐泻太过，波及心脏衰弱者，是谓病证中之续发病，不得谓之传入少阴。因心脏衰弱，续发膈膜炎证，亦为病证中之续发病，不得谓之传入厥阴。明乎此，则传经之谬，不攻自破。又古医为三阳经多热证，三阴经多寒证，意谓病邪一经传入三阴，则热证立刻变成寒证，非但无此病证，亦为古今中外未有之奇闻，真是“古人之愚，诚不可及”。故本编以三阴经病证，为脏腑功用自起之变化，直接发生病证之状态，虽间因风寒之刺激而起，然于太阳传入之名词，决不符合。余之主张，以三阳经病证，为新感病证应当发现之状态，列为感冒病篇。三阴经病证，为脏腑功用自起之变化，属杂病范围，应当列入消化器、循环器、胸腹等病门，以此划然分界。六经之古义，或将可大白于世矣。余侪负整理责任，其进行过程，不外吸收科学方法，参考病证经验，以审正古医学说，使合于治病实际，不落纸上空谈云尔。沈仲圭氏主张将仲景之六经，叶氏之营卫气血，易撰通论，弁诸编首，见《医界春秋》十二期，余于是编亦然。

结论：温病与伤寒及瘟疫之判别，本有显明之界限，奈历来著家，多喜以个人见闻，极力铺张，以为医学真传，即在乎是。此一是非，彼亦一是非。学说之紊乱，丁斯为极。余以中医之精髓，厥为积多处之经验，而经验集中之所在，以时令病为主体。业医之士，苟能将一年中诊治之经过，而考察之，便知实在。以最多数之病证，试用最紊乱之方法（伤寒与温热不分，新感与伏邪无别），聚讼纷纷，毫无标准。历来书籍，从不有列入专科研究者，或为内科杂证之附庸，或为古本伤寒之附属，或目为时方而诋之，或因其近于叶派而攻之。昧诊病之实际，唱古调以鸣高，斯余所大惑不解者。己巳秋，担任晋省医专教务，余即主张时令病学，有得立之必要，故于旧攻其无备。中国证治学书中，将时令病一项，列为四时病篇。辛未之春，应晋学子之要求，将四时病篇，加以整理，仍名为时令病学。同人催促付梓，以供研究时令病之需要，教学之余，时间匆促，藏书既寡，参考无多，惟祈阅者谅之。（民国二十年十月十日记）

（见《医学杂志》1934）

15. 研究时令病之几个信条

一、导言　徐洄溪云，医者之学问，全在明伤寒之理，伤寒之理明，则万病皆通。盖自仲景《伤寒论》而后，用药疗治，始有矩矱可寻。后世虽名家蔚起，立说互异，总不出其范围。故医家之钻研《伤寒论》，不惜举毕生之精力以赴之，此为事实，毋庸讳言。但仍有多数病症，为《伤寒论》中，略而未详，凡症候、治法、处方等项，需要后世补充者，如温热、暑湿、伤燥之类。此伤寒温病之纠纷所由起，古方今方之门户所由分也。究其实际，医者以治病为天职，病症发生之最多者，厥为春之春温、风温，夏之暑温、湿温，秋之伏暑、伤燥，冬之冬温、伤寒等。凡四季发生感冒性病症，治法处方各不相同，有汇集整理之必要，余于民国十八年间，草拟时令病学之体例，用演泽法，以研究各派之主张，用归纳法，以折衷诸家之经验，凡七万余言，述明各症之原理、及证候、治法、处方而已。或谓感冒性病症，乃轻浅小恙，无繁征博引之必要。不知昔日医家，有伤寒、温病之争，意见纷歧，聚讼不已，使后世学者，几有无从入手之苦，倘不详细分辨之，则此中纠纷，永无解决之日。如将感冒病划入传染病篇，分为加答儿性、肠胃性、神经性三种，立三方治之，将以前医家所论伤寒、温病之经验，完全截断，实非研究中医学者之正当途径。篇中以余之主张为主，对于各家学说，略有评按。有与他人意见相同者，亦为暗合。有与他人意见不同者，并非抵触。乃因在学说上研究，发挥所见而已，阅者谅之。

二、时令病包括感冒病及伤寒温病　感冒病及伤寒、温病，皆为时令气候变迁，体温调节机能，不能维持自然之常态而起。惟古人有伤寒、温病之界限，同一感冒性病症，伤寒家视之，目为伤寒；温热家视之，目为温病。不论病情之实际，惟以门户之见，横亘胸中，非学者研究之道也。《难经》谓伤寒有五，广义伤寒之名义所由起。因风湿温热诸症，初起时，皆有恶寒之感觉耳。后人又谓四时感症，温病多而伤寒少，因感冒性病症，未有不发热者。伤寒、温病之争，由来已久，故本篇取时令病以为定名。此种名称，能否成立，尚须待多数学者研究决定之。惟余此项主张，在今日尚不愿放弃，故赘言之。

三、伤寒、温病与感冒病系属同一性质之病症。感冒病初起，恶寒身热，头痛或不痛，有汗或无汗，脉不紧数。伤寒初起，恶寒发热，头痛身痛，脉紧无汗。温病初起，恶寒发热，头痛，有汗或无汗，脉数，舌尖赤，心烦口燥渴。以上三病，所不同之点：伤寒症型，在脉紧身痛；温病症型，在舌尖赤脉数，心烦口渴。前代医家，费了很大力气，认伤寒、温病，必须分立门户。余以为伤寒、温病，本是同一性质之病症（仅初起时可分以后无甚分别），受病之原因及发病之经过，并无区别。所不同者，惟在伏热之有无。故其症候上，恶寒与发热，有轻重之不同，及渴与不渴之分别而已。只此一项，硬说温热在三焦，与伤寒传六经者不同，实有莫测高深之叹。

四、时令病与传染病　余之主张，时令气候变迁，致体中温度发生调节之障碍者，皆为时令病，于一时间、一地方、流行大多数同一之病症，方可证明其有传染性质。现在医家，视一切外感发热，皆目为病菌毒素之侵袭，即使病菌检查，未曾确定。亦以为检查器械不完善之故，决不肯放弃病菌传染之说，以求符合西医之意见。此种主张，余所不敢苟同，譬如天气骤冷，着衣单薄，天气骤暖，脱衣过多，感受寒冷空气，刺激肌肤，以致毛窍收束，体温放散障碍，一经投以发汗之剂，病即霍然。而乃小题大做，非检查病菌不可，待病菌由培养染色，成立标本后，方始寻觅对症之特效药。坐误病机之经过，其误一。倘特效药尚未发明，坐视其病势进行，而莫之能救。其误二。倘经过多次之检查，终于无法寻得病菌，坐视其病日深，体力日耗，无从措手。其误三。放弃中医药有效之治疗，惟探求病菌，实非计之得也。如在病型上，已确实证明其为传染病，治疗方法，参考拙著

《急性传染病篇》，其辨别法，时令病之传变，以三阳经之证候为主，传染病各有其独特之症型，询其经过，可知大概。或疑有危险性之传染病，古名瘟疫；无危险性之传染病，古名温病。此项分类，亦非确论。

五、时令病受病之源，时令病以恶寒发热，为必有之症型，因风寒刺激，毛窍收束，必然恶寒，体温放散障碍，必然发热。所不同者，有无内热之潜伏，及体温之增进与衰减耳。在病情上言之，风寒之症，恶寒较重，暑热之症，发热较重。恶寒较重之症，则为伤寒；发热较重之症，则为温热。或疑受寒则为伤寒，受温则为温病。以受邪之不同，为分别寒温之标准。不知寒冷空气，足阻碍体温放散之作用。故多成病，因受温热之空气而成病，除中暑、中热外，实不多见也。

六、时令病邪所从入之处，说者谓伤寒邪从皮毛而入，温热邪从口鼻而入，以此为伤寒与温病不同之分别。余则以为不然，寒邪固可刺激皮肤之温度（所谓寒邪从皮毛而入），但冬令寒冷之季，呼吸器病为特多，是风寒亦有从口鼻而入者。温邪，如指传染性之瘟疫，则病菌传染，有从口鼻侵入者，有从皮肤创伤侵入者，且不能以口鼻为限，如指为温热之温，气候上炎热之际，是否全体恶热，抑且但口鼻恶热，事实上足可证明。故温热之邪，断无从口鼻而入之理。叶氏所以倡此谬论，时令病五二页，已为之解释矣。

七、时令病传变之次序　（1）体温郁结，汗腺闭塞。（2）淋巴液停滞。（3）消化障碍。（4）循环障碍。（5）血液栓塞。（6）神经机能之反常。（7）内分泌液之变性。古传三阳三阴传变之大旨，亦不出此范围。伤寒论六经分症，并无手足之分，后世医家，便谓伤寒传足不传手，历参各家注释，对于此项误会者，大有人在。余意六经名义，三阳经病症，以体温变化为主。三阴经病症，以脏腑功用自起变化为主。说详病理篇，古人对于手足六经传变之纠缠，反为多此一举。或以伤寒在六经，温病在营卫气血；或以伤寒日传一经，温病在一经不移；或以温病传变，以三焦为限；或以温邪伏募原者，种种传说，各异其词。余则以为营卫气血传变之次序，只可作为太阳篇之解释。谓温病在一经不移者，根本不认识温病。三焦之说，只可认为受病经过时间上之次序而已（说详病理篇）。募原为腹膜之古称，温病之经过，是否仅在腹膜之中，明眼者当能辨之。吴又可将肠热症、回归热、疟疾、斑疹伤寒等，称为瘟疫。见有舌苔厚腻，胸脘满闷等，治疗上以清热燥湿通便等有效，概认为邪伏募原，将传染性的瘟疫，与伤寒温病混为一谈，此千虑之一失也。

八、古人对于时令病之误会　古人研究病症之方法，与现代有不同之处，应收正者。（1）古人认为风寒之邪，使人能成病者，必有一定之方向，故有虚邪、实邪等名称。现在对于感冒性病症，已不问其受何种方向之风寒矣。（2）古人谓冬伤于寒，春必病温。立冬之后，皆为伤寒。立春之后，皆为温病。先夏至日为病温，后夏至日为病暑。不以病之症候为标准，而以节令为标准，现代医家辨别伤寒温病，当以病之病候为主，决不以立春、夏至等节令为主。（3）《内经》有未满三日者，可汗而已；已满三日者，可下而已。宜汗宜下之施，不以病之症候为主，而以日期为主，亦非确论。六经传变之说，《内经》载一日太阳受之，二日阳明受之等语，一日递传一经，忽而在表，忽而在里，忽而寒，忽而热，病情虽有转变，若求之实际，决无如斯之变化者。前代医家，疏于鉴别，误信日传一经之说，真是作茧自缚。《伤寒论》中，所云阳明病、少阴病等，有以指病状而言，有指病之日期而言，必有分别观之，方不致误。

九、近人对于时令病之误会　现在医家，认为《伤寒论》可以统治一切急性传染病，所以发生此项误会之原理，因仲景“伤寒自序”云，余宗族素多，向余二百，建安以来，犹未十稔，死亡三分之二，伤寒十居其七，因此种事实，颇有传染病之疑似。《伤寒论》以六经分症，三阳经叙述体温变化之病症，三阴经叙述脏腑功用之变化，感冒病及兼寒兼热者，其病情传变，大概不出此项范围。如将一切传染病包括其中，各病症候治法皆不相同。拘执于六经之范围，恐未能完全合拍。余以为六经方法，只可以治时令病，若传染性病症治法，皆各有不同，故另编急性传染病学，方足以补充所见，免至缺略。

十、新感与伏邪　古代医家，类多以为伤寒由外入内，谓之新感。温热由内出外，谓之伏邪。然亦有认伏邪为无稽之妄言，而立意攻击者，有谓温热有伏邪，风寒无伏邪者。有谓暑湿有伏邪，温热无伏邪者，议论纷纷，莫宗一是。余之主张，认时令病初起，有前驱症者为伏邪，无前驱症者为新感（见时令病学病理篇三六页）。盖伏邪多因复感而起，风寒、温热、暑湿诸项，皆有潜伏之邪，不必限定于伏温、伏暑二项。四时感冒性病症，皆有新感伏邪之区别，不必限定于冬伤于寒，春必病温之古说也（伏邪原理，及伏于气分、血分之区别，见时令病学病理篇三六页至三八页，可参阅)。潜伏日期，大约五七日至十日，或十五日，从未有经三月之久而后发病者。

十一、结语　余研究时令病之主张，认为伤寒、温病，系属同一性质之病症。单属风寒感冒，及兼有伏热之不同而已，无门户之争执也，此其一。初中期之病情传变，不出三阳经范围，末期间有三阴经之症候。伤寒温病，无不如是，此其二。温病系属感冒性病症，兼有伏热在内而已，发现肺系病状，则为肺系温病，发属胃系病状，则为胃系温病。在经过上言之，初期多发现肺系病状，初期失治或误治，方始发现胃系病状。是肺胃之争，在病机上，不过先后之分而已，此其三。古医皆以伤寒为新感，温病多伏邪，或疑温病有伏邪，又有新感，余则以为新感、伏邪二项，为四时六气所同具，正不必以伤寒、温病限之，此其四。余此项主张，究竟中否确实，但以学问而无止境，随时代年龄而推进，学说无是非，随学者之环境为转移，以为是则是，以为非则非，留待世人之评判而已，知我罪我，所不计也。

（见《复兴中医》1941）

16. 医学进化之推测

上古民风纯朴，故可移情变气，祝由而已。降及后世，民智日开，风俗日薄，四方异治，自昔已然。故或用刀针，或用汤药，或用砭石。汉晋而后，专尚汤药，唐时《千金》、《外台》，杂收金石。宋时洁古、东垣，概投升补。金元戴人、河间，惯喜攻下。明代丹溪、元礼，力主滋阴。而立斋、景岳辈，矫其偏者，又以温补从事，医学之变迁，于斯盖六次矣。流弊所趋，议药是其惯伎，邪说最足误人，有清医药，号称极盛，复古派，以黄玉楸、张隐庵、高士宗、喻嘉言、徐洄溪、柯韵伯、陈修园诸人，呼声为最高，惟其时，正值少阳相火司运，接阳明燥金司运，燥火之炎威肆虐者，百有余年，举旧日通行之医学，无所用之。宗东垣者，宗丹溪者，宗河间者，宗洁古者，无不所如辙阻。医学变迁，于斯为盛，于是叶香岩氏应运而兴，法取清灵，方求平淡。桑菊银翘，牛黄紫雪，信手拈来，随笔而下。创为温邪犯肺，逆传心包，以自神其说。复有章虚谷、王孟英、吴鞠通等人，承波扬流，力遵叶氏，与仲景并列，为前后二圣。中国医学为叶派所包办，盖百有余年矣，无平不陂，无陂不复，物盛则变，理之常也。顷者已交中元甲子，为太阳寒水司运，补偏救弊者，宜取伤寒金匮，为上乘法程，彼叶派之轻描淡写，将归天演淘汰，此乃医学进化之预言，非复古运动也，谓余不信，请姑待之。

四川天年医社，为时方革命，专尚经方，说者曰，任谁一派，不能包治万病，余意以治病之药为主，通套酬应敷衍之方，皆在弃置之列，古方今用，翻陈出新，恰当简明，效如桴鼓。医学前途，当有进步矣。

（见《三三医报》1928）

17. 医学宗主辨

树之发生也以根，水之流远也以源，灌其根而枝叶乃茂，浚其源则流泽孔长，自然之理，社会所公认也。乃于医学一项，告之曰宜定宗主。用药之道，以《本经》为宗主；病源之理，运气之道，以《内经》为宗主；治病之法，立方之义，以《伤寒杂病论》为宗主；再加以知趋向，明变通，自能合平时宜，允为保存国粹之要素。此言一倡，莫不群趋反对，竭力訾诋者矣。即有一二袖手旁观之士，亦皆嗤以鼻，笑以口曰，处今日中西医界激战之际，而拘守古训，犹闭门待死已尔。逸特为之辨曰，凡百事业，靡不有宗，故鲁班不能废规矩，师旷不能废六律者，以宗主所在也。夫而后从本及末，由流及源，得以变化随心，而万举万当，他科如此，医科亦何独不然？试观唐宋元明清诸家之遗籍虽多，但遵经二字，已足尽其底蕴，是定宗主之道，由来已久。但个人之精神有限事理研究无穷，故有信经太过，而失之穿凿者，有食古不化，而一得自封者，有管窥蠡测者，有杜撰无稽者，大抵见知见仁之识，春秋时亦已然矣（观易卦系辞自知）。迨及后世，积俗成风，各偏其所偏，莫知所抵止，求学识之完全，而无缺憾者，恐希世难靓焉。试问历代诸家之书，孰能继已往之精神，而教导夫后学，俾后人得所矜式，而不流入于支派者耶。不过转相描摹，以开捷便之门，其中糟粕精神，杂然并列，果足龟鉴者哉。举此以绳其概，舍《本经》、《内经》、《伤寒杂病论》诸书而外，谁足供宗主之资。难之者曰，得《本经》、《内经》、《伤寒杂病论》诸书，拘执之，墨守之，便足以毕医家之能事者乎。曰否，定宗主者，是指人以方向，勿偏于后世浅见之一家，非教人拘执而墨守也，即教人拘执而墨守，乃教人守此为宗主，非教人守此之外，而不复他求者也。历代诸家之书，可资研究者，固汗牛充栋在也，倘不以《本经》、《内经》、《伤寒杂病论》诸书为宗主，而以唐宋元明清诸家之书为宗主，则支离烦杂，涉海问津，孰不非其妄哉。若谓晚近发生之病，如鼠疫等类，皆《本经》之所无，用药将何所折衷，然近世新出之病，《本经》所无者甚多，莫不以此例化裁，而得精确切当之效果。若痘疹、若疫瘴、若瘟痧，等等皆是（若鼠疫东人谓由鼠虱中百斯笃杆菌之传染，搏入人身血分而成，治法宜用血清以补助其天然抵抗之能力。而吾国理想论治，以为湿热秽浊之邪，伤人血分，用逐秽导浊、解毒清热、活血开窍、利二便、通经络诸法而已。夫若此之类，何项非《本经》中所有之道。倘不能神明变化，以一反三，而拘文牵义，闻一知一，沾沾于执鼠疫之名，而求鼠疫之药。吾不知何药为鼠疫之药也）。何鼠疫独不能仿此隅反乎，无是理也。更有说焉，吾国用药乏化验之能，无提精之法，惟取根升、梢降、叶散、梗通之将性而已。历来本草虽多，但于特性、主治、效能三项，概不分别。独《本经》每药主治条下，细味其旨，皆能不失其特性之道，由此扩而充之，用药之大端得矣。逸尝欲折衷百氏，将诸药之特性，抄录成间，以供同志之商榷。因见徐相宸君，有中国药物学类性出版之预告，故未尝执笔，未免重复故也。若以《本经》中延年益寿诸语，为訾议之介眉，然此乃指对病久服而言，故能得此效力，但不外服食家之语。若今世则断无如此痴人，而以药料为食饵，姑妄置之可也。夫以连抱之材，因尺寸之朽而弃，君子惜焉。若谓《内经》一书，舛误甚多，似难遵守，然千万年脱略之文，千蹊万径，不知比例，适以自乱，不足以自明，深奥精微之外，俦能以神明测之哉。刘河间得病机之理，而邀治火之名。李东垣明内伤之旨，而得脾胃之要，降及近代，如张隐庵、黄坤载之流，拘囿于五运六气之中，皆得《内经》之一言片句，悟其余绪，以自鸣一家，莫不以遵经为宗旨。然能博其精神，删其糟粕者，有几人哉。夫得其片言居要之体，若病机之理，若四时之病，若六淫之应，若九气之异，详内伤外感之大要，已精微毕贯矣。得其意，彰其理，足垂万世而不朽，岂暇拘执一编云。且《内经》中阴阳虚实寒热邪正表里标本并列者，是启人研究之机，非教人捷便之径，中医所以能驾夫西医之上者，精义在斯。今则弃置而不讲，惟以五行生克之空谈，津津乐道，背实际，乖大体，岂能逃天演淘汰者耶。昧者尤汲汲以汇通东西为急务，试问东西医学，如隔离消毒灭菌割剖等技，果足与轩岐之道并列乎。若谓《伤寒杂病论》中，有衍文阙疑颇多。然是书乃启人之悟机，教人以活法，固难与拘文牵义者道也。明知皆出于汉人之笔，但其中精微玄妙，满纸琳琅，得其一二以化裁之，万应万当矣。此区区管窥，以质诸高见，未卜可表同情否，嗟嗟。

（见《见绍兴医药学报汇刊》1919）

18. 医药公有制实施计划案

（一）统一医政

医药公有制之意义，概括言之，即一切医药事业，如医药卫生机关、医药教育机关，以及医院药房之设施等，完全由政府经营，以资统制。详为译之，（一）全国的医师、护士、药剂师，皆为国家之公务员。（二）全国的医院、疗养所、药厂、药店，皆为国有之机关。国内各地，无论乡村，或城市，例如儿童之保养及接产之设备，肺病与性病之处理，皆为普遍全国统一合作之医药事业。此项医药公有制度，实是一种社会化、政治化的合理制度，须由政府负责。为各个平民谋健康保障，使得享受免费医治，以期疾病率及死亡率之减低。俟工作逐渐进行，则私家医院、私资药店、个人营业之医士等，皆可完全合并，而收统一医政之实效。

（二）普及治疗

实施医药公有制度，用医药平民化之政策，以谋人类幸福，民族寿命为前提。其实施的要则有三。（一）普及治疗——先由医学入手，即由省卫生处，分配医师、护士等，担任治疗工作，使全国人民在行政区域内，得到早期之诊治，适宜之疗养。（二）统制药材——医疗应用材料及药品，其制造与推销，由卫生处管理供给，以大批出产，分销各处，使全国人民皆得到药用之实惠，免费之诊治。（三）提倡卫生——对于预防传染病工作，平素研究熟习，务须使人民皆了解，在行政区域内及早预防，为健康之保障。总之求医药之实施普及，救济贫苦，农村人民庶几可免无医药之弊也。

（三）以中为主以西为辅

医药在我国，有中西之异，中医药即我国古代传统之医疗，及本国产生之药材，西医药即外来之医生，舶来之药品。我国如现今实施医药公有制，中西医孰易着手，今固不敢遽尔决断，但平情而论，中医、西医，互为长短，中医精于治疗，疏于卫生；西医偏重预防，治疗欠善。经治疗论，宜于中医；就预防言，适于西医。再以医药普遍上，社会信仰上，药品经济上，适合病情上，造产救国上，诸方观察，自知中医较易着手，能收伟效。

1. 医药普遍上——在通都大邑，业医药者，详为统计，中医居多数，在各地乡村，西医可谓绝无。乡村中医虽人材复杂，而应付治疗，到处皆是，药材设备，各地均有。

2. 社会信仰上——中医药在我国社会，历有四千余年，治疗成绩功效卓著，药品价廉效确，取用极便，深得社会之信仰。至于西医，在穷乡僻壤，几于绝迹，间或有之。人民尚多漠视，故无立足之地。

3. 药品经济上——中医药品在我国处处产生，药农种植，药商贩运，药店泡制，既不假手外人，又能开发利源，且药价低廉，尤适合于农村人民经济，较之舶来西药，相去远矣。

4. 适合病情上——按医学无分中西，要以病情之适宜为断，就现在而言，中医为吾国所固有，历史长，医士多，社会崇信中医者，十之七八，且在习惯、地方、心理、诸项，中医均较为适合。

5. 造产救国上——我国农村破产，外货充斥，药品上占一大漏卮，为杜塞经济之侵略计，则培植中药，制造改进，挽回利权，抵制外药，亦救国之要务也。

（四）应有之设施

行政上应有之设施

实施医药公有制，首先注重者，惟在行政，与国家设立教育治安机关相同。由政府在省会县区村各设立医药行政机关，上下联络，成为系统，则医药统辖自易普及。

1. 由中央国医馆统辖全国中医中药卫生行政，普附设一中央医政委员会，研究国医国药在卫生行政上一切重要问题。

2. 卫生处　每省设一卫生处，办理全省医药事务，其人材由中央国医馆会同省政府委任之，但须以国医界著名专门之人材为限。

3. 卫生局　为一县医药行政上之主管机关，负保障全县人民健康之责。杜绝传染病之来源，工作甚为重要，其经费由县政府列入预算，办公人员由卫生处直接管辖之。

教育上应有之设施

吾国素常轻视医药，不讲卫生，虽因国民智识未开，实由医药教育，不能普及。然则训练医政人材者尤为当务之急。我国医政缺乏，有待政府提倡，从速培养高级医药人材、初级医药人材，上下联络，务展专长。为国家应用，则事半功倍，能得到相当之成绩，否则未有不偾事者。

（甲）高级医政教育应有设施

1. 由卫生处会同省政府，组织高级医政人员考试委员会，收招国内各专门大学医科学生，严密考试，甄拔优良人材，以资受训，而为国用。考试期限每年一次，或一二年一次，视需要人才之缓急为定。

2. 由卫生处筹设高级医政人员养成所，训练高级医政人员，期限以一年为满，分发各县任用（其组织简单，另订之）。

3. 由卫生处会同省政府，组织地方医政人员考试委员会，收招各医校学生及考准医士，每年检考一次，以备受训。

4. 由卫生处，设立地方医政人员训练所，训练日期以六个月为满，分委各区，办理医药一切事宜。

（乙）初级医政教育应有设施

1. 由卫生局会同县政府，成立县村医士检查委员会，通知县内各村，所有医士务须检考。四十岁以上检定之，四十以下考试之，藉以拔取优良之士。

2. 由卫生局附设乡村医士传习所。已经检定及格医士，限期一年或六个月，分班轮流受训，传习完毕后，分任各村镇医院医士，负治疗专责。

医药上应有之设施

我国各地，缺乏适当之医药设施，人人知之。每年传染病流行，死亡枕藉，要以伤寒、天花、霍乱、白喉等传染最多，其次婴儿夭折，产妇惨亡，为数更夥。农村虽有医生，庸俗居多，纵有少数良医，皆以营利为目的，人民畏不敢近。今设施一种免费治疗机关，实为一般人民所渴望者。

1. 省立医院　由省卫生处设立之，专为一般市民治疗，因市面广大，人口众多，难以应付，须再分八个或十二个诊疗所，负全市治疗之责。

2. 县立医院　由县卫生局与县政府设立之，呈请卫生处，委任专员负县城治疗之责。

3. 区诊疗所　由卫生局会同区公所设立之，其治疗之专员，由卫生局呈请卫生处委任之。

4. 乡村诊疗所　由卫生局区诊所会同村公所设立之，呈请卫生处，为委任专员负治疗之责。但该村人数须超过二百户以上，方能成立。

5. 巡回诊疗团　各附属村，户口稀少，分地诊疗所，势难筹设，则数村联合。设立巡回诊疗团，按期游行治疗之，由各该附属数村，会同区诊疗所设立之，呈请卫生局转呈卫生处委专员办理之。

药品上应有之设施

按医疗设施，既有相当之计划，则药用供给，亦应有根本之创设，药品之制造及推销，由国家管理，则大批出产，可以分销各处，供给各地方民众之用，实行自产自造自用之策。然须国家对于公营事业上，应有适当之设施，则利权不外溢，经济无漏卮，各处民众，均能得到适宜之药用。

1. 药用植物园　我国药材天然丰富，动植矿等用之不竭，且每年药材出口供给国外者，实属不少。此于造产上，利益甚巨。故药用植物园应由卫生处，会同民政厅选择适宜县份，试种中外所产之各种药材，改良培植，以广推销。

2. 药用制造厂 我国幅员广大，药产丰富，奈民间不知开发，不事制造，不明化验，天然富源，委而弃之，殊属可惜。应由卫生处仿效各国药厂之法，聘请专家，许以酬资。代为化验，然后试制，各种应用良药及医药器具，自行创制逐步改进。

3. 民用药房 近来国外药品，充斥市肆，经济侵略，医药实居其一。今既设厂自制，凡外国所有之药，国产品亦能仿制，自当禁用外货，如本国无此代替之品，仍可暂用外药，由卫生处设法研究，以求精进，必达到自造自用之境界，为初步之目的。

预防上应有之设施

所谓预防者，其要点非指个人，而在国体疗治之外，并须铲除病源，如清洁水料，可免霍乱、伤寒等，即为其例。况传染病，如霍乱、伤寒、鼠疫、猩红热、白喉、麻疹，每年在我国照例流行。又如肺病之众多，性病之繁衍，婴儿之夭折，产妇之惨亡，在事实上，应早为预防。以求根本上之解决。

1. 传染隔离病院 传染病之流行，在我国已司空见惯，每岁逢春夏秋三季，常见瘟疫发生，通都大邑，虽医生众多，购药较便，尤为传染之大本营。偏僻乡村，医药毫无设置，一旦流行传染急病，势必坐视惨亡，故卫生处宜筹预防隔离，治疗灭菌等项之设施，以杜疫疠之传染。本市及各县较大之乡村均应设置。

2. 肺病疗养院 我国罹肺病之数，十占七八，农村之人患者尤多，因此灭族绝嗣者，数见不鲜。惟此病未得之前，注意卫生，既病之后，重在疗养，故肺病疗养院，洵为民众之需要，在本市及外县天然景致幽雅之地，均宜设立之。

3. 性病检查所　性病为一种社会病，都市省会蔓延颇广，偏僻乡村，流行亦甚，费时耗资，其苦楚实能形容，尤以农工商人，病此最多。故卫生处亟应设性病检查所，以杜此病之猖獗，在本市及其它重要县份设立，民众皆须检验，有则强迫治疗，以防传染。

4. 妇女接产院　按我国妇女亡于生产者，不可胜计，在乡村各地，接产胥由老妪，以不合理之旧法，致发生种种难产之情形，常见因此惨亡。不知消毒，致发生传染病、破伤风、产褥热等，危险甚大。本市已设立三五处，在外县至少每县设一处。

（五）组织及职责

1. 卫生处　组织分科（一）总务科，关于全省之医政事务，如颁行政令，任免职员，监用印信及庶务会计保管等事宜。（二）医药科，全省各科医师、药剂师、护士之管理，药品营业之监察，药房、药厂、疗养院、各县卫生局、市立医院之设置及管理。医政人员之训练教育。全省事状况之视察及宣传。（三）保健科，全省健康保险，饮料食物及制造，原料及商品之检查，妇婴之保险。学校、工厂、矿厂、监狱及公共场所之卫生设置，清洁及粪便之处置，殓葬之管理。（四）防疫科，传染病及兽疫之调查，预防及治疗，火车旅馆之检查。（五）统计科，全省人口、生产、死亡、婚嫁之调查及统计，学校、工厂、矿厂、监狱及特种医事之统计。医士、药剂师、助产士、护士，卫生局、乡村医院、药厂、药房、药圃、疗养院之调查及统计。

2. 卫生局　其组织与教育局、公安局略同。如检考登记县城医师、药剂师、护士，设置县市医院及药房，管理各乡村药房及诊疗所，推行卫生教育，管理本县传染病（报告隔离诊断治疗事项）。婴妇卫生、公共卫生、学校卫生、人民统计（生死婚嫁疾病）。登记工厂，检查疫等事。

3. 药用制造厂　其组织分五部。（1）生药培植部——药品之改良及试验，药材之增减，及培植上之研究。（2）药品鉴定部——药材纯杂真伪，判别比较，动植物学之考察，药之横断面，以扩大镜及显微物，检查其构造，绘图摄影，以资鉴别真伪，生药之成分，已知者，则鉴定其性质反应及定量试验。（3）化学分析部——生药已知之成分，分析其主要含量之不同，并研有化学构造式，与人工合成法。（4）动物试验部——古方主治，调查验方，发现有效成分，均应行动物试验。（5）药品制造部——严密灭菌，制成锭膏粉油等剂，由各县医院实地试用之。

4. 省立医院　其组织分科。为内科、外科、皮肤、花柳、耳鼻咽喉科、产妇科、传染病科、理疗科，并设药房及养病室、传染病室、接产室。其职务，专以责成治疗。本市病疾因地面广，须分设八个至十二个诊疗所，以敷分配。

5. 县立医院　其组织，较省市医院简单，分内外、皮肤、花柳、妇婴四科，并调查全县卫生状况及统计生死病疾等事。

6. 区村诊疗所　其组织，则较县立医院简单，其职任，则较县立医院重大。除负责治疗外，并作预防事项，调查本村卫生状况，改良风俗，灌输卫生常识，教育及训练产婆种痘救急接产，报告生死人口及统计之责。

（六）经费

经费为事实之基础，实施医药公有制，经费须有相当之筹划，医药行政费，由政府列入预算，则成绩定有可观，兹于经济状况，备有下例二种之计划。

（甲）省会医药事业建设费　凡属卫生处，各种大规模之事业，应当建设者，当由省政府确定预算，依次进行，先定经常费，以充各机关之费用。另留一部分基金，按照年限，渐事建设其一切设置规模，先由小范围做起，自易着手。

（乙）县村自治医药经费　县村自治者，即由县村自行建设，保护民众之健康，县村医药费由县地方款下支配。或各处募集，开办后，已得民众信赖，有相当之成绩，由民众每户每年，担负特等五元，甲等二元，乙等一元，丙等五角，赤贫免费。每二百户以上之村庄筹设之，就二百户村论（村民以一千人计），特等二十户，甲等五十户，乙等一百户，丙等二十户，赤贫十户，共计三百一十元。倘较此更多之村，如五百户，一千户，则经费绰绰有余，足供本村医药费用也。

（见《神州国医学报》1936）

19. 内伤外感源异流同论

外感者，感风、寒、暑、湿、燥、火六气之病也；内伤者，伤喜、怒、忧、思、悲、恐、惊七情之病也。二者之分，前辈论之详矣。盖外感者自外而入，内伤者自内而出。几微之别，毫厘千里，然亦有当分者，有不当分者，有虽分之而不得尽分者，此不可不别也。夫内伤由于脏腑之神志，外感起于躯壳之经络，此视而可见，言而可知，所谓当分者也。设外感而入脏腑则神志亦病，内伤而出于躯壳，则经络亦病。且在内之气血既病，而在外之营卫未有不受病者；在外之营卫既病，而在内气血亦未有不受病者。其理如此，所谓不当分也。更有外感而兼内伤，内伤而兼外感，如风伏肝阳，兼病肺热，且素肾虚，则外而寒热咳嗽，上而眩冒咯血，下而遗精漏泄诸症并作矣，将以外感目之耶，抑将以内伤目之耶，此所谓虽分之而不能尽分者也。呜呼！内伤外感，源虽异而流则同，可不辨哉。

（见《绍兴医药学报》1923）

20. 闻诊概论

声音之器官有七：一喉咙、二会厌、三口唇、四舌、五悬雍、六颃颡、七横骨。《灵枢·忧恚无言篇》载之甚详，与生理内容实能恰合。是人之声者，根于肾，发于肺，历喉舌，而宣之于口也。喻氏以新病之人，声不变，小病之人声不变，惟久病痾病，其声乃变。迨声变，其病机已显露而莫逃，所可得闻而知之者矣。素闻《甲乙》、《难经》诸书，以五音备五声，牵合于五脏，“如肝在音为角，在声为呼，在变动为握。心在音为征，在声为笑，在变动为忧。脾在音为宫，在声为歌，在变动为哕。肺在音为商，在声为哭，在变动为咳。肾在音为羽，在声为呻，在变动为栗。”变动者改变其常志也。嘉言氏以一声之微，分别五脏病情，以推测其变动，而研究病之善恶，最为精密。然吾人所当首先解释者，厥为声音之问题。声为音本，音以声成，声之余韵，即谓之音，非声外复有音也。音之汇集，乃能成声，非音外复有声也。《内经》以角、徵、宫、商、羽五音，与呼、笑、歌、哭、叫五声，以求牵合五脏。五音乃天地间自然之律，人之偶合则有之，非一人之身，而音有五，亦非因五脏中一部份受病，而音遂变。声带生长之自然，得其平素自然之本音，皆非病也。若呼笑歌哭之声，为环境之感触，呻吟之声为痛苦之变态，不得据此以强分五脏，此应当研究者一。固握太过，为运动之失常，战栗畏惧，忧愁悲伤，皆因环境之变化，而致精神上失其自主之能力。若非环境之感触，为纯粹脏腑之变化，而起之忧愁恐栗，实居少数，不得举此以概其余。为咳为哕，为单独之病症，方属于医学之范围，此应当研究者二。知此理，而后方可知闻诊之法，不误入于悠谬理想之途。克闻隔垣之声，而知其病。乃用心专而识力足，所当辨别其虚实寒热之大者，精心体验，积久诚通，如声者之耳偏聪，不分心于目之所致也。试先言七情之变化，喜感于心者，其发声必忻悦以散；怒感于心者，其发声必忿急而厉；哀感于心者，其发声必悲凄于嘶；乐感于心者，其发声必舒畅而不迫；敬感于心者，其发声必正真肃敛；爱感于心者，其发声必和温以柔。此为七情之变，无关病症。惟必当知其常，而后方可以通其变。知其声，无关于病者，而后方可以知其为何声，与病症有关系矣。次言虚实寒热之判别。《中藏经》曰：阳候多语，热也。阴候无言，寒也。发言壮厉，实也。发言轻微，虚也。"脉虚精微论"曰：言而微，终日乃复言者，此夺气也。言语善恶，不避亲疏者，此神明之乱也。此辨别虚实寒热之大概，而兼其中气虚脱，邪热内客之诊法。盖言语神经中枢，得热则兴奋，故喜多言，得寒则沉静，故常不语。古医以肺脾二脏司之，宜不能得闻诊之精要，而惟以五行五脏附会矣。

又次言上下深浅之不同：《金匮》闻诊，于语声之高低、辨病邪之上下。其曰：语声寂寂然，喜惊呼者，骨节间病，呼痛也，因痛而呼，人之常情，痛在骨节，转摇不能，不动则暂安，故当寂寂，偶一动作，而痛益剧，不免惊呼。仲景以为骨节间病，其实外证肿疡疼痛，亦常有如斯之景象。语声喑喑然不彻者，心膈间病，喑喑声之低微短小者，湿热痰瘀，痞结胸膈，气道不畅，故作呻吟，胸痹肺胀，胸闷懊悔之类。语声啾啾然，细而长者头中病，头为脑部之所在，痛者必呼，人之常态。惟脑部作痛，恶闻声响。凡脑弱者，闻金鼓声，则头眩脑胀，此其验也。呻吟而不敢高声，故啾啾然，细而长矣。终言六淫外感之各异，出言壮厉，先轻后重，外感也；出言懒怯，先重后轻，内伤也。于外感中，分兼风、兼寒、兼湿、兼燥之不同。《伤寒论》云：言迟者风也，后世以言语謇涩为风。古医所言风疾多指后世脑病而言。言语神经中枢发生障碍，故言语謇涩。又风温为病，言语难出，即言迟为风之互词。但后世普通感冒、风寒风温之病，在言语方面，不生变化，热甚烦神，谵语多语者有之，叶氏疑为逆传心包是也。究古人所言之风，一为脑出血之重症，一为内伤伏气而发，与后世所谈之病状不同。

（见《上海医报》1930）

21. 生理大纲

生理学大纲有四：曰解剖生理，化学生理，全体生理，天然生理。四者各不相侔也，请析言之。解剖统系，解剖器官，解剖全体，知其层析，而明其组织。但人为万物之灵，器官统系，各有连带之关系，故名曰解剖生理。言从解剖，而得其器官统系之组织，有关于生理也。化药实验之原质，不外金类及非金类之二种。人体之内，无不备具，如氢氮碳氧及铁磷、铁硫酸等质，皆大有关于生理者也。铁和于血液中，能吸养气，为温体之要素。磷成于相火之真阳，所以传种，为骨骼之本原。盐质能领细胞以走窜，蛋白质运动血输以漂流，聊举一例，余可类推。凡若此者，从化学之实验，而得人体内之原质，有关于生理者也，故名曰化学生理。人身全体之内，百节之间，无往非一气贯通之生理。经曰：天气下降，气流于地，地气上升，气腾于天。石氏曰：天气、阳气也；地气、阴气也。阴升阳乃降，阳降则阴升，循转自然，如环无端，以成其活泼自然之妙用，天人同一理也。所谓全体之生理，太极生两仪，生四象，由四象而分八卦，五行之体立，五行之用成矣。故仲景氏曰，天布五行，以运万类，人禀五常，以有五脏，是五脏应五行而生，五行附五脏而显。由是而五行生克，遂占中医书中一重大之部分。中医恒言曰，凡天地间物，无往不离乎五行，今也论疾病，而废五行，是何异指人为天地之异气，殊不知五行之应五脏，本天然之生理。五脏之名五行，属假借之名词，决不能拉杂于病理、症治之中。若中医理想用药，不外五行者，执草木生理，以推测其效用。虽云可假借，然亦未免迂矣。余故曰五行者，天地之生理也。奈世人佥昧此理，中医诋解剖生理妄诞，西医全体生理为臆说，中医以化析为末节，西医以五行为诟病，各就一边之谈理，鲜有不成柄凿者。吁，今世之医者，何其自小若是耶。

（见《中医新刊》1928）

22. 论全体生理

人体之言，一天然之机器也。在外有皮肤统系骨肉，统系筋骨，统系及五官器之分。在内有神经系，及呼吸系、循环器、消化器、泌尿器、生殖器，新陈代谢之别，但共具一体之内，决不各自为用，譬夫空际大气之出入，必互相因也。譬夫机器运动之环转，必交相用也。人为万物之灵，有知觉运动之能，有思虑技作之巧，奈之何无统一之主统，便能一气贯通，而周流活泼耶。此敝人所以不辞杜撰，喋喋然而有全体生理之论也。汪氏曰，万事皆起于心，五脏六腑皆系于心，心者君主之官，在天以日为主，在人以心为主。故曰：心者乃人体生理之主宰，曰非也。心之功用，据解剖学者言，即循环器中射注血液者也，为一团赤肉，绝非全体之主宰。西人曰，是胸筋主之也。大脑主知觉，小脑主运动。脑桥主运血，延髓主呼吸，行于颜面之二十对脑筋。俾五官器各司其用，行于脊髓之三十一对脑筋，使全体得以灵明。脑筋虽无所不包，犹机器之总轴而已，必有主乎脑者，而脑之功用始著。不观夫地球乎，得大气以包举之，乃能丽于空虚，而生化万物。不观乎机器乎，得蒸汽以鼓动之，乃能运动不息。是惟无形能统有形，亦惟无形能生有形，无形者气化是也。故嘉言氏曰，天积气耳，地积形耳，人气以成形耳，故气聚则形存，气散则形亡，气之关于形也，岂不巨哉。然而人身之中，有卫气，有营气，有经络之气，有呼吸之气，有脏腑之气。气质各有区分，其所以统摄营卫经络，呼吸脏腑，而令充周无间环流不息，通天节节皆灵者，全赖胸中大气为之主持。此以大气为全体生理之一证也。洄溪氏曰，人之生死，视元气以为衡。夫所谓元者，视之不见，求之不得，附于气血之内，宰乎气血先，阴阳开合存乎此，呼吸出入系乎此，无火而能令百体皆温，无水能令五脏皆润，此中一线未绝，则生气一线未亡，是以元气为全体生理之又一证也。修养家谓为祖气，即天地生生之气，孟子所谓浩然之气是也。《素问·生气通天论》曰，苍天之气清净，则志意治，顺之则阳气固。又曰，服天气而通神明，凡苦此者，皆以无形之气，为全体生理之主宰，而无可疑虑者也。且征之于气机一衰，则出入废，升降息，神机化灭。气立孤微，及涕唾津精汗血液，七般灵物，皆成死质。昧者尚取血肉有情，为炼石补天之具，不知全体生理之主气既若存而若亡，则此块然者亦成朽物，何反持血肉朽物，欲其祛病延年，不亦惑乎。是故治形必先治气，气乃形之主宰，治气必先治神，神实气之本源，先天之植此形者惟气，后天之率此气者惟神，神维何，即灵性是也，故曰研究生理，宜存哲学之观念焉。

（见《中医新刊》1928）

23. 病变概论

按新说方面，以病理解剖学、病理组织、病理化学及病理试验等，内分病理解剖总论及病理解剖各论。惟吾国医学在近代之诊断上，无解剖之可言。故本篇定名为病变概论，实病理解剖总论云。

身体内部组织，苟发生变化，则生活状态，亦必随之转移。新说于此方面称为病理变化。因生活状态之异常，名曰症状。疾病乃病变与症状统括之词，专门研究症状者，为临床病理学。研究病变者，即病理解剖学。

疾病以细胞之变化为基础，其所在之部曰病灶。新说注重于解剖，检查而知之，其病变之本性，不外形态变化、化学变化、机能变化，三者所致。机能变化，乃发而为症候。形态及化学变化，即机能变化之本。发病症状，分别为进行性及退行性之二种。前者指细胞荣养机能及成形机能亢盛，起肥大增生而言。后者指细胞荣养及成形机灭弱，陷于萎缩、变性、坏死而言。然细胞营养与血液关系甚大，血液循环若有障碍，则生理上必发生病症无疑。故病理上以循环障碍为首，而营养障碍次之。至炎症及肿疡二类，本系循环障碍及细胞进行性变化，混合而成，故分别论之。

第一章　循环障碍

血液为身体荣养之中心，古说以中焦受气取汗，变化而赤是为血，新说谓乳糜管，吸收肠胃中食物营养之成分，由门静脉，归并大静脉，和入血液，分配于全体诸组织，供给必须之成分材料，其老废成分排泄体外。苟血液循环，有异常时，则全身组织必大受影响，此循环障碍，所以冠病变概论之首，此项种类有二：曰全身循环障碍，局部循环障碍。

(甲）全身循环障碍

血液循环：自心脏、经动脉管、达毛细管。至肝脏之门静脉，吸收乳糜管中之营养成分，支配全身诸组织，摄取组织中之老废成分至肾脏及皮肤，排泄体外，至肺脏营吸收养气，排泄炭气之作用。其所以能保持一定速力，循一定方向，皆由于心脏之收缩及扩张使然。心房扩张则容受大静脉之血液，心室收缩，则注射血液于大动脉，一张一弛，秩序井然，故以心脏为主持血液循环之中枢。

编者按：心脏之扩张与收缩，固为血液循环之中枢，惟注射与吸收，则非心脏所独任。盖周身之动脉皆有注射力，周身之静脉皆有吸收力，而大动脉及大静脉，其功用尤为显然。假使动脉无注射力，则血液平流，无复有波澜之状况，静脉无吸收力，则血液之行于下者，将沉降而不复返，且血液至毛细如微丝之血管，非特心脏无此远大鼓动之注射力，即动脉注射之功用，亦为责任终止时期必也。大静脉吸收小静脉，小静脉吸收毛细管，则血液方能还流，于此可征周身循环障碍，心脏固为主要，动脉及静脉，亦与有责焉。

（见《医学杂志》1930）

24. 肝脏之解剖与生理

肝为人身重要区部，为病繁多，在妇人尤甚。中医称为东方木位，生气之源。此但知生理之本，然而非解剖之实验，爰汇通西说而详论之。

（甲）肝脏之解剖及位置

肝脏在横隔膜之直下，由固有膜、血管、肝细胞及排泄管等构造而成。其色赤褐，充填于右季肋部，其形上凸而下凹，上以提肝靭带，连结于横隔，膜下面之横沟及脉管也。回管之所出入而输送胆汁于胆囊，亦假此横沟之道，肝回管自肝体后缘而出，会通于下间之总回管，在肝体下面之右部，有绿毛囊一个，即胆腑也。

（乙）肝体构造之研究

1. 固有膜　为菲薄之结缔质，包护于肝之表面。

2. 肝血管　即肝脏脉管、回管是也，回管入于肝之体质中，为肝小叶之分界，于肝小叶中，组成网状之毛细管，网眼中有肝细胞充填之。

3. 肝细胞　形状略似骰子，有分泌胆汁之机能，其空隙间生排泄管。

4. 排泄管　输送胆汁之细管也，又曰胆道。沿达于肝脏全体小叶间，次第集合，即肝管也。

（丙）肝脏对于生理之功用

肝毛细管之血流行度，比他脏器之血行较徐，能分布各区域之大血管，使多量之血液，俱自脉管缩入于回管，而上入心脏右房，但是时回管收缩影响于脉管，故心脏左房射注血液之抵抗力甚强。于是肝脏乃调节血行之障碍，使得以各安其道。此乃肝脏连血之功用，而中医所谓肝能藏血者也。

（丁）试验肝脏运血之理

（1）使回管血行不经肝脏，径入于心右房，则收缩力与射注力两相搏结，则心脏扩张，几达极点。大回管内，亦郁血而怒张。中医所谓肝病怔忡，此类是也。

（2）凡以大量液体，注入动物回管内，则肝脏尽吸收之。试旋即解剖，必膨胀而坚如木块，盖肝脏之吸血液也，犹海绵之吸水，明其理，如观其形矣。

综以上而论之则肝脏功用之机能，以辅佐全体之生理者，岂不大哉，特研究及之，以告世之改良生理学者。

（见《医学杂志》1923）

25. 疾病命名之解释

疾病因身体中脏腑器官之机能，发生障碍而起。惟对于诊断上分别界限起见，故随其所在之部位，及所生之时间，名称各别，兹略举于下。

（1）因所生部位之不同，而为名称者，如鼻痔、唇疔、背疽、痈、肠窒扶斯、喉头加答儿、肝癌、胆石等类是也。

（2）因所害于人体部位不同，而为名称者，如烂喉痧、大头瘟、附骨疽、脱脚伤寒、软骨瘤、动脉瘤、子宫炎、脾肿大等类是也。

（3）因发作之形势相像，而为名称者，如骑马痈、走马疳、匐行疹、游走丹毒等类是也。

（4）因生成状态相肖，而为名称者，如喉蛾、蛇缠、鸡眼、龟胸等类是也。

（5）因病发之色不同，而为名称者，如白喉、白浊、赤痢、黄疸、白癜风、黑死病等类是也。

（6）因病发之性不同，而为名称者，如翻胃、噎隔、贫血病、郁血病等类是也。

（7）因病发之时不同，而为名称者，如春温、伏暑、秋邪、伤寒等类是也。

（8）因据解剖之变化，而为名称者，如脑出血、肾盂炎、盲肠炎、胃溃疡等类是也。

（9）因据主要之病症，而为名称者，如喉痛、脚气、便秘、痈闭、自汗、腹胀等类是也。

（10）因据受病之原因，而为名称者，如风温、中暑、结核、霉毒等类是也。

（见《现代中医》1934）

26. 与袁桂生君讨论五行生克之意见书

桂生有道先生伟鉴，昨于育和君处得见。大著医草，喜逾望外，急尽读之，觉病机皆洞见隔垣，方药率得心应手，景仰久之。小子于医学上历时未久，阙憾颇多，去岁八月间，因赵君讬莘，卢君育和之介绍，遂订购《绍兴医报》，虽时育和君，卒然以五行生克见问，逸乃率尔对之（已登入九卷二号本报）。自知信口妄谈，无关至理，尚未识阁下之何主张也。厥后历读绍报，见阁下复北海君函，并诸君子之解决，于是管中窥豹，略得一斑。乃妄称其词曰：医学上五行生克，一般墨守派，谓是可废也，孰不可废。一般维新派，谓特恨其废止不早耳。双方所持之理由，诚极端反对，激声君评以皆不充足，可谓卓识矣。因步其后尘，更进一语曰：医学上五行生克，果可废耶，抑不可废耶，说者谓皆是也。以五行生克置诸可废不可废之间。又曰：五行生克之论，无俟喋喋为。噫，其然岂其然乎。尝闻当遵行者，奉为至典，宜废弃者，逐为寇盗，焉能以模棱之见，谈真确之理，应如何之研究而止哉。逸不敏，私心自用，杜撰一解决曰：《内经》中，所谈五行生克，皆指生理而言，是五行生克，乃一种生理学上之代名词。（《内经》谈生理，改名词于五行者，占全书中百分之八十，逸以笔涩，未能抄书，阁下若有特殊意见，请直接讨论。）生理惟何，即人生所以能生之原理也。若外感六气，内伤七情，及不内外伤之三因，名曰病原。五脏六腑之寒热虚实，名曰病机。三阴三阳，手足六经传变，及升降浮沉等，名曰病理。诊断其症候，融会病原、病机、病理，施适当之疗法，以恢复其固有之机能，名曰症治。是故生理、病原、病机、病理、症治五项，确有天然限制之范围，决不容拉杂也，亦断不能拉杂也（《伤寒杂病论》症治学，不谈五行，即此意也）。奈何？后世庸医，误谬至此，无生理，无病原，无病机，无病理，无症治，均拉杂于五行生克之中（凡深研唐宋元明以来之书籍者，必知逸言不谬），几何而不使医学直化为五行生克之学也。幸赖阁下以登高之呼，提倡废弃，然阳春白雪，和者寥寥，即以绍报投稿而论，反对者竟居大半（逸以晚进后学，神州医报，未获及睹，尚不识有几人附和，几人反对也）。外人轻视中医，谓不足与之谈话，果如是者哉。昔育和君云，数年前曾有于医报上，提倡废弃六经者，逸闻而惜之。窃叹其识高而疏于理，不免有孟浪之讥。盖三阴三阳手足六经传变，乃病理学也。于症治学上，无丝毫之关系。无关系而使之有关系，乃叔和之妄作聪明，非仲景本意也。后人瞑目索途，尤而效之，是后人之过失，非叔和执而强之也。千虑一得，而知及夫此，规定之可也。若凭意气之争执，必欲废弃之，斯逸所为之深惜者矣。五行生克问题，一言以蔽之曰，为生理学上假借之代名词，《灵枢》、《素问》可证也。微特与病原、病机、病理症治上，无丝毫之关系，即于理学上，亦非直接之本名词，而为间接假借之代名词（如《内经》称肺属金，肝属木，味属字自知）。如此庶一目了然，门外汉皆能知之。阁下概冠以废弃二字（逸虽未获遍睹阁下著作废弃全豹，但于复北海君函中一斑知之）。遂诱起一般墨守派之反对，想亦有心约诸同人之研究也。解决篇中反对最力者，如某君之言曰：人在气交之中，秉天地之气而生，亦属一气贯注，今也论疾病。而舍五行废生克，是何异指人为天地之外之异气耶。殊不知五行之应五脏，本天然之生理，五脏眉目之可分也。中医理想用药，不外五行者，执草木之生理，以推测其效用也。虽云可以假借，然奉为治病不祧之法，则大谬不然矣（此意详拙著医学演义中，容俟付梓后呈政）。嗟夫国医旧学，汶汶悠悠，踵世相承，千年一辙，师承各别，衣钵是资，敷衍应酬，藉端糊口，轩岐传道之初志，果如是也乎哉。区区私衷，情难自已。阁下乃废弃五行之提议者，事虽可议，而心不可诬，故管见愿就正焉，临颖尚希垂鉴。鸿鳞遇便，惠我德音，专肃致意。即颂着祺，时囮顿首。

（见《绍兴医药学报汇刊》1919）

27. 辨诸躁狂越皆属于火论

贵报八年四月份，朱君贡三，有诸躁狂越皆属于火论，颇为渊博，洵无剩义，然篇后曾自记徒求辩论。想朱君少年英俊，虚心好学耶，抑学识优美，鸣此自炫耶。逸不敏，爰就耳目所及之处，与朱君讨论之，谅不我弃也。夫《内经》一书，博而寡要，故先哲谓读《内经》之道，宜知比例之机，千万脱略之文，比例而观，如一堂之传授，即精微玄妙之处，亦莫不以神明测之矣。病机十九条，为“至真要大论”中最精确者也，帝问以要道必行，桴鼓相应，犹拔刺雪污，工巧神圣之道，岐伯对以审察病机，无失气宜，且引“上古大要”曰：谨守病机，各司其属，有者求之，无者求之，盛者责之，虚者责之，必先五胜，疏其血气，令其调达，而致和平。深乎哉，圣人之言也，已自为说注之矣。夫注言之体，宜简明精当，握要钩玄，所谓片言能折狱是也。以大要之言，借作病机之注，洵尽善又尽美矣。何先生不明此理，故不惮穿凿，不惮附会，东拉西扯，蒙混成章，此固前辈之注经之俗例未除，而后人之习惯已深，良可慨矣。逸尝叹中国医学，以《本经》、《内经》、《伤寒》、《金匮》为主，而历来注家，决少特见，非支离、即穿凿，抄袭成风。有如尘饭土羹，徒存形式耳。每欲将《本经》、《内经》、《伤寒》、《金匮》诸书，折衷西法之实验，而析注之。奈孤陋寡闻，碍难执笔，惟有自怨自艾而已。噫，吾国医学之不光，实医道前途之魔障，生命之夭机，利权之外溢，胥由是也。逸自恨妙手空空，挽回无术，今与君辩论此篇，聊伸素志而已，岂只为诸躁狂越皆属于火之一论致辨哉。

（见《绍兴医药学报汇刊》1919）

28. 六经与营卫气血

导言：清代医家所持之论调，谓伤寒病在六经，温热病有营卫气血，据此划然分界，判若鸿沟，余不敏，窃尝疑之。斯二证，病机虽有不同之点，而其为感症则一。考据古代医学家言，伤寒温病，在临床上之鉴别，惟恶寒与不恶寒，渴与不渴之不同耳，其余证候，则大略相同。故欲知前代医者，谓六经与营卫分别之非，必当作下列之研究。

六经：六经总名也，详细言之，有三阴三阳之异，阳以功用言，阴以实质言。此近今一般学者之论调，感证上六经病证之异同，以余所知，体温功用变化，古称三阳经证，谓之传经，脏腑功用自起之变化，古称三阴脏证，谓之入里，其有高温郁滞，内热充斥，与肠中糟粕，发生合病之现证者，古名热入里，又名阳明腑证，实则热性病之经过中，最易与肠中糟粕合病，或为协热之下利，或为停积之胀满，在治疗上，皆适用于通下之剂，方能合格。六经以太阳为首，太阳经病之定义，为体温变化成病之代名词（昔之注释家，指上额、交巅、下项、挟脊、抵腰，下至足大指端之膀胱经络者固非，或指本寒、标热、中见少阴，为足太阳之经气者亦非）。少阳病，为体温郁滞，淋巴管停积之谓；阳明病，为体温亢进，内热充斥之谓；太阴病，为吐泻腹痛之肠胃虚寒证；少阴病，为脉细神疲之心脏衰弱证；厥阴病，为消渴吐蛔、气上冲心、疼热之寒热互结证，此论六经症状之大概。

二、营卫气血：卫之后方言气，营之后方言血，在卫汗之可也，到气才宜清气，入营犹可透热，仍转气分而解，至入于血，则恐耗血动血，直须凉血散血云云。此顾景文氏于温热论中，托叶香岩之名，而立说也。后世治温热病者，以营卫气血之分别，足可与伤寒六经之名义，分道扬镳，喜其新奇，类多引用，余意体温即卫气之作用，古称剽悍滑利，充肤热肉是也。血液循环，与体温有绝大关系，古称营卫运行，如环无端以此。其所谓卫分受邪，指体温功用之变化，传入营分，即体温变化，因而障碍循环之谓。卫之后方言气，即体温郁结，汗液停滞，波及于淋巴液之运行。营之后方言血，指循环障碍，血液瘀结，恐成血栓塞等证。时令病及新感伏邪各证候，其诊断之标准，均适用此四项之分辨。

三、太阳与营卫气血之关系：太阳即体温之代名词，体温即卫气之作用，血液循环，与体温有绝大关系，古称太阳统辖营卫之运行者以此。其实营卫运行自然之常态，即为太阳之实际，并非于营卫之外，另有一种特殊重要之物，名为太阳。所以伤寒太阳篇中，除伤营伤卫，及两伤营卫之证治外，即接入气滞之停饮、蓄水、结胸、痞满证。血凝之失血、蓄血、发黄、瘀血、发狂证，是营卫以运行之功用言，气血以具体之实质言，营卫气血深浅界限分别，适用于太阳病证之诊察。后人不明此理，疑营卫气血之外，另有太阳，彼为伤寒，则病在太阳，此为温热，则病在营卫气血。据此划然分界，以标卓识，反觉自呈浅陋矣。

四、结论：近代言感证者，莫不先以伤寒温热之病证，六经与营卫气血之分辨，横亘胸中，无识之辈，且有将营卫气血辨证之方法，划出太阳范围之外者，余不敏，不敢阿好盲从，谨伸管见，以质诸近代伤寒温热之名家。

（见《医药卫生月刊》1934）

29. 医学演义

中医之退化与进化

近年来东西医药势力日高，范围益大，吾国行医者有及溺之忧，业药者怀胥沦之惧，一唱百和，同声响应，遂致中医中药将来必归消灭无形之声浪，空气为之一换矣。不佞敢谓中医历四千余年之经验，数千百人之心思脑汁，必有坚确不磨真理，虽受东西医之打击，决不能伤其根本于万一者。试观论生理，重阴阳气化、升降浮沉；论病理，重三阴三阳手足六经传变；论症治，重虚实寒热、表里标本先后缓急；论疗法，重汗吐下和、清消温补；论处方，重大小缓急，奇偶复；论药剂，重宣通补泻、滑涩燥湿、轻重，种种精当深意，恐操头痛救头、脚痛救脚之术者，所不敢望其肩背也。奈历久相沿，诸端讹误，而末流医俗，复人自为师，略识汤头，便资糊口，盈神州者，比比皆是，退化由来，匪依朝夕矣。今幸受外界之刺激，渐形惊觉，力图补救，促进进步，共起直追。谚曰：经一度之刺激，必有几番之猛进，盖鉴于彼而征于此也。吾中医由退化而翻为进化，其幸遇此时攻错之东西医手，鉴其器械之精，剖割之巧，理化之深，博物之繁，相形见绌，无待芪龟。苟非石田之心志，能不吸取他人之所长，补助我之阙耶。况理不分今古，学无论中西，融会贯通，一炉共冶，举凡他人之所有，何莫非吾之参考品也。进化机位，正在此时，吾同志者，曷急图之。

神志病论理

近世生理之学光昌，故天然疗法之声浪，乃愈唱愈高，愈演愈显。食物疗病法，宗生理学也；精神疗病法，宗心理学也。人智进化，吾于此得睹一斑。谁谓华人之感应最纯耶。今试以精神疗法，而析言之，西医所谓精神病，东医所谓神经病，即国之神志病也。余虽不敏，敢赘数言。《素问》载怒伤肝，忧胜怒，忧伤肺，喜胜忧，喜伤心，恐胜喜，恐伤肾，思胜恐，思伤脾，怒胜思，五脏神志自用过极，遂致于病，仍以五脏神志调之，而抵于平。彼泥古派拘囿五行生克之谈，新学家则资为诟病。主奴之见，门户分歧。不佞所以妄逞臆说，而为神志病以论理，谋新旧之汇通者也。肝性喜平喜润喜静，经曰：怒则气逆。又曰：大怒则血菀于上。气血既因怒而上逆，则不平不静甚矣。既不平静，独能润乎？反乎肝之性，故曰伤肝。胜以忧者，忧与悲类。经曰：悲则气消。又曰：忧愁者，气闭塞而不通。夫怒气既发，暴逆上冲，悲忧忽作，消弭无形矣，谓之曰胜，谁云不宜。然诸气膹郁，肺病所由，忧悲固可平怒，而忧悲太过，反足伤肺，盖气道膹郁使然也，必得喜以解之。经曰：喜则营卫通利，气和志达，是以闭塞者而能通利之，岂不得谓之胜乎。但通利太过，则血流薄疾，易为心悸亢进之诱因（即怔忡）。其结果必致脉管充血，酿成充血而后已。盖喜太过，则笑不休，乃乐之极而失其正也。当乐以忘忧之际，有放心而不知求之慨，不反照而内顾之，心神必致涣散矣。胜以恐者，经曰：恐则气下。又曰：恐则精却，却则上焦闭，闭则气还，还则瞧胀，故气下行矣。气下行，则薄流血疾自止，太过之喜气自除。然下焦肾主之。肾性静而恶动，恐则气下，而下焦胀，势难静矣。考张戴人云：恐气所致，为骨酸痿厥，为暴下清水，为阴痿，为脱颐。夫恐所以胜喜也，若用之过极，则反为恐伤矣。故必任思以御之。经曰：思则气结。又曰：思则心有所存，神有所归，正气有所留而不行，是以下行之气，思之而仍提于上也。思既作，则恐自化矣。但思为胜恐之用，若思之过甚，则气病郁结，致脾不散精，而脾伤矣，宜怒以鼓之，则气自流行，而恢复其本来之状态。故曰：怒胜思。谚云：怒则不思，思则不恐，恐则不喜，喜则不忧，忧则不怒，诚凿凿可征，乃人情之常理也。窃怪泥古派之侈谈五行生克，与趋时派之侈言病理解剖，见仁见智，误谬偏多，是故非融会贯通，有不足以与言者。喜、怒、忧、思、恐，为人情所不能除，用之过极，遂致于病，乃人事之所必至，无足怪也。中医惟泥五行生克，致病机病理上转多葛藤，西医拘于解剖，神志无形可见，遂笼统于神经衰弱之中，不求其本，而齐其末。树活人术者，果如是耶，必也洞鉴夫神志之本源，透彻于心理之疗法，斯所谓无形而通神明，可与共适道矣。

脾胃以用药例

胃以燥纳谷，脾以湿化液，胃以通为用，脾以润为体。凡燥化太过，则湿运不及，所谓阳明病矣。如胃家实者，燥屎谵语是也。若湿化太过而燥运不及，则泄泻呕吐、黄疸痰饮、肿胀腹满诸症并作矣，所谓太阴病者此也。东垣《脾胃论》，此意尚未言及，足见学问之难。人第知宜补胃阳，知滋润脾阴，譬夫釜中炊饭，釜底无火，饭固不熟，然釜中无水者，饭犹不能熟也。常见有不思食者矣，进理中而食更减，投增液而食即加餐，非斯意之确证乎。是故宜补胃阳者，虽干姜、附子，转能生津，宜液脾阴者，用知母、玄参，亦能开胃，此治脾胃之大关键也。叶天士云：仲景急下存阴，其治在胃，东垣大升阳气，其治在脾，历来诸大名家，无不恪奉此语。殊不知，脾属阴而胃属阳，存阴乃存脾之阴，升阳乃升胃之阳，颠倒若是，岂胸中毫无古经耶（此理容俟列为专论）。且太阴从本，而为湿土，阳明中见太阴之湿化，故能纳谷。观胃中无津液，则成膈证，而不能咽物，此明证也。是脾胃互相滋润，方能纳谷资生，察土地之肥瘠，在乎润燥，可以类推矣。窃怪医治不能食者，辄用香砂枳朴，燥其津液，西医则以大黄末、哑啰苏打、橙皮黄连等苦味之药，攻便泻火，为通行之品。呜乎，助病气而戕正气，无怪死于药者，累累也。今特著为定例，不致再蹈从前之覆辙，聊用自课云尔。

气血用药例

气出于水，血生于火，病气即是病水，利水所以化气，如真武汤、肾气丸是也。此病与东垣所主张之意相近，所谓气分不可留水邪也。后世以温燥之案为化气者如此，气虚而津液衰弱者，当用三甲复脉增液之属，此言即《内经》气病禁食辛之意。所谓气分不可无水津也，宜甘润之药为滋气者如此。苟或命火衰微，不能蒸水化气者，当用附子、肉桂之属，宜甘热之药为补气者如此。设水停道窒，泛滥横行，用十枣陷胸等汤以攻其水，为运气者如此。如此乃治气之大要也。血病即火病奈何？曰血生于心，心主乎火，火化太过反失其化，若吐血、痈疡、消渴、血淋等类是也。抑之即所以培之，当求四生六黄之属，而泻心一法，尤为显而易见者也。更有火化不及者，亦失其化，血寒、血滞诸症，相因而生，当用肉桂、樟脑等药。秉木火之性，培其生气，则寒者滞者，自能瘳矣。悟得血生于心，心主乎火，以火化太过、不及，分寒温两条辨症，于血证思过半矣，于杂证又何难哉。气病在气，血病在血者，水火各自为道也。气病及血，血病及气者，阴阳互换之理也。守其常，通其变，医之能事毕也。试问今谁之东西医家，所谓博士、硕士者，能知此理否。

表里用药例

在外者，汗以达之；在内者，引而竭之。此非《素问》之明训乎，独是近世医家，于表里用药，尚不能辨明清澈者其故何哉？盖惑于东垣一家之说耳。夫东垣用药，多半苓术与升柴并行，参芪与羌防同用，表里不分，内外无别，彼以升达元气为主，与外感之治，实南辕北辙。若执斯法，而疗外感，所谓适燕而指南也，岂不谬哉。今特正其舛误，而严绝之，其道维何？即《伤寒论》之六经定法是也。大旨以桂枝、麻黄、青龙等法，为表之第一例，白虎、承气、白散、备急等法，为表里之第二例。至于两和表里，如大小柴胡等法，为表里之第三例。此即表里用药之大略也，故曰：表里用药例。

四时用药例

按近世中医派，所谓著书立说之名医，无不以四时之用药，顿分界限，谓春伤于风，宜用辛凉；夏伤于暑，宜用苦寒；长夏伤于湿，宜用苦燥；秋伤于燥，宜用甘润；冬伤于寒，宜用甘热，积习相沿，目为时药。今乃无论内伤外感、大病小病，率皆遵行牢不可破，久矣。无怪识者非之。东壁氏本《内经》必先岁气毋伐天和之意，而立言曰：升降浮沉则顺之，寒热温凉则逆之，谓春则宜用辛温，以顺春气之升，夏则宜用甘热，以顺夏气之长，秋则宜用酸寒，以顺秋气之降，冬则宜用咸寒，以因冬气之藏，所谓顺时气而养天和也。又曰：春用辛凉伐肝矣，夏用咸寒抑心阳矣，秋用苦燥泄肺矣，冬用甘热涸肾阴矣。逆岁气而伐天和，岂非之甚耶。然而非是之说也，不及培之，太过抑之，医之道也。顺四时之气者，培其不及，助其化也。逆四时之气者，抑其太过，防其变也。顺者，顺正气之生；逆者，逆邪气之客。邪正两途，标本迥别，乌能一概论之乎。双方所持之理由，皆不充足，故辨正之且垂为例云。

七方定例

七方者，大、小、缓、急、奇、偶、复是也。然大方有二，小方有二，缓方有五，急方有四，奇方有二，偶方有三，复方有三，方各有意，意各有理，不可不详考而笔述之，以垂为定例。夫大方有二者，一为君一、臣二，佐九之大方，病有多端者宜之。一为分量重而顿服之大方，下部之病、道远者宜之。小方有二者，君一臣二小方也，病轻者用之。分量少而频服小方也，上部之病、道近者用之。缓方有五者：一为甘缓之方，甘草糖蜜之属是也；一为缓之方，取其化迟行慢也；一为品件众多之缓方，一为无毒治病之缓方，一为气味俱薄之缓方。急方有四者：有急病急攻之急方，如治中风关隔之类；有汤散荡涤之急方，下咽易散，且行速也；有毒药攻邪之急方，能撤上撤下，以夺病之势也；有气味俱厚之急方，能直趋于病所，而力不少衰也。奇方有二者：一曰一药得用之奇方；一曰药合阳数，一三五有九之奇方。偶方有三者：两味相配，谓之偶方，二方相合，谓之偶方，药合二四之阴数，亦谓之偶方。复方有三者：数方撮合，复方之一也；分量药味平均，复方之二也；寒热杂错为用，复方之三也。综以观之，方虽有七，而法则二十有一，苟得其意，而引伸之，立方不患无法矣。彼东西医家，未睹吾中医至理，直欲简单方法，废尽中医立方深思，适自彰其短。

十剂定例

十剂者，宜、通、补、泄、滑、涩、燥、湿、轻、重是也。上行曰宣，下行曰通，不足者补之，有余者泻之（指分利言），夹表者，轻以达之，上逆者，重以镇之。郁李、麻仁之类，滑以去着也。龙骨、牡蛎之属，涩可固脱也。湿者燥之（旧解燥为分利误矣），燥者湿之，名为十剂。其中寒热互用，实有二十剂也。后世俗子，妄增寒热二剂，为十二剂，是十剂中不分寒热矣。岂不废之才氏活法，为印板具文乎。至汪仞庵改燥剂为热剂，泄剂为寒剂，更属无知妄作。若西医之以行气泄利、强壮利尿润肠，收敛除湿、生津发表、镇痉等分剂与吾国分十剂之意，略同一辙。今世医者，率皆趋时废古，奉译本为准绳，视圣经如土苴，可谓数典忘祖矣，可胜慨哉。特标明之，以为定例。

虚实谈

黄帝问曰：余闻虚实，以决生死，愿得其情。岐伯对曰：五实死，五虚死。帝曰：愿闻五实五虚。岐伯曰：脉盛皮热，前后不通，腹胀闷瞀，此为五实。脉细皮寒，气少饮食不入，泄利前后，此为五虚。帝曰：其有生者何也？岐伯曰：浆粥入胃，注泄止，则虚者活。身汗得后利，则实者活，此其候也。按此篇言虚实大意，明简无遗，大抵虚者得谷则生，是教人治虚之法，以进谷为主也。实者得汗利则活，是教人治实之法，以汗利为先也。言简意赅，包罗万象，万世章法，端在于兹。然大实有羸状，误补益疾，至虚有盛候，反泻重伤，是在临证者之权衡而已。

（逸人氏声明）戊午春，杜撰《医宗用药律例》一书，仿嘉言法律遗意，而推广之。上编论病理，下编论症治，每门、有例、有律、有法，为医宗病理症治、用药处方等，学之参考品。编纂时历半载有余，方克告竣。奈为诸友人辗转借阅，故未获付印，今年虽竭力搜求，而黄鹤杳然，毫无形影，正不知鹿死谁手矣（因未留草稿之故）。上录七篇，乃该书中之一斑也。今年夏末秋初，家父患目疾，历七十余日方愈，不佞于侍药之余，搜检旧稿，于败簏中得之。乃急收入医学演义篇内，以不泯该时之心血脑计也。但丰城之剑，终不常埋，恐他时见之，《广瘟疫论》必化为《瘟疫明辨》矣。吾国人识见卑污，可胜浩叹，附记于此，以志弗谖，想诸君子见此，未卜有若何之感慨也。吁！

火字解

按：中医喜于谈火，西医喜于论炎，同一理也。中医书中，有天火、人火、正火、邪火、真火、假火、湿火、燥火、君火、相火、雷火、龙火、虚火、实火、子火、贼火诸名词。犹西医之论局部发炎、全体发炎、统系发炎、器官发炎等类。然其论发炎之病理，曰器械之刺激，理学之诱因，化学之变质，寄生类之肆疟。种种议论，精确不磨，乃中医谈火之本源。更有握要钩玄之法，曰火有余便是气。数千年来，执一不二，吾于此不能不费几番之讨论，而大研究焉。人身一呼一吸，阳降而阴升，呼出吸入，盖天然之运用，故曰正气。若此正气则有不足而无有余也，乃六欲以戕之，七情以贼之，兴居以动之，执业以劳之，奈之何能令其有余以化火耶。故圣人衔气，如持至宝，非以之易于不足乎。噫！我知之矣，正气易于不足，故邪气得以趁其虚，外感六淫，内伤九气，以及跌仆相伤之不内外因是也。外感六淫者，即寄生类之肆疟，如风病为毛瑟菌，湿病为酶菌等类。内伤九气者，即理学之诱因，灵性上对于风雨晦明之观念，而有所感应者是也。跌仆损伤之不内外因，即所谓器械之刺激是已。邪气既著，正气则郁，气郁而血亦郁，气中之碳氧，血中之磷硫等质无不发生势力（氧气，虽为人呼吸体之要素，然无轻气以配之，则助热燃烧，无铁质以吸收之，则与血热合化，而成碳酸），始也为热，既也成火。气分为热，热属天气，血分为热，热属天气。血分为火，火属地气。热于火，在有形、无形上鉴别之，然执甚则为火，火微则为热，又互相通也。西医所谓炎症，《内经》所谓伤寒者，此皆热病之类是也。匪特外来之物，关于生理上之变化如此。即灵性上之感应，亦有关于生理上之变化者。如喜太过，则病怔忡，心火炽矣。怒太过则病眩晕，肝火生矣。凡若此者，皆正气不足，而邪气有余。成为火症，固彰彰可纪者也。实验所至，理想随之，科学哲学，相因为用，有何物理不化之弊哉。

生理说意

《生理学大纲》有四：曰解剖生理、化学生理、全体生理、天然生理，四者各不相侔也。请析言之，解剖统系、解剖器官、解剖局部、解剖全体，知其层析，而明其功用（如脑气筋贯络周身，而知其主知觉运动，脾有甜肉汁，而知能化食物之类)。但人为万物之灵，器官统系，非可以功用称之也，故名曰解剖生理。言从解剖而得其器官统系之功用，有关于生理也。化学实验之原质，不外金类及非金类之二种。人体之内，无不备具。如氢氮碳氧及铁磷铁硫酸等质，皆大有关于生理者也。铁和于血液中，能吸氧气，为温体之要素。磷成于相火之真阳，所以传种，为骨骼之本原。盐质能领细胞以走窜，蛋白质运动血轮以漂流，聊举一例，余可类推。凡若此者，从化学之实验，而得人体之原质，有关于生理者也，故曰化学生理（杜撰存参)。人身全体之内，百节之间，无往非一气贯通之生理。经曰：天气下降，气流于地，地气上升，气腾于天。石氏曰：天气，阳气也。地气，阴气也。阴升阳乃降，阳降则阴升，循转自然，如环无端，天人同一理也。故肾之阴液上承，心之阳气下降，上下交奉，以成其活泼自然之妙用。所谓全体之生理者也，太极生两仪、生四象，由四象而分八卦，五行之体立五行之用成矣。故仲景氏曰：天布五行以运万类，人禀五常以有五脏，是五脏应五行而生，五行附五脏而显，由是而五行生克，遂占中医书中一重大部分矣。如近日医界言论者之言曰：凡天地间物，无往不离乎五行，今也论疾病而废五行，是何异指人为天地之异气耶。殊不知五行之应五脏，本天然之生理，五脏之名五行，属假借之名词，决不能拉杂于病理症治之中。若中医理想用药，不外五行者，执草木生理，以推测其效用。虽云可以假借，然亦未免迂矣。余故曰五行者，天然之生理也。奈世人佥昧其理，中医诋解剖生理为妄诞，西医诋全体生理为臆说，中医以化析为析节，西医以五行为垢病，各就一边之谈理，鲜有不成柄凿者。吁！今世之医者，何其自小若是耶，不佞说生理大意，为双方之忠告焉。

论全体生理

人体之言，一天然之机器也，在外，有皮肤统系、肌肉统系、筋骨统系及五官器之分；在内，有神经系及呼吸器、循环、消化器、泌尿器、生殖器、新陈代谢机之别，但共具一体之内，决不能各自为用。譬夫空际大气之出入，必互相因也。譬夫机器运动之环转，必交相用也。人为万物之灵，有知觉运动之能，有思虑技作之巧，奈之何无统一之主统，便能一气贯通，而周流活泼耶。此不佞所以不辞杜撰，喋喋然而有全体生理之论也。汪氏曰：万事皆起于心，五脏六腑皆系于心。心者，君主之官也。在天以日为主，在人以心为主。故曰：心者，乃人体生理之主宰也，然而非矣。心之功用，据解剖学家言，即循环器中射注血液者也。为一团赤肉，绝非全体之主宰。西人曰：是脑筋主之也，大脑主知觉，小脑主运动，脑桥主运血，延髓主呼吸。行于颜面之十二对脑筋，俾五官器各司其用，行于脊髓之三十一对脑筋，使全体得以灵明，脑筋虽无所不包，犹机器之总轴而已。必有主乎脑者，而脑之功用始著，不观夫地球乎，得大气以包举之，乃能丽于空虚，而化生万物，不观乎机器乎，得蒸汽以鼓动之，乃能运动不息，是惟无形能统有形，亦惟无形能生有形。无形者何？气化是也。故嘉言氏曰：天积气耳，地积形耳，人气以成形耳。惟气以成形，故气聚则形存，气散形亡。气之关于形也，岂不巨哉。然而人身之中，有营气、有卫气、有经络之气、有呼吸之气、有脏腑之气，各有区分，其所以统摄营卫经络、呼吸脏腑，而令充周无间，环流不息，通体节节皆灵者，全赖胸中大气为之主持，此以大气为全体生理之一证也。洄溪氏曰：人之生死，视元气以为衡。夫谓元气者，视之不见，求之不得，附于气血之内，宰乎气血之先，阴阳开阖存于此，呼吸出入系乎于此，无能令百体皆温，无水而能令五脏皆润，此中一线未绝，则生气一线未亡，是以元气为全体生理之又一证也。修养家谓为祖气，即天地生生之气也。《素问·生气通天论》曰：苍天之气清净，则志意治，顺之则阳气固。又曰：服天气而通神明。凡若此者，皆以无形之气，为全体生理之主宰，而无可疑虑者也。且征之于气机一衰，则出入废，升降息，神机化灭，气立孤微及涕唾津精汗血液七般灵物，皆成死质。昧者尚取血肉有情，为炼石补天之具，不知全体生理之生气既若存而若亡，则此块然者，亦成朽物，何反恃血肉污物，欲其祛病延年，不亦惑乎。是故治形必先治气，气乃形之主宰，治气必先治神，神实气之本源。先天之植此形者惟气，后天之率此气者惟神。神维何？即灵性是也，主宰全体之生理者哉。故曰。研究生理，宜存哲学之观念焉。

医学观之疗法种类及药质疗法问题

思病而求医，势所必致。医者将何以应？曰施适当之法而已矣。惟是疗病法之种类甚多，如空气疗法、日光疗法、物理疗法、气候疗法、电气疗法、按摩疗法、针灸疗法、削豁疗法、食物疗法、药质疗法是也。理无分今古，法何论东西，但求有裨实用，立起沉疴，医家之能事毕也。虽然一般社会上，专行药质疗法者及一般医学家，惟以药质疗法尚是，良由习惯使然耳（但药质疗法大半顾此碍彼，利少害多，不佞视为末枝）。然药质疗法中内服，有丸（古名圆）、散（西名末药）、膏（东名越几斯）、丹、露、乳、酒（东名丁几）、锭、饮、煎、汤、液之分，外用有点、薄、围、罨、熏、洗、涂、蒸、含、嗽、吹入、注射之别，各有所当，初未常拘于一煎方也。奈积习相沿，殊难案解举吾国之旧医派，无不敷衍一纸煎方，为应酬之具，希图尺寸之利为目的，迹其以名家自命，同一梦焉，岂非可怪之甚耶。不佞处心积虑，敢谓医师只知药质疗法者。譬得其一肩，而失之全体，于药质疗法中，只知有煎方者，犹明其一指，而失之肩背。故医疗宜用药质一小部分耳。药质疗法宜用煎方，尤为一最小之部分也。市医据此自足，遂不复他求，尚安得称为医师乎哉。不佞近年来，拟编一部疗法说明书，详刻各种疗法，俾明其道，庶医者有所依傍，不致拘守一偏，对症各尽其宜，免见膏肓难挽，想新旧激争之际，此书亦未必无小补尔。

疗法中原因与对症

前篇历述十二种疗法，乃明其体，兹所论者，充其用耳。不观夫吾医家之疗病，有原因疗法及对症疗法之别乎。夫所谓对症疗法者，视疾病之现象以为衡。如热高而退热剂，咳甚而使镇咳剂，以及止其汗、敛其泻之类。图一时之间，以发生效力。既而药性已过，则病反加重，盖摧残生理自然之能力使然也。夫生理上自然之能力，本有抵抗排泄融解调和消化感觉诸机能，善保养而利用之，足以驱除疾病而有余。故咳嗽之痰，下利之积，感冒之流涕，反胃之呕吐，皆生理上驱除疾病之现象。若夫氧气起燃烧作用，胃酸收杀菌能力，抗毒素制止病毒，白血球吞食酶菌，结缔质凝合创伤，淋巴管吸收膜液，凡此数端，尤为显而易见，信而可征也。医者之天赋，在助其生理自然能力所不逮，施适当之疗法，以收其同驱逐之效果。例如下痢通其便，咳嗽助其咳，以增长其病势，短缩其经过，所谓原因疗法是也。若不之此务，概投对症疗法，适足截其出路，延长病期，此种揠苗助长养痈贻患之习惯，吾不知谁为作俑。善夫康侯氏之言曰：病症现象，乃原因放逐之基础，苟现象有所增，则原因必有所减，原因有所减，则现象必有所增，二者适成一反比例，断不能同时增减也。呜呼，业医者，可不于此等处加之意哉。

汇通疗法中精神药质食饵三项之争执观

丁五陆交通之际，各科学识，无不精益求精，即医学亦因之进步，疗病之法，遂得臻于完善。但吾国近来所最通行之疗法有三：一曰药质疗法，用药质以疗病是也；一曰食饵疗法，资食饵质液，以增荣养而祛病邪是也；一曰精神疗法，即心理上信仰的感应是也。但三者合而用之，则得其全，不能得而用之，则得其偏。如近来主张食饵疗法者之言曰：医者之解剖，知其层析，而昧其指归。化学之分析，知其当然，而不知其所以然。于人体天然之生理固有之机能，非特不能畅其理，亦且置诸不足道。惟以驱除寄生类及培补原质为能事，噫，医之道何其隘耶。故谚谓：医为世人生命之魔鬼，诚不诬也。追原其故，良由不知食饵疗法之理耳。夫所谓食饵疗法者，即以食饵，助其荣养，增其生理上天然之能力是也。斯所谓从根本上解决，原因的疗法，有何难治之病哉。而主张精神疗法者言之曰：全体本乎气血，气血系乎精神，神静则万事皆清，神昏则万事皆乱，人之生存，以精神为依归，病之进退，以精神为运用。人人皆知此理，而药治疗者，竟昧此道，惟药质之是图，贪天之功，以为自力，不亦难乎。故于心理上信仰的感应，而起精神上无形的变化。郁者行之，散者聚之，呆钝也兴奋之，过敏也麻醉之。从精神而及于形体，所谓吾身中自有天然之大药是也。较诸药功用，从形体而及于精神者，其捷效有不可以同日语矣。若主张药质法之医家，惟知对症用药，据理立方。上焉者，著书之说，中医仗五行八卦欺人，西医解剖分析以眩世；下焉者，悬壶问世，执虚实寒热以敷衍，用普通药料以应酬，比比者全球皆是。一若能如此，医药家之能事毕矣。倘告以食饵疗法及精神疗法之理，鲜有不嗤为妄诞者，其人品可知矣。独是在不佞管见观之，食饵疗法家及精神、法家，不尽全是。而药质疗法家者，亦未必皆非也。但见智见仁，一隅自画，各偏其偏，互相攻击，诚为初学进行之窒碍，而将来亦必有式微之一日。用是惄焉忧之，故不揣鄙陋。为之词曰：食饵疗法尚矣，但化学之变质，器械之创伤，能疗之乎。精神疗法深矣，然应汗失汗应下失下诸症，能不藉药质以奏效耶。三者分立，惟见其偏，三者融和，允为厥当，相机行事，因时制宜，无门户之见，化畛域之观，庶十全其九之上工，复见于今之世矣。世有哲人，当不以余言为河汉。

西药略释与中药

嘉约翰氏译《西药略释》一书，刊行颇久，陆续增补。凡三易稿，于前清光绪十二年重订，遂至完备。全书共四卷，首总论，论药性功用理法，次按药性区分，列为泻、吐、利、表化、敛补、提平、和解蒙等门，一一道其性形出处功用，甚便于习医家咸遵之奉之者矣。呜呼，其谬可胜言哉，请略一陈之。如谓滑石即镁氧，胃中酸质多者，服此则能合酸作泻。又云：中国本草，谓其能疗石淋、黄疸、水肿、脚气，不过铺张扬厉之词，未必有此大用。殊不知，彼所谓腹中酸质，即中医所谓胃中湿热积滞为病也。湿热之毒，下注膀胱，则结为石淋。西医治酸质过多及沙淋、石淋等症，亦多用咸类药者。镁氧乃咸类药，且滑以利窍，镇重下行，治湿热症主剂。黄疸、水肿、脚气，多属湿热之诱因，今乃反谓无此功用，是明明欲废弃中药也。浅而易见者，尚如此，其余可不辨而知矣。即如赤石脂一物，吾国本草盛载其功，历历可纪，今乃谓内含灰碳氧二，别无功用，不堪入药。按《化学鉴原》云，灰氧与石炭相合者，为镁灰石，与矽养三相合者，成石数种，如石脂之类。凡地产之石，滑如蜜蜡者，皆含此质，故名肥皂石，因滑腻也。夫略释之灰，即《鉴原》之钾，据《鉴原》之论石脂，并不含镁碳氧也，嘉约翰氏乃凿凿言之，可以悟其欺中医之不明化学者矣。又如珍珠、石决明、龙骨、牡蛎、蛤粉、钟乳石、阳起石、凝水石、云母、石蟹、琥珀、紫石英等药，功用迥不相侔，考吾国本草者自知。今乃谓含有钙质，及碳氧二气，功用只同火石粉，亦只解酸而已，对于生理上无丝毫之效力。斯言也，西人化学家闻之，肯以为然耶。善夫化学论理云，造化之妙，在杂质不在专质，专质不过明其体，杂质足以达其用。横渠氏，所谓一则生两则化是也。考化学者，化分以考其原质，化合以增杂质。故周易云：一阴一阳之谓道也，若执原质之一节，如金刚石铅笔同为炭质，论其功用，果可皆视为炭耶。所以氧氢氮碳等质，易一位置，即变一物，而性用之别，判若天壤焉。执原质而昧杂质，不论其相感而化之妙，以诋中国所产者，皆不足恃，岂非愚之甚哉。韪良氏云，交感相合所成之物，其性必与本质迥异，故谓变化。其颜色气味及性之燥湿恂柔，皆不可与其原质相提并论，甚至毒物与毒物相合，则转不毒，不毒与不毒相合，反成毒物。嗟夫，化合杂质，其不可以原质拘者，其中变化，有如此之大。彼《西药略释》中，以化学谈药物，多半属杜撰欺人之语，乃吾人竟为其所愚，遂不辨皂白。浅焉者无论已，等而上之，若《化学实验本草》，《家庭本草》等书风行全国，编纂者乃高明之士，久负名望，而亦拾其牙慧，奉为准绳，吁可慨矣。近以潮流维新之际，举国若狂，当轴者，惟西人马首是瞻，弃旧学如土芥，不惜以吾国数千年之所有，一旦拉杂而焚，固不特医学为然也。但行于医学，更尤甚耳。教育部颁医科大学课程，中医旧学书籍，无一部之可取，故吾道中，以谈微生物病灶为高尚，取资者，不过译本而已。而译本之不足恃，大半类此。丑诋中医殆尽，无一味之能用，充其意，不过为自售药料计耳。初何尝顾及吾华人之痛痒哉。不佞敢九顿首而忠告我同志曰，读书须自具祇眼。古人之语，莫余欺也。

硝石朴硝玄明粉功用之鉴别

据程氏之规定，钾养淡养五是硝石，钠氧氮氧五是朴硝，钠氧硫氧三是玄明粉也。曰钾、曰钠、曰硫、曰氮、曰氧，独无分别者乎，考化学者自知。吾国药学，自明季以来，硝石性属火而上升，朴硝性属水而下降，明哲者尚能鉴别之。朴硝属下沉之渣滓，芒硝乃炼朴硝之精华。玄明粉即法制芒硝，加煅炼者也。市井药夥，亦知之审矣。独谓朴硝、玄明粉，性质相近，不佞所不敢随意附和。试观冷水热水，相间一沸耳，而温凉判别。夫人知之，岂有炼煅数日之药。反不能变其初性者耶，不待智者辨之矣。故谓朴硝属钠氧氮氧五，玄明粉属钠氧三硫氧，岂不然哉。吾愿医药界诸公慎思明辨，其各勉之。

石膏秋石之效用

呜呼，斯二药者，为新学家所不齿久矣。视如死质，弃为废料，华医随人颦眉，依人仰仰。药物之取舍兴废，必视外人之舆论以为衡。樟脑也，不曰助火，而曰兴奋；草乌头也，不曰驱风，而曰麻醉。他人之言，奉为至典，吾国旧学，弃如弁髦。以芸人之田为已任者，实斯时一重要之问题。石膏之清热镇逆，秋石之潜阳养阴，效用昭彰，脍炙人口，乃以《西药略释》一语，遂群目为废物，岂非可怪之甚耶。不观夫瞻洛氏云：钙氧硫氧三，即中国之石膏，为胃腑热证要药。《西药略释》极诋之，谓石膏水化极鲜，即以三五两煎服，入胃亦止些须，且无蛤利酸力，亦无发吐攻泻之能。本草皆浮泛之词，此西医好诋中药，而夸西药，无非为自售之计，而不知适自呈其陋也。无药之治病，丸散则取其质，汤剂则取其气味，若石膏水化极鲜斯无功力，试质诸明哲，以为然否。东人谓石膏乃硫酸钙素，是其原质。若中国所用石膏，皆为天然矿产，其中多杂有盐化镁素，故清热降泄之功甚大。又《格致启蒙》云：将少许石膏磨粉，置于净水瓶中，摇而化之，水度变浑，用滤纸漏过，虽石膏粉质，不能过纸，而清水已变成涩水，是石膏功效，有如此之大，果可视为废物者耶。以化学家之言，著《西药略释》者，何以辨之。且彼之蛤蜊药，即药味苤蝥之品。酸药，即酽醋檬檬之类。吐药，即服胆矾、瓜蒂之类。泻药，即大黄、巴豆之类。试思人之百病，岂只蛤蜊质太多之两种。医之用药岂可非吐即泻，其种种误谬，不待智者辨之矣。若谓《神农本经》，不足为凭，何以硫硝二强水，《本经》先言之，而毫无讹误也。西医视中国之大，无一物可用，丑诋中药殆尽，不得不就石膏辨之，其余可以类推，庶不为其所欺。且中国方振兴矿务，若尽信其说，则凡中土所产，皆成无用矣，可不辨哉。又如中国秋石，据化学分原，言其体质，系钠氧氮氢氧四，轻氧磷氧五，而略释谓秋石，内含尿酸尿底及钙氧，间或兼含氯气，殊无治病功用，不惟名不雅驯，亦且有伤生理，呜呼异哉。且据分原所窍秋石，并不含有石灰及氯气等质，而中国本草，秋石主治条下，照分原所言各质考之，亦皆对症。化学家用考含矽三之质，可谓殊无功用耶。夫化学之要，在能增新质，古之人皆行之者矣，今则以吾国历试实验之品，假化学名义，而践踏之，其存心胡可问耶。乃吾人瞑目索途，竟为其所欺，百犬吠声，是丹非索。欲求中华之国粹，得昌明于二十世纪之世界，戛戛乎难矣。不佞因特杜撰数言，记诸简末，想海内外有道之士见之，亦略其词而取其意，俾良材不致永远沉埋，则当为中华药学前途庆矣。

忠告医学家宜注重诊断学

今夫东西医药家，以实质的学派，解剖的智识，虽雄长于吾道中，非一日矣。吾人抵制之言，亦无微不至。如设会以研究，集社以讨论，办报以观摩，再接再厉，极积进行，虽然使言论之毁，逞意气之争，徒蹈空谈，何俾实用。爰虽不敏，索不赞同，若夫事关经验，万举万全，必也症治学乎，临其症，施其治，鉴确实之证据，处适当之疗法，呼吸之间，反掌生死，非可以大言欺人者也。但临血之鉴之，使非用诊，何以测其情，何以得其确。谚曰：医之诊病，如老吏之断狱，必诊之而能识，识之而能断。故曰：诊断学，乃症治学之枢机。尝见夫中医谈诊断学矣，曰望色也，明声也，问其情之苦乐也，切其脉之浮沉也。审天时，察风土，辨久暂，明寒温，分表里，别营卫，论虚实，判标本，凭神志上鉴别，而施适当之疗法。又见夫西医之谈诊断学矣，显微镜也，寒暑表也，听症筒也，验脉表也，打诊器也，考证看护日记也。检查痰涎、涕唾、粪溺也。凭器械之应用，翼探讨其因病灶而已。据物质上鉴别，行对症法而已。原夫中西迢递，风气殊，服食异、体质各有不同，习惯各有俗同，固未可以一格绳也。今以旅华之西医，为自售营业起见，排斥中医，不遗余力，一般见浅如瓢之辈，乏抉摘之能力，鲜不为其所欺，故尔来空气，有中医不足恃声浪，已盈遍全球矣，窒碍中医之进行尤可恕也，而以吾国四千余年之国粹，致式微于今日，果谁之咎欤。于十百千万之中，间有抱过激主义者，效博浪铁锥之一击，大声而疾呼之，披沥中医之真髓，剥夺西医之装伪，亦可谓中医舆论界中健将，不得以日人而非之，但徒蹈空言，于是实际果有益否。今日吾中医界掊击西法者众矣，要皆逞意气之谈，非为求医学进步之道也。和田启十郎，将永遗话柄矣。不佞私意，亦在提倡医学，窃以经验学派，视症治为依归，而症治之方针，属诊断之运用，由此观之，诊断学者，乌可忽哉。中医诊断，恃理想之推测，乏实力而多巧思。西医诊断，恒借重于器械，少游移而欠灵变，各有太过不及之弊，所以未能造就完全。故未克万举而万当，怀整顿术者，何能已于斯乎。愿吾同道路公，以保存国粹，为前途希望之目的也可。

中华病理学编纂记

编纂其说病原之作用，辨发病之理由，释病变之本然，明病灶之所在，示医疗之方针也。合参今古，融会中西，彰旧理，扬国粹，故定名曰：中华病理学。

征诸西医历史，病理学之进步，已达三期。一为探索症候时代，二为剖检病灶时代，三为研究病原病变关系时代。今则正在第三期，若吾中医病理学之进步，已逾三期。第一期：曰理想六气病机时代（如《内》、《难》等书是）。第二期：曰分别内伤外感时代（如《伤寒》、《金匮》、《三因方》、《辨惑论》等书是）。第三期：曰详明症治学时代（如《六科准绳》、《医宗金鉴》等书是）。今者研究会通，发明病灶，已至第四期矣。综以上观之，西医本物质也，将渐进于精神。中医本精神也，已兼及物质。实验参理想，则实验不为拘谬，理想得实验，则理想不为空谈。弃瑕择瑜，兼收并蓄，则将来之医学，必为世界所公认，可预言也。不佞留神医学久矣，而于病理一科，尤孳所注意，比年来得见病理学书籍，如《病理学讲义》、《新撰病理学讲义》、《临床病理学讲义》、《临床病理学》、《病理撮要》、《病理学会通》、《病理学实习》、《病理学通论》、《病理学总论》、《病理学问答》、《病理学一夕谈》等，矻矻孜孜于兹载。虽有种种之表示，尚无一定之主张，故逐年来发行病理学之意见，未尝敢以示人也。近来钻研旧学，力求病理上继《内》、《难》根源，下沿汉唐支派。凡宋元明清诸家之学说，有关于病理者，靡不博访而采择之。觉中医谈病理之精深，诚有驾夫西医万万也。所惜者，笼统于症治学之中，未尝别列一科，以供专门之研究，且杂以五行生克，种种理想假借之名词，致贻外人以口实。今者一洗浮华，确存精当。胎胪中西学说，潜心探讨，芟繁薙冗，举其宏纲，别为五类。

第一篇述病理机能，详九脏六腑、十二经、十五络之虚实寒热为生理上变化，作病理之本源。第二篇述病理学原因，凡六气所伤，七情所应，为内伤外感所以能致病之要道。第三篇述病理学理论，解三阴三阳手足六经传变，及升降浮沉等，为病情变化之理由。第四篇述病理化学，讲细胞化学成分之变化，原质或增加或缺乏之类，为吾国病理学上新用途，最有研究之价值者也。第五篇述病理学解，解剖其实质的变化，以知其病体之组织，能确询病灶之所在，举内科、外科、妇科、产科、儿科、皮肤花柳科等所发之病症，无不详考而笔记之，以供研究汇通之采择。虽不敢谓中华病理学，全体在斯，然得此而引申之，当不至无理矣。编纂之余，敢伸臆说，凡我同志，其各勉之。

（见《三三医报》1926）

30. 病原之讨论

（一）酸素吸入停止或减少

吾人所赖以生活者，空气中之氧是也。古说谓之阳气，译西文曰氧气，译东文曰酸素，名称不同，译文者不会意之故。万物皆赖此阳气以生，人之一呼一吸，吸收氧气，若多人杂居，窗牖闭塞之处，则氧气缺乏，乃有停止或减少之虞，妨害生理，发生呼吸困难，甚或致死，盖安静时呼吸运动，血液中酸素与碳酸，有一定容量，呼吸中枢，受适宜之兴奋，故无障碍。若酸素减少，碳酸增多，呼吸中枢著明兴奋，惹起呼吸困难，兴奋既久，终至疲劳，而神经麻痹，是以末期呼吸，往往减弱，遂呈假死状态，最后心脏运动亦停止，所谓窒息死者是也。

酸素吸入停止或减少，其原甚多，有因空气中变化者，如至一万尺以上之高山，则酸素量仅存百分之十一，此吾人所以每于登高时，必起呼吸困难也。有因压迫呼吸器使之闭塞，或狭窄者，如缢绞死之时，皆发有呼吸困难，而终止于窒息是也。有因肺脏受附近病变之压迫，如胸痹痰涎结胸之类是也，有因神经系之影响，如脑受压迫，则呼吸困难是也。如痉挛性喉头狭窄，则发生呼吸障碍是也。凡此种种，皆是发生呼吸困难，为酸素吸入减少之证，其甚或停止者，乃足致死。

（二）食物

饮食所以摄取营养成分，以补人体新陈代谢之消失者也。然摄取过多，则肠胃充满，其结果消化障碍，糟粕停积，古谓之宿食症、积滞症是也，苟有缺乏，遂诱起食道反胃肠之癌肿性狭窄，古说谓之失饥是也。

（三）理学之刺激（分下列五种）

一、器械之刺激

临阵之兵，作工之役，与夫斗殴失防诸事之遭损伤者，古说皆包于跌打损伤之中，虽有金疮、切伤、刺伤、割伤、挫伤、枪伤、骨折等别，要皆不出损伤二字之范围。

二、温度之刺激

居住中温度过高，或过低，皆足为疾病之原因，此与古说中寒热二项同，惟古说以天然者为限，此则兼人工制造而言之，如火炉之燃烧太猛，或户牖之适值来风，皆足令住室中空气之温度变高或变低，而与吾人身体有重要之关系者也。

例如暴露于最高温度中，所起之痼症，曰中热证。其时以体温亢盛，热至灼手，脉搏洪大，继则数小，呼吸促迫，瞳孔散大，全身痉挛，而致心脏衰脱以死。此症于夏月行军屡见不鲜，究其原因：一为体温过高，二为身体持续劳动，三为衣服紧狭，四为多人拥挤，因是体温放散调节，失其作用，体内造温增多，外来之温亦甚，必到长热极，心脏起强直性挛急，是曰中热证。

世以中热证、日射证（中医名之中暑）并为一种，其实不然。盖日射病因日光直接作用所起之一种脑病，与中热病自有区别也。身体一部分受最高之温度，发生火伤，视其温度之高低，作用时间之长短，及组织抵抗力之强弱，故所起变化亦有差异，其经过之症可分为四期：（一）仅局部呈现充血现象。（二）发生水泡、成浆液性炎症。（三）伤处侵入细菌，表层化脓，周围发生炎症。（四）组织炭化，此火伤中之最重者，又伤及全体皮肤三分之一以上极为危险。其致死之由约分三种：（一）因高热而体内水分减少。（二）因火伤部所生之毒质，被血吸收。（三）因伤部毛细管内，血液静止凝固，为病该脏器之栓塞，终至于循环障碍。

身体一部受严寒时发生类似之火伤，是名冻疮。亦分三度：因寒冷而血管局部收缩，发现苍白色，既而血管扩张复呈紫蓝色，是为第一度；该部因寒冷起浆液性炎症，而生水泡者，是为第二度；寒冷过剧，使组织坏死，是为第三度。吾人体中四肢末端及耳壳等处，较易发生，因易于与寒冷空气接触故也。

三、空气之感应

空气中气压之高低，与水分之润燥，皆足以致人之疾病，此即古说六气为病之一部分子，惟有因燃烧而空气干燥，因沟渠而空气潮湿，又有因土地之关系，如在海面，则气压减轻，在山中则气压增高之类，吾人身体，完全受空气所支配，空气既有所变易，故疾病因之起矣，距地面一万尺以上之高山，则空气中所含酸素之量，减少至百分之十一，愈高则压愈薄，是以全身脱力，心悸亢进。

（未完）

31. 病源之讨论（续）

四、虫兽啮咬

如癞狗咬伤、蛇伤、蜈蚣蝎毒等伤，古书虽不言其为病因，于验方书中，言其病状治法而已，然细绎之，实于外因上古一大部分之病也。新说于此数项，亦多挂漏。

五、自害中毒

中毒谓误食有毒之物，如河豚鱼与荆芥同食，及柿蟹同食等是。自害即自杀，俗所谓寻短见是也。凡自缢自服鸦片等皆属之，然两项尚有分界，如服食毒物，即在中毒范围内。若自缢，则为器械的刺激是也。又新说凡中毒证，必冠以某物字样，如鸦片中毒、水银中毒等是，似较古说为详。

六、传尸鬼疰

新说于寄生体一项，论细菌为疾病之原因，甚详。然中国于数千年前，早有传染之论调，即传尸鬼疰是也。其曰：以其初得半起半卧，名曰殗殜；气急咳者，名曰肺痿。骨髓中热，名曰骨蒸。内传五脏，名曰伏连；同族传染，乃至灭门，是则以传尸为病之总名。而以殗殜、骨蒸、肺痿、伏连，为其部分证候之名也。《严用和济生方》，其论劳瘵之症曰：夫劳瘵一症，为人大患。凡受此病者，传变不一，积年染疰，甚至灭门。大抵合而言之曰传尸，别而言之曰骨蒸、殗殜、伏连、尸疰。中医于数千年前，无科学器械之补助，而能得结核传染病之真谛者，询先民之伟识矣。

（以上二篇见《上海医报》1929）

32. 力争中医加入学校系统函

北京教育部，总长钧鉴，敬启者，自大部明定学校系统，中医学说，不允列入，减弃国粹，举国震惊。窃中国医学，发时为最古，学理精深，为世界冠。因历代以来，有贤君良相，提倡发明于上，才人智士，精研探讨于下，历四千七百余年之经验，始能成此大观。比年来因潮流之趋势，竞尚维新，不惜牺牲历世相传固有之国粹，以遂少数私人之热狂，隳丧国权，蔑视民命，莫此为甚。盖中医治病，其神明变化，实有研究之价值，非四法简单治疗者可比，公论自在人间，真理终难磨灭。

大部试平心论之，中医果在可废之列，全国人民，当倡议废之，奚必待西医之呶呶为，中医果有保立之地步，自宜有加入学校系统之必要，彼西医为排挤之见，妒业竞争，蚊口成雷，铄金毁骨。

大部当以燃犀之照，烛彼阴私，何能听其呓语？夫中医之缺点，乃书籍体例之不良，假借名词之罗列，今古异宜，四方异俗，故学说之意见，微有不同。然融炉共冶，翻陈出新，以彼之长，济此之短，各科学说之讲议，体例从新，莫不如是也，医学独根本推翻而后快，是诚何心哉。是故编辑医书，责在吾辈，维持医学，端资大部。

特此迫叩呈请，务祈将中医教育列入学校系统，迅予施行，不胜待命之至。

（见《三三医报》1926）

33. 复兴中医专科学校教学规程

第一条　本校以造成中医完善之人材使能担任中医教育及中医职业为宗旨。

第二条　本校教学方针实施下列各项：1. 发皇古代医学精义。2. 融会西医知识，并设法利用器械辅助。3. 提倡本国药材。4. 搜罗民间特效验方。5. 集中古今中外各家之学识及经验。6. 促进医士道德。7. 提倡公共卫生。

第三条　招收学生以高中毕业或具有同等学力者为合格。前项同等学力之学生最多不得超过录取总额五分之一。

第四条　修业年限定为五年，第一学年注重普通科及基础医学。第二学年至第四学年注重应用医学及临床医学。第五学年专事各项实习，除在学校附设之医院或设备完善之中医院实习外，并得由校商定至学识经验俱富之中医处实习及临症。

第五条　本校教授科目时数表（遵照廿八年夏重庆教育部所公布），但得以当地情形在可能范围内酌量伸缩之。

甲：普通科及基础科学类　党义讲授三十六，国文一〇八。生物学讲授三十二，实习九十六（共计一二八）。化学（分析化学有机化学）讲授六十八，实习二〇四（共计二七二）。物理学讲授三十六，实习一〇八（共计一四四）。中国医学史七十二。（以上总计七六〇）

乙：解剖学类　解剖学、组织学、胚胎学、神经系，解剖学讲授九十八，实习二九四。（以上总计三九二）

丙：生理及药物类　生理学、生物化学，讲授七十二，实习二一六（共计二八八）。生药学、药化学、药理学、方剂学，讲授九二八，实习二九四（共计三九二），以上总计六八〇。

丁：病理学类　细菌学、寄生虫学，讲授七十二，实习二一六（共计二八八）。病理学讲授七十二，实习二一六（共计二八八）。以上总计五七六。

戊：诊断及内科类　物理实验诊断学、内科学讲授二一六，实习一二八，临症三四〇（共计六八四）。小儿科学讲授六四，临症八十八（共计一五二）。精神病及神经病学讲授四十八，临症四十八（共计九十六）。皮肤花柳病学讲授四十八，临症四十八（共计九十六）。以上总计一〇二八。

己：外科学类　外科讲授一六〇，临症三〇〇（共计四六〇）。眼耳鼻喉科学讲授四十八，临症六十四（共计一一二），以上总计五七二。

庚：妇产科类　妇科讲授三十六，临症六十（共计九十六），产科学讲授十六，临症四十八（共计六十四）。以上总计一六〇。

辛：针灸按摩类　针灸科学讲授三十二，临症三十二（共计六十四）。按摩科学讲授十六，临症十六（共计三十二）。以上总计九十六

壬：其他学科类。公共卫生讲授六十四，实习一二八（共计一九二）。放射学讲授十六小时，实习十六（共计三十三）。法医学大意讲授十六，实习十六（共计三十二）。战时救护训练讲授九十六（暑期卫生调查时间及野外演习时间在外）。体育时间由各校自行酌定，惟须各年成绩及格方得毕业。

以上各科总共合计讲授一六四〇，实习一九三二，临症一〇四四共计四六一六（以每一句钟计）。

第六条　本校各科目理论实验并重，除外国语外概用国语教授。

第七条　本校之教材标准大纲由本校拟定，呈送校董会及主管教育官署备案。

第八条　本校教授之资格如下：（一）曾在国内外医科大学医学院或医学专科学校毕业，兼于是医素有研究者。

（二）对于中医学术曾有特殊著作者。

前项教授分兼任专任二种，由校长聘任之，但兼任教授不得超过全体教授二分之一。

第九条　本校校长由董事会聘任之。

第十条　本校基金及常年经费由校董会负责筹措之。

第十一条　本校组织大纲会议，规则教材标准大纲学，则每学期课程表，招生简章等另订之。

第十二条　本校得酌收学费及膳宿费。

第十三条　本校得附设特别训练班，训练已开业之中医。

第十四条　本校附设医院，其章程另订之。

第十五条　本校遵照私立专科学校规程所定，呈经当地行政机关转呈教育部备案。

（见《复兴中医》1941）

34. 本校开学纪念词

中医学校最大困难，便是不能加入教育系统，无法进行立案的准备，学校不立案，学生毕业后，资格上发生问题，且无出路。前年下走在渝时，追随焦易堂先生、陈文虎先生等，进行中医学校，争取教育上地位。幸教部陈公，对于中国医学，素有提倡之兴趣。中医校立案规程，由卫生署中医委员会拟定后，教育部接受公布施行。此后中医校有立案之途径可循，不可谓非中医界之幸事。惟处此非常时期，当局无暇兼顾，国立中医学校成立无期。以致中医教育，仍陷于半开化之状态中，实为中医界之耻辱。下走不敏，窃思有以挽此颓风，奈力小愿宏，毫无成就，沪上中医学校林立，主政者半属多年老友，奈见解不同，方法各异，整理医学之主张，无从实现。本年夏季，由北平施今墨先生资助，复由本校各位同志协力同心，共相努力，本校方得幸告成立。创设之动机，筹备之经过，大概如是。

凡作一事，不必问其成功与失败，但看吾人努力之程度为标准，中国医学，需要整理，中医教育，需要改进，已成不可掩之事实。如能脚踏实地，按部就班做去，不患不能达到完成之日，望全体同学，本此目标，共同迈进！

此外本校课程，一年级初学时，因中医专门名词过多，记忆上不免困难，但是持之以恒，抱定奋斗决心，历时稍久，自能记忆，便不至困难。一年级注重基础学科，二年级注重应用学科，三年级注重在经验上实地之考察，此先后次序，不可紊乱。基础学科，如生理、病理、药物、内经、医史等是。处方、诊断、内科概要等，已进一步，涉及应用学科之范围，本校所以有此项规定，注重在迅速完成，得窥见中国医学上之精义。应用学科，如处方、诊断、内科等是。传染病，在医学上及卫生行政上，关系甚大，有认识之必要，不可不注意及之。伤寒、金匮为中国医学上之发源地，研究此科，以见古代医学之真面目。

经验上考察，注重在每一种病以及每一种症，应用何种治疗方法，得能收实地根治之效果，以及兼症夹症，宜用何种方法治疗，皆有参考之价值。即古今来治疗书籍以及验方、验案等，皆须兼收并蓄，此项范围最为宽阔。很短一年时间，决不是以得其底蕴，以后必须随时考察，方可得其研究，所谓学无止境，学然后知不足也。况医学为吾人身之学，决不可浅尝而止者，在学校短短过程中，只可以将各教授所得到之经验及各家医书之门径，略窥大概而已。若谓中医学术，仅仅如此，未免有失提倡中医教育之初意矣。

（见《复兴中医》1941）

35. 中国病理学讲义编纂记

说病原之作用，辨发病之理由，释病变之本然，明病灶之所在，示医疗之方针，合参今古，融会中西，彰至理，扬国粹，故定名曰中国病理学。

征诸西医历史，病理学之进步，已达三期：一为探索症候时代，二为剖检病灶时代，三为研究病原病变关系时代，今则正在第三期。若吾中医病理学之进步，已逾三期。第一期，曰理想六气病机时代，如《内》、《难》等书是。第二期曰分别内伤外感时代，如《伤寒》、《金匮》、《三因方》、《辨惑论》等书是。第三期曰详明症治学时代，如《六科准绳》、《医宗金鉴》等书是。今者研究会通，发明病灶，已至第四期矣。

综以上观之，西医本物质也，将渐进于精神。中医本精神，已兼及于物质。实验参理想，则实验不为拘谬。理想得实验，则理想不为空谈。弃瑕择瑜，兼收并蓄，则将来之医学，必为世界所公认，可预言也。鄙人研究医学，于今十五年矣。而于病理一科，尤孜孜所注意。比年来得见病理学书籍，如病理学讲义、新撰病理学讲义、临床病理学、病理撮要、病理学实习、病理学通论、病理学总论、病理学问答、病理学一夕谈等。彻底探求，融炉共冶，虽有种种之表示，尚无一定之主张。近来在中医专校，添充病理教授，钻研医学真传，力求病理所在，上继《内》、《难》根源，下迄汉唐支派，凡宋元明清诸家之学说，有关于病理者，靡不博访而采择之。觉中医谈病理之精深，诚有驾夫西医万万也。所惜者，笼统于症治学之中，未尝别列一科，以供专门之研究，且杂以五行生克，种种理想假借之名词，致贻外人以口实。今者一洗浮华，确存精当。胎胪中西医说，潜心探讨，芟繁薙冗，举其宏纲别为六类。首篇述病理学总论，详论中西病理学历代发明之沿革及变迁。第一篇述病理学机能，详释九脏六腑十二经十五络之虚实寒热，为生理上变化，作病理之本源。第二篇，述病理学原因。凡六气所伤，七情所应，为内伤外感，所以能致病之要道。第三篇，述病理学理论，解三阴三阳手足六经传变，及升降浮沉等，为病情变化之理由。第四篇，述病理化学，讲细胞化学成分之变化，原质或增加或缺乏之类，为吾国病理学上新用途，最有研究之价值者也。第五篇，述病理学解剖，解剖其实质的变化，以知其病体之组织，能确询病灶之所在。举内科、外科、妇科、儿科、皮肤、花柳科等所发之病症，无不详考而笔记，以供研究之采择。虽不敢代表中国病理学之全体大用，然得此而引伸之，当不至于无理矣。编纂之余，敢伸臆说，凡我同志，幸各进而教之。

（见《中医新刊》1928）

36. 运气讲义

“小引”《内经》论运气，详言天人相应之理，极精极微，有司天、在泉、间气之分，有主岁主时、太过不及之别，有胜复、淫郁、逆从之辨，有南政北政、地位之相反，有天符岁会、三合之不同，名目既繁，文又简奥，后人聚讼纷纷，故疑信参半。徐洄溪云：运气之道，言其信者，圣人有所不能知，及施之实用，平正通达，人人易晓。但不若今之医者所云，何气司天，则生何病，立一印板呆方以治之，正与《内经》圆机活法相背耳。是洄溪诚尊崇运气之道，至云耳食欺人之学者，深疾夫市医之不学无术，无知妄作而言也。张飞畴论运气不足凭者，言不能胶一定之法，以应无穷之变，业医者当神明变化，随症详参，慎思而明辨之，如衡之平，如鉴之明，方足以研究运气，而探其本原，则神变化，不逾规矩之外。张徐二氏之语，适足以互相发明，何足为过？但近代名家，公认《内经》中“天元纪大论”、“五运行大论”、“六微旨大论”、“五常政大论”、“六元正纪大论”、“气交变大论”、“至真要大论”，七篇乃阴阳大论原文，为王冰所窃，补入《素问》篇中。然阴阳大论，为汉张仲景所推崇，与《内》、《难》并列，其为上古医学之真传可知矣。且六气运行，胜复有淫郁逆从之变，其应病也，应先兆焉，犹航海之指南针也。于此求之，思过半矣。若夫执一定之法，以应无穷之变，非医者所忍言也。

本校课程，曾到气化一科，爰不揣陋，编订如左：望吾诸同学，研究而发挥之。折背叟自记。

第一章　总论

“天元纪大论”曰：夫五运阴阳者，天地之道也，万物之纲纪，变化之父母，生杀之本始，神明之府也。可不通乎。

（注）天以十干，运化地之五行，地以五行，上呈三阴三阳之六气。故曰：五运阴阳者，天地之道也。王冰曰：道谓化生之道也；纲纪，谓生长化收藏之理；父母，谓万物之先也；本始，谓生杀皆因而有也。夫有形禀气，而不为五运阴阳之所摄者。未之有也，所以造物不极，为万物生化之元始者，以其神明之府也。然合散不测，生化无穷，非神明其孰能之。

又曰：天地者，万物之上下；左右者，阴阳之道路；水火者，阴阳之征兆；金木者，生成之终始；气有多少，形有盛衰，上下相召，而损益彰矣。何谓气有多少，形有盛衰?曰阴阳之气，各有多少，故曰三阴三阳也。形有盛衰，谓五行之气，各有太过不及也。故其始也，有余而往，不足随之，不足而往，有余随之。知迎知随，气可与期。

（注）天覆地载，万物化生于其间，阴阳之气，左右旋转而不息。水为阴，火为阳，阴阳不可见，而水火可验。木主春之升发，金主秋之收藏，故为生成之终始。在天为气，而气有多少；在地成形，而形有盛衰；上下相感，而太过不及之气，昭然着矣。太阳为天之巨阳，太阴

为阴之至阴，少阳少阴，此阴阳气之始生者也。两阳合明，故曰阳明；两阴交尽，故曰厥阴；此三阴三阳之原理也。天地之气，盈亏无常，不足即伏于有余之中，所以有胜复之相乘，运有盛衰，气有虚实，更相迎随，以司岁也。

第二章　五运（司天）在泉

甲巳之岁，土运统之，乙庚之岁，金运统之，丙辛之岁，水运统之，丁壬之岁，木运统之，戊癸之岁，火运统之，子午之岁，上见少阴，丑未之岁，上见太阴，寅辛之岁，上见少阳，卯酉之岁，上见阳明，辰戌之岁，上见太阳，己亥之岁，上见厥阴。

（注）五运以五阳干为太过，五阴干为不及，司天，主上半年之气运，在泉即司天对宫，主下半年之气运，如是循环，周而复始。（未完）

（见《三三医报》1928）

37. 温病发展简史

温病学说是从伤寒基础上发展起来的，这是不可否认的事实。所以要研究温病学说思想的变迁，必定先要追溯其源流。

《内经·热论篇》："热病皆伤寒之类"，论病情，虽有伤寒热病之分，而受热来源，及发病原理，同属时令感冒性病症之一类。古医经验之言，足可为后世所取法。《难经·五十八难》说“伤寒有五”，以中风、湿温、温病、热病等，包括于伤寒门中，后世有广义伤寒的名称，实自《难经》始。以上皆可证明伤寒与温病，同属一类的病症，但其症状与治法，仍有显著的分别。

《史记》仓公治热病，用“火齐汤”。周澹然《温证指归》解释说：“火齐汤，即三黄汤之别名。”是温病治法，宜凉不宜温，主里不主表。前来仲景，已有成法，迨仲景《伤寒论》，尤有显明的区别：“太阳病，发热而渴，不恶寒者，曰温病；发汗已（疑为自汗出之讹），身灼热者，曰风温”。非但伤寒与温病的症状治法，不容混淆，即温病与风湿，亦有分别。柯韵伯解释说：“寒去而热罢，即伤寒欲解证；寒去而热炽，即温病发现症。如服桂枝汤，大汗出后，躁烦渴不解，脉洪大者，即是温势猖獗，宜用白虎加人参汤之类。”这是治温病最早的方法。

《千金》治温病方法，大都与阴阳毒混合立论。《外台》论温病，多兼论温毒，对温毒发斑诊断，“赤斑者五死一生，黑斑者十死一生”，实为经验独到的话语。朱肱《类证活人书》说：“温热二义，为热之多少而异”；是知温热病与伤寒的症状治法不同。所以说：“麻桂二方，只适宜于冬令西北之病人，若江淮间，惟冬令及春初可行，自春末及夏至以前，可加黄芩半两（《活人书》中，以桂枝加黄芩即为阳旦汤，是否只好存疑）。夏至后可加知母一两，石膏二两，若病人素寒，正用古方，不必加减也。”

其《伤寒十劝》中，第一条即说：伤寒头痛，身热，便是阳证，不可用热药；第三劝说：伤寒不思饮食，不可服温脾药；第四劝说：伤寒腹痛，亦有热证，不可服温暖药。这都是经验独到的话，应当深思熟读。

又朱肱自序说：“病家曾留意方书，稍别阴阳，即知热证召善治热证之医家，如为冷证，则召善治冷证之医家，往往应手而效。”则宋时医家，已有寒热两派之不同。

金代刘河间，以阴阳分作表里，并反对朱肱以阴阳为寒热的说法，盖河间只知有热证，这限于主观的缘故。

河间自制双解凉膈、天水通圣诸方，以代麻黄、桂枝，在治疗上得到不少便利，不拘执古方，而加以化裁。古方发汗退热二法并用的甚少，虽有麻杏石甘汤，及葛根黄连黄芩汤，但仲景氏，用治汗出而喘，及发热不利等症，对其发汗退热并用的疗效，还未曾加以肯定。自刘河间论表热、里热等症，肯定以清热为主要，确实是温病学说进行过程中特殊的表现。后世治温诸家，多守他的遗教，可惜他在疏邪化热诸法，还未能适合病情，留待后人来补充。

张子和《儒门事亲》治温方法：“病人喜凉则从其凉，用辛凉解之，喜温则从其温，用辛温解之。”并推重河间辛凉清解方法的适用，是知温病治法，不同伤寒。

李东垣说：“温病发生，盖因房室劳伤，与辛苦之人，腠里开泄，少阴不藏，肾水涸竭而得之。”是知阴虚的体质，因肤理开泄，而受感冒，二种病症混合发生，与现代医家所见，还有不少暗合处。

王安道于《溯洄集》中说：“温病不得混称伤寒，因伏热在内，虽见表证，惟以表证为多，法当治里热为主，佐以清表之法，亦有里热清而表自解者。”后世谈温热病的，都以为始于河间，可是河间所论的，在伤寒中亦有热证，宜用清凉之剂，不可用热药误人，至安道才大张旗鼓，将温病另立门户，不得与伤寒相混。

我认为王安道在温病学说上，有两点贡献，（1）在名称上，说“温病不得混称伤寒”。（2）在治法上，“法当治里热为主。”这二项，有关后世温病学说，至深且巨。

但王安道所说温病，虽然脱离仲景范围，还知尊崇仲景，不敢与仲景对立。

《溯洄集》中，又说仲景书中只有中风与伤寒二项，如温暑寒疫时行温疟等，必另有治法，想已失传，这话为近代裘吉生氏（已故）所采取，并认为叶天士的温热，张凤逵的伤暑，喻嘉言的伤燥，吴又可的瘟疫，陈耕道的疫沙（猩红热），余师愚的疫疹（斑疹伤寒），陈平伯的风温，薛生白的湿热等，都各有一得之处，以能羽翼于仲景，即有功于医学（见裘刻《伤暑全书》序）。

王安道又说：“仲景书中诸法具备，凡杂病之治，莫不可借，后人因伤寒治法可借治温暑，遂谓其书通为伤寒温暑设，误矣。”又说：“伤寒三阴经，寒证居十之七八，而温病则只有热而无寒，故必须注意于此，以免误用。”

明李梴《医学入门》说：“温热不恶寒，则病非外来，渴则自里达表，郁热腠里，不得外泄之故。终是里多表少，当治里热为主，而解肌次之。”似专指伏热在内的病，新感之症，未曾提及。

张景岳说：“温病、暑病之作，本由冬季时寒毒内藏，故至春发为温病，至夏发为暑病。”又说：“虽与寒证不同，然亦因时而名，非谓起病必缘热也。”此据王叔和伤寒例，说冬时受寒，至春变为温病，至夏变为暑病。既知与寒证不同，又说起病未必皆热，徬徨歧路，显然可见。伤寒与温病，前代医家已有相当的认识，景岳仍以推测所得的而妄言之，亦是研究不顾事实的。

吴又可于明代崇祯末年，目睹瘟疫流行之惨，遂认为瘟疫比伤寒多十倍，瘟疫与温病亦不同，温病由伏热在内，瘟疫由戾气而发。且对于《素问》冬伤于寒至春变为温病，至夏变为暑病，均加以反对，当时如能用科学方法，加以检验，则病菌传染之说，必能提早二百余年。由他所发明戾气（或称疠气及杂气），多见于兵荒的年月，间岁亦有，但不严重。与病菌传染之说，基本上已到接近阶段。

吴又可氏对于伤寒、瘟疫的分别，认为“伤寒不传染，瘟疫能传染，伤寒自毛窍而入，瘟疫自口鼻而临，伤寒感而即发，瘟疫感久而即发，伤寒汗解在先，瘟疫汗解在后，伤寒初起，以发表为主，瘟疫初起，以疏利为主，种种不同，其所同者，为伤寒瘟疫皆传于胃，故用承气汤导邪而出，要知伤寒、瘟疫，始异而终同也”。

我过去曾主张伤寒、温病与传染病，须分别施治，即是盲从以吴氏之说，故有此片面的论断，今乃知他所分析的，未为确论。

又吴氏以为“疫感天地之疠气，在岁运有多少，在方隅有轻重，在四季有盛衰，此气之来，无论老少强弱，触之即病，邪自口鼻而入，内不在脏腑，外不在经络，去表不远，附近于胃，乃表里之分界，是为半表半里，即《内经·疟论》所谓募原是也”。

我认传染病发作，有一定的节令，如冬多呼吸器病，夏多胃肠病，有一定的方隅，向邻近蔓延，注重隔离消毒，以预防之。又可所言方隅有轻重，亦是事实，惟所说伏于募原，乃想当然的说法，不可从。他所说伤寒瘟疫不同点，亦只在受病轻重，及体质强弱之分而已。

清初喻嘉言，所谈疫症，以三焦分论，独具慧眼。《叶氏医案》中说“河间温热，须究三焦”，吴鞠通抄其陈言，便以为温热病以三焦为纲，其托名河间之处，陆九芝氏《世补斋医书》中，已直揭其妄。“并指出疫症三焦之说，实以喻氏发其端。”故中医界凡说瘟疫（或说温热）在三焦的，皆暗承喻氏之说而不自知。

喻氏以“仲景书详于伤寒，而略于治温病”，他的意思与王安道所说的相同。但他所订温病治法，仍袭用伤寒论方法，故鞠通讥他将伤寒认作温病。

喻氏论温病，将冬伤于寒为一例，冬不藏精为一例，冬伤于寒，又不藏精又为一例，共成三例，以与《伤寒论》中，伤营、伤卫、两伤营卫之三纲并立。此项说法，在纸上空谈，亦未能自圆其说，仅可看为作文材料，不是研究医学的正当途径。惟论温病注重在热邪内灼，阴液消亡，这是叶氏滋阴疗法之本。

叶天士有《温热论》，及《幼科要略》，王孟英列入《温热经纬》中。《温热论》经章虚谷、王孟英捧场，俨然认为谈温病者特殊的宗派，吴鞠通编《温病条辨》时，更奉他的理论为最高指导的原则。我们应当承继和发扬他的优点，同时也不能忽略了他的缺点。他说温邪上受，首先犯肺（亦有人认为是指急性肺炎），是感冒性疾病的症候群中，以呼吸器病较多。但是亦有不发现呼吸器症状的，不得以首先犯肺，以印定后人眼目。我认为他所说首先犯肺，是指麻杏石甘汤，及越婢汤等症候。在病理上叙明则可因表邪外受，调节机能障碍，肺气壅塞，藉咳嗽气喘，以求生理上的平衡。吴鞠通在《温病条辨》中，认为温病包括九种不同的温病，都始于上焦，在手太阴，乃固执其说，致有理论与实际脱节的舛误。

叶氏又说："伤寒多变症，温病在一经不移。"我认为温热论中，多经验独到之处，足供治疗上参考，推这句话是最大语病。伤寒温病，为同一性质的疾病，仅在初起时，有恶寒轻发热重及恶寒重发热轻口渴与口不渴的不同。且温病变症，较伤寒要多，因热邪内壅，易于侵犯脑部，叶氏自己也承认易于"逆传心包"。为何又说他在一经不移，真是"千虑之失"。

叶氏谈温病，注重营卫气血，以别于仲景六经，不知太阳篇中，已包括营卫气血，不能将营卫气血，俱出于太阳范围之外。

伤寒论中，对于舌诊，只有数条，证语焉不详。叶氏在温热论，详述舌诊方法，及验齿方法，更为独到，此外他所注意到斑疹、白痦，都是从实际经验出发，颇有参考价值，在中医诊断学上，可说推进了一步。

温热经纬中，还有陈平伯"风温篇"，和薛生白"湿热条辨"，其中对于肺炎、流行性感冒、百日咳、肠热证、副肠热证、疟疾、痢疾等治法，可资参考之外甚多。

王孟英编《温热经纬》，将各家学说详列，其功有足多者，惟王氏迷信伏邪之说（传染病，多半有相当长的潜伏期，似可称为伏邪）。但临时感冒，亦有无潜伏期的。王氏注重伏邪，又在伏邪中专设伏温，他项概不言及，亦不是平允之论。故叶子雨评说："温暑为病，多属外感引动伏气，当视其内外之轻重，而消息治之，苟无伏气，只少感微邪，治亦易愈，海宁每讥吴鞠通，划界三焦，而不知自己却强分内外，叶香岩于《景岳全书发挥》中，于温暑条下，言之綦详，温热论中，辨别营、卫、气血之理，内外轻重之机，示人以活法，何得更定为外感温热，而不关伏气，岂必阳明白虎栀子豉汤症，始可谓之伏气哉。强作解人，妄事穿凿，陋矣。"

吴鞠通《温病条辨》，他的缺点很多，但也有他的长处，我现在先说他的长处。

1. 他将温病发展到瘟疫方向，将经中所载"疠大至，民善暴死。"等等尽皆列入。即吴又可所说戾气，亦都尽是包括。

2. 关于外感伏气等，亦都备具，并无成见。

3. 认识到四季气候变迁能影响人体健康，把环境气候变动和体质有连带关系，亦都分别说明。

至于他的缺点则：

1. 伤寒温病，性质相同，经过亦大致相同，硬要分别为病在三焦，未免牵强。我认为三焦之说，仅可认为病症以过的次序。如第一期、第二期之类，吴氏疑为凡病温者，在手太阴，只说到外感初起，有呼吸器病的一部分，如外感初起，并无呼吸器的症状，一概认为在手太阴，未免无的放矢。

2. 用桂枝汤治温病初起，亦觉不妥，可能说是用桂枝汤，必然引起高热，后用白虎汤来退热，即使幸而获效，已成焦头烂额，以后用三甲复脉专翕大生膏之类，酿成严重危候，鞠通不能辞其责任。

3. 误服桂枝汤后，是否须用白虎汤，须以症状为主，如不能分析病情，只以白虎汤来塞责，亦未能认为满意。

4. 温病中，包括风温、温热、温疫、冬温四种（见《温病条辨》第一条）。立一法以统治，亦觉尚待研究。

5. 温病初起，桑菊银翘，力量太轻，白虎力量太重，太过不及，都不适宜。《伤寒论》中，麻杏石甘汤，葛根黄连黄芩汤，吴氏既不及此，未免所见不广。

6. 湿温初起，有表邪为多，藿香正气加减用之，颇少捷效。吴氏惟先用三仁汤，亦未能认为满意。

张路玉说："伤寒自气分传入血分，温热自血分发出气分。"并申明伏邪自内达外，最忌辛温发散，确是治温病扼要之谈。周扬俊氏彰"黄芩汤"，说是治温病初起主方，中期亦可用的。所说"寒伏于内，郁化久然"，论温热病情，亦多精到。

柳宝诒《温热逢源》中说："六经形症，伤寒与温病不殊。"是他见道处。又说"有随时感受之温邪，有伏气外发之温邪"。分别新感伏邪，亦多精至。他评《温疫论》说："又可所列治法，表症多用温燥劫阴之剂，与伏气温热，先伤阴分之病，不甚相宜。所论里证治法，都与伏温相合，可以取法不少。……"但吴氏所论，多经验之言，那时盛行之症，病情有一部分与伏温相近。柳氏专论伏温，故将吴氏所论瘟疫，一概指为伏温，这是因主观不同的缘故。

陆九芝说："在太阳为伤寒，在阳明为温热。"自称独得真传。但阳明病与温病，同是身热、自汗、不恶寒、心烦、口渴，症型固无二致。但是阳明的提纲，注重胃家实，宜用通便的药。若温病治法，注重在辛凉解表，清透伏热，至于通便方法，不可滥用。是举温病的名义，可以概括阳明病；单执阳明病症候，不可概括温病。仲景说："太阳病，发热而渴，不恶寒者，为温病。"是太阳篇，亦有温病，不可说温病只属阳明。故认为六经都有发生温病的可能，不可一概用阳明来限制。

戴北山《广瘟疫论》，是用吴又可的书为基本而推广的，注重五种兼症，十种夹症，而对于本症反觉简略。陆九芝以"此书明辨温热与伤寒，病反治异，实足为度世金针"，并将其书名改为《广温热论》，由于陆氏认为温热的病较瘟疫为多，举温热可以概括瘟疫的缘故。在实际上用瘟疫来概括温热，才与现代的观点符合。

结 语

古代医家，遵奉"伤寒方法，可以包括各种急性热病的治法"，为此项思想所蒙蔽，阻碍了应有的进步道路。宋代朱肱，也认为伤寒麻桂二方，只适宜于西北，江淮一带，只适宜于冬季及春初。许叔微也认为伤寒方有效应用的，不过二分之一。金元时期，刘河间自制双解、凉膈、天水通圣诸方，在方药上，以补充《伤寒论》的缺略。王安道认为伤寒论方药，只适于即病的伤寒，而不适于不即病的温暑。张洁古认为古方不能疗今病。这项见解，在崇古好古的人看来，斥为离经叛道。我认为研究温病，对古代开始怀疑，必须深入钻研，经研究后，另有满意的收获，学术界的生机在此。如专一崇古信古，以为古人天生上智，企不可及，毕生钻研，只做到“食古不化”而已，有什么进步可说。从张洁古、刘河间、王安道等的思想研究，已暗中培植了温病学说，温热病虽是与伤寒为同一性的病症，经过也大致相同，但是为了有伏热为其素因，故必须认定针对伏热治疗，才能恰合病情，因此治法有清开、清透、清泄的分别。决不能将伤寒治法，如喻嘉言，张景岳的见解，整套全搬过来，因为是要从摸索中得来经验教训，所以各家学说，是逐渐蜕变，由张洁古、刘河间、王安道为首的，从此项基础上建立据点，经多数医家，历三五百年间的实践经验，至叶天士乃蔚为大观，内容也比较充实。

我们现在认为叶氏学说，在温病可以算是最后集其大成，方案也非常丰富，在治疗上，也能收到一定的疗效。所以吴鞠通承继了这份遗产，便狂妄地欲与仲景伤寒论对立了。北京中医杂志1955年五月号，邓铁涛先生说：“温病学说，是从伤寒基础上发展起来的，但是如果认为既然发展到温病，便可以一笔抹煞了伤寒，取消了伤寒宝贵经验，是错误的。同样的认为温病学说不足道，抹煞了温病数百年来治疗经验也是不对的。”应该以科学方法，与临床治疗一一研究和实验，而加以批评与扬弃。把其中宝贵的经验，加以肯定和发扬。

我现在来说，由温病学说发展到瘟疫学说，这也是进步表现之一。由于近代科学发达，病原细菌的学说成立，传染病学上已奠定了良好基础，不容否认，但也不能认为有了传染病学说，就可以将中医伤寒论与温病，完全否认，如有此项见解，这也是同样的错误。故必须认传染病，每一种疾病有固定之征象，但在初起时期未能确定为何种疾病，则中医伤寒温病方法，足够应用，在治疗上，且收到一定疗效，这是早期治疗的优越性。我们应当扩充此项技能，以期对世界医学上有所贡献。

（见《中华医史杂志》1955）

38. 中国妇科病学之鸟瞰

医学十三科，妇科产科，各居其一，盖以妇人为人类之母，研究调经、胎产等病，减轻疾苦，保障康健即为提倡民族主义之基础。然而古代医家有云，宁医十男子，莫医一妇人，见于经期、胎前、产后、病症之多端，与夫调理施治之困难，以妇人胎产职任之重要，病症之复杂，吾侪研究医学者，所当深思详考，以明究竟。余自民国五年春执行医务以来，对于妇产科等病，亦曾略为研究，得以略见一班。考《史记》，载扁鹊过邯郸，闻贵妇人，即为带下医。说者谓，妇女病症，以行经为主体，带下指裙带以下之病，非今之所谓赤白带下，是为研究妇科病症之嚆矢。世传张仲景《杂病方论》三卷，妇女病症居其一，言行经胎产之病症治法甚详，近代已不可得见，识者惜焉。《金匮》列胎产之门类凡三，为妊娠之诊断，产后之调理，及杂病之治疗。妊娠篇，以去病为主，如桂枝茯苓丸、附子汤等类，化症温脏，其力颇专。产后篇，论妇人产后有三病，一病痉、二郁冒、三大便杂，注重津液消亡，孤阳独旺之现证，或为痉挛，或为眩晕，或为便燥，是产后病学之首先发明者。杂病篇中，行瘀篇中，行瘀治病，面面周到，调经诸法，足为后世所采用者尚多，胶艾汤、温经汤，其尤著者。《千金》以妇科列为卷首，胎产各方，尤多经验，外治收罗胎产各病之秘方，较《千金》尤详，注意妇科病症之疗治，古今一辄，惜方药非失之简，即失之杂，立意太深，为后世医者所罕识，且病症亦有古今不同之慨，无怪古方之难用矣。广大中初年，昝殷之《产宝集验方》，宋代李师圣之《产论》，至郭稽中撰《产育宝庆集方》，以方法附于产论之后，遂成宋代产科专书。陈自明撰《妇科大全良方》，妇科、产科诸证治法，乃臻全备，惜迷信风冷，方多温燥。薛新甫氏，改正其说，又以补脾胃和气血为主，古传禁方之真面目，反致埋没不彰。王肯堂氏，编为《女科准绳》，武汉卿氏，辑为《济阴纲目》，于《妇科大全良方》之原文，以己意修改另分门类。《永乐大典》载产宝诸方一帙，赖《四库全书》以传，著作者之姓氏，已不可复考，惟于保产诸法，颇为详备，其中所用方法，多为近代奉为典型，如胎前病之枳壳汤，药品为枳壳、白术二味，方下注明，热者以黄芩易枳壳，此方即束胎饮之始祖。朱丹溪氏，谓黄芩、白术二药，为安胎圣药，盖亦本此而言，又举卿古拜散之治产后血风，传流至今，脍炙人口。人参饮之一方，丹皮加味，辛温香燥之药，近世所不可浪用者。又卜氏之《产家要诀》，任哲之《产科心法》，日本片仓片之《产科发蒙》，清医张耀孙之《产孕集》诸书，各有见到之处，惟以《产孕集》之内容，搜罗为完备。王节斋之《胎产指南》，论调经胎产等病，多亦扼要，饮若竹林寺之女科，周越铭之通俗妇科学，金鉴之妇科，傅青主之女科，沈尧封之《女科辑要》，张山雷之《笺疏》，陈修园之《女科要旨》，叶天士之《女科指掌》，凌嘉六之《女科折衷》诸书，于调经产后病症，皆有深切之发挥，足资纪录，惟以体例繁杂，学者苦之，故欲发挥光大之者，必须仿科学例从新编辑。

中医妇科之学说，列为生殖器之炎症、赘生物之障碍、发育不全、子宫异位、生产所致之伤害、及分泌物之异常（经闭经痛崩漏）等症。若专究调经之学说，则以中国医书为特详，除经痛，即西医之月经困难；经闭、即西医之月经闭止；月经过多，即西医之月经过度外，他如超前、落后、过少等，皆西医未经道及，无治疗治者，故当以中说为经，西说为纬。若论其子宫卵巢解剖生理，及临产各项之手术措置等，则当以西说为主，方足以知其实质。至于产科病症，恶露不绝等症，为西医书中所未有，中医处方，颇有经验独到之处，足补西医所未逮。褥劳、血晕等症，治疗方法之周到，亦迥非西医所能及。虽血晕症，在疑为中医之产科方法不良所致，然经西医接产，仍有发生血晕者，在安然静卧，注射强心剂，所不能奏效之时，参用中法，其效立见，是中医经验，所不可忽略也明矣。中西学说，互有得失，拘守一家之言，各就一偏之谈理，实非世界医学大同之佳象也。

行经为胚胎之基础，胎产为人类之来源，于民族之盛衰，有密切之关系。昔日妇女，密藏深闺，少通世故，故不知时势，而多执拗，肝郁之病良深，运动废弛皆是。近代妇女，交际繁多，侈言解放，涉足市场，放纵之弊益深，子宫之病症益显。或有贫苦之家，操劳动作之太过，或有家庭压迫，专制束缚之太深，游戏过度，则神弛于外，忧郁过度，则气滞于中。凡此种种，皆足以酿成行经胎产诸症，苟不详细询明，分别施治，鲜不致误。以上概论各家妇科之大意，及中西之异同，惟下并非妇科专家，不过一知半解，略见一斑而已，承余蔚南先生，下委作稿，谨伸管见，祈编者及阅者，进而教之。

（见《中医新刊》1939）

39. 记日本汉医之趋势

《和汉医学真髓》日人渡边熙之言曰，自二十世纪之初，以至今日，虽为德国医学全盛时代，然纯正科学之医术治疗，不能并辔齐驱。西洋医家之发明，有似剥鬃见质，难维信用者，日见其多。尤以新药之发明，在德意志本国，信者亦少，日本之模仿德国，仍然亦步亦趋。犹之一千五百年间，汉法医输入以来，日本学者，醉心此道，甚至变姓改名，期与中华一致。今之顷向德国，毋乃类此。全国公私医校，增至二十余所，新学之输入发明，及膺博士头衔者，几至汗牛充栋，然而治疗之术，卒多谬误。又曰：不佞固尝受德派医学教育者，未尝汉医以前，亦会轻蔑谩骂，及身受汉法正派之真传，始起医术上之极端信仰，赞美愈深，真髓愈见，则截补东西学术之新思想，不禁油然而生，并深信皇汉医术，亦为研究科学之要材，云云。按日人现代研究汉医者，分为三派，其一为纯粹汉法派，乃以整理汉医为主宰，崇拜张仲景，不夹杂他派学说。其二为皇汉医派，崇拜吉益东洞，其见解虽较前略新，但成见太深，此派之学说，虽有时引记参考西医之学说，不过多以之为攻击之目标而已。如和启田、浅田栗园、汤本求真诸氏，皆其选也。其三即渡边氏所倡导之东洋和汉派是也。此派之学说最为平妥，以学问之是否为归宿，不论派别，尽情罗置，分别研究其结果。其所倡之论调，当然比较为可信。惟日人对于汉医，因文字及言语之隔阂，其所得者，实为肤浅，以彼之所学，与现今之德医相较，觉汉医尚有复兴之可能，以废弃为可惜。盖德医之主体“但求能诊断疾病，以满足智识之欲，至于愈病与否，可以不论”。此德医斯柯达所云，为日人渡边熙所引证，奉为现代医学之定评者也。及观“和汉医学的研究”，日人尾藻城氏言曰，明治维新时，改用德医，将吾邦古来医家，多数成绩全然截断。此伟大之损失，千古恨事。倘将我汉医药，安于科学的研究，则其所获，必有出人意外者。日本之于汉医不过间接之国粹，现今日医昌明，世界第二位置，而由后溯前，尚不胜其追悔慨叹，汉医真价值之所在，于以证明。

然则中国医药学说，果完全无缺憾乎？是又不然。书籍体例之不良，假借名词之罗列，学术未能划一，经验未能集中，以及司天运气之玄谈，释道学说之空套。使后世研究学者，非半途而返，即多劳少获，或误入歧途，阿私所好。或私心自用，颠倒是非。世人多谓中医难于学习，实缘门户障碍之重迭，及缺乏科学方法之说明耳。余治医始于民国二年，成于民国五年，十数年来，觉中医经验独长之处，苟无科学方法之整理，不免为理论悠谬所埋没，故非整理，不足以言保存，非改革，不足以言保守，略述日本汉医复兴之真相，及中医应当整理之缺略。付刊于贵志编次，以次借镜，而有关国计民生国产国粹之中国医药学说，应当努力以提倡之也。

（见《神州国医学报》1933）

40. 中国医书的分类及研究程序

吾国古今来之医书虽多，大约衡之，可分四派。

（一）为发明派，如《本经》、《内经》、《难经》、《伤寒》、《金匮》诸书是。

（二）为编集派，汇聚成章：如《千金》、《外台》、《圣济》、《准绳》、《医统正脉》、《医学集成》、《名医类案》、《纲目》等书是。

（三）为学生派，编纂一书，原供自己考察之用，如《医学心悟》、《明医指掌》、《医宗必读》等书，以及近世出版之医书，大半类是。

（四）为言论派，一孔之明，千虑之得，予智自雄，滔滔辩论。前之金元四家，后之明清八家，皆是之类也。若黄坤载、张隐庵、喻嘉言、徐灵胎、叶香岩之徒，观其遗籍者，皆能知其有鼓吹之作用也。而香岩，得章虚谷、王孟英、吴鞠通、石芾南辈极力捧场，故呼声尤高。

折背叟曰：学生派之书，可供初学之研究，而以言论派之书继之，必能启悟心得之发明，广之以编集派之书，以资其参考。进之以发明派之书，俾得其旨归，此学医之能事毕矣。倘前后之次序错乱，必致以错传讹，是非莫辨。奴主之见，冰炭不投，中国医学之调剂难，职是故也。

至于此外，尚有二派之书籍，不可不知。

（一）为经验派：是书多质直无文，惟言用方治病而已，间有效，如桴鼓者，间有毫无效验者。盖古人有金匮石室之藏，非真秘藏之也，即真假夹杂云尔，视人之学识何如，自探其庐山真面，世多俗子，慧眼何来？金玉叶如砂石，识者惜焉。

（二）为鼓吹派：娓娓而谈，词多枝叶，究其实，词胜于意多矣。如有一得之明，尤可说也。乃竟或以捕风捉影之空谈，作向壁虚造之呓语，其词之工，其文之畅，持之有故，言之成理，可以惑人，可以炫世。若究其实用，洵覆瓿之不足，世间流传如是之书籍，岂少也哉。愿吾同志者，一选择之。

（见《江苏中医联合会月刊》1926）

41. 告学员研究医书之方法

研究医学，先求证候之确定，再施用适当之治疗。西医叙述证候，注重本证，中医叙述证候，注重兼证。西医以病灶为主，中医以病情为主，当参合研究之。拙作时令病、传染病、妇科等，皆本此旨以编纂。时令病中对于伤寒、温病，尤有显明之区别。传染病中，完全以中药为防疫之工具，可资考证。诊断学，中医注重精神上之灵辨，西医注重物质上检查，有时西说较中说为优。病理方面，中说注重升降浮沉、生克制化之理，失之玄虚，是当以西说为主，中说为辅，较为确实。刻正从事编订内科学及处方学二书，本此旨为进行方针，脱稿后，拟专作学员课本。至于处方，必须与内科同时编订者，因鉴于中医内科（古名杂病）失之太简，而且证候不全，诊断不备，治疗上只引证关于治法上之原则而已，又古本内科与方剂，截然成为两事，《医宗金鉴》之方论及杂病，毫无连络性可资证明。内科需用之方求之方剂书中则缺如，方剂中所有者，又非内科上所能完全应用者，陈修园之《时方妙用》及《歌括》，较《成方切用》、《医方集解》、《名医方论》、《古方选注》等，略胜一筹。然内科取材太简，体例不良，仍不适用，故必另编，方觉妥善。药物在生理上之作用，与病理上作用迥不相同。单独一味之作用，与数味混合之作用，亦有差异，所当详细考察之。中医书籍之缺点，药物方剂证候各不相连，病理诊断又各异其说，故云“虽有好学深思之士，潜心向学，心慕名医之奇术，而卒之杳无所得，终于俗医者甚多”。此为和田启氏所引证。可见昔时研究方法之不良，使学者有无所措手之叹也。最后以侍诊临证，及多读医案，为开业前必修之科目。不知于内科病症未能认识，治疗方法毫无研究，贸贸然侍诊临证，恐所得者，不过多抄陈陈相因之通套方药而已。医案一书非学生侍诊抄录之所得，即无聊医生鼓吹业务，借为邀名之工具，故多骇人之笔，或以好用经方，为欺人之谈。或以多用僻药，以自夸渊博。盖学成之后，有治病之经验，有辨别之能力，拣阅之或有相当之益，非初学所宜阅也。下走业医，已廿余年，足迹遍历东西南北各省，医学之不良，到处皆然，不得不竭所知，为研究医学者，指导正确途径也。

（见《复兴中医》1940）

42. 全体论自述

处二十世纪，中西医界竞争之际，激战矣，角逐矣，纷纷扰扰，漫无宁日。偏于中国理想之学者，曰保存派。偏于西之实验之学者，曰新学派。一则发明五行六气之微，阴阳性命之奥，一则表彰解剖缝剖之能，器具形式之巧，愚蒙如逸，学识毫无，即不敢畸重畸轻，又不能袒左袒右，惟有骑墙头，登屋脊，袖手旁观，优游自得曰，余骑墙派也，屋脊派焉，虽然逸为自计诚得矣，而两派诸君，得毋恶我反复，诮我模棱乎。然而逸有私意存也焉，敢自表之，夫中西医学，本自殊途，撮合一山，固难可必，而互相诋角，亦奚以为，乃竟以势不两立之见横贯胸中，若水若火，若两虎之相斗，不至于两败俱伤而不止，呜呼谬矣。夫吾有所长，亦有所短，彼有所优，亦有所绌，大抵中医长于理，西医长于法，中医失于庸，西医失于霸，中西医学，原互有瑕瑜，乃两派竞争之意见，则有不然。吾惟知吾之所长，而不知彼之长，吾惟知彼之短，而不知吾之所短，攻击他人，不遗余力，要皆过激之谈，回护己劣，极其粉饰，惟事穿凿之语，挟大众以激战，据私智以角争，此皆近世言语家之通弊也。其用心之苦，专志之劳，虽可笑而亦可怜矣，孰若视逸之骑墙登屋，优游自得之为愈哉，用是述私衷梗概，而为两派诸君忠告曰，博通今古，融会中西，共冶一炉，无分畛域，实事求是，进步争先，学识前途，竿头直上，绍箕裘于先贤，贻型规于后世。毋存自外之徘徊，毋托空言而执拗，毋拘已往之成绩，毋挟杜撰之臆言，理必求其通达，事必足俾实用，若纸上空谈之争论，何足取焉，管见如斯，尚希采纳。

弁言

吾国乏全体生理解剖诸学，已成不可磨灭之缺点，外界讥之，西人刺之。新学派诟病之，保存派羞称之。噫！吾国医学之退化，果如是者哉！逸不敏不辞鄙陋，割裂先哲固有之学术，辑成全体论一书，章分六篇，论凡五十有四，一以表章前辈之遗，以塞言者之口耳。因管见所及，不过一斑，而年幼识浅，决不敢自信。藏于笥中久之，客冬徐君友丞，索阅此书者再。故将随手涂抹之草稿，稍加删沃，邮寄上呈，以供浏览，伏祈痛加修改，以扫榛芜，则感如师资，恩同教导，逸年甫弱冠，学识毫无，方求学之不暇，遑敢著书立说，以自眩耶。徐君与逸订千里之神交，想亦必当蒙曲谅也。

夏历己未年正月初四日　逸人谨志

识一字便可为医说（录修园原文）。

客有问于余曰，医之为道，乃古泄天地之秘，夺造化之权，有起死回生之力，具燮理阴阳之功。非读破万卷书，参透事事物物之理者，不能为之。今非通儒而业此，亦能疗人病，获盛名。何也？余曰，天地间有理有数，理可胜数，则有学问之医，远近崇之，遂得以尽其活人之道，然仲景为医中之圣，尚未见许于当时，观《伤寒论》之序文可见，犹宣圣以庶人老其身，天之意在万世，不在一时也。仲景以后，名贤倍出，类皆不得志子时势，于是闭门著者，以为传道计耳。而喻嘉言、柯韵伯二先生书，尤感愤而为不平之鸣。此理数之虽可言而实有不可言者也。今之业医者，无论不足为通儒，只求其能识字者，则可为良医矣。不必求多识字也，但求其能识一字，亦可以为良医矣。客曰：此何字也？得毋所谓于字乎，余曰亦其类耳，不可他求，即人字是人。人乃阴精阳气，合而成之者也。左为阳，左边一撇，阳之位也。右为阴，右边一捺，阴之位也。作书者，遇撇处，自然轻手挥之。阳主乎气，清轻之象也。遇捺处，自然重手顿之。阴主乎精，重浊之象也。两画不相离，阴阳互根之道也。两画各自位置，阴阳对峙之形也。撇在左者，不可使之右，捺在右者，不可使之左，阴阳生成之理也。夫撇由重而轻，万物生于水，即男女媾精，万物化生之义。阳本乎阴也，捺由轻而重者，形生于气，即大哉乾元乃统天，至哉坤元，乃顺承天之意。阴出乎阳也，二者合之则成人，合之之义，医书谓之曰抱，《周易》名之曰交，交则为泰矣。试以形景浅言之，人之鼻下口上水沟穴，一名人中，取人身居天地中之意也，天气通于鼻，地气通于口，天食人以五气，鼻受之。地食人以五味，口受之，穴居其中，故曰人中。自人中而上，目鼻耳皆两窍，偶象也。自人中而下，口与二阴皆单窍，奇象也。上三画偶而为阴，下三画奇而为阳，取地天之义，合成泰卦也。形景在外，犹必合阴阳之象而成，况人所以生之理乎，甚矣，人之为义大矣哉。子若遇医者，问此一字，巩高车驰马，诩诩然以名医自负者，亦一字不识也。

客闻余言，大笑而去。

人说　录鞠通原文

吴鞠通曰，《内经》之论形体，头足背腹经络脏腑详矣，而独未总论夫形体之大纲，不揣鄙陋补之。人之形体，顶天立地，端直以长，不偏不倚，木之象也。在天为元，在五常为仁，是天以仁付之人也，故使其体直，而麟凤龟龙属莫与焉。孔子曰，人之生也直，程子谓生理本直，味本字之意，盖言天以本直之理，生此端直之形，人自当行公直之行也。人之形体，无鳞介毛羽，谓之倮生。倮者，土也，土主信，是地以信付之人也。人受天之仁，受地之信，备健顺五常之德，而有精神、魂魄、心意、志思、智虑，以行孝弟忠信，以期不负天地付之重，自别于麟凤龟龙之属。故孟子曰，万物皆备于我矣。又曰，惟圣人，然后可以践形。《孝经》曰，天地之道为贵，人可不识人之形体，以为生哉，医可不识人之形体，以为治哉。

按此篇，论人之道，归于造化，其望人也厚矣，人可不自重哉。

脑髓说

西人极赞脑之功用，谓其主宰一身，而司知觉运动，以脑为诸脏之首焉。若问其脑因何而生，因何而司知觉运动，因何而受病，如何而治之？则彼将哑然莫对矣。余今以《内经》之意，而发挥之。《内经》以脑为髓海，髓藏骨内，骨本肾生，是以脑属于肾是，决无惑矣。故肾系循脊，上入于脑，而胞中之精，每日当肾气主时之际，上输于脑，督脉为之运行，脑因之而日得养益，不致竭乏，其运行于诸骨节间者，则为骨髓。西医云：髓与脑，非为一类。盖彼见髓中，杂而血丝油膜耳。不知，由脑而入诸骨内，皆穿膜附筋以行，所以有血丝油膜相连者，即此故耳，岂能谓脑髓不同耶？故《内经》以脑为髓海也。至于谓其专司知觉运动，则误会矣。夫髓入骨内，而后身能立，脚能步，手能持，是得髓而后方能运动，乃四肢身体，能用脑髓，非脑髓自用能运动心四肢身体也，此理犹如人能用钱，而钱不能用人者也。又《内经》谓肾藏志，志者，志也记也。藏于何处，乃藏于脑中。凡事之理，物之形，经目入脑。经目入脑，经心亦入脑。脑中之髓，即将事物印记不脱，久后要思其事，则心神一注，而脑中之事物立现（凡人思事之时，必闭上瞪，此即心神注脑之验可证）。是心神用脑，而司知觉，非脑髓自能知觉，而用心也。由此观之，则西医之说诚误矣。且西医论脑最精，而治脑无法，不知脑生于肾，欲补脑者，即从肾治。肝脉入脑，凡癫痫风眩，皆从肝治，胆脉络脑，凡脑热者，则从胆治。又鼻窍通脑，可从肺治，脑筋入心，可从心治，脑络聚于胃，可从胃治，此治脑之大法，彼西人曾梦见此理否，甚哉，《内经》当医宗必读也。

按脑中记事之妙用，与西法留声留影之戏相仿，何以言之？曰脑中阴汁，将事物记住，历时虽久，而心一思之，则脑中事物之形立现。盖心火阳光，如照相之镜，脑髓阴汁如留影之药也。光照于阳，而形附于阴，与心神一照，而事记脑中同义，西法留影妙矣，而不知人身自有留影留记事之妙质，岂非舍近求远哉。

呼吸论

甚哉，日行之道，而人不自知，其为惑也，亦已甚矣。呼吸之用，刻不能离，而所以然之妙用，虽医士不知也。吾今特详言之曰，吸入阳也，引天之阳气，下交于水，呼出阴也，气可复返为水也。考西医吸管之图，上通于鼻，其下为喉，过喉入肺，下有白膜一条，络肺而连喉管，察白膜之路，历心系，过肝膈，循脊骨，而下入肾系。又从肾系下穿油网，而至于脐下。按西医此说，吸入之路甚详，未言出气之路，其意以为仍由原路而出，不知非也。盖气之出路，乃循冲脉，上达于膈，而出于肺。西医云：胸膈乃肋肺扇动呼吸之物，不知膈为出气之路，非入气之路，不得混言扇动呼吸也。夫吸从脊入，督脉主之。呼从膈出，冲脉主之。吸为阳，吸天之阳气，历心系，引心火下行，过肾而入于胞宫，以蒸动膀胱之水质，其法与以火煎水取气无异，既化之气，循冲脉上行，过膈入肺，而出于口鼻，出外之气，中含水津，故着于漆石，则成露珠，在口舌脏腑之中，则为津液，上注胸中，是为宗气，外循皮毛，则为卫气，气中含水，故气泄于皮肤，而汗出也。知此则知气出水中矣。老人溺多，化气少也，壮者溺少，化气多也。“阴阳应象大论”曰，少火生气，非汎言也。故“灵兰秘典论”曰，膀胱者，洲都之官，津液藏焉，气化则能出矣，非即斯意之论乎。

噫，呼吸之道，可不研究者哉。

按道家以呼吸一道，奉为修仙之门，炼丹之法，水升火降，龙伏虎收，惟恃呼吸二字，读此论者，不可轻视，但彼虽奉为要法，而呼吸所以然之妙用，仍然不知，终属门外汉也。西医虽知吸路，不知呼路，亦不知其妙用。《内经》虽言妙用，而未指明呼吸，所以数千年之医，不知呼吸为何用。兹上取圣书，下求新说，参以道家修炼诸书，以明呼吸所以然之妙用，诚大有关系于人也。

耳闻声说

脑本肾之所生，耳即脑之外窍。故《内经》谓耳为肾窍。又言，心开窍于耳者，心与脑相通也。且凡人见事物之理，经耳经目，无不先归于心，由心而藏于脑，是脑者，心神所用之地，非脑自有知觉也。此意前已声明，犹恐人习焉不察故再白之。西医称耳深处之穴，曰耳鼓箱，有薄翳盖之。气搏则动，下有细骨如干，传其动于穴底。耳翳接细略，犹如琴瑟之弦，稀密拉放，则以外音传于脑，则耳亦琴也，巧妙之至。西人此说精矣。然西人虽知其形，不明其理，问司听者，果为何物，则彼不知也。盖心为神明之脏，脑为精神之府，故能窍通耳，而辨声音。夫声之与气，皆空虚无形，然声速于气，气已至，可以呼吸入口，声已至，则不能招待而得，西学言空气，满布天南，凡声音者，是击空气而成也，据此则耳之闻声，亦以耳窍内之气，为外间空气击动，故声入于耳也。至于能辨五音之不同也，则心神之用也。志入于脑，而音辨于心，故心不注脑，则声虽闻，而音不白矣。至于听声有远近之分者，髓中之气，有优劣也。辨音有明暗之别者，心神之用，有盛衰也。此人日用之事，而漫不加察，吾国医道之退步已可想而知矣。学者，欲得耳闻之理，当于此究心焉。

目说

经云：五脏六腑之精，皆上注于目。骨之精，为瞳子，筋之精，为黑眼，血之精，为络，气之精，为白眼，肌肉之精，为约束，里结筋肉血气之精，而与脉并为系，上出于脑，后出于项中，是明言目虽五脏之精所合，而必得也。脑气为之转输，方能受光明，而察向渺。西医虽有衣筋肌折之辨，重叠细络之形，然不知目所由生，烦言无益也。夫目由脑筋而生，得五脏之精华而成，然内系上连乎脑，故目中所见之形，悉归于脑。脑与心通，故心辨其是否。若心不注目，则目虽视于此物，脑中亦无物形，心中亦无物理，是视犹不视也，此为明证。所以谓目中所视之物，形藏于脑，而理归于心也。又云：目为肝窍者何？盖肝之所藏，魂也，魂者，阳气之精也，魂昼游于目则视，藏于肝则寐，是目之所以明察秋毫者，赖有魂焉。所谓目为肝窍，乃肝魂所出入之处也。若定谓目为肝窍，则置五脏之精，心脑之用，于何地耶。其意即夜里阳气出阴则目张，阳气入阴则目瞑之旨也。嗟嗟，读古圣书，当此类神悟，特难为胶柱鼓瑟者道耳。按目得阳气而张，及心脑相会，而目能识形辨理，乃管见之创论也，未知确吾，又能近视，不能远视者，其人魂不强，多胆怯也。能远视者，不能近视者，其人脑中之阴汁而不足，必多横暴，此必然者也。

发言说

余尝恨，口纳者，期期艾艾。口哑者，你你他他吐词不清，发声不显。又尝见辩士之口如悬河，说客之舌如利剑，呜呼！果天道偏与，仰人事不足与，终朝思之，而不知其所以然也。或者谓为冥报，亦非通论也。事关于心者，久之而不能释，以未得所以然之根蒂也。一旦读《灵枢》，至优恚无言篇曰，咽喉者，水谷之道也。喉咙者，气之所以上下者也。会厌者，声音之户也。口唇者，声音之扇也。舌者，声音之机也。悬雍垂者，声音之关也。颃颡者，分气之所泄也。横骨者，神气所使，主发舌者也。论发声之道，晰尽无遗。由此推之，口纳者，会厌之大而厚也，故出言迟慢，多重复也。哑者无悬雍。悬雍，俗名帝丁咽舌，谓之掩着气管，而纳水谷无碍。不知非也，试观哑者无悬雍，则谓气管，皆纳水谷矣，有是理乎。盖《内经》明言，悬雍垂者，声音之关也。无悬雍，则声音无所关，而不能成语矣。此即哑与纳者，所以然之道也。余未得其治法，尚望有识者补之。辩士说客，言词得以清利者，会厌之处，薄而小也。又有大舌之人，言词虽出，难分清，乃因横骨之大，心神虽注，而肺气难于使动，故必用力，而话方可出也。其病本不在于舌，谓之大舌，乃俗人之妄名也。要之发言之道，八处之用，缺一不可，缺一则病见矣。余故曰，发声之不周者，乃病害之也。或问曰，此数节论呼吸之道，闻声之理，目视之源，发言之机，详且晰矣。惟鼻知香臭，一节未言，望续补之。余曰，无庸补也，知呼吸闻声目视发言之道，则鼻知臭香之理，不问可知矣。今于既问，且为白之，鼻窍通脑，凡臭香至鼻，其气直上至脑，脑为神灵所会之处，故能辨臭香也。然鼻为肺窍，凡肺受风寒，致鼻窍不利者，则不知臭香，鼻窒故也。是肺病累鼻，不能通气，故脑间不知臭香，非肺辨臭也，越人之说误矣。

（见《三三医书》1926）

43. 全体论（续一）

荣卫说

《灵枢经》曰，宗气出于上焦，荣气出于中焦，卫气出于下焦，宗气注于胸间，故出于上。荣因五谷之汁液而生，故出于中。卫气乃命门阳气所化，故出下焦。卫性剽悍，其行疾速，昼游于阳，则目张而寤，气达于外，不畏风寒，夜行于阴，则目瞑而寐，气敛于内，故必拥被以卫也。此皆卫气循行之。《素问》谓卫行脉外，非深察其剽悍之性乎。荣出五谷汁液，入心而化为赤色，随任脉而注于胞中，得上焦之宗气，同行经隧，始于乎太阴，而终于足厥阴，循环无端，昼夜不息。《内经》谓人一呼，脉行三寸，一吸脉行三寸，呼吸定息，脉行六寸，人一日一夜，凡一万三千五百息。按此乃吾国相传之旧说，余自试验之约一分钟十八呼吸，一点钟一千零八十。余未取自信，亦不敢妄议古人，姑关之以俟识云，脉行八百十丈，五十度毕，大周于身矣。此即指荣气之运行也，一日一夜，荣卫大会于肺，寅时是也。会后卫行三阳，至酉而内行三阴，荣行三阴，至酉而外行三阳，往来贯注，并行不悖，司开阖之自然，利关节而无碍，荣卫之有关于人大矣。

胞说

扁鹊曰：命门者，男子以藏精，女子以系胞，后世不能会悟其旨，遂谓女子有胞，而男子无胞。不知胞乃膜油中一大夹室，上系于命门，前连膀胱，后靠大肠。经云：膀胱者，胞之室，即指此也。胞之形，大于膀胱，与膀胱只隔一间，故鼻间吸入之天阳，循脊过肾，而下入于胞，以蒸动膀胱之水气，为人身生命之最要，故道家谓此处为命门。又督脉起于胞中，循脊而入脑，任脉亦起于胞中，上膈而入于心，心生之血，随任脉而下藏于胞。胞与肝胆亦相连络，故血虽藏于胞内，而实则肝气主之（故曰肝藏血是也）。在男子则随督脉之阳气，而化为精，在女子则随任脉之阴气，为月事，此即胞之用也。然胞连于肾系，故精虽藏于胞内，实则肾气主之（故曰，肾藏精是也）。男子乌能无胞，扁鹊之言即此意也。不过未明言耳。西医虽精剖割，而不明其所以然之理，又不能发《内经》不言之秘，徒拘形迹，焉足言医。

天癸说

世皆以女子之经血为天癸，非也。《内经》明言，男子亦天癸。盖天癸者，乃天一阳气所生之癸水也。由督脉先天之阳气，下入胞中，而附于胞宫者。任脉冲脉亦通，则后天之气血亦至。夫男子阳气有余，故血从水化而为精，女子阳气不足，故水从血化而为赤，然其中实参有水液也，岂非男精女血，皆属天癸乎。男子之天癸上行，而生脑汁，余气则生髭须，女子之天癸下行，每日一泻其余，故月事时下。女子之余血下出，所以不生髭须。女子之骨较弱，亦由经水下行，而上生脑髓者少矣。人之一身，全藉天癸之功用，婴儿天癸未至，故智慧少，老年天癸已竭，故材力拙，然女子之天癸二七至，男子之天癸二八至，何也？盖生于阴者，成于阳，生于阳者，成于阴，此阴阳互换之道。所以男成于偶，而女成于奇也。俗医但谓女子下行之经血为天癸，又谓天癸为女子之病，岂非大惑者哉。

皮毛说

经曰：皮毛干，肺之合也。盖肺为乾金，体高而大，如天之无不覆，气违于外，以卫周身。如天之无不包，故合于皮毛。西医云，固身气管，外则散为毛窍，内则总统于肺，故肺合皮毛。凡病外感，无不先治肺也。西法用数百倍显微镜，照见毛形如树，其下有坑，内有许多虫，或进或出，其实肺气之出入也。盖肺主行气，肺中尽是气孔，鼻者直出之孔，毛者横出之孔，鼻孔之气大，故人皆知之。毛孔之气微，故人不知也。实则鼻气一出，毛孔之气俱出。鼻气一入，毛孔之气俱入，毛孔之气，与鼻孔之气，同一呼吸也。华人不知此道久矣，要之皮毛相连于肺之处，即毛窍之相通，故曰皮毛者，肺之合也。

按西医，辨明皮毛之形，极其精实，但彼而不知以生，所以成之理，以及出气纳气之故。是知犹不知也。余虽取其文，却不用其理，读者切不可偏信西说，当参合于《内》、《难》诸书。

血脉说

《全体阐微》中，绘出总脉管一图，从心间下至少腹，一大脉管，上者至头，下者至脚，左至左手，右至右手，皆细管也。其中或断或续，或大或下，皆有层节。遂执此说，以辟中医十二经络，及奇经八脉之谬，以为徒托空言也。而中医之《医林改错》，亦谓经络无凭，于是群皆信之矣。不知彼皆剖割死人，安能复辨经穴，且经络非尽属血管。《内经》明言，某经多气少血，某经多血少气，足见经络统气血而不得单言血管、气管也，西人亦言，别有自和脑筋，随各脏腑而异用，或包筋包骨，包血脉，包气管，或来或往，或散或合，最难细辨。按西人此说，即《内经》分十二经络，各别其用之意，西人所不能分者。轩岐早以细为分别矣。古圣之智，岂今人所能望哉。《素问》明言，任专主血，督专主气，西人所绘脉道之图，即《内经》任脉之道路也。执一任脉，乌能辟十二经之非哉。

按血脉之道路，详十二经络之中，引篇不过斥西人之妄而已。

肌肉说

肌肉皆人身之阴质，奉后天之血气，而生长者也。秉后天之气者，曰土。得土气而生者，曰脾。得脾气而生者，曰肌肉。故经曰，脾之合肉也，大抵脾化水谷，资生气血。脾之形，俗名胰子，西名甜肉。主化谷质又有膏油与胰子相联，脾透出于外者，则名曰肉，乃瘦肉也。膏油透出于外者，则名曰肌，乃肥肉也。故脾血足者，肉厚，脾气足者，肌充，是名曰肌肉，而实则有肥瘦之分，气血之判也。瘦肉在内者，阴为阳守也。肥肉在外者，阳为阴卫也。脾阳衰者，肉浮。脾阴虚者，肉消。病在肉必形乎外也，脾生甜肉膏油，甜肉膏油而出生肌肉，其形迹之相连，最显然可见也。中医不明此形，西医不知此理，余故取而详论之，以补中西医学之所不足。

按西医，但知浅剖外皮，其肉象若何？深割内皮，其肉象又如何？究不知肌肉属脾，所以不得治法。

筋骨说

西医详图骨式，细分筋形，然不明骨之所主，筋所由生，识其流而不知其源，亦云惑矣。惟《内经》详言之曰，肝之合筋也，肾之合骨也。又曰，肾生髓，髓生骨。又曰，肝生筋。又曰：诸筋皆属于节。是乎足运动，非筋则骨不能旋转，骨之与筋，不得相失也。然此乃络骨之筋，肝气主之，非现于皮肤之内，可望而见之筋。夫皮肤内之筋，非筋也，乃经络也。经曰：经脉者，所以行血气，而荣阴阳，濡筋内，而利关节也，此不可以不辨。

按此“全体论”，为内科而设。如西医所言骨之形，筋之象，十分详密。在彼以为独得精奇。余谓其知流而不知源，诚为大谬。即如将彼所绘，筋骨之图，尽行抄来，亦属无用，反多饶舌矣。盖此论内证，非为外证设也。设若定要细考，详查西医书可也。若谓何不备载，以免学者复行他求，则此书皆成杂乱糟粕矣，精义何在哉。

脏腑部位说

凡人颃颡之间，有二窍焉，左曰喉，喉为气管而硬；右曰咽，咽为食管而软。喉为呼吸之路，虽同流而异源也。今试分别论之：肺当胸间最上之处，其形空悬，大面向背，小面向胸，上通之窍为喉，心系于肺之中间，心上之白膜脂膏，即心包络，心下有大片膈膜，所以遮盖浊气。《灵枢经》曰：膈肓之上，中有父母者，此也。肝系着脊而生，半在膈上，半在膈下，上通心包，下连肾脏，前与脾胃，亦相联络。其形只左右两大叶。西医云，四叶者，以肝之右叶里边，微分两歧，似两小叶耳，真非有四叶也。胆即附于肝之短叶间，其形位当正中，并不偏左偏右，验视不讹。肾附于十四椎骨间，两枚对立，外正当脐，肾中有白膜一条，上连肝胆，循膈入心，过包络，而通于肺，吸天之阳气，引心火下行，入胞宫之内，而蒸化其水津，此即喉窍之道路也。施气运化，熏蒸流行，而成人身之大气也。如此胃为水谷之海，正当肝之前面。西医云，胃有肝膈大筋，胸膈大筋，互相牵住，不知肝膈筋，即胃通肝膈之络。胸膈筋，即胃络通心之路。此发明《内经》胃有五窍之意也。胃之上脘通咽，名曰贲门。下脘接小肠，名曰幽门。胃之左有脾，正当胃之左畔下边，与胃相抱。故《淮南子》有脾左肝右之说，诚不诬也。脾之形，俗名胰子油。西医名为甜肉，主生甜汁，入小肠而化谷食。胃之用，全在分别水谷。西医云，胃之通体，皆微丝血管，吸出胃中之水，而下走网油。王清任云，脾与胃，以膜相连之处，有珑管一条，下通网油，此乃胃中行水之道也。据此说，则胃中诚有五窍矣，小肠上口，紧接胃之下口，位当脐上，叠积十六曲，以受盛胃中之谷，而变化精微，上输脾肺，入心而化血，故小肠为心之府，乃心所取材处也，其渣滓，即下入大肠，横叠六曲，外有三回。上为阑门，下为魄门，所以传导糟粕者也。前阴之上为膀胱，膀胱之后为血室，即丹田气海也。血室上系命门，引吸天之阳气，而蒸化其水质，上升者，即为水津，下出者，则为溲溺。自唐宋以来，皆谓膀胱，有下口，无上口。水至阑门，而飞渡膀胱，牵引气化则出一句，为铁板定案，无怪《医林改错》及西医，均深斥之。然《医林改错》及西医，虽知水由连网而下，而不知连网之本源，是知犹不知也。夫连网发于肾系，上通珑管，下入膀胱，是为水出之道路，《素问》所谓，三焦者，决渎之官，水道出焉，指连网而言也。此乃咽窍之道路，资生血气转化糟粕，而成人身之阴质也。如此如此，故余以咽喉二窍，统主一身焉。

肺说

肺体维何，清虚之气也。肺象维何？乾金之本也。肺用维何，相传之职，节制之度也。唯其具清虚之气，象乾金之体，故能相君司政，传其号令，而又能制心火，不使太过，节心火，不使不及，心所主事，肺实赞勷劻举焉，肺之于人，顾不重欤。独是肺之藏象如何？曰取猪肺可见也。大叶有二，小叶有二，大叶左叶分二歧，右分三歧，合小二叶，共成七叶。肺之大叶大面向背，小叶小面向胃，心系于肺之小叶间，心上之白脂，是为包络，所以代心行事，而为臣使，心下之膈膜，所以蔽中焦之浊气，而护心肺也。其上乃宗气之所聚，《内经》所谓气海，喻嘉言指为大气是也，此乃上焦之景象。然西医谓肺之通体，皆有络纹，每纹间，皆有衣皮。薄而且明，包肺四面，故肺有缩力。每叶藏气管，气管之末，为气泡，肺脉至气泡而散，气泡中含水质，即水津也，以助呼吸之气。肺之中空虚无物，内所存者，惟虚浮白沫而已矣。余按《内经》肺藏魄之意，于此见之，夫阳中之精，则为魂，阴精之灵即为魂矣。阳根于阴，故魂藏于肝，阴出之阳，故魄居于肺。空言之，即肺中清华润泽之气。实言之，即肺中之虚浮白沫是也。夫有是气，即有是形。有是形，即有是质。质者，膏液精血，块然血肉是也。有是质，必有主宰之矣。非魄其谁耶，此理所必至，无可怪也。考魂魄之质，阴阳各别也。兹魂魄之性，静动各异也，魂之为病，说见肝条，魄之为病，于此当见。唐容川曰：百合病，恍惚不宁者，魄受病扰也。梦魇中恶，神识昏迷，魄为邪所掩也。又魂美而魄恶，凡梦中见美事，而喜悦者，魂之幻化也。梦中见恶事，而惧怯者，魄之幻化也。此皆魂魄不安之故。人死为鬼，魂魄相合之气也。要之，凡魂魄，皆有影无形，有形无质，西人剖割，而不得见，遂置费道，夫谈医而不及于魂魄，安知生死之说哉。

按此篇，先言肺脏之象，次言肺体之用，终言肺藏魄之理，不识阅者，嫌其杂乱也否。

心包络说

《内经·灵兰秘典》，有膻中而无包络之名，及《灵枢·经脉篇》又有包络而无膻中之号。后人历两处之名不一，遂犹豫不决，而无所适从，及扁鹊言其无形，叔和谓之空号，迨今共指为子虚乌有矣。间有一二明者，指为胸前之膈膜，亦为误矣。盖膈膜者，所以遮浊气，而卫心肺也。乌能代君行事，而为臣使之官哉。且《素问》明言之矣。曰，膻中者臣使之官，乐喜出焉。夫胸前之膈膜为膻，曰膻中者，指膻之中也。曰，乐喜出焉，指代君行事之臣使也。《素问》只此数字，已表出包络之功用，何注者之昧昧耶。考西医云，心上连肺，连肺之处，有夹膜裹之，心中之运血回血等管，皆生于膜上。据此说，岂非包络为臣使之确证乎，且《内经》不但称包络为膻中，而宗气之所，亦称及中，要皆生于膻之上耳。故喻氏谓，不明比类者，不能读《内经》，诚确论也。彼叔和、扁鹊，皆不得谓之善读《内经》。善读《内经》者，决不死于句下也。

心说

人身知觉运动，无一不本于心，故百体皆为之臣，而心为君主也。西医不知心之妙用，谓以乃顽然一物，中医虽知之，而其所以然之妙用，则不知也。其弊与西医一辙，盖未明心主神之意耳。神为何物，浑言之，则两精传谓之神，空言之，则变化不测谓之神，此皆放言高论，未能实指之也。吾今实指之曰，神非虚有无着之气，乃心中湛然朗润，数点血液中之清气是也。其源发于肾中之精气，上合于心，而为离中虚之象。惟其阴精内含，阳精外护，心为火脏，所以光明朗润，而能烛物，盖神即心火，得肾阴济之，而心中湛然，神明出焉。故经曰，心藏神。西医谓心为生血、回血之脏，不主知觉运动，以脑前筋，主知觉，以脑后筋，主运动。又言前后脑筋，皆贯通于心，与心相连，而不知脑实心之所用，而后主知觉运动，非脑自主知觉运动也。盖脑为髓海，髓为水精，得心火照之，而光立见，故主知觉矣。古文思字，从囟从心，即心神注囟，火文于水，心与脑合，而知觉开矣。此义犹如脑为月魄，心为日光，相照为明，此神明之所以妙用也。彼西法，虽有器具测量，剖割探取，试问心囟之理，神明之用，器具测量否，剖割可探取否。虽曰试千万人，乌从得此奥意，西医所以终不足道也。

心生血说

唐容川曰：心属离卦，入阴爻，坎之水也；外阳爻，则本卦之火也。惟其以水济火，乃发光明，而成离象，是以灌膏则燎甚，抽薪则焰息，薪膏有汁液，得火而后燃，是即以水济火之明证矣。由此推之，离象不可无阴爻，心中不可无液汁也。故西医云，养明二汁，入心化血，夫小肠化物之养汁，形如牛乳，从微丝血管，达脾而上注于肺，膀胱化气之明汁，色似水晶，循冲脉而上入于肺，合化食之养汁，由吸管运至颈会管，入心而化为赤色，此即生血之源。化血之理，心主血之道，而成离卦之象也。然运行之道路如何？曰，既化为血，即循任脉而下注于胞中，与肾气相合，男子则化为精，女子月事时下，此血化下行之一道也。又西医谓心有左右四房，左上房，有运血管，由内达外，循任脉，而散走诸经经络，左出则右回血受碳气，则变紫色，过肺受呼气，吹去紫色，仍复为赤，然后入回血管，至心右上房，入右下房，过左下房，由左上房，而出运血管，仍如前之运行，循环无端，此血循经络之一道也。然肝主藏血，故血随任脉，而注于胞中之血，肝气主之，脾主统血，故凡运行于经络之血，脾气主之，此即生血、运血、藏血之玄渺也，故晰书之，以告后世。按养汁，即五谷之阴汁，其名曰液，即妇人乳也。明汁，乃水中之阳气，中含水质，其名曰津，即涎唾也。但西医不能分别，谓之明养，要知彼所谓明养，即吾所谓津液也。

44. 全体论（续二）

肝说

肝为厥肝，乃阴之尽也，阴尽而阳生，故厥阴从中间少阳之火化，阴主静而阳主动，静则有坚忍不拔之气，动则具敢作有为之行，肝脏介乎阴阳，性兼静动，故有谋虑能出，而足当将军之也。然肝之脏气，又主藏魂，魂者，阳之精，气之灵也。人身血为阴，气为阳，阳无阴不附，气无血不留，肝主血，而内含阳气，是谓之魂，究魂之根源，则生于坎中之一阳，推魂之功用，则发于乾金之元气，不藏于肺，而藏于肝者，阳潜于阴也，不藏于肾，而藏于肝者，阴出之阳也，考魂之所司，昼游于目而为视，夜宿于肝而为寐。求之魂为病，魂不安者，多梦；魂不强者，并怯；魂伤者，目不明，此肝藏魂之大意也。又与胆相表里，而化生胆汁，胆汁入小肠化物，是以木疏土也。故经云，食气入胃，散精于肺，肝寒，则胆汁不能化物，而为反胃症；肝热，则胆汁化物太过，而为消中等症，是皆肝经有寒热之过。又其合有筋，盖肝有大膈膜，内连膜网，外连皮，凡有瘦肉，皆有网膜包之。凡有网膜，其两头皆连于筋，肝之气，即从内膈膜，发为外之网膜，由网膜即发为筋，肝之气，由内辙外，故病在内，外则瘾疢应之，知此，可以知肝病之见症矣。夫肝应东方之木，秉生长之机，于时为春，为人一身因之而生长。俗医反谓肝无补法，西医言肝无能事，岂非一大梦境哉。

胆说

西医不究天人之理，不知阴阳之奥，故不知胆与肝之功用，谓肝无所事，只化生胆汁；胆无能事，只消化五谷，迹其有形，忘其大体，不亦惑乎。经曰：十一脏，皆取决于胆，具决断之机，而有中正之号。是人之一身，主宰于心，而听命于胆，胆之于人，岂不大与。且癫狂、痫瘛等症，皆属胆经之咎。故凡上逆诸症，胆气横也；下陷诸症，胆气弱也。不知乎此，不足以言医；不知乎此，不足以治病。彼西人，可梦见此理否。又谓人之临事惧与不惧，不关乎胆，则其说更谬。《内经》明指胆为中正之官，决断出焉，何得更生异说。以气论，则胆火有旺弱之别；以汁论，则胆汁有多少之别，此乃惧与不惧之大关键，也太过者，失其正，则为横暴，不及者，逾乎中，每存惧怯，必也。不刚不柔，无太过，无不及，则得成为中正之官，而临事自有决断，以肝胆二者合论，肝之阳藏于阴，故主谋，胆之阴出于阳，故主断。

脾说

胃以燥纳谷，脾以湿运行，此千古不变之论也。西医云，近胃旁处，有甜肉一条，生出甜汁，从连网，入小肠上口，以化五谷之质。考甜肉，吾国俗名胰子，即脾之形成，生于膏油之上，膏当连网之上，皆脾所生。膏能化水，能化谷，经称脾为湿土。正指膏与甜肉之滑润言也。宋元以来，多不明脏腑，各逞臆说。谓脾闻敢则动，动则磨胃，而主运化。牵合脾以湿运行之句，岂非妄言。要知脾之功用，在乎湿润。故《内经》有中央生湿，湿生土之句耳。夫补脾有两法，一在滋其甜汁，甘草、大枣之类是也。一在培其膏油，白术、黄精之类是也。而滋脾亦有两法：一为甘寒以救液，一为甘温以培元，甘寒如沙参、麦冬之属，甘温如山药、莲子之属。理脾亦有两法：一曰辛香行气，木香、砂仁是也。一曰分利化气，茯苓、泽泻是也。此乃治脾之要法，至于其藏为意，其合为肉。本篇未言，下篇再为补论。

胃说

足阳明为水谷之海，经言之矣。后世误以胃中变化精微，小肠分别水谷，颠倒为说，其妄甚矣。今试正之，盖胃主纳谷，故有仓廪，能纳而不能化也。明矣，必也。得脾之湿润，方能运行，入小肠，而化其质。然则胃果何用乎？曰，胃为阳明，阳明者，燥金也，秉燥金之气，故能分消其水谷，消水者，运水入连网也。消谷者，下谷入小肠也。故胃之功用，全在分别水谷。《灵枢》言胃为水谷之海，非泛言也。水谷分两精微化。故曰，五味出焉，然化谷赖脾之甜汁，胆之苦汁，而后五谷化，五液生，五味出矣，而反归功于胃者何？盖胃不分别水谷，则脾虽有甜汁，胆虽苦汁，焉能分别水谷，而化味生液者哉。此犹张柬之反周为唐，归功仁杰之道者也。要之，胃为阳土，脾为阴土，一热一寒，天壤攸分，一燥一湿，云泥迥别，知燥湿之理，可以得治脾胃之握要。

按此篇，论胃用尽矣，而胃窍未言，亦缺点也，兹特补之。夫唐宋以来旧图，只知胃有二窍，上窍纳谷，曰贲门。下窍出食，曰幽门。千有余年，不易此说，至王清任著《医林改错》，始言胃有三窍，除上下二窍仍旧外，添出津门一窍，谓水质从此路流出，过肝膈，至脾之珑管，入网油中，而下膀胱。其言甚晰，自谓心得之奇巧矣，今拣西医《全体图考阐微》等书，谓胃亦有二窍，至于津门一窍，反未提及。又言胃之通体，皆有微丝血管，得胸膈扇动，肺气呼吸之务，则能吸水外出过肝膈，而下连网，其言亦甚明晰。详膀胱说内，由此推之，则胃中之窍，不可以数计矣。西医又谓，胃有肝膈大筋，胸膈大筋，互相牵住，使不得动，其中道路，往来相通，据此说，则胃中除门窍而外，又有经络相通之窍道矣。然则胃中之窍，有数乎。西医不知也，华医不知也，考宋以后之书，不可得也。割剖死人，不得见也。拣察畜胃，不能明也。如之何而后可哉，必也。从修园之言曰：群言乱，衷于圣言，愿同志者，取法乎上，于是穷读古圣之经，而终不可得，数年于此，志少懈矣。一旦于《灵枢·胀论》之柬末，得胃五窍者，闾里门户也之句。然瞿然曰，噫此古圣之至理欤。夫五窍者，上窍纳谷，下窍行食，通脾之窍主行水，胸膈大筋，上通于心，肝膈大筋，贯膈络肺，此即胃有五窍也，彼无知俗子，何得妄言玄理哉。谚曰，不读人间非圣书，余始则以为激言，而今则奉为确论矣。

肾说

肾靠于脊，位当十四椎骨，两枚对峙，附肾有薄膜包裹，西医名为肾衣，此衣发于肾系，乃三焦之原也。肾系是白膜层叠结束而成，一条贯脊，上连巅顶，系中内窍，通脑髓骨内，最深之一窍也。其次为气管，一条白膜，循脊上行，过肝穿膈，经心入肺，外通于鼻，以吸天阳，下入丹田，为生气之根，详呼吸说内，又其次为溺窍，即连网油膜是也。其原从肾系而出，发生两肋之板油，连胸前之膈膜，上循胸中，入心为包络，连肺体系上咽，其外出，为手肩胸背之腠理，是为上焦。从板油，连及鸡冠油，着于小肠，绕肝胆，络脾包胃，下通油网，其外出，为腰腹之腠理，是为中焦。从板油连及网油后络大肠，中夹血室，前连膀胱，其外出，为臀胫膝足之腠理，是为下焦，此即三焦之道路也。是内而脏腑，外而肌肉，三焦无所不包，肾则无处不主，而膀胱上口，在连网之中，由连网入肾系，由肾系复有连网一条，上包于胃，而络于脾，人饮水入胃，胃之四围有连网包护，连网之中，又有微丝血管，透入胃内，吸出所饮之水，而脾之珑管，又为其行其水质，水既入连网，则下肾系，而入膀胱，此即肾主溺窍之一说也。至于尚有二窍，一为精窍，于脑髓说内详之，一为气窍，于吸说内详之。至肾为作强之官，肾藏志之类，均见脑髓说内。

按余此篇初成，有熟客过而鉴焉。笑曰，既不言精藏于肾脏之内，又言溺过肾中，真好为异说矣。余曰：非也，精本藏于肾脏之内，观剖猪腰子，可得知也。故王清任谓，肾体坚实，决不能藏精，非谬言也。及视《灵枢经》曰，人心湛寂，欲念不兴，则精气散在三焦，荣华百脉，及其想念一起，欲火炽然，翕撮三焦，精气溢泻，并于命门，输泻而去，由此推之。精气且不专在命门，乌能专在肾乎。假若专藏于肾脏之内，古圣又奚必如此饶舌哉。至于溺过肾系一说，《内经》虽未明言，然谓三焦为水道，膀胱为水府，肾为三焦，膀胱主其司溺可知矣。乌能谓余为异说，客笑而退。或问曰，道家最重性命二字，为修仙入道之门。又云，性藏于心，命藏于肾，性命如能相合，则大道之基成矣。不知果诚有此理否？余曰，此臆说也不足为凭。《内经》明言，人之血气精神者，所以奉生，而周性命者也。夫知觉乃性之用，生死为命之机，性命二字，如何合法，且主知觉之性即神明之用。性非别有一物也，生死之命，视精气为根，命乃虚无之语也。究精神之本，精乃气之变化，神是血之功用。故《内经》先言气血，后言精神，而推极于性命，大旨谓，有血气精神则有性而生，无血气精神则无命而死。性命二字，乃生死之关，非有性命二气，而可以会合也。彼左道旁门之俗子，拾《内经》之糟粕，奉为灵秘之奇谈，以之惑世诬民则可，用为修仙入道之门路，则大谬不然矣。余不得不急为指出，以为误入歧途，崇信异端者戒。

或问曰，血生于心，心火脏也。气生于肾，肾中水火皆备，然气不生于肾中之水阴，而化于肾中之阳气，是气者血者，皆出于火矣。余曰，非是之说也，天地不可有夏而无冬，万物不可有热而无寒，一阴一阳，所以谓之道也。道者，即天地之大理也，故离卦内有阴爻，始有光被四表。坎象中含阳气，方得活泼周流，所以阴阳相抱而天地成，人物殖矣。心虽生血，而必赖五谷之精液，肾虽化气，而犹须吸呼之天阳，此即坎离之旨也。

45. 全体论（续三）

三焦说唐容川原文

焦，古作膲，即人身上下内外相连之油膜也。唐宋人不知膲形，以为有名而无象，不知《内经》明言，勇士者，三膲理横，法士者，三膲理纵。膲有文理，岂得谓其无象。西医书斥中医，不知人有连网，言人饮水入胃，即出走连网，而下至膀胱。膀胱上口，即在连网中也。中医《医林改错》一书，亦言水走油网，而入膀胱，观剖牲畜，其渍网中有水铃铛者，正是水过其处，而未入膀胱者也，此说近出，力诉旧说之谬，而不知唐宋后古膲作焦，不知膜油，即是三焦是以致误。然《内经》明言，三焦者，决渎之官，水道出焉。与西洋医，《医林改错》之言，正合古之圣人，何尝不知连网膈膜哉。按二肾中一条油膜为命门，即是三焦之原，上连肝胆，及膈而上入心，为心包，下连小肠、大肠，前连膀胱，下夹血室，即血室气海也。循腔子为肉皮，透肉出外，为包裹周身之白膜，皆是三膲所司，白膜即腠理。《内经》所谓理横理纵，即此理也。三膲气行腠理，故有寒热之症，命门相火，布于三膲。故火化而上行为气，此其常也。若火衰则元气虚，火逆则元虚损，水化而下行为溺，此其常也。若水溢则肿，水结则淋，其病机如此。又连肝胆之气，故病则多挟水火，与肾心其相通，故原委多在两处，与膀胱一阴一阳，皆属肾之腑，此即三焦之大略也。

按得此篇之论，三焦不为虚语矣。可谓障百川而东之，挽狂澜于既倒，有功后学不浅。

膀胱说

肾为水脏，膀胱为水腑。凡人饮入之水，无不化溺，而出于膀胱，自唐以下，皆谓膀胱有下窍，无上窍，饮入之水，全凭气化而出。谓水入小肠，至阑门飞渡膀胱，无后入之路也，故曰气化。《医林改错》深叱其谬。西医云，水入于胃，散走膜膈，胃之四面，全有微丝管出水，水入膜膈，走油网，过肝膈，入肾系，肾主沥溺，由肾系出，下走连网。膀胱附着连网，滋入之口，即在连网油膜中也。中国人见牲畜已死，膀胱油膜收缩，遂谓有下口，无上口，疏漏之至。按西医此说，诚足骂尽中医，然持此非薄先圣，则断断不可。盖《内经》明言，下焦当膀胱上口，又言三焦者，决渎之官，水道出焉。《内经》所谓三焦，即西医所谓连网油膜也，古"焦"字从"膲"，后人省改作"焦"，乃不知为何物矣。然溺虽出于膀胱，实则三焦主之。故经称三焦为决渎之官者，此也。然则膀胱所司何事？盖膀胱为州都之官，津液藏焉，气化则能出矣。此意本出《内经》，注者不得其旨，则各逞臆说，以致斯道不明，今试辨之。膀胱之后，则为胞室，乃道家所谓命门是也。膀胱之水津，得命门真火蒸动。于是水中之气上升，注于胸中，则为宗气，运于皮毛，则为卫气，上为呼吸，下而便溺，合赖此气之环转，此即膀胱之功用。余义详太阳论中。

按此篇，于津液藏焉之意，未详，气化则出之意，未尽，故于太阳论中补之，阅者可以参看。

小肠说

吾国近世医书，以小肠为分别水谷之用，误矣。经曰，小肠者，受盛之官，化物出焉。盛者，贮也，小肠上接于胃，凡胃中所纳之谷，均受盛于小肠之中。西医云，小肠通体皆与油膜相连，其油膜中，有微丝血管与小肠通，胆之苦汁从微丝血管，注入肠中，以化食物。脾之甜肉汁，亦注入肠中，苦甘相合，而谷肉即化为糜，既化之精汁，仍从丝血管，出油膜，而达于脾，脾另有血管，上注于肺，肺注于脉道，下入于心，以为生血之用，是滋脾润肺，入心化血，全藉小肠之功用，与《内经》受盛化物之意，适相发明，以为之分别水谷，则诚误矣。王清任以连小肠之油膜，为鸡冠油，更名气府。谓为元气所存，为化食物，而不知《内经》受盛化物之意，其说尤为膈膜。然小肠乃心之府，心经化血之汁，出于小肠，而小肠又有微丝血管，透出渍膜，上达心包，引心火下行，而蒸化其糟粕，故粪色黄赤，设心火太过，则小肠发炎，而为淋痢肠痈等症矣，若心火不及，则小肠寒冷，而为反胃飧泄诸症。若脾之甜肉汁不足，则病膈食便结，若胆之苦胆汁则病或呕或吐，即小肠藏象之形，受盛之理，化物之道，见症之机，致病之处，受邪之路，一一明辨，可云详矣。然尚恐有忽略之处，望海内商明补之。

按此段，荟萃中西精义，论小肠之道，诚美备矣。不知此后，可仍有小肠为分别水谷之用一说否，一笑。

大肠说

经曰，大肠者，传道之官，变化出焉，变化出三字，谓小肠中谷质，精汁化尽，变为糟粕，传道于此，而下出魄门。然所以能出之故，尤赖肺气之下达，盖肺为清金，大肠为燥金，其体同也。肺藏魄，而大肠门即为魄门，其气同也。包裹大肠之油膜，而上连肺系，肺与大肠交通之道路，即从油膜中往来，故大肠与肺相合，而成其传道之用，明此理，则知大肠与肺，有密切之关系矣。问曰，太阳与阳明为表里，脾胃相为表里，人人知之矣，而肺与大肠相表里，非即此中之旨乎。既得此旨，则肺气为大肠传道糟粕之理，亦可推矣。既得此理，则肺与大肠交涉之病，更可识矣。大抵大肠之病，多从肺来，故凡大肠秘结者，肺之燥也。大肠发炎者，肺之热也。知肺可遗病于大肠，而大肠之病，亦可上逆而病肺。故《伤寒论》云，下痢便脓血者，其喉不痹，不便脓血者，其喉为痹。知此，而肺与大肠，有密切之关系，诚不诬矣。

按十二经之用各别，于此亦云备矣。然以肺为首，即以大肠终之。以见上下相应之道也。本篇末句，以大肠与肺，有密切之关煞尾，此尤为显而可见者也。推其意，为非欲人见微知著，明其表里，辨其标本，测其相生相克，察其寒热大体。有上下之所合，有气化之所通，有经络之所连，有阴阳之所应，明辨无惑，测察无差，先天后天，条分晰缕。所谓圆通之士，方可言医，如此可以读“全体论”矣。

或问曰，《内经》十二官中，缺一官，而遗编“刺法”中。补出一官，其意云何？余曰，各有各意。《灵兰秘典论》曰，心者，君主之官，神明出焉。肺者，相傅之官，制节出焉。肝者，将军之官，谋虑出焉。胆者，中正之官，决断出焉。膻中者，臣使之官，喜乐出焉。肾者，作强之官，技巧出焉。三焦者，决渎之官，水道出焉。脾胃者，仓廪之官，五味出焉。小肠者，受盛之官，化物出焉。大肠者，传导之官，变化出焉。膀胱者，州都之官，津液藏焉，气化则能出矣。此共有十一官，解见前说内矣。独脾与胃，共成一官，未曾发明。盖此以脾与胃，共为仓廪之官者，明其纳谷化食之功用也。遗编《刺法论》中，谓脾为谏议之官，知周出焉，表脾藏意之用也。夫心之所忆谓之意。心火主脾土，故意藏于脾，按脾能主守中，记忆也。又主运用，能思虑也，能记忆者，可谓知周，能思虑者，可称谏议，要皆能匡补君主之不建也。余故曰：称为仓廪指其功用化也，称为谏议，指其气化也，二者各不相背。

阴阳说

经曰，阴阳者，有名而无形者也，天有此阴阳，而行六气，地有此阴阳，而生五行，人有此阴阳，而生脏腑经络、肢体百骸。所以岐伯谓阴阳者，数之可十，推之可百，数之可千，推之可万万之大，不可胜数，然其要一也。故曰，知其要者，一言而终，不知其要流散无穷，要者何？即阴阳是也。推而言之，六合之内，九州岛之广，四海之大，万物之多，乌能一一推数，约而言之，不过阴阳二字而已。风寒暑湿燥火，天之阴阳也，金木水火土，地之阴阳也，人与天地分参，得天之气，而有六经，得地之气，而有五脏，故五脏乃有形之质，而六经则无形之气也。天地之气，分别如此，奈近医不讲天之六气，而专求地之五行，亦已舍本逐末矣。且曰，五行者，身之本气也，六气者，外来之客邪也。呜呼，真所谓痴人说梦矣。余故取六经之合于天气者，细为论之，以补从前之失阙。

太阳论

太阳者，天之巨阳也。充塞上下，弥纶万方，只此阳气而已。阳气之生，生于地下之水中，大地惟水为多，是以化气极大，所以能充塞上下，而弥纶万方者也。然气之生根于水，而气之化本乎日。日者，天之巨阳也，画行于天，光照于水，夜行于地，光透入水，水被熏蒸，遂化为气，载地球，举山岳，充寒上下弥纶万方，赖有此气而已。西法以火煎水，取气而运机轮，即此义也。人身应天，而有寒水之腑，化生卫外之气，所以号天之巨阳，而为太阳经也。夫肾为水脏，三焦为水道，膀胱为水府。凡人所余之水，皆走三焦，而下注膀胱。然水不自化为气，必得吸入之太阳，从肺历心，引心火，直走肾系，下入于胞中，胞在膀胱之后，故能蒸化膀胱之水质。上升者，为呼出之气；四达者，为卫外之气；入于气海者，为大气；注于胸中者，为宗气。行于经脉者，为经脉之气。行于脏腑者，为脏腑之气。人之一身，端资此气，手握足步，全赖此气。朝作暮息，皆凭此气。余食便溺，仗此气为运用。行坐步立，依此气作生机。称此经为太阳者，非洞悉天地之奥欤。然小肠亦称太阳者何，盖小肠为心之府，能导引心火下行故也。此义《内经》未言，仲景未语，以讹传误，千载于兹，唐宋以来之医道，可胜言哉。

阳明论

阳明者，天地之燥气也。天无此气，不能行秋收之令。人无此气，不能有消导之权。盖天地有阴阳二气，化生水火，水火交则成湿，万物生化矣。水火不交则为燥，万物干槁矣。故长夏之时，草木滋蔓，万物皆森，水火相交，湿气用事之候也。及金风一起，溽暑顿收，草木黄落，土槁水竭，水火各返其宅，而燥气用事矣。究水火之所以能各返其宅者，燥气迫之耳。天地有此燥气，方能戢木火之盈余，竭湿气之滋润，取万物之精华，行秋燥之令也，人身秉此燥气者，惟胃与大肠，二者皆消导水谷之用，因其得燥金坚悍之气，是以水谷入，则消之使出，而不得停留也。故凡人饮食之入胃，脾之珑管，行其水质，胃之通体，又有微丝血管，吸其水气，水出则散走膈膜，下连网，而入膀胱，行水之膈膜连网，即《内经》所谓三焦是也。设胃中燥气不足，则水停不化矣。西医云，饮食入胃，则胃热辏至。水质一去，则谷质已腐，遂下小肠，而化汁液，按西医所言胃热，即燥气之明证也。谷质由小肠化液，上奉心火，而化赤气，渣滓下入大肠，遂成坚粪，而出肛门。设大肠燥气不足，则为溏泄，燥气太过，则为便硬，斯皆病矣。要知，大肠与胃，皆属阳明，故同秉燥气，设无燥气，则不能为消导水谷之用矣，治阳明者，必先知燥气也。

少阳论

少阳者，天之初阳也，从阴出阳，发生万物，故一岁之中，春为首焉。夫天之阳气，当隆冬之际，藏于黄泉之中，至寅月，阳始发生，草木萌芽，至卯月，阳气正畅，草木条达，至辰月，则阳气已旺，草木敷荣矣。于是由木令而交火令，是出于冬，而交于夏，为水生木，木生火之象也。故少阳之初，水木之气，少阳之终，木火之气也。人秉此气，而生三焦与胆，夫三焦根于肾系，秉水中之阳，达于气海，通于膀胱，上合肝胆，为水生木之象也。胆汁化谷，木能疏土，胆络通心，二火同气，胆由肝出，是木生火之象也。由水生木，由木生火，合天地间少阳之生气，故以此二腑名少阳焉，乃古圣人察天地之微，参阴阳之理，通性命之奥，而后立此名目。要之，此乃天地间自然之气化，非人强名之也，知此，可以语三阴三阳之玄妙矣。

太阴论

太阴者，阴中之至阴，阴之极大者也。太阳如天，太阴即如地，天无所不包，故太阳之气外行于三阳，内行于三阴。地无所不载，故太阴之气，内行于九脏，外通于肢体。如天者，轻清之气以卫外，太阳是也。如地者，重浊之质而守中，太阴是也。夫太阴者，肺脾也，其体如地之坚凝，其用如土之生殖，故有太阴之号，然土以湿为用，太阴以湿为本。经曰：太阴之上，湿气治之，是已。然主于长夏者何，盖长夏者，暑湿相蒸之候，正水火交会之时也。水火交会，而湿气化生，所以碧山遍野，万物皆森，林木流津，蛰虫尽出，脾脏于此时，而主令焉，益信其以湿为用矣。且心肾交而脾生，气血合而甜肉生，津液合而膏油生。水火交而湿气生，证诸经言中央生湿，湿生土，土生甘，甘生脾之句，可以悟太阴之所主也。

少阴论

少阴者，先天之热气也，后天之阴质，合化而成者也。故少阴之中，阴阳全，水火备，气血分，寒热判，一气之中，数气并备。故佛祖以少阴之气，为大地生化之本，非洞悉其中之玄妙乎。即以周易之卦象论之，离火卦也，而有阴爻。坎水卦也，中含阳阳气，非斯义之确证乎。知此则可言少阴之气，心肾之体质矣。心，离像也。司神明而登上极，臣百体而为君主，离之阳爻也。化生血液，枢转出入，离之阴爻也，肾坎象也。主闭藏而司骨脑，化精气为人根本，是坎之阴爻也。少火生气，上下运行，坎之阳爻也。综而观之，心有阴阳水火，方能化血；肾有阴阳水火，方能化气；气血既生，归于心则神明，藏于胞则为精液，此乃人生之本，成之始也。少阴阴阳兼备，故有从标从本之分，少阴水火皆全，故有先天后天之别。要知分先天、后天者，以心肾中之阳气属先天，以心肾中阴质属后天，非君火相火之谓也。夫君火、相火，分立名色，乃后人之妄作，古圣之本旨也。试观，《内经》以少阳之上，火气治之，少阴之上，热气治之，热与火后世无分，不知火者，有形有气有质，木则明如炬，着帛则焚为炭，乃火之实体也。热天之阳气，发于水中，积为烈日，只名热而不名火也，故《内经》以少阴属热，夫肾中之阳气，上交于心，而为心阳，如天之有日，司人身之热气，而为一身之本，故称其经为少阴，佛祖以少阴为大地生化之本，即此意也。

厥阴论录唐容川原文

《内经》云：厥阴之上，风气治之，风者，阴阳摩荡之气。故西人云，树枝不动，亦有微风，每时许行六七里，所以嘘万物而遂其生也。人秉此风气，而生厥阴肝木之脏，肝膈下连肾系，水生木也。肝膈上连心包，合为一经，木生火也。三者合化，氤氲畅达，而血气得以周流，此为厥阴风气之和也。风之为病，又由于水冷火热，不得其平之故。西洋天学家，言空中之气，有冷热二种，空气热，则涨而上升，他处冷空气，即来补之，试于室中热火，门之上下各有孔，则上孔之热必出，下孔之冷气必入。成风之理，与此相同。因此而成两种风，一为自冷处吹向热带之风，如热带内气候尝热，则气涨而升，冷际之气，即来补之。一为自热处吹向冷处之风，盖冷热二气，既会于热处，复散而转回，吹向冷处，但由冷往热之风，必大而疾，由热往冷之风，必小而微耳。中国冬日热在南，故风从北吹向南去，是为寒风。夏日热带在北，故风从南吹向北去，是为热风。余按吹往南者，以阴从阳，如周易之巽卦，热带在南，而风生在北，故其卦二阳在上，而一阴在下也。吹往北者，阴极阳回，如周易之震卦，虽易经训震，不名为负，然震训东方也。《内经》曰，东方生风，应春气阳回阴退之象，故上二阴爻，而下一阳爻，阳生阴退，为得其和。在人属厥阴肝经，厥者，尽也。阴尽而阳生，极而复返。故曰：厥阴，厥阴肝脏，内含胆火，厥阴包络，下连三"焦"，阴为体而阳为用。《内经》所谓厥阴不从标本，从中少阳之气化者，正谓其通，通阳和阴，以成其氤氲摩荡之和风，而气血无病也。若肝木挟肾水，发而为寒风，如风从冷带吹来者也，遂发厥痫。若包络挟心火，发而为热风，如风从热带吹来者也，遂发脓血，或寒热互相进退，为厥热往来，或外寒内热，为厥深热甚，或下寒上热，为消渴，饥不能食。或阴搏阳动，为左旋右转之抽风，或阳回阴复，为厥热停匀而自愈。至于风之生虫，必先积湿，故虫从风化。又云虫本湿生，盖先有阴湿浸渍，后被阳风熏动，故蠕蠕而生矣。人多不识此经证治，盖由风气二字，先不明也，余故细为言之。

按风寒暑湿燥火，天之六气也；三阴三阳，人之六气也。人之六气，秉天之六气而生。五脏六腑，又秉三阴三阳之气而生。十二经、十五络及奇经八脉，乃秉脏腑之气而生，故欲明经络，必先知脏腑，欲知脏腑，必先知三阴三阳之气，所以然之本源。欲知三阴三阳之本，当于风寒暑湿燥火，天之六气中，细心求之，则大端得矣。要之，天以此六气化生万物，而有地之五行，人以此六气，变化出入，而生在内之五脏，是五脏秉地之五行而生，六经秉天之六气而生，人与天地相参，故得天之六气，得地之五行，而后化生气血经络肢体百骸，遂成形矣。天气有太过不及逆从胜复淫郁之变。

46. 全体论（续四）

地气有生克纵横逆顺之理，人亦应之，何今世医者，但论地气，不论天气。且曰：五行之理，人身之本，六气之病，外来之灾。又曰：风寒暑湿燥火，六淫之邪也，呜呼，舍本而执末，岂非大惑者哉。王清任曰：今世著书者，皆痴人说梦，时医治病者，皆盲子夜行，诚不得已而作此愤徽之言也。喻氏谓四时之病，皆人逆天地自然之气，为自取其殃，余谓亦非确论为何。即天有太过不及胜复从逆淫郁之变，地气有生克横纵逆顺之理，以此推之，病无遁情矣。

开阖枢说

《素问·阴阳离合论》曰：太阴为开，阳明为阖，少阳为枢，太阳为开，厥阴为阖，少阴为枢。夫同一开也，而有太阳、太阴之异。同一阖也，而有阳明、厥阴之殊。同一枢也，而有少阳、少阴之别，其故何哉。盖太阳主周身八万四千毛窍，而卫外为固，太阴主于肌肉，合于皮毛，此在太阳、太阴，在外之开也。肺主布散，脾主运行，太阴为开也。小肠化液，膀胱化气，太阳亦开也。故曰：太阳、太阴主开，病则不能开，运动之机废矣。足阳明为水谷之海，阖之用也，手阳明为传导之官，阖之用也。肝主藏胞中之阴气，使血脉潜而精不泄，包络主藏膻中之阳气，使阴血敛而火不作，推原其用，莫非阖也。此主阖而彼亦主阖，故曰：阳明、厥阴主阖焉。病则不能阖而禁固之权失矣。少阳之气，内连九脏，而外通于腠理。凡三阳三阴诸症，皆可藉其枢转出入焉。手少阴内合包络，下生脾土，能为二经之转枢。足少阴上济肺金，下生肝木，亦能为二经之转枢，故曰：少阴为枢焉，要之，少阴与少阳，虽同一主枢，名同而用异也。若受病则同一不能枢，而往来之气息矣。气息机废权失，人事岂不痿乎。故治开者，先虑其不开，终防其大知则运动之机，不致废矣。治阖者，当防其闭阖，又恐其不阖，知此，则禁固之权，不致失矣。治枢者，宜求其陷里陷外，偏阴偏阳，随其过失，而补救之，则往来之气，不致息矣。此乃开阖枢之大法，求六气治法者，不可不明乎此，故细论之。

标本说录张景岳原文

《素问·至真要大论》云，少阳、太阴从本，少阴、太阳从本从标。阳明、厥阴不从标本，从乎中也。故从本者，化生于本，从标本者，有标本之化，从中者，以中气为化也。何则？少阳本火而标阳，太阳本湿而标阴，标本同气，故当从本，少阳虽中见厥阴之风木，而木火同气，木从火化矣。太阴虽中见阳明之燥金，然金土相生，燥从湿化矣，故不从中见，而从本也。然从本者，则以本气为化者也。少阴本热而标阴，太阳本寒而标阳，标本各异，故或从本，或从标，而不从中见者何。盖少阴中见太阳，太阳中见少阴，中见之气，即标本之气也。故不从中见，而从标本，以标本之气为化者也。阳明、厥阴不从标本，而从中见者何？盖金土相生，子依于母，故燥从湿化矣。水火同气，毋就于子，故风从水化矣。且阳明标本皆燥，厥阴标本皆风，此所以不从标本，而从中见，以中见之气为化者也。要之五行之气，木遇火，则从火化，金遇土，则从湿化，总不离于水流湿火就燥同气相求之义耳，然六气之化，未必皆属有余。知有余之为病，亦当知不及之为殃也。且气有胜复，时有盛衰，气有余，则化生太过，气不及，则化生不前，从其化者，化之常，得其常，则化生不息，逆其化者，化之变，得其变，则强弱为灾。如火盛，则木从火化，此化之太过也，阳衰木失其化，此化之不前也。五行之化，正对皆然。此标本化生之理，所以然者，孰谓化而过者宜抑，而化所不及者，不宜培耶。

经脉说

《灵枢经》曰：经脉者，所以行血气，而荣阴阳，濡关节，而利筋骨者也。经脉之于人，顾不重欤。独是十二经脉，有手足之分，有阴阳之别，部位各有所在，脏腑各有所归，先明其形，后知其理，夫而后必然之情，然之道可得矣。夫手之三阴，从脏走，手太阴在上，终于大指。厥阴在中，终于中指，少阴在下，终于小指皆循肘内，而走手心者也。手之三阳，从手走头，阳明从次指，而上迎香，少阳从四指，而绕耳际，太阳从小指，而入耳中，皆由手背，而走肘外者也。足之三阳，从头走足，太阳上巅下项，而至足小指，阳明循鼻下胸，至于足中指，少阳绕耳循肋，下至足次指，太阳行身之背，阳明行身之前，少阳行身之侧，皆从外面，而交于足指者也。足之三阴，从足走脏，太阴起足大指外侧，循胫上腹，而入于脾。厥阴从足大指内侧，循股绕篡，上胁入肝，少阴从足心，上股贯脊，内入于肾，皆从足之内侧，而上入于腹者也，此乃十二经脉所循之道路。

络脉说

喻嘉言曰：经有十二，络亦有十二者，兜络之义，即十二经之外城也，复有胃之大络，脾之大络，及奇经之大络，则又外城之通界，皇华出入之总途也。故又曰：络有十五焉，十二经，生十五络，十五络，生一百八十系络，系络生四千八百缠路，缠路生三万四千孙络，自内而外出，愈多则愈小。稍大者，在俞穴肌肉之间，乃荣气所主，经络是也。小者，在皮肤之内，卫气所行，系络、缠路、孙络是也。故外邪从外伤卫，不能遽入荣者，以有孙缠路，系络之缠绊故也。设络中邪盛，则溢于经矣，故络脉者，经脉之障，所谓为外城者也，知此则可以言络脉矣。

按络脉，其形如细，极为难辨，故取嘉言之说，以明证之，足见络脉之多也。嘉言此说，可谓精矣。

足三阳

足太阳之脉，起目内眦，上额交巅，下脑后，挟脊抵腰，入络肾，下属膀胱，循髀外，下至踝，终足小指外侧至阴穴。

足太阳为水中巨阳，起于至阴者，阳生于阴者，络于命门者，阳盛于上也。少阳终于目锐眦，阳明终于承泣，太阳起目内眦，三阳将目缠绕，以见阳气主开阖之义。少阳行身之侧，阳明行身之前，太阳行身之背，三阳之经，周行于外，所以卫外而为固也。头者，诸阳之会，故太阳脉独能上行于头也。凡外感头痛，皆当求于太阳，下脑后，风府穴，犹为太阳经脉之要会，挟脊抵腰，故凡角弓反张，伤寒腰脊痛，均属于太阳。入络肾者，肾为水脏，阳气之源。膀胱为其府，故其脉亦入络肾，属膀胱，而出循髀外，下至于踝，终足小指外侧之至阴穴，左右皆同焉，此足太阳之经脉循行道路也。

足阳明之脉，起目下承泣，环唇入齿，循喉咙，下膈属胃络脾，出挟脐，至膝下，入足中指、大指之间厉兑穴。

足阳明为后天之本，统主前面，绕面环唇，故面病皆属阳明。循喉咙两旁，人迎穴也，下膈属胃络脾，秉气于土故也。出挟脐，至膝下，凡膝胫以前，皆阳明所行之道，中指大指之间厉兑，阳明脉所止处也。

足少阳之脉，起于目锐眦，绕耳前后，至肩下，循胁里，络肝属胆，循外侧至足，入小指次指之间，窍阴穴。

少阳主枢，行于周身之侧面，界太阳阳明之间，故有能开能阖之功用。绕耳，会手少阳之脉，循胁，入足厥阴之脏，下行至足，阳气归根，故终于足小指、次指之间，窍阴穴焉。

足三阴

足太阴之脉，起大指之端，过腨，循胫，上股膝，入腹内，属脾络胃，上挟咽，连舌本，散舌下。

太阴，为阴中之至阴，故起于大指之隐白，过腨内，循胫，而上走膝股，以入于腹内，属脾络胃，上膈而挟咽，连于舌本，而支则散走舌下。是舌虽为心苗，亦根源于脾也。其不能出面者，心中之至阴，不能外达于阳也。

足少阴之脉，起小指之下，趋足心，循内踝，上胫入股，而贯于脊，内络膀胱，而属肾。循气管，上喉咙，挟舌本。其支者，出络心。

太阳终于小指之外侧，少阳即起于小指之内侧，表里之相应如此，趋足心，循内踝，上胫入股，而贯于脊，经脉循行之路也。络膀胱而属于肾，脏腑相通之道也。循气管，挟上喉咙，挟舌本，为连肺之迹，发音之机，津液之源也。支脉络心者，以见心肾相交，坎离互济之养耳。

足厥阴之脉，起大指丝毛之际，上足跗，循股内，过阴器，抵少腹，属肝胆，挟胃，贯膈，循喉咙，上过目系，与督脉会于顶巅。

毛发，血之余也，肝主血，故凡肝脉所过，皆生丛毛。肝脉起于大指，故其际则生丛毛，以为生血之验。上跗循股，而绕阴器，阴器名为宗筋，乃通身筋之所主。肝主筋，故肝脉绕于阴器，少腹两旁，皆属肝经，因肝脉所过故也，属肝络胆者，归于本脏，挟胃贯膈，上循喉咙者，肝经清阳之气，上升之路也，故肝逆有吐呕等症，上连目系，肝开窍于目也。与督脉合于巅顶者，督脉属肾，为肝之母，子依于母也。凡脑内晕迷，均肝之病，以其脉上连故也。按阳经，以太阳脉最长，阴经，以厥阴最长，可知此二脉，乃气血之总司也。

手三阳

手太阳之脉，起手小指之端，为少泽穴，循手外，上肘，绕肩，入络心，下膈抵胃，属小肠。支者，上颊，至颇，入耳中，为听宫穴。

太阳与少阴为表里，故太阳循手外，少阴抵掌中，此足见阴阳内外之不同也。入络心者，小肠为心之府，下膈抵胃，而属小肠者，小肠为受盛之官。接胃中谷质，而变化精微，其经脉之相应如此。支者，上颊至顺，交足阳明之脉也。入耳为听宫者，交足少阳之脉也，手经与足经之交接，如此显然可见者也。

手阳明之脉，起大指、次指之端，出合谷，行曲池，上肩贯颊，夹鼻孔，下齿，入络肺，下膈，属大肠。

手阳明为肺之府，故其经脉，亦与肺同源而异流，肺出少商，大肠即出合谷，俗名虎口是也。由合谷上行，至曲池，上肩贯颊，夹鼻孔。鼻孔，肺之窍也。大肠，肺之腑也。腑之经络，而夹脏所开窍，脏腑之相应，何其巧耶。至于绕下齿，入络肺，尤其气化所禀承者，由肺下膈，属于大肠。知经脉贯通之故，即知大肠，全禀肺之气化矣。

手少阳之脉，起于小指、次指之端，循手表，上贯肘，入缺盆，布膻中，络心包，下膈属三焦。支者，出耳上角，入目锐眦。

手少阳，循手表，上贯肘，故肘上之消灼、清冷渊二穴即能种牛痘，而引肾毒，足见三焦与肾，一膜相通也。布膻中，络心包者，所谓手少阳与心主为表里也。下膈属三焦者，即西医所谓腹中有自和筋。如网络之象，乃三焦经脉，散布之义也。绕耳者，络肾之窍也，出上角，入目锐眦者，会足少阳之经脉也，阴阳表里之相应如此。

手三阴

手太阴之脉，起于中焦，还循胃口，上膈属肺，出腋下，至肘臂，入寸口，出大指之端。土能生金，故太阴之脉，从中焦起也。出腋下，至肘臂，入寸口，出太指之内侧，于少商穴终焉。夫腋下所以生毛者，三阴交会之地，少阴厥阴之血，随太阴之气，泄于皮肤，故毛生也。寸口持脉之处，乃肺脉所过之地也，故前人有六部皆肺之说，诚不诬也。手少阴之脉，起于心中，出心系，下膈，络小肠，复上肺，出腋下，至肘，抵掌中，入小指之内。其支者，上夹咽。

少阴与太阳为表里，故心经之脉，下络小肠，生血之源，即从此出路也。上肺者，荣卫大会之道也。出腋下，至肘内，抵掌中，入小指之内，乃心脉在外之循行也。夹咽者，乃击于横骨。《灵枢经》云：横骨者，神气所使，主发舌者也。横骨与咽喉相连，此云夹咽者，实指横骨言之也。

手厥阴之脉，起于胸中，属心包络，下膈历三焦，出腋，入肘，抵掌中，循中指之端。手厥阴者，即心主之包络也。包络上连肺系，由肺系连及于胸内之四面，皆是油膜，由油膜为膈膜，由膈膜为油网，皆是三焦所司。三焦与包络相通，其迹如此。故三焦与包络之脉，皆互相连接也。出腋入肘，抵掌中，入中指之端，皆在外所行之道路也。故中指应心，亦基于此。又孕妇中指之末犹动者，亦由包络之血旺，而遂外应于中冲耳。由此观之，则在内之气，应于外者。如此，如此，余故细为详论焉。

奇经八脉说

八脉者，阳维、阴维、阳跷、阴跷、冲、任、督、带是也。阳维起于诸阳之会，由外踝而上行卫分，阴维起于诸阴之交，由内踝而上行荣分，所以为一身之网维也。阳跷起于跟中，循外踝上行于身之左右，阴跷起于跟中，循内踝而上行于身之左右，所以使机关跷捷也。督脉起于会阴，循背而行于身之后，任脉起于会阴，循腹而行于身之前，冲脉起于胞中，夹脐而行，直冲于上，为诸脉之要冲。带脉横围腰间，状如束带，所以约束诸脉者也。是故阳维主一身之表，阴维主一身之里，以内外言也。阳跷主一身左右之阳，阴跷主一身左右之阴，以东西言也。督主身后之阳，任主身前之阴，以南北言也。冲脉从下冲上，以中央言也。带脉横束诸脉，以四向言也。人乌能废离八脉而不用者乎，医乌能弃八脉而不讲者乎，今特细为言之，以为业医者鉴。

督脉起于肾中，下至于胞，肾中天一阳气所生之癸水，入于胞中，督脉导之使下也。肾气至胞，任脉应之，故心肝之血，乃下会于胞中，男子生精髓，女子月事下，皆本于此也，此乃任督相交，心肾相济。道家坎离水火交媾之乡者也，可不重乎。夫督脉络于阴器，与任脉会于下也。贯脊上顶，交于人中，与任脉会于上也。知此，可以知任督循环之道矣。今细察其脉，挟脊上头，周于阳道，盖主天之阳气者也。凡人吸天阳之气，上脑挟脊，贯心肺，穿肝膈，以下入于肾，而至于胞中，故吸入则少腹满也。吸入之气，实由鼻脑而下，故严塞其鼻，则不能吸气，要知呼从膈出，故口内亦能出气，吸从脑下，非鼻不能行也。知吸由脊入之理，督脉之大端得矣。

任脉起于胞室之内，出二阴之间，绕毛际，循脐中央，至膻中，上喉咙，出唇下，与督脉交。

督脉在背，总制诸阳，谓之曰督。任脉在腹，总统诸阴，谓之曰任。阴阳相贯，故任与督，两脉必相交，下则交于前阴，上则交于唇口，先天之肾生督脉，故在脊而主气。后天之心生任脉，故在腹而主血。先天之气，后天之血，得下交于胞中者，二脉之用也。督脉属水主气，任脉属火主血，心肾相交，水火既济，气血合化，而为精神，非二脉谁为之软，甚哉。二脉之有关于人大矣，人可不识之哉。

冲脉起于胞中，夹脐左右上行，并足阳明之脉，至于胸中，而散入肺衣，上夹于咽，冲脉为出气之道路。故《内经》名为气街，上行至肺，而散入肺衣，所以呼由膈出，但其脉甚细，至胸中散入肺衣之脉，尤细。故西医剖割，知有吸管，而不知呼管也。《医林改错》亦然，今特正之。

带脉，当肾十四椎出，围身一周，前垂至胞中。

带脉总束诸脉，使不妄行，因形而得名也。究带脉之所生，贯于肾系，则带当属肾，女子系胞，全赖带脉主之，以其根结于命门也。环腰贯脐，居身之中停，又当属脾，故脾病则女子带下，以其属脾，而又垂于胞中，故随带而下也。

维脉，起于外拐骨下，从足太阳之脉，上头，会于督脉。

阳维之路，与足太阳同，故亦主外感，而有寒热也，其行卫分者，同于足太阳之气耳。阴维之脉，起于拐骨内侧上，循足厥阴之脉，上终于缺盆，与任脉相会。

阳维外交三阳，故行于背，而主乎气，阴维内交三阴，故行于腹，而主乎血，一维阳，一维阴，一主气，一主血，一受外邪，一受内病，部位各有不同，阴阳之各自为道，如此，所以为一身之网维也，岂可混一而论乎。

阳跷之脉，起于足跟外侧，循足少阳之脉上行，绕耳，入于目内眦，会足太阳，阳跷循身之外侧，亦如阳维维阳之义，但阳维夹太阳，阳跷夹少阳，太阳纯主于表，少阳则主半表里，以此为别也。且一行身之背，一行身之侧，部位各自不同，理致混之弊，观太、少两阳之经脉可见也。

阴跷之脉，起于足跟内侧，循足少阴之脉，上行至腹，循任脉，上行至唇，循足阳明之脉，上行至目，会足太阳。

阴跷在中，与阴维循于足厥阴之脉者不同，道家极赞其妙，谓此脉，上通泥丸，下透涌泉。倘能知此，则真炁聚散，来往由心，可以天门常开，地户永闭，水中火发，雪里花开，所谓天根月窟间来往，三十六宫都是春也。得之者，身体轻健，返老还童，乃先天大道之基，后天一元之祖。若能以阳炁冲开，此脉一动，诸脉皆通，诚造化之渊源，大道之基础也。

周身之经脉皆循环为一说。

经脉循环流转，虽有十二经、部位之不同，而其实仍统于一也。何以知之，盖见其运行之道路，细推而得之耳。夫乎太阴肺脉，起于中焦，从腋旁中府穴，横出腋下，循臂内，出手大指少商穴，历次指，而交于手阳明之大肠脉。大肠之脉，起于次指之商阳穴，循臂外，入缺盆，上面夹鼻孔两傍之迎香穴，而交于足阳明之胃脉，胃脉起于鼻，交额中，从目下承泣穴，至额颅，循喉咙，下膈夹脐，入膝膑，下足跗，出大指、次指之间历兑穴，而交于足太阴之脾脉。脾脉起于足大指之隐白穴，上膝股之前，入腹上膈，注心中，连舌本，支循腋下之大包穴，而交于手少阴之心脉。心脉，起于心中，上肺夹咽，出腋下极泉穴，循臑内，抵掌骨，注于手小指之内少冲穴。而交于太阳之小肠脉，小肠之脉，起于手小指之少泽穴，出手踝，循臑外，交肩上，入耳中之听宫穴，上至目内眦，而交于足太阳之膀胱脉。膀胱之脉起于目内眦之晴明穴，上头，下项，夹脊，抵腰，循膂，下腿后，至足小指外侧之至阴穴，而交于足少阴肾脉。肾脉起于足小指之下，循足心之涌泉穴，上腘股，贯脊背，上肝膈，入络肝，夹舌本，注胸前之俞府穴，连乳后之天池，而交于手厥阴之心包脉。包络之脉，起于胸中乳后之天池穴，循胸出胁，入肘臂，过掌中，注于手中指之中冲穴，循小指、次指之间，而交于手少阳之三焦脉，三焦之脉，起于小指、次指之间关冲穴，循手臂，出臂外，贯肘上肩，入耳中，贯耳前后，上眉尾丝竹空穴，至目锐眦，而交于足少阳之胆脉。胆脉起于目锐眦之瞳子髎穴，循耳后至肩，合缺盆，下胸中，过季肋，出膝，循足跗，入足小指之窍阴穴，连于大指，而交于足厥阴之肝脉。肝脉起于大指之大敦穴，从腘股而上，过阴器，抵少腹，入乳下之期门穴，支连中府，而交于手太阴之肺脉，是为十二经脉之一周，而头面胸背手足，各有所属之部位，而实为人身之一大包络也，非循环为一而何。

辟经脉不足凭之谬说

西洋医书，力诋中国言经脉之非，谓十二经，十五络及奇经八脉，皆不足为凭。被所凭者，惟血管气管而已。血管有一，在胸腹之前；气管有一，在脊背之前。四肢八溪诸处，皆有气血之支管相通。此说一出，观者犹信疑参半，及中医《改错》一书，亦言经脉之道不足为凭，后学遂深信之矣。余因此而疑焉，使经脉果不足为凭？轩岐岂好为异说之人哉，经脉虽无实迹之可凭，然亦有可凭者也。证诸针灸，可以信焉。夫针科以一针之微，而能立除脏病，取何处？即取经脉中之穴道也。设使经脉，果不足凭，然则行针科者，皆惑人之术欤。即纵谓惑人之术，何以能立见神效也？其故可深思矣。西医及《医林改错》之妄，不待辟而自明。且西医亦言，人身有自和脑筋，随各脏腑之处，而为异用，或包骨，或连筋，或入脏腑，或走肌肉，或出皮肤，或散或聚，或分或合，或来或往，或回或转，极其纷而且杂，最难细辨，要知彼所最难细辨者，轩岐已早为明言之矣。十二经、十五络、奇经八脉是也。古圣之智，岂今人所能及欤。至于彼所气管血管者，乃任督二脉也。其形大而粗，故显可见，执任督二脉，以辟十二经，十五络，及奇经八脉之无凭，不亦惑哉。况彼皆剖割死人，安能复辨其经穴，宜其不知其中之妙用也。甚哉，圣经焉能不读，不读圣经，何足言医。若王清任之流，皆未读圣经之过耳。

（以上四篇见《三三医报》1926）

47. 时氏内科学

呼吸器病

（一）气管支炎（咳嗽）

［说明］西医对于本病，分急性与慢性，中医概名为咳嗽。急性者，多指风寒感冒之咳嗽而言。慢性者，多指痰饮及肺热之咳嗽而言。《内经》称五脏六腑皆能令人咳者，指兼发症状，而概言之。依发炎之部位，分为大气管支炎与小气管支炎。又依其原因，分为原发性与续发性。

［证候］（1）急性大气管支炎：初起微有热，旋即平复。喉头发痒，初则干咳，痰甚少，而不易咯出，西名干性气管支炎。三四日后，渐见有痰，易于咯出，而性质黏腻

者，西名湿性气管支炎。本病要点：不发呼吸困难，其发炎部分侵入小气管支，则呼吸困难，恶寒发热，头痛无汗等症，如发高热者，大都为气管支肺炎之证。若咳嗽呈大气管支炎症状，而具有胸痛发热，强度呼吸困难，痰中混有白色坚硬物质，咯出后，觉呼吸稍舒者，西籍中辄多另立，称之为纤维素性气管支炎。（2）急性小气管支炎：又名毛细气管支炎，大多续发于大气管支炎、麻疹、流行性感冒中。恶寒发热，头痛无汗，呼吸困难，鼻翼扇动，咳嗽频数而无力，所分泌之痰，因不含空气，故泡沫甚少，而易于沉入水底，壮年患者较少，以老年及小儿为多，体弱者每致危险。（3）慢性气管支炎：主要症状为呼吸困难、咳嗽及咯痰等三点，咳嗽早晚较甚，又依其痰质不同，可以分为四种。（甲）呼吸困难，咳嗽剧烈，夜间发作尤勤。痰带灰色，常夹有颗粒样痰，吐咯不便，西名干性。（乙）咯大量黏液脓痰，西名单纯性气管支漏。若咯痰如脓，呈微绿浑浊之球块状者，则名气管支流脓。（丙）痰量甚多，为泡沫浆液而稍含脓性之薄痰，其咳嗽呈发作性，发作时呼吸困难加甚，咯痰后，则咳嗽亦减轻，西名浆液性气管支漏。（丁）痰虽不多，但含有恶臭，西名腐败性气管支炎。

［治法］（1）急性大气管支炎：用杏苏二陈汤，加桔梗、前胡。干性，痰少不易咯出者，加牛蒡子。湿性、痰多者，加浙贝。纤维素性，胸痛，加郁金、没药。痰中混白色坚硬物，加旋覆花、海浮石。（2）急性小气管支炎：呼吸困难，鼻翼扇动，用杏苏二陈汤，加苏子、白芥子、牛蒡子。胸闷加蒌皮、薤白、枳壳、郁金。恶寒无汗加防风、荆芥。热重加山栀、黄芩。并发肺炎者，参考中国急性传染病

篇急性肺炎治法。(3) 慢性气管支炎。(甲) 杏苏二陈汤加味。(乙) 葶苈泻肺汤、控涎丹。(丙) 杏苏二陈汤、送下三物白散。(丁) 先用三物白散，再进甘、桔、橘、贝、栀、丹、牛黄、没药、麝香等。

(二) 气管支哮喘 (气喘)

[说明] 中医对于本病，多以为肺受寒邪，痰涎停滞，气道壅塞所致。或有久病肾气上逆者，西医论本病之原因。(1) 气管支炎、胃炎等，刺激迷走神经而起。(2) 心脏衰弱，血液停滞肺部。(3) 肾脏排泄障碍，代谢产物停积，刺激呼吸中枢而起。

[症候] 以高度之呼吸困难、咳嗽等为主征，其发作在夜间，突然觉胸闷气促而警醒，不能平卧，颜色苍白青紫，呼吸反延引而不能速，尤以呼出为困难，发类似鼾声及笛声，其声甚高，发作时，胸廓高张扩大。此际肺境界亦延伸，膈异常低下（西名急性肺膨胀）。发作之初，咳嗽不甚显着，迨呼吸困难剧烈之期已过，将就小瘥时，则咳嗽始增，声亦疏松，而黏稠透明之痰，始能咯出，其痰中有黏液集合体。卷轴而成细丝状，大如帽头针，长约一二厘，为肉眼所能见（若以镜检之，据云有 Curschmann 氏螺旋体及 Eosin 染色颗粒，与 Charcot Leyden 氏结晶等三等特质。又发作之时，其血中所含之 Eosinophile Zellen，其数突然增多，可于病人指尖滴血检之云云）。发作回数，多寡不一，时间亦长短不一。有一星期发数次者，有一年中发一二次者，有发作一二时即愈者，有一夜或数日而后愈者，甚至呼吸困难之苦恼，稽留至数星期不去，使患者精神上、肉体上之劳作，俱为之废。发作休歇之时，病人全无呼吸困难之感，精神气

力，亦颇健康。然间有呼吸困难等症，逗留不退者，本病于鼻之关系极深，往往发作之际，作嚏甚剧，且多流涕。或觉鼻塞，是因鼻中黏膜发炎，鼻甲肥肿所致，西医每谓用手术除去后，可以减轻哮喘，间或因之全愈者。

［治法］实喘，用加减苏子降气汤，虚喘用都气煎加减。

［处方］整杏仁三钱　桔梗三钱　蒌皮四钱　陈皮二钱　苏子三钱　前胡三钱　浙贝三钱　白前三钱　白芥子一钱　赤苓三钱

胸闷加桂枝、薤白。痰多加旋覆花。腹满加厚朴。痰不利加牛蒡。兼身热恶寒，无汗，加麻黄。胁痛加白芍。鼻黏膜发炎加辛夷、白芷。或外用生石膏、冰片、细辛，研末吹之。肺寒加干姜、细辛。肺热加桑皮、黄芩。大便不利加枳实。

［又方］北沙参三钱　川百合三钱　款冬花三钱　桔梗钱半　生白芍四钱　川贝三钱　白茯苓三钱　山萸肉三钱　五味子一钱　紫菀三钱　胡桃肉四钱　白果肉三钱　陈皮二钱　甜杏仁三钱

寒证送服黑锡丹一钱，热证送服琼玉膏五钱。

（三）气管及气管支狭窄

［说明］气管狭窄，因气管附近之压迫而起，如甲状腺肿、动脉瘤、胸椎前方之脓疡等。或异物肿疡及软骨膜炎等，气管支狭窄，恒因异物而起，其次如动脉瘤，纵隔膜肿疡、气管癌肿、气管支腺肿等。

［症候］轻证不甚显著，重证起呼吸困难，劳动时尤甚，呼吸气均延长。且发吹笛音，头部常向前侧，如垂头状，与咳头狭窄，头向后屈之体势相反，可比类观之，其呼

吸困难着明。狭窄在一侧，当呼吸时该胸部扩张微弱者，则属气管支狭窄。

［治法］宜用原因疗法，如因风寒感冒而起，以麻黄汤之方法为主体。

（四）气管支扩张（中名痰囊）

［说明］本病视其扩张部位之广狭，可分广泛性与局限性两种。广泛性者，蔓延邻近脏器，症势较为严重。如遇腐败菌侵入，尤为险恶。若局限性者，惟早晨咯痰而已。往往与感冒性病症并发，所谓有百病多因痰之说也。

［症候］扩张部中，郁痰不多者，全无症候。然因患部气管支，能制造稀薄脓状液，不甚黏稠，随时贮蓄于气管支囊中，渐渐充满，此际若起卧倚侧，变动体位，则囊内满贮之痰，即溢而入于气管之中。顿起刺激，倏发咳嗽。而大量之痰，遂冲口而出，痰尽始觉安适。其一同咳出之痰量，有断非寻常气管支腔所能容者，名曰满口痰，为本病之特征。此种咳嗽，以早晨为多，因夜间安静时聚蓄之痰，皆于此起卧之际排出也。如遇腐败菌侵入，则囊内所蓄之痰，起腐败变化，而带恶臭矣。

［治法］本病既成，无法根治，惟用化痰方法，以减少分泌，如二陈汤之类，倘遇腐败菌侵入，痰有恶臭，参考腐败性气管支炎及肺痈治法。

（五）肺水肿

［说明］本病续发于心脏病、肺脏病、肾脏病、传染病、脊髓病、及中毒等之末期，多因肺之郁血而起。

［症候］最著明者，为胸部强剧苦闷，与呼吸困难，且带痰声。病人常起坐呼吸，颊唇部现紫蓝色，咯泡沫性浆液

稀痰，脉多数而细软，四肢厥冷，冷汗不止。

［治法］拟宜肺化痰强心法。

［处方］桂枝二钱　杏仁二钱　半夏三钱　归尾三钱　苏梗二钱　茯苓三钱　赤白芍各二钱　陈皮二钱　泽泻二钱　牛蒡子三钱

寒甚者加附片、白术、细辛、干姜。肺气不舒者加白芥子、冬花、桔梗。痰多者加莱菔子、杏仁、葶苈子。

按本病与哮喘不同，哮喘属于气管支病，未有不咳者，本病则不发咳嗽。仲景云：短气微饮，当从小便去之，苓桂术甘汤之方义，可资参改也。

（见《复兴中医》1940）

48. 时氏内经学

上篇导论　内经合理之审定

（一）导言

《内经》一书，叙述四季气候之变化，推演病症之起因，确定治疗之原则，考古代医家研究之时，既乏科学说明，复鲜经验考证。适当秦汉之季，诸说蔚起，阴阳五行六气之学盛行，乃利用阴阳为动静对立之说明，五行为相生相消之理论，六气为气候变迁之表示，归本于四时之生长收藏，以恢复调节为目的，嗣后由大篆转译，及至抵于楷书，已不知经若干人手笔，文字体例，极不一致，有前后重复者，有互相矛盾者，对于本书，有相当研究类能知之。处此过渡时代，西医疑《内经》为中医之大本营，攻击本书，不遗余力，不知中医近今之立足点，积四千余年诸家经验，为实质的经验学派，不必纠缠五行生克之说，为依附也。为本斯意，分章讲解，发挥真理，以中医经验为主体，以生理、病理为参考，不用注释家之门面套语，彻底革新，保固有之国粹，合世界之潮流，俾成有系统之学说，是下走所悬为目的者也，惟困于学识荒疏，复苦于时间匆促，国难后书籍损失殆尽，参考既不完全，急就之章，恒多草率，绠短汲深，自问终难惬意，惟祈医林先进，加以指正，俾臻完善，是所望也。

余研究本书，始于民国六年，惜困于参考之材料，故迄无成就，民十七年，任沪上中医专校内经教授，当时略有笔记，已载入“山西医学杂志”第七十五期。廿八年下学期，中医专科学校列内经一科，遍觅肯担任者，盖因讲解本书，用力甚多而收效少，专作考据古书，为寻章摘句工作，授课者，视为畏途，不得已始勉力担任，整理旧稿，加以补充，分导论、本论二篇。导论中分《内经》名称之由来，《内经》托名黄帝之由来，《内经》非黄帝时作品之证据，《内经》原文与诸家类似之处，《内经》著作时代之考证，《内经》之注释，《内经》缺简及王冰补入之谜，《内经》常说之素质，内经学说之时代性，内经学说之分析，内经学说后世应用之优点，内经学说与辩证法，《内经》果属玄学吗？而以结语附焉，本论中，分为摄生，阴阳，生理，色诊，脉诊，病理，治法，病机，经脉病，标本等，而以杂病附焉，订成一帙，非敢举为著作，亦聊以塞责而已。民国廿九年庚辰春时逸人氏志于上海旅次。

（二）内经名称之由来

《汉书·艺文志》载《内经》十八卷，《外经》卅七卷（内外犹韩诗内外篇，春秋内外传，庄子内外编，以内外相对而名之。张景岳疑内为生命之道，杨珣以内为身内之事，亦非绝对之论），外经从来未见道及或失传已久。今之《内经》包括《素问》、《灵枢》而言，皇甫谧《甲乙经》序云，“七略艺文志，《黄帝内经》十八卷，今有《针经》九卷，《素问》九卷，二九十八卷，即《内经》也。”自此以往，历代诸家，未有持异论者。独胡应麟谓，《素问》今又称《内经》，《隋志》止名《素问》，盖内外经，五十五卷，六朝已亡佚，后人缀辑，易其名耳，晋去汉未远，皇甫氏所序，或有所本。《素问》之名，见仲景“伤寒论序”，足见古有其书。由是可知，《内经》与《素问》、《灵枢》，究竟是否为一书之名称，抑或为二书之名称，尚成为悬案矣。据现代通行之《素问》、《灵枢》二书，是否为即古传《素问》及《针经》之原书，殆无人敢作肯定之答复。刘骃《内经类编》序云，姑以《素问》言，程邵两氏，皆谓为战国时作品，然自《甲乙经》改编以来，则又非战国之旧矣，今之所传，则又非《甲乙经》之旧矣，读古书之难，一至于此，岂不可叹。

（三）《内经》托名黄帝之由来

《内经》自晋甫谧以下，历代医家，皆以专言阴阳，认为黄帝所作，其实古书每多涉及阴阳之处，如庄子谓疾为阴阳之患，《左传》医和论六气曰，阴淫寒疾，阳淫热疾。“吕览重已篇”云，室大则多阴，台高则多阳，多阴则蹷，多阳则痿，此阴阳不适之之患。班固云，医经者，原人血脉、经络、骨髓、阴阳、表里，以起百病之本，死生之分，可以见也。迨汉之时，凡说阴阳，必系之黄帝者，故淮南子云，黄帝生阴阳，又云世俗多尊古而贱今，故为道者，必托之神农黄帝，而后能入说。高诱注云，说言也，言为二圣所作，乃能入其说于人。刘向云，言阴阳五行，以为黄帝之道，汉志阴阳医卜之书，冠以黄帝二字，凡十余家，此其证也。《内经》即使为黄帝时医家真传，然文气与汉无异，亦汉人之所撰述无疑矣。现在医家，或牵强附会，以为三坟之一，或毁抵排斥，以为不合科学，皆不知《内经》实际，而妄生异说也。

（四）《内经》非黄帝时作品之证据

朗瑛“七修类编”云，《内经》尝言，上古中古，而自命今世，则黄帝时，果末世耶，以酒为浆，以妄为常，岂彼时市有沽酒，人皆作伪耶。“精微论”中，罗裹雄黄。“禁服篇”中，歃血而受，则罗与歃血，又岂当时事耶。祝文彦庆符堂集云，《内经》所言黔首，盖秦时语也，文气坚峭，如先秦诸子，言理赅博，绝类管尹，造词质奥，又类鬼谷，非秦时之书而何。不但此也，五帝皆至圣，孔子删书，始自唐虞，以前无书史可考，且唐虞书，不过数百言耳。《内经》乃至数千万言乎，前民利用之事，皆历圣所为，何他事可考者绝少，独于阴阳五行之言，详而且尽如是耶。姚际恒《古今伪书考》《内经》中有失王侯等语，秦灭六国，汉除诸王侯，始有失王侯者，又“脏气法时论”，有夜半、平旦、日出、日中等，不言十二支，当是秦人作。又有言岁甲子，言寅时，则又汉人所作，其中所言，有古近之分，不可一概论也。按《内经》，以十二经配十二水，彼时距大禹治水之时甚古，何以方隅畛域，江淮河济，竟与后世无歧，将谓岐黄有先知之见，预料及后世之所命名，决无是理也，世人必欲于《内经》中，求岐黄之遗迹，盖亦缘木求鱼之类矣。又经言，黑欲如生漆色，不欲如地苍，岂黄帝时，已有黑漆应用耶，后人涂附，显然所见。总之，现通行之《内经》，绝非一人之手笔，亦非一时之作品，战国秦汉之医家，所有见解，多附入焉，此不易之事实也。

（五）《内经》原文与诸家有类似之处

按丹波元简《素问》解题一篇，论其为汉人之作，爰考证子史文集，文义与《内经》中相似甚多，古人虽不必剿袭，然亦可以当著作家之风尚，兹举其一二，以证非典谟以前之笔矣。"上古天真论"云，美其食，任其服，乐其俗。老子八十章云，美其服，安其居，乐其俗。又云，以酒为浆，汉书鲍宣传，浆酒藿肉。"四气调神论"云，渴而穿井，战而铸兵。晏子《春秋》云，临难而遽铸兵，噎而遽掘井。"阴阳应象大论"云，因其轻扬之，因其重而减之，因其衰而彰之。《吕氏春秋》尽数篇云，精气之来也，因轻而扬之，因走而行之，因美而良之。"阴阳别论"云，一阴一阳结，谓之喉痹。"春秋繁露"云，阴阳之动，使人足病喉痹。"六节藏象论"云，立端于始，表正于中，推余于终，而天度毕矣。文元年，《左传》云，先五之正时也，履端于始，举正于中，归余于终。又云，草生五色，五色之变，不可胜视，草生五味，五味之美，不可胜极。"孙子兵势篇"云，声不过五，五声之变，不可胜听也。色不过五，五色之变，不可胜观也。味不过五，五味之变，不可胜尝也，此语又见文子。“脉要精微论”云，阴盛则梦涉大水恐惧，阳盛则梦大火燔灼，阴阳俱盛，则梦相杀毁伤，上盛则梦飞，下盛则梦堕，甚饱则梦予，甚饥则梦取。“列子穆王篇”云，阴气壮，则梦涉大水而恐惧，阳气壮，则梦涉大火而燔焫，阴阳俱盛，则梦生杀，甚饱则梦取。“气穴论”云，发蒙解惑，未足以论也。“枚乘七发”云，发蒙解惑，未瞳以言也。“宝命全形论”曰，天地合气，命之曰人……天有阴阳，人有十二节。《春秋繁露·人副天数篇》曰，人身，首项而圆，象天容也；发，象星辰也；耳目，象日月也；口鼻呼吸，象风气也；身犹天也，数与之相参，故命与之相连也。一人节十二分，副月数也，内有五脏，副五行也，外有四肢，副四时数也。“营卫生会篇”云，上焦如雾，中焦如沤，下焦如渎。白虎通，引《礼运记》云，上焦如窍，中焦如编，下焦如渎。“本神篇”云，生之来谓之精，两精相搏谓之神，随神往来者谓之魂，并精而出入者谓之魄，所以住物者谓之心，心有所忆谓之意，意之所存谓之志，因志而存变，谓之思，因思而远慕，谓之虑，因虑而处物，谓之智，此一节全见子华子。其他文势语气，类淮南者甚多。聂吉甫云，既非三代以前文，又非东都以后语，断然以为淮南王所作，岂其然欤。

（六）《内经》著作时代之考证

《内经》著作时代，言人人殊，现代研究者，谓其类公羊家言。或以多道家言，似淮南等所为，或指为秦人所作，或疑为汉人所作，或以《灵枢》为王冰伪作者，或以为古本《针经》，掇拾《素问》，改头换面以成者，或以古本《针经》失传，后人窃取《甲乙经》改头换面，冒名

《灵枢》，托足古书之列者，或以《素问》自“天元纪大论”以下，为王冰附益者。总之，《内经》非出一人之手，为不易之事实，前章详细言之。盖古时相传，多由口授，至秦汉时，始着之简篇，历代医家之见解，又多附入，故其中有后世地名官名等，由大篆而译成楷书，其中已不知经若干人之手笔。若谓其中有一部分，为黄帝时医原意，断无人敢如此肯定者，伪讹错简之处，整理不易，清代朴学，号称极盛，然无人用其法以整理之。俞樾诸子平议，虽有考据，而语焉未详，于以叹研究中医人才之荒落，非自今始矣。

张锡纯，《素问大旨》，专言病原及治法。《灵枢大旨》，专言针灸。特其年远，一无残缺，古时相传，多以口授，散亡尤易。晋皇甫谧，言其书不完全，宋林亿疑其书有伪托，且仲景众矢之的论序，谓撰用《素问》九卷，今《素问》有二十四卷，其中有论误或伪托可知。陈柱云，古之著书，非同后世之为名也。故为某家之学者，其所为文，往往附于本师，如管子之书，非尽管子之作，治管子之学者皆有焉。庄子之书，亦非尽庄子之作，治庄子之学者皆有焉。此非古人之伪增也，盖风尚体例多如此。周秦之书，盖大抵类是，其学可为一家之言，其文多非一人之文。近世读古书者，谓其书必为某人一手之作者，非也，见其偶有抵触，遂斥为后人之作伪亦非也，知此意，而后方可以知《内经》之真实性。

附记：杨哲民云，本书中疑义甚多，（一）“天元纪大论”等篇，文气稚弱，不类西汉文辞。（二）《素问》言天人之际，与董仲舒意见一致。（三）运气之说，波及于医学界，非有极大势力不致此，东汉为谶纬大行之时，故断定一部分材料，成于其时。(四)《内经》言脉言针，少言汤药，《伤寒》、《金匮》纯论汤药，为三国时作品，故证明本书著作时代，至迟不得过东汉。

(七)《内经》之注释

注释《内经》者，始于全元起之训解，及杨上善之《太素》，书已散佚，无可考证。近世以唐·王冰之注释，为最古之本，以后朱震亨著《素问》纠略一卷，滑寿著《素问钞》十二卷，汪机著《续素问钞》三卷，丁钻著《素问钞补正》十二卷，胡文焕著《素问心得》二卷，会稽马仲化著《素问发微》九卷，附遗一卷，吴昆山《素问注》廿四卷，张隐庵《素问集注》九卷，高士宗《素问直解》九卷，黄坤《灵素悬解》，刊入《四库全书总目》中。至于将《素问》、《灵枢》二书，混全编订者，以张景岳之《类经》，渊博精深，用力之勤，为昔时不可多得之巨著，他如李念莪之《内经知要》，汪讱庵之《类纂约注》，薛生白之《医经原旨》，陈修园之《灵素节注》等，以近今通告者列入，其书目中，虽有其名，亡佚失传者，概略之，以免乱人见闻。若近人之注《内经》，殆虽批数，充其量，发挥个人所见，以铺张宣传而已，可供吾人取法者，尚不多见。

杨上善之《太素》及全元起之训解，为注《内经》之始，唐代王冰，参合古说，着内经注，为现今注释最古之本。杨全王三氏，皆非医学专家，故无医书传世。王焘编《外台》，对《内经》于原文，一句不会引及，足见《内经》原文，唐代医家尚不重视。迨金元四子出，《内经》之学说乃大盛，五行气运，消长盈虚之理，占医学上重要位置，而医学乃为之一变矣。

(八)《内经》缺简及王冰补入之谜

《内经》原文，久已散佚，后人取《针经》、《素问》，以资补充，然《素问》原文，仍有缺简，兹将注家互异之处，分别考证之。晋皇甫谧《甲乙经》序，已言明《素问》经文有亡失，隋以前篇数无可考。隋经籍志，载《黄帝素问》九卷，梁八卷。又云，《黄帝素问》八卷，据林亿等说，全元起所注本，八卷，共六十八篇，无第七卷一卷，上至晋皇甫谧甘露中，已六百年，而王冰有旧藏之卷，以补七篇。又将“宣明五气篇”作“血气形志篇”，“刺齐论”作“刺要论”，“皮部论”作“经络论”，“病类论”作“著至教论”，并此四篇及所亡刺法，本病二篇，改易篇目叙次，共二十四卷，以为八十一篇，盖仿《道德经》、《难经》之作也。王氏所补，专论运气，与《素问》原文，嘎然不同。又“六节藏象论”七百十八字，自岐伯曰昭乎哉问也，止可得闻乎。《新校正》曰，全元起注本，及《太素》并无，疑王氏所补也，全然别是一家言。明·缪希雍已辨明，运气与医学无关，为后所伪托，林亿等以为阴阳大论之文，王冰窃取补入，今考王叔和伤寒例，所引阴阳大论之文，与天元纪等篇亦相同，似乎林亿等说，亦未可从。又所传遗编二篇，乃王冰以后人所伪托，文气与注释一律出于一人之手，辞理鄙陋，毫无足取，盖亦拙于作伪者。林亿等既已辨之古书缺简，无以见昔人研究之精神，已深为学术前途惜，注释家又竞以私意，伪造经文，以致古书之真面目，后世无从复观，尤足令人抱无涯之憾也。

（九）《内经》学说之素质

《内经》全部学说，概括言之，约有二项（一）为上古时代，大自然现象，假自然现象，以说明病症之起因。（二）为治病之原则，注重治疗之原则，而不注重疾病之证候，以四时之升降浮沉寒热温凉等，认为治疗上最有价值之研究，兹分别论之。上古时代，易言一阴一阳之谓道，以阴阳生两仪，两仪生四象，四象生八卦，将宇宙一切现象，俱以阴阳之二元，太极动而生阳，静而生阴（积极与消极二种），以观察之，统摄之，推及自然界，则以天泽火雷……而止，合诸家畜，则以鸡犬牛羊……而止，用之时间则四时，扩之空间则四方，内经作者取其说，以为建设医学之用，故“阴阳应象大论”曰，阴阳者，天地之道也，万物之纲纪，变化之父母，生杀之本始，神明府也——治病必求其本——此以阴阳说明医学。“脉要论”曰，色以应日，脉以应月。“生气通天论”曰，阳气者，若天与日，失其所，则折寿而不彰，此以日月说明医学。他如东方生酸，酸生木，木生肝等类，此以四方说明医学。四时阴阳者，万物之根本也，此以四时说明医学。至于运气之说，以一切疾病来源，皆括于天地阴阳五行胜复之理，则又为天人合一之理论所蒙蔽，为东汉谶纬说之遗毒，后世医家，以上古不完全之天文知识，秘若鸿宝者，近代天文气象之学进步，早已认为先民之遗迹，无足重视，假自然现象，以说明疾病起因，充其极，必纠缠运气之说矣。

治疗之方针，先宜于症候之探讨，次于诊断之检查，确定病机之所在，病情之喜恶，方可以施适当之治疗。《内经》中多半注重治疗之原则，如因其轻而扬之，因其重而减之，虚者补之，实者泻之，寒者热之，热者寒之之类，症候不详，诊断不备（《伤寒》《金匮》出版，此项缺点，方得补充）。《内经》专论治疗之原则，不可视为治病之方法，后世医书中，有因风者汗之，因寒者温之，因热者清之，因湿者利之，此种笔法与见解，皆因《内经》专谈原则之误会，不知在原则之外，另须注意于治疗之方法，方为完善。清代医家，谓有方之书通行，无方之书，退处无用之地，深为《内经》惜，是不知《内经》为专谈原则之用，正不必与有方之书争鸣也。

（十）《内经》学说与时代性

《内经》者，先民综合古代哲学应用而演绎之，以论述当时医药之书，思想之出发点，为古代思辨之哲学，叙述之方法，为演绎法，学说之素质，以阴阳，为动静对立之说明，以五行，为相生相消之理论，参合天人合一之说，推演当时大自然现象，仰观俯察，更取五色、五声、五气、五味等，以尽其理，而穷其变，远证诸物，近譬诸身，以探测疾病之起因，以确定治疗之原则，尤注意于针灸方法，归本于四时之生长收藏，为辩证法进展之通则，故能自鸣一家，学说之不纯，为非一手之故，然其特长之理论，并不因学说之纷乱而消失，吾人欲讨论本书真价，宜以哲学的眼光衡量之，致意理论上，不宜致意于其应用说明之片段上，以此方法，研究《内经》，则不至歧于路矣。

近人多以《内经》学说，失却时代性为言，不知讲解《内经》主旨，在考证上古医学之遗迹，用历史眼光，探讨学术进化之过程，先民钻研发明之成绩，为现在研究之材料，供改进之参考而已，学说多随时代而转移，譬如现代医学知识、生理解剖、物理诊断、病菌检查、化学试验、动物试验、血清、反应、免疫等学说，风行一时，倘再经过一二千年后，吾知必与五行生克五运司天等说，同为博物院中之陈列品，供考据家之参观凭吊而已，后之视今，犹今之昔，倘不知此意，必欲于《内经》中，求确实医学之知识，则非编者所愿闻也。

附记：杨氏云，内经理论，犹几何学之定律，运用当时之医学知识，以论证其理论，犹依定律以推演各种问题，问题推演而误，定律不任其咎，故不得因运用论证之材料——医学知识——有误，即谓内经理论亦误也。假如取其理论，以西医解剖化验之知识，为论证之材料，辑为巨著，固足为国学之光，然其理论之真实性，初不因此而增减之也，由是可知，不得因古代医学知识荒疏，即认为《内经》之错误。

（十一）《内经》学说之分析

《内经》学说，约分五端，一曰阴阳，出于儒家之周易。二曰五行，出于邹衍之流。三曰摄生，取之道家无为之说。四曰运气，言天人之际，取之谶纬之说。五曰脏腑经络病理针刺，采取当时已有之医学知识。以上五项，整理而编订之，以当时大自然现象，探测疾病之起因，以四时之生长收藏，配合升降浮沉之作用，确定治疗之原则，而以辩证法叙述之。兹将学说来源，分别叙述以后，古之言阴阳者，莫先于周易，以阳配天，以阴配地，《内经》言阴阳者至多，皆源于周易也，此其一。

《洪范》载五行之说，墨子有生克之论，但至邹衍，其说斯盛，以在天为五行，在人为五事，天人相应，便有休咎之五征。《内经》作者，受时代思想之影响，亦取之以立其说，五声，五色，五气，五味，五劳，五志，五邪等，皆引申五行为辞，此其二。

《内经》所言养生之法，多采道家无为之说，如“上古天真论”曰，恬淡虚无，真气从之，精神内守，病安从来，志闲而少欲，心安而不惧，形劳而不倦，气从以顺，此外言真人至人诸摄生法等，均与老庄无为主义之精神相合，此其三。

天人合一说，最为荒谬，《洪范》言五行，推及五事五征，稍涉凿说，不为大害，而吕氏春秋、淮南子诸书，以五行方政教，开不经之端，至董仲舒，则谓善言天者，必有验于人（对策语），于是天人合一之说，深入民间，莫敢非议。《内经》言天人相应之处极多，与董仲舒辈，实有相当之关系，后世更融合当时荒陋之天文知识，于是有五运六气、司天在泉之论，以附益之。《内经·天元纪》等篇几成为气象学矣。此其四，《内经》作者，取当时仅有之医药知识，掺合针灸方法，以为论证其所欲建设之理论（阴阳五行、相生、相消、四时生长收藏之理），其医学知识有误，盖环境使然也，此其五。

（十二）《内经》学说后世应用之优点

《内经》学说渊博，文气坚峭，后世医家，有得其一言片语，以自鸣一家者，其中精当之处，足为后世取法者甚多，而讹误谬妄之处，亦复不少，故拥护者有之，反对者亦有之，所谓见智见仁，各随所见，但《内经》之真实性，不因后人所见不同，而歧异之也。

疾病，为体内机能变化，发生障碍而起。西医注重解剖之所见，检验之证明，中医注重于人体氧化之失调，而不注重于实质之形状，及病后之变性，故视一切病症，皆以为气化失调所致，调其气化，实质上的缺点，即随之恢复。专谈机能，不尚实质，为中医之特色，治病之定法，亦《内经》遗训之至义，历数千年而不变者。无论其为内伤，为外感，为急性传染病，治疗方针，皆矫正生理上变态，变态既去，机能恢复，病状既行解除。《内经》所谓，正气存内，邪不可干，正气，指生理机能正常之象，如消化、排泄、神经、循环、呼吸、运动等，功能各司其职，毫无障碍之谓。仅取一言片语，已可证明现今中医之优点，《内经》中早已昭示之矣。故简单之针灸，西医生理解剖，莫能探其奥，以肝补肝，以肺补肺之说，昔日视为陈腐者，得今之脏器疗法证明后，立变为神奇，中医治疗方法，根据《内经》者，盖数千年，起衰扶危，不可胜数，反对者，因其脏腑经络之荒疏，并其精者，亦吐弃之，误矣。

（十三）《内经》学说与辩证法

杨则民云，一种学说之成立，必有其一贯之思想与方法，而后方能组织完整之学说，此一定公例，故有“正名”方法，而后有孔子之伦理哲学，有“无名”方法，而后有老子之无为主义。有“三表法”，而后有墨子哲学。有“顿悟法”，而后有宋明理学，他如杜威之实验主义，由实验逻辑而成，博格生之生命哲学，由“直觉”方法而成，由“机械论”的方法，而成自然科学，有辩证法的“唯物论”，而后有风靡世界之社会科学。故英哲学家罗素谓，“一切哲学，经过分拆与洗练以后，只剩逻辑问题矣”。《内经》一家之言，为中医药之经典，其成书也，有其一贯思想，与独特之方法，其思想与方法，果何在乎。吾敢毅然断之曰

“辩证法也”，是《内经》之辩证法，而非近代风靡全球之辩证法，《内经》原文，可以取证。

辩证法，亦称互辩律，为人类进步至相当时期，必有之发见，事极平常，凡观察自然而无成见者，皆可察觉之，故昂克尔曰，“自然为辩证法之证明”，“当人类知何者为辩证法时，其思想已为辩证法矣”，在吾国如儒家之易，道家之老子与庄子，其根本思想，皆为辩证法（见郭沫若《古代社会研究》，刘侃元译《中国哲学史概论》，李达译《现代世界观》），惟此思想方法，至德人黑格儿，始集其大成耳。

辩证法之内容，可分为三项言之：（一）自然界之一切，皆进展者，故一切事物，皆有其生长发展毁灭之过程，辩证法则主张于此过程之动势上，观察事物。（二）一切动势之成因，由于其在内之相对物之推移而推移，故有升降，有平有陂，有成有毁，有消有长，由此一反一正，而生变化，变化即进展也。辩证法，则主于事物之进展上，以审其内在之矛盾。（三）万事万物，皆有整个之关系，犹活动影片然，宜观察其全体，不得分割之为片段，如分割为片段，即为死态，而非动态矣。辩证法，主一切当以整个的观察之。以上为辩证法之方式，虽时代不同，古今人观察自然之详略有异，因而辩证法内容之深浅，亦随时代之进展以为进展，《内经》之辩证法，不能如今人之精密，毋庸讳言，然其为辩证法，亦毋庸疑者。

《内经》之基本观念，“阴阳与五行”人所共知，不知此固辩证法之观察，阴阳经表示事物之对立，事物对立，则起矛盾，而生变化，于人亦然。“阴平阳秘，精神乃治”，若阴阳乖戾，则疾病乃起。《内经》以对立为言者，如补泻，刚柔，表里，寒热，温清，虚实，盛衰，邪正，损益，三阴三阳……不胜例举，一切统之以阴阳，以为对立与矛盾之说明，故“阴阳应象大论”曰，阴胜则阳病，阳胜则阴病，阳胜则热，阴胜则寒，重寒则热，重热则寒。然人之生理变化无穷，《内经》作者，觉徒言阴阳，未足以尽其变，遂引用五行之说，以为相生相消有之，而这说明进展之法则。盖自然界之一切，进展过程，不外生长发展与毁灭，故曰，四时阴阳者，万物之根本也。盖四时之生长收藏，为辩证法，进展之通则，生理学，分胎生、幼年、成年、老年四期。病理学，分潜伏、前驱、进行、恢复四期，其间相同也。且《内经》以“寒极生热，热极生寒”，“重阴必阳，重伤必阳”，“风胜则动，热极则肿，燥胜则干，寒胜则浮”，认为疾病之因，由于对立物之偏胜，吾人若能抑其偏胜，以归于平，则阴阳乃和，病自不作，于是发为调节之论。故曰，“善用针者，从阴引阳，从阳引阴，以右治左，以左治右……以观过与不及之理”（阴阳应象大论）。此调节之论，为《内经》之特色。盖辩证法以发展进展为主，《内经》则以调节为言，是为辩证法之逆转。故《内经》全书，与近世风行之辩证法不同之处在此，高贵之处亦在此，所谓独创之理论，亦在此也。

（十四）《内经》果属玄学吗

杨氏云，近人之批判《内经》者，视其言为玄学，视其思想方法，为玄学方法，此大误也。美人萨克思之言曰，“形而上学（即玄学）的思想方法，是把一切事件行为，都看作为一个不相连系的，与周围更象分离的单体——玄学者——不注意外界周围的力量和情势，他主张任何事件，是‘非此即彼，非好即歹’，每个行为，“非对即错”——彭芮生译科学的社会原理”。

试问吾《内经》思想，果是如萨克思所述吗？《内经》之论病变，外则四时六气，内则脏腑七情，皆包举之，全以整个联系的观念，视疾病，非如西医偏重病所局部，视为单体者可比。故中医之诊治病症，常注意于全身之症状，即用偏攻，亦只于全身症状，进展至某程度时用之，暂而不常，甚则疡肿、疮疖，现于局部，中医亦视为全身病之局部透顶，以全身疗法之，诸外科病，内科疗法，皆其道也。西医则不然，局部病之显然者无论矣，即病证进展，全身症状已剧时，亦欲探病所而治之，一似局部病治法者，若是者何也？盖如萨克思所言，“看作一个不相连系的，周围现象分离的单体”故也，使萨克思之言而信，则玄学之思想方法，宜属之西医矣。《内经》作者，不以分段视人体，不以单体视疾病，而以整个的互相连系观察之，是《内经》的思想方法，固辩证法的观察，不得以其言目为玄学也。

（十五）结语

综上所述，可知《内经》之方法，为辩证法，故不适用机械式科学方法之研究与批判基本观念，为阴阳五行，生长收藏与调节，而以辩证法叙述之，故欲研究理解内含之精义，自以辩证法为正确之途径。《内经》作者之思想方法虽正确，然为时代所限，采用以为说明之材料，如脏腑经络等，窍以近世实验证明，多悖而不可信。或者，并其独创之理论，亦吐弃之则误矣。盖论证有误，论旨未必有误也。

49. 时氏内经学（续一）

下篇本论　内经真价之检讨

第一章　摄生

原文　上古之人，春秋皆度百岁，而动作不衰，今时之人，年半百而动作皆衰者，时世异耶。答云：上古之人，饮食有节，起居有常，不妄作劳，故能形与神俱，而尽终其于年，度百岁乃去（指身体各部衰老之自然死与病死不同）。今时之人不然也，以酒为浆，以妄为常，以醉入房，以欲竭其精，以耗散其真，不知持满，不时御神，务快其心，逆于生乐，起居无节，故半百而衰也（上古天真论）。

经义：饮食有节，起居有时，为身体上摄生之定律，妄作劳（即毋劳尔形，毋摇尔精），为精神上摄生之定律。

讲解：今世之人，不知持满，不时御神，指神思妄用之人，时时刻刻，皆在钻营妄想之中。人生欲望本无止境，一切声色货利，皆为快心之具。贪求不已，岂不逆生于乐。孟子所谓，死于安乐是也。再加之以酒为浆，以妄为常，以欲竭其精，以耗散其真。如是欲求尽终其天年，岂可得乎。常人心中，衹有未来之希望，和过去之回溯，不能把握现在，任其一秒一秒过去，殊为可惜。如能把握现在，则成为伟大之人物及创造家。倘能无过去、无未来、无现在，符合佛家之旨，克享百岁，何难之有。

原文 清净则肉腠闭拒，虽有大风苛毒，弗之能害（生气通天论）。

经义：精神宁静，真气内守，则受病者鲜矣。

讲解：据章炳麟氏云，《说文》苛为小草，毒为害人之草，小草害人，非病菌为何，按苛毒与大风相连，足见病菌必藉空气之传播，惟真气内守，则肉腠闭拒，易现代之名词，有充分之抗毒素，虽遇病菌不能成病，免疫质，有先天性及后天性之别，抵抗病毒则一也。然此种抗毒力，必待精神宁静，而后充盈，热中富贵利达者，可知所悟矣。

第二章 阴阳

原文 阴阳者，天地之道也，万物之纲纪，变化之父母，生杀之本始，神明之府也，治病必求于本。（阴阳应象大论）

经义：古医以人为小天地，四时之序，天之时令也，生长收藏，地之功用也。以人身脏腑之机能，有升降浮沉之异者，比例之。故曰，治病必求其本，本者，天地阴阳之本也。

讲解：与天地合其德，与日月合其明，与四时合其序，此上古修持家实行之极至者。楚威有言，此古之人也。今之人，焉能有之，以酒为浆，以妄为常，以欲竭其精，以耗散其真，不知持满，不时御神，自昔犹然。积俗相传，已成习惯，寄蜉蝣于天地，比比皆是也。古医疑人类疾患，皆天时之变易。吾人任其自然之作用而发，如经谓逆春气，则少阳不升，肝气内变；逆夏气，则太阳不长，心气内洞；逆秋气，则太阴不收，肺叶焦满；逆冬气，则少阴不藏，肾气独沉；四时阴阳者，万物之根本，所以圣人，春夏养阳，秋冬养阴，以从其根，故与万物浮沉于生长之门。逆其根，则伐其本，坏其真矣。以自然界生长发展，以至死灭之过程，为四时气候所推动。养生者，所当顺其序，则从其根（春夏养阳，秋冬养阴）。失时之宜，疾病乃起，由是可知，古医所言疾病之原理，与近今之所谓有素因。如遗传、习惯、性情、职业、居住、嗜好等，所发生之变化是，所谓有诱因，如温热之感觉，风土之变迁，光线之作用，理化物之刺激，饮食之中毒，纵欲之太过等。所发生之变化是，古今比例，迥不相同，上古民智未开，嗜欲不多，所发生疾患，为纯粹之诱因。读五方异治之篇，可征实在。控疾患，素因诱因，非常复杂，治病必求其本，旨哉言也。古医所指之本，为四时阴阳之变化，现在研究此本，即考察致病素因与诱因之所以然，知斯意者，即知其所本矣。

原文 平旦至日中，天之阳，阳中之阳也。日中至黄昏，天之阳，阳中之阴也。合夜至鸡鸣，天之阴，阴中之阴也，鸡鸣至平旦，天之阴，阴中之阳也。

经义：一年四时，有生长收藏之别，一日中之四时，为一年四时之缩影。

讲解：一日中之四时，谓有升降浮沉之作用，求之生理功用，决难符合，姑存此条。为保存上古医家之遗迹而已。山西医校教授，西医戴虹溥云：《内经》中升降浮沉，确具至理，非现代浅陋之生理解剖知识，所能推测，譬如内伤发热证。有午前、午后，及上半夜、下半夜之别。如不用《内经》此条方法解释，直无从谈起矣。

原文 夫言人之阴阳，外为阳，内为阴，背为阳，腹为阴，六腑皆为阳，五脏皆为阴。

经义及讲解：经中类此者甚多，文言显然，无须解释。现在研究生理上之阴阳，其方法有二：（一）各个的，指第一个细胞中之水分属阴，其小核，有分裂动作之功用者，属阳。（二）整个的，凡皮肤、肌肉、筋骨、脏腑一切有形之物质，皆属阴。而另有一种能力，以鼓动全体，使其能发生各种功能，如心之循环，肺之呼吸，肠胃之消化排泄，官能之新陈代谢等，属阳。以此解释，与现代之生理、物理等学，尚可符合，然非《内经》本意也。

原文 阳气者，若天与日失其所，则折寿而不彰。故天运当以日光明，是故阳因而上，卫外者也。又曰阳者，卫外而为固也。

经义：阳气在身中，若天与日之不可离，其功用所著，在卫外为固。

讲解：身中最重要之物，厥为体温，正常则健康，失常则疾病，此定例也。曰：因而上卫外者。又曰：卫外而为固也，专指体温之功用，显然可见。

原文 阴胜则阳病，阳胜则阴病，阳胜则热，阴胜则寒。

经义及讲解： 以阴阳二字为寒温之代表，辨别阴阳，为诊断治疗之大纲，乃国医基本知识之一。凡病之热者为阳，寒者为阴；实者为阳，虚者为阴。易以西医之名词，凡病之属于进行性者为阳，属于退行性者为阴。机能亢甚者为阳，机能减退者为阴。此条所称之阴阳，其意义不过如是。

原文 阴阳者，数之可十，推之可百，数之可千，推之可万万之大，不可胜数，然其要一也。

经义及讲解：叶氏劲秋云，阴阳之说，未许全非，设有专家，埋首十载，或可奠定医学上最后之基础。盖充斥乎宇宙之间，弥漫于六合之内者，皆电也。动则为雷为火，静则收藏于密，且阴阳两性，得造化中庸之道，人在气交之中，常以气之周流为生活，故人体与电气，自有密接之关系。以电化作用，解释人体之生理与病理，方为医学之极则。人皆知潮汐之涨没，由于日月之摄引，然则人体血液之流行，又何独不与电力相关耶。尝读物理学电之要性论曰，地球亦为天磁石。凡阴阳两电，必同时而生，且此同时所生之二种电，其量必相等。凡物质之原子，皆具阴阳两种电，以作其成分，阴电曰电子。恒团聚于阳电之周围，以阳电为其核心，此多数电子之阴电，其量适与核心之阳电相等，故平常时，此阴阳二电，用于互相吸引之中，而不能外现，将磁针折断，则各段皆成一完全磁石，断处现为新极。原有南极之一段其新极为北极，原有北极之一段其新极为南极。如是折而又折，以至无穷，而效果仍同。今说明以一带阴电之物，置近此物体，则此物体中，含有阴电之电子，被其驱至离远之一端，而只剩含有阳电之核心在后。若将此带阴电之物取去，则此阴电子，因受电子之引力作用，复返其原不之位置，得复生其中和之象，苟以带阳电之物，近此物体，则阴电子受引力作用，被引至近端，而遗其不能自由运动，具有阳电之原子，于其原位置审是。方知阴阳与物质之关联，有不可以相离者，人亦物质也，岂能离阴阳而独立，是则《内经》阴阳之论，亦有秘本矣。

第三章　生理

原文　女子七岁，肾气盛，齿更发长，二七而天癸至，任脉通，太冲脉盛，月事以时下，故有子。三七肾气平均，故真牙生而长极。四七筋骨坚，发长极，身体盛壮。五七阳明脉衰，面始焦，发始堕。六七三阳脉衰于上，面皆焦，发始白。七七天癸竭，任脉虚，太冲脉衰，地道不通，故形坏而无子。

男子八岁，肾气盛，齿更发长。二八肾气实，天癸至，精气溢写，阴阳和，故能有子。三八肾气平均，筋骨劲强，故真牙生而长极。四八筋骨隆盛，肌肉满壮。五八肾气衰，发堕齿槁。六八阳气衰竭于上，面焦，发鬓斑白。七八肝气衰。筋不能动，天癸竭，精少，肾脏衰，形体皆极。八八则齿发去。肾者主水，受五脏六腑之精而藏之，五脏盛，乃能泄。今五脏皆衰，筋骨解堕，天癸尽矣。故发须鬓白，身体重，行步不正，而无子耳。其有年已老，而有子者，何耶？此其天寿过度，气脉常通，而肾气有余也。此虽有子，男不过尽八八，女不过尽七七，而天地精气皆竭矣。

经义及讲解：此段经义，言人之由少而壮，经至于老，分为盛实衰竭四大阶级。盛者，如春花怒放，不可遏止之概。实者，如夏木遂长，隆盛不谢之概。衰者，如秋桐渐凋，日趋于黄落。竭者，如群山尽秃，以至于枯槁。按《内经》全书，以四时之生长收藏为骨干，人生之由少壮，以至于老死。在《内经》中，仍视为生长收藏之梯阶，犹辩证法，生长发展以至于毁灭之过程。所云，女子二七天癸至，男子二八天癸至，指内分泌功能之成熟，为青春发动期，与后世专指女子排泄月经，名为天癸者不同。男子与女子内分泌功能成熟时期，所以有先后之异者。在现代生理学，尚不能说明其理，惟女子较早于男子，而衰老年龄，亦较男子为早，此为事实，毋庸疑异。七七天癸竭，太冲脉衰，指卵巢内分泌功能之萎缩。老人性之血管变厚，故形坏而无子，肾主水，受五脏六腑之精而藏之。故五脏盛乃能泄，古人生理解剖之学说，尚在理想时代。已知身体内必有一部分专司收藏精液之责者，睾丸之功用未明，乃以肾脏为代表，血液中最精粹部分为化生精液之原素，古人指为受五脏六腑之精而藏之。名词虽含混，而立意实同。于此可见古人研究之精，识见之宏，远在数千年前，与现代学说，尚多符合也。

原文 壮火之气衰，少火之气壮，壮火食气，气食少火，壮火散气，少火生气。

经义：言气需要少火之培养，尤忌壮火之扰乱，故曰少火生气，壮火散气。

讲解：古医所谓之气，多指神经之功用而言。火指身体温度而言，神经维持正常之功用，必需有适当之体温，故曰气食少火。又曰，少火生气，如体温亢进，成为高热，神经必烦躁不安。故曰，壮火散气。又曰，壮火食气，吾人身体精神健康之时，必以正常之体温为原则。

原文 两精相搏，合而成形。常先身生是为精，上焦开发，宣五谷味，熏肤充身泽毛。若雾露之溉，是为气。腠理发泄，汗出溱溱，是为津。谷入气满，皮肤润泽，是为液。中焦受气取汁，变化而赤是为血，壅遏营气，令无所避，是为脉（《灵枢·决气篇》）。

经义及讲解：此章论精气津液血脉之所由生，与现今之生理学，虽所论有精粗之不同，然微言大意，可得而言也。津液气血，为体中营养灌溉所必需，苟有缺乏，立成重病。故精脱指精神者，耳聋，气脱者，目不明，津脱者，腠理开，汗大泄（汗太多，淋巴液损失过大）。液脱者，骨属屈伸不利，血脱者，面色白，其脉虚，关系之重大可知矣。经中所说气字，有指神经而言者，有指体温而言者，有指脏腑中之官能而言者，此处所指之气，似指心肺之功用而言。淋巴腺之形状及功用，皆与经中所指之津相符。惟此处则指汗液而言，大汗出之后，淋巴液必有相当之损失，惟汗液概谓之津，似不尽然，液为吸液管所吸收之液体，由门静脉归并肝脏，由大静脉归入心脏，为血液后方之给养，此古今学说之相同也。脉指动脉，古人亦谓之血管，惟精先身而生，殊不尽然，如谓指精神作用，形体未具，无精神可言。如指精液之精，则必待青春期发动后，方有精液之漏泄，于胚胞肉，在身体之先而生长者，必属于胎盘，脐带，及上中下之胚叶矣。

原文 营者，水谷之精也，和调于五脏，洒陈于六腑，乃能入于脉也。卫者，水谷之悍气也，其气剽疾滑利，不能入于脉也。故循皮肤之中，分肉之间，熏于肓膜，散于胸腹，逆其气则病，从其气则愈。

经义及讲解：营为血液循环之状态，卫为体温之作用，求之经义，几同一辙，固非编者之私意也。人身最易受病之处，厥为体温，风寒暑湿之侵淫，固足使体温变易其常态，即七情之扰，五劳所伤，其他若病菌之侵袭，饮食之中毒，未有不可使体温发生变化者，逆其气则病，如阻碍血液之循环，妨害体温之调节，皆为发生病证之基本条件。

附高思潜氏之肓膜考：

按膜原，即解剖学上之复统膜，为一种平滑之膜。广被内脏与腹壁之间，功用有二：一保持内脏之位置，二分泌滑液。以便利内脏之运动，其被于骨者，谓之网膜。被于肠者，谓之肠间膜。今以《内经》之言证之。《素问·疟论》曰，此皆得之夏，伤于暑，热气盛，藏于皮肤之内，肠胃之外，其间日发者，由邪气内薄于五脏，横连膜原，"皮肤之内，肠胃之外，内薄五脏，横连膜原。"明明指膜原之部位，验之于人体，非腹统膜而何。《素问·举痛论》曰，寒气写于胃肠之间，膜原之下，血不得散，小络急引，故痛，此腹膜炎之病状也。

《说文》：膜，肉间胲膜也。释名，释形体，膜幕也，幕络一体也。此泛言之。盖人体肌肉间，所裹薄衣，以护其内部之组织者，皆曰膜，各器官并有之。如眼膜、耳膜、肋膜之类。所谓原者，则独指腹统膜而言，名膜原，盖谓此为诸膜之原也。

肓，亦膜也。《素问》曰，熏于肓膜。王冰注曰，肓膜，谓五脏之间，膈中肓，即横膈膜是也。其垢亦出于膜原。《素问·腹中论》：肓之原在脐下，故环脐而痛，不可动，脐下为腹统膜之部位，环脐而痛，不可动，即为疼痛剧烈，腹膜炎为重证。

王冰《疟论》注曰，膜原，为膈膜之原，其说甚是。然于《举痛论》注，则曰：膜，谓膈间之膜；原，为膈肓之原。乃又分释之。视膜原为二物，可见王氏对于膜原，非真知灼见者。

《史记·扁鹊仓公列传》，揲荒爪幕，荒即肓字，幕即膜字，肓膜对举，肓即为横膈膜，则膜者，可知其为膜原之简称，指腹统膜而言也。

原文 脑为髓海，膻中为气海，冲为血海，胃为水谷之海。

经义及讲解：脑与骨髓，组织之成分，有相同者，故以脑为髓海，惟脑中神经密布，司周身之知觉运动，不可与骨髓同等视之。膻中包括心之循环，肺之呼吸而言，指胸中有一种很大力量，能促进肺部呼吸，鼓动心之动作，此种力量，西医生理学中，尚未曾有，《内经》指为宗气。冲为血海，似指大动脉而命名，胃部容纳水谷，毫无疑义。

原文 “经脉别论”曰：食气入胃，散精于肝，淫气于筋，食气入胃，浊气归心，淫精于脉，脉气流经，经气归于肺，肺朝百脉，输精于皮毛。

经义及讲解：此节言营养物入胃后，经消化吸收分配等工作，而下一定义。肝之功用，制造肝糖，分泌胆汁，又肝中所藏之血液，占全部四分之一（体中之血液。约全身重量十分之一，至十三分之一）。古称肝藏血，实有卓见。所谓有散精于肝，指消化后，吸液管中之液体，先由门静脉输送至肝脏，肝脏吸收糖分而储藏之。又复调节其用量，通盘筹划，整然供给，无太过不及之弊。浊气归心，浊言食气之厚者。阴阳清浊篇，受谷者浊，受气者清，指吸液管所吸收肠胃中之乳糜，经门静脉，至大静脉，而入心房。所谓淫气于筋，淫精于脉，淫字含满溢外出之意。古人疑肝主筋，心主脉，故由肝而入于筋，由心而入于脉。所谓脉气流经，经气归于肺，盖血液循环之道路，由肝脏门静脉循环，至大静脉，由大静脉循环，经过肺脏，吸氧吐碳，再行由心脏而入大动脉，以分配全身诸组织。古人知血液循环，有关于肝心肺三部，其识见之精到如此，但分配全身诸组织，仍须由心脏大动脉催送，肺不能私爰于皮毛，爰代为修正之。

原文 饮入于胃，游溢精气，上输于脾，脾气散精，上归于肺，能调水道，下输膀胱，水津四布，五经并行，合于四时五脏阴阳，揆度以为常也。

经义及讲解：上节言营养之吸收，此节言水分之排泄，所谓上输于脾，脾并非指膵液之消化，更非指脾腺之制造白血球，则此脾字，果作何解？经云，脾为胃行其津液者也。由中可知，胃肠中吸收水分之能力，古说概以脾字包括之。西医生理，载水分经吸收后，入血液中，循环全身，至肾脏，经肾盂排泄下入输尿管，而至膀胱。与中说由小肠下口，飞渡膀胱者不同，水津四布，五经并行，是饮水后，循环全身之明证。水道不利，有因肺气之壅塞，宣肺之药，投之辄效。求之解剖学，尚有不能明了者。所云合于四时五脏阴阳，又为经中说病机之通则，不专为此项说法矣。

原文 《灵兰秘典论》曰：凡此十二官者，不得相失也。故主明则下安，以之养生则寿，主不明，则十二官危。使道闭塞而不通，形乃大伤。又曰，凡十一脏取决于胆也。

经义及讲解：第一节紧接“心者，君主之官，神明出焉。肺者，相傅之官，治节出焉。肝者，将军之官，谋虑出焉。胆者，中正之官，决断出焉。膻中者，臣使之官，喜乐出焉。脾胃者，仓廪之官，五味出焉。大肠者，传导之官，变化出焉。小肠者，受盛之官，化物出焉。肾者，作强之官，伎巧出焉。三焦者，决渎之官，水道出焉。膀胱者，州都之官，津液藏焉。气化则能出矣”之下，以脏腑分配十一种（脾胃合为一官）官职之名称，比例殊嫌不类，叙述脏腑官能，亦不切实，本篇故不采取。惟所述主明则安，养生则寿，主不明则危，使道闭塞，形乃大伤。足见脏腑之外，另有主宰之者，非脑神经而何，可参看生理学之神经系统。第二节，载“六节藏象论”，以心、肺、肾、肝，分配夏、秋、冬、春之四气，以脾胃、大小肠、三焦、膀胱，为仓廪之本，能化糟粕，惟通于土气，其意似称其寄旺于四时，肯定十一脏，取决于胆之文。查胆汁在消化器中，功能有三：消化脂肪，制止肠中消化物之发酵，促进肠壁蠕动，古谓之木能疏土，实为卓见。若以胆驾乎各脏腑之上，未免过论，或为脑字之讹，脑神经有支配脏腑之能力，所谓调节机能者是，当以现今之学说修正之。

原文 肺合大肠，大肠者，传道之府。心合小肠，小肠者，受盛之府。肝合胆，胆者，中精之府。脾合胃，胃者，五谷之府。肾合膀胱，膀胱者，津液之府。三焦者，中渎之府，水道出焉，属膀胱。是孤之府也（《灵枢·本输篇》）。

经义：肺、心、肝、脾、肾为五脏。每脏必合一府，三焦是府而非脏，无所合，故称孤府。

讲解：肺合大肠，心合小肠等，古代医家郑重言之合之途径。现代生理解剖的知识，尚莫能测其究竟。肝脏分泌胆汁，脺液入十二指肠，以助消化。肾盂分利小便，经输尿管而入膀胱，小肠融化之营养物，经吸液管吸收，以入心脏，古医所谓之合，是否即指此种机能而言，殊不敢必。惟此种功能，尚为人所能领悟者，至于肺合大肠，编者识浅，不敢妄作解人。若谓肺有停痰积水，除发汗外，以利大便，为最有效之疗法，故仲景治肺胀咳喘之方法，不外越婢、小青龙、葶苈泻肺、十枣等方。然仲景治心气不足（此《金匮》原文容当另解释），停瘀吐血，曾用大黄黄连泻心汤，将谓心脏亦有合于大肠之可能耶。太阴病，腹满痛者，用桂枝加大黄，是脾亦可合于大肠矣。小便癃闭，用宣肺药有效，将谓肺亦可合于膀胱矣。故于此项，应当存疑，俟有所知，再行举以奉告。又西医以中医疗法，肺有停痰，腹有瘀血，以大黄为常用之良药，认为无意识之举。然中医治疗，多以临床经验为依归，并非根据于解剖之知识，停痰瘀血，用大黄治之有效，是一事实。在生理解剖学上，无法说明其药理，又是一事实。但有能因现代生理解剖知识之粗疏，而抹杀数千年之经验，因此种学理，与肺合大肠有关，故连类及之。又停痰瘀血，用大黄有效，有能谓为肺合大肠之解释，乃一种诱导疗法。如《内经》所载上病者，下取之，下病者，上取之，病在中，旁取之。盖谓以诱导作用，转移其神经凝结之效也。又膀胱为津液之府，《内经》一再言之，求之近世知识，尚未能得明确之解释。

三焦，指淋巴管，为淋巴液循环之道路，淋巴属液体，故称水道出焉。属膀胱三字。恐系衍文，因淋巴虽属液体，与小便不同。又《内经》以为津液之府，三焦主水道，似当彼此对换，则与近世学说合辙矣。

第四章　色诊

原文　青如草兹者死，黄如枳实者死，黑如炲者死，赤如衃血者死，白如枯骨者死，此五色之见死也。青如翠羽者生，赤如鸡冠者生，黄如蟹腹者生，白如豕膏者生，黑如乌羽者生，此五色之见生也。“五脏生成篇”（注）左传何故使我水兹。杜注，兹，黑色也，炲烟煤。

经义及讲解：面部颜色，须维持正常之色素。如兹，如枳实，如炲，如衃血，如枯骨，固不相宜。但如翠羽、如鸡冠、如蟹腹、如豕膏、如乌羽，是否必能生存，仍当以全身症状，参合研究之。《内经》于此项所言，甚不一致。如“宣明五色篇”，赤欲此帛裹朱，不欲如赭；白欲如鹅羽，不欲如盐；青欲苍璧之泽，不欲如蓝；黄欲如罗裹雄黄，不欲如黄土；黑欲如重漆色，不欲如地苍，与上项所说，并不完全相同，当参合研究之。

又病人气色，因病症而起之变化。现在诊断学上，可得而见者，如大失血证之面白脱色，急性热证之面赤，瘀血及痉挛者，静脉郁血之面青，黄疸症之面黄，急性传染病，面部有秽浊垢腻之色，略似烟煤，又支饮家、酒疸、女劳疸等，亦皆有面黑之证型。此盖病症中一部分之迹象，可治与不可治，易治与难治，仍当于全身症状诊察之，不可拘于气色之成见，而妄自肯定生死之辨别。又察色以病症为主，如症候不全，诊断不备，单以色之见于外者，辨断其生死，未免自神其说矣。

原文 庭者，首面也；阙上者，咽喉也；阙中者，肺也；下极者，心也；直下者，肝也；肝左者，胆也；下者，脾也；方上者，胃也；中央者；大肠也；夹大肠，肾也；当肾者，脐也；面王以上者，小肠也；面王以下者，膀胱子处也；颧者，肩也；颧后者，臂也；臂下者，手也；目内眦上者，膺乳也；夹绳而上者，背也；循牙车以下者，股也；中央者，膝也；膝以下者，胫也；当胫以下者，足也；巨分者，股裹也；巨阙者，膝膑也。

（注）庭（相家名天庭）阙（在两眉中）下极（在阙下两眼中，相家谓之山根）直下（即鼻柱相家，谓年寿）下者（指准头）方上（准头旁）中央（迎鱼穴之外颧骨之下）夹大肠（颊之上也） 面王（亦指准头）绳（颊之外曰绳）中央（似指颊车之中）巨分（口旁大纹处）巨阙（颊下曲骨）

经义及讲解：古代医家，以面孔部位，为全身各部之分野，至于何所据而言之，恕编者识浅，有莫测高深之叹。姑存此说，以见上古诊法之一斑。

原文 明堂者，鼻也；阙者，眉间也；庭者，颜也；蕃者，颊侧也；蔽者，耳内也；五脏次于中央，六腑夹其两侧，真色以致，病色不见，明堂润泽以清（灵枢五色篇）。

经义及讲解：此解释面孔部位之名称，独于明堂为主。与张仲景所谓鼻头色微黑者，有水气，色黄者，胸上有寒，色白者，亡血也。其立词虽不同，而注重在鼻则一也。

原文 赤色出两颧，大如拇指，病虽小愈，必卒死。黑色出于庭，大如拇指，必不病而卒死。

原文 寒多则凝泣，凝泣则青黑。热多则淖泽，淖泽则黄赤。

原文 沉浊为内，浮泽为外。

原文 察其浮沉，以知浅深。察其泽夭，以观成败。察其搏散，以知远近。察其上下，以知病处。

经义及讲解：（一）赤色出两颧，如肺痨第二期，为潮热盗汗，骨蒸颧红之候，预后多不良，故称虽小愈仍死。

（二）黑色出于庭，似《金匮》所谓面色黧黑，支饮家、酒疸、女劳疸，皆有此种之变证，究竟是否可治，尚须待临时考察之。（三）寒为身体机能减退现象，静脉血液停滞，故多青黑。热为身体机能增进现象，动脉充血，故有面赤烦渴等现象。经又谓“青黑为痛，黄赤为热”者指此。惟黄色现于面部，多为黄疸之现，亦有非完全属于热者。（四）沉浊浮泽，指气色发现，视沉滞与浮露之不同，有在内在外之区别。故曰，浮沉以知浅深，他如泽夭搏散，以色之光泽苍老与浮露而言之。

原文　常候阙中，薄泽为风，冲浊为痹。

经义及讲解：阙中，眉间也。风病在上，皮毛受之，故色薄而泽。痹病在下，肌肉关节受之，故色冲而浊（冲疑是沉字）。此以色素之浅深，为分别病证之大概。

第五章　脉诊

原文　气口成寸，以决死生，脉出于气口，色见于明堂。（灵枢五阅五使篇）卒持寸口，何病能中（征五色论）。

经义及讲解：以寸口为诊脉之标准，《内经》言之屡矣。如气口独为五脏主。又曰，上熏于肺，变见于气口，是殆于手腕盈寸之地，以诊查动脉之跳动，以测验心脏注射力之盛衰，以考察神经紧张或弛缓，以探求身体各部分之机能之兴奋或萎缩，或疑手腕动脉不足以诊察周身之疾患。然《内经》中尚有三部九候全身诊察之方法，单持寸口，为简便计耳。因诊察全身，非但为事实上所困难，亦且为时间上所不许（全身有动脉若干处，每处诊察五分钟，则非数句钟不可）。故《难经》以寸口为肺之大会，单持寸口，废止全身诊察之方法矣。

以寸口为肺脏经脉所行之道路，因肺居于上，受五脏六腑之气所熏蒸，故寸口独为五脏主，此古人理想之词也。不但与生理解剖之学无证，即求之古说，又岂能符合。惟诊脉，以测验心脏神经动脉等疾患，则信而有证，不能因西医所不知，便蔽葰弃之。

又诊脉之方法有四：兹分别述之：（一）脉管之形状，分大小长短洪细。（二）脉管之位置，分为浮沉芤伏革牢。（三）跳动之次数，分为迟数代结促。（四）血压之高低，分为滑、涩、躁、静、虚、实、濡、微、弱、散等，于此数项分别研究之，大概不外是矣。

原文　尺内两旁，则季胁也。尺外以候肾，尺里以候腹，中上、左外以候肝，内以候膈，右外以候胃，内以候脾，上附上，右外以候肺，内以候胸中，左外以候心，内以候膻外，前以候前，后以候后，上竟上者，胸喉中事也。下竟下者，少腹腰股膝胫足中事也。

经义及讲解：脉之功用，在诊察营卫循环之变化，如体温之升降，心脏注射力之强弱等，皆可于脉搏之浮沉迟数，而辨别之。若以方寸之地，分别五脏六腑之位置，脉管之左右，又各有不同之分野。以脏腑之功用变化，完全发现于此，实在高深莫测，人之疾患，在脏腑中直接发生变化，实居少数，而大多数为营卫气血之变化，脉搏既可以诊察营卫气血之变化，纠缠脏腑部位之说，反为多此一举。高阳生脉诀，妄分左心小肠肝胆肾，右肺大肠脾胃命，正是画蛇添足，为有识者所不取。

原文　诊法常以平旦，阴气未动，阳气未散，饮食未进，经脉未盛，络脉调匀，气血未乱，故乃可诊有过之脉。

原文 人一呼脉再动，一吸脉再动，呼吸定息，润以太息，命曰平人。

经义及讲解：（一）诊察脉搏，以平旦为准，比较确实可靠。但现在医家，能于平旦诊脉者，实不多见，所谓此古之人也，今之人，焉能有之。（二）每一分钟，十八呼吸；每一呼吸，脉搏跳四次；十八呼吸，跳七十二次。此西医数脉之次数。《内经》远在数千年前，已知一呼脉再动，一吸脉再动，每一呼吸，脉搏跳动四次、五次之间，方为平人。此先民之伟识，洵难能可贵者。（未完）

50. 时氏内经学（续二）

原文 夫脉者，血之府也。长则气治，短则气病，数则烦心，大则病进，上盛则气高，下盛则气胀。代为气衰，细则气少，涩则心痛。

经义讲解：（一）脉搏以血液为基本，毫无疑问，血管无长短之分别，惟血管壁有正常与壅滞之不同。若脉搏之跳动不甚显明，则名为短。血管壁正常，脉搏之跳动，显明而流利，故谓之长。古代医家，以长则气治，短则气病，血管壁正常，则脉长而气治。血管壁壅滞，则脉短而气病。（二）血压有高低，血液进行有快慢，上盛指血压过高而言，有脑充血之趋向。下盛则脏腑机能壅塞，有肚腹胀满之可能。（三）心脏跳动之次数，歇止有定数时，则为代脉。

伤寒所称，动而中止，不能自还，因而复动，则名为代，指心脏歇止，动脉血液，在此一秒钟之内，有停顿之现象。治疗方法，宜于强心补气，故称代则气衰，即指心脏衰弱而言。（四）细为血管收缩现象，《内经》称为气少，不如称为血少。（五）脉搏跳动之次数，超过常态，一呼吸跳动六次，则为数脉。有规则的跳动次数增加，则谓之数，无规则的跳动次数增加，则谓之躁，躁与数不同，不可误认。数为血热内蕴现象，故称数则烦心。（六）大为血管扩张现象，又为血管变硬现象，在病症经过中，所不宜发现者，故称大则病进。（七）涩为心虚肺弱，气血不充之故，古称涩则心痛，或亦为涩脉发病之一耳。

原文 春日浮如鱼之游在波，夏日在肤，泛泛万物有余；秋日下肤，蛰曰虫将去；冬日在骨，蛰虫周密，居子居屋，知内者，按而纪之；知外者，终而始之，此六者，持脉之大法。

经义及讲解：此节解释四时之平脉。四时气候，有春温、夏热、秋凉、冬寒之变迁，身中调节机能，应付四时气候变化，方足以遂其自然之状态，此种应付方法，在上古医学上，可得而知者，即脉搏随时令转移。如经所谓春弦、夏洪、秋毛、涩脉冬石沉脉是也。春令气候虽渐温，犹有余寒未解，由寒转温，则体温由收缩而放散，故脉弦。夏令气候炎热，体温充分放散，故脉洪。秋令由热转凉，由放散而收束，故脉涩。冬令气候严寒，毛窍缩紧，体温潜藏于内，故脉沉。非但四时之寒热温凉，脉搏随之变化，即一日间之寒热温凉，以及更换一地方之寒热温凉，脉搏皆有相当之变化。于此可以测验体温之放散与收缩，可以测验体中调节机能之妙用。此段经文，形容弦洪涩沉之现象，画龙点睛，独得神妙。至于内外二项，见本章第二节，脉位条下，即每脉分内外两部，编者识浅。不敢妄解。

按诊脉之术语甚多，兹举编者所知者，略释于下。(一) 男子之脉，左部大，女子之脉，右部大，此定例也。(二) 寸浮尺沉，古人疑寸主肺，尺主肾，不知脉搏之部位，寸部肌肉薄，尺部肌肉厚，脉管在肌肉之下，必重按始得，此尺部所以沉也。(三) 胃气　诊脉之方法，注重在不大不小，不快不慢，不过于有力，不过于无力，于此六项之间，得一种自然状态，是为平人。此种状态，古人疑为胃气。如“玉机真藏论”曰，肺弱以滑，是有胃气。经曰，五脏者，皆禀气于胃。胃者，五脏之本也。脏气不能自致于手太阴，必因于胃气，乃至于手太阴也，现在已知此种自然状态，为血管壁神经，功用正常之现象，与胃无关，不必纠缠古说矣。

原文　上部天，两额之动脉，下部地，两额之动脉，上部人，耳前之动脉。中部天，手太阴也。中部地，手阳明也。中部人，手少阴也。下部天，足厥阴也。下部地，足少阴也。下部人，足太阴也。故下部之天以候肝，地以候肾，人以候脾胃之气。中部之天以候肺，地以候胸中之气，人以候心。上部之天以候头角之气，地以候口齿之气，人以候耳目之气。

经义及讲解：按全身动脉，为诊察病人之标准。在学理上研究，尚有相当价值，惟时间及事实上，必感困难，虽古代医家，亦多弃而不用，仅供书籍上参考材料而已。

原文　“三部九候论”曰，独小者病，独大者病，独疾者病，独迟者病，独热者病，独寒者病，独陷下者病。

经义及讲解：惟以三部九候之中，求其特别之独异者，以推测其病机之所在。张景岳谓，独处藏奸是也。倘不于全身动脉上，诊察独异之处，必欲于寸口六部之中，求其独异者，事实上必感困难矣。

原文 形气相得，谓之可治。色泽以浮，谓之易已，脉从四时，谓之可治。脉弱以滑，是有胃气，命曰易治，取之以时。

经义及讲解：经云，凡治病，必察其形气色泽，脉之盛衰，病之新故，乃治之。毋失其时，受病之后，体中调节机能，必发生相当之变化，斯种变化，即为病之现象。然亦有不发生变化者，其原理有二：一为身体坚强，受邪轻浅。一为受邪严重，体中无抵抗之能力，此节所说形气相得，色泽以浮，脉从四时，脉弱以滑，皆受邪轻浅，体中调节机能，维持正常之现象，故曰易治。

原文 形气相失，谓之难治。色夭不泽，谓之难已。脉实以坚，谓之益甚。脉逆四时，为不可治。

原文 形盛脉细，少气不足以息者危。形瘦脉大，胸中多气者死。三部九候皆相失者死，形肉已脱，九候虽调犹死。

经义及讲解：形气相失，即调节机能，不能维持正常之现象，色夭不泽，为面部颜色，晦暗枯憔，脉实以坚，为血管变硬，脉逆四时，为体温不随时令气候以升降。《内经》所谓必察四难，明明告之，此四项症候，概不易治。形盛脉细，少气不足以息者，即形气不相得之互辞，形瘦脉大，胸中多气者，指肌肉色已脱，胸满气逆，故多危候。三部九候，皆相失者，指全身动脉，失去联络性，在寒极似热，热极似寒之病人，多见之，间有得生者，但已为焦头烂额，九死一生之候。非遇真知灼见之医家，多无法挽救。形肉已脱，指虚损末期，大骨枯槁，大肉陷下。如能饮食，祇可维持短期之现状，故称九候虽调犹死，诚确论也。

原文　“平人气象论”曰，平心脉来，累累如连珠，如循琅玕，曰心平。夏以胃气为本，病心脉来，喘喘连属，其中微曲，曰心病。死心脉来，前曲后居，如操带钩，曰心死。平肺脉来，厌厌聂聂，如落榆荚，曰肺平。秋以胃气为本，病肺脉来，不上不下，如循鸡羽，曰肺病。死肺脉来，如物之浮，如风吹毛，曰肺死。平肝脉来，软弱招招，如揭长竿末稍，曰肝平。春以胃气为本，病肝脉来，盈实而滑，如循长竿，曰肝病。死肝脉来，急益劲，如按新张弓弦，曰肝死。平脾脉来，如柔相离，如鸡践地，曰脾平。长夏以胃气为本，病脾脉来，实而盈数，如鸡举足，曰脾病。死脾脉来，锐坚如鸟之啄，如鸟之距，如屋之漏，如水之流，曰脾死。平肾脉来，喘喘累累如钩，按之而坚，曰肾平。冬以胃气为本，病肾脉来，如引葛，按之益坚，曰肾病，死肾脉来，发起夺索，辟辟如弹石，曰肾死。

经义：五脏应乎四时，心肝肺脾肾，应春夏长夏秋冬，以四季气候为主，脉搏上，洪毛弦滑石，应四季之时令，太过不及，皆为病征。无胃气者危，现真脏脉者死。

讲解：古人对于脉学之定义，概括言之，凡脉之缓滑和匀，不浮不沉，不小不大，不急不迟，有力中不失和缓，柔泽中不失有力，应指中和，悠悠扬扬，有一种自然状态。古人所谓气者在此，所谓脉中有神者亦在此，四季之平脉，以不失此胃气者为标准。胃气缺少，便成病脉，胃气绝无，便成死脉，所谓真脏脉是也。浮而无胃气者，即为散脉，洪而无胃气者，即如操带钩，弦而无胃气者，如挽新张弓弦，如循刀刃，缓而无胃气者，即锐坚，如鸟之喙，如鸟之距，如屋之漏，如水之流，沉而无胃气者，如夺索，如弹石，即血管失去弹力性，古谓之真脏脉。后世仿此，创为八怪脉：一釜沸，如汤沸之无根。二鱼翔，泛泛欲浮。三弹石，坚硬如石。四夺索，乱如解索之状。五屋漏，一呼吸只跳一次。六水流，脉搏无收缩跳动之能力。七雀啄，一呼吸跳动七八次以上，跳动后，又复停止。八偃力，如循刀刃，毫无和缓之态。凡见此象，皆血管生机已失，多为死候，不可不知。

第六章　病理

原文　风寒之客于人，使人毫毛毕直，皮肤闭而为热，当是之时，可汗而发也。或痹不仁肿痛，当是之时，汤熨及火灸刺而出之，弗治。病入舍肺，弗治。肺即传而行之肝，弗治。肝传之脾，弗治。脾传肾，弗治。肾传之心，心即复反传之肺，此病传之次也。

经义：风寒之邪，袭于皮肤。误治或失治，则传入于里，血液凝结，肌肉肿痛，若再失治，必至遍传五脏，终成不治之证。

讲解：风寒感冒，传变之次序。（一）体温郁滞，汗腺闭塞。（二）循环障碍。（三）淋巴液停积。（四）血液栓塞。（五）知觉神经工作之反常。（六）运动神经工作之反常。（七）内分泌之变性。病邪传变之次序，不过如斯，即古人所谓三阳三阴传变之大旨，亦不出此范围。至若脏腑中官能变化则有之。若实质上发生变化，实居少数，以轻浅之感冒，数日之间，遍传五脏，终成不治之死证。故作骇人之笔，以夸医者之博识，此风由来远矣。《史纪》载扁鹊齐侯之色，望而却步，谓已由皮肤传入脏腑，不可治矣。余于是有感想焉，古人对于病邪久稽之治法不备，乃捏造遍传五脏之病理，诿为不治之死证。若谓以轻浅之感冒，经十余日间，已成死证，医者望而却步，病者尚不自知，世间断无如此麻木不仁之人。谓非太史公寓言，其谁信之，或疑齐侯本为酒色荒淫之徒，或者亏损之病已深，无法可治，亦未可知。

原文 “生气通天论”曰，因于露风，乃生寒热，春伤于风，邪气留迟，乃为洞泄，夏伤于暑，秋为痎疟，秋伤于湿，上逆而咳，发为痿厥。冬伤于寒，春必病温，四时之气，更伤五脏。

经义：《内经》以天之邪气，感则害人五脏，此节便以四时之气，更伤五脏为言，无论感而即发，伏而后发，其伤五脏者则一也。

讲解：寒热、洞泄、咳嗽、痎疟、痿厥、温病等，欲求其治疗之完善，必须有详细之诊察，确定之症候，而后方可着手，所说风、暑、湿、寒之感受，于四时气候上，笼统言之，无足取也。

原文 风胜则动，热胜则肿，燥胜则干，寒胜则浮，湿胜则濡泻（《阴阳应象大论》）。

经义及讲解：风指神经发病变态。如惊风抽风等是，故称风胜则动，疮疡暑疖，皆有发炎红赤肿痛之现象，故称热胜则肿。津液不足，必觉咽干舌燥，或大便干燥等，故称燥胜则干。伤于寒者，初起恶寒，发热脉浮无汗，病肤表，发汗则愈，故称寒胜则浮，濡泻，指大便稀泄而言。乳糜管吸收能力不足之现象，宜用温燥之剂，故称湿胜则濡泻。

原文 “生气通天论”：因于寒，欲如运枢，起居如惊，神气乃浮。因于暑，汗烦则喘喝，静则多言，体若燔炭，汗出而散。因于湿，首如裹，湿热不攘，大筋软短，小筋弛长，软短为拘，弛长为痿。（注）欲如运枢，起居如惊，神气乃浮。阳因而上卫外者也。指体温维持之正常态，枢，开合也。起居如惊，即体温不能维持正常之现状，故称神气乃浮。因于寒，当连接体若燔炭，汗出而散（参薛生白注）。

经义及讲解：因于寒，注重发汗；因于暑，注重清热，此事实之亦毫无疑问者。湿家证候，头如蒙裹，故称因于湿，首如裹。攘，祛也。湿热不祛，有酿成痹证之可能，大筋软短，小筋弛长，即痹症之显著者。古代痹痿并列，后世医家见解，必须分别，唐宋以后方书，治寒湿痹症方法较多，治湿热痹证方法较少，《内经》明言因于湿热，可见先民之伟识矣。

原文 胃中热，则消谷，令人悬心善饥，脐以上皮热，肠中热，出黄如糜，脐以下皮寒。胃中寒，则腹胀，肠中寒，则肠鸣飧泄。胃中寒，肠中热，则胀而且泄，胃中热，肠中寒，则疾饥，小腹痛胀。

经义及讲解：胃中热，则消谷善饥。胃中寒，则肚腹胀满。斯显然可见者。肠中热，则出黄如糜。肠中寒，则肠鸣飧泄，小腹胀痛，肠胃所以有寒热之变化，皆由饮食不慎而起。《内经》所谓，饮食所伤，始为热中，继为寒中，指饮食不节，肠胃壁发炎，西医所谓急性胃炎及肠胃炎。迨后则炎症消退，功用萎缩，宜用辛温香燥之剂，故称继为寒中，所以有胃热肠寒，肠热胃寒之变化者，其病理可推测而知矣。

原文 “调经论”曰，阳虚则外寒，阴虚则内热，阳盛则外热，阴盛则内寒。

经义及讲解：阳指体温而言，体温不足，必致怯寒，体温太过，必致发热，古称阳虚则外寒，阳盛则内热，阴指细胞中之水分而言，水分不足以调节体温之熏灼，古称阴虚则内热。肺痨末期，潮热盗汗，津液干枯，皮下脂肪，消失殆尽，故大骨枯槁，大肉陷下，此阴虚内热，显然可见者。阴盛适足以表示阳衰，即势力不足，物质停滞之谓，宜用兴奋壮阳之剂。朱丹溪氏，见阴虚则内热之名义，谓一水不胜五火，发明阳常有余，阴常不足之论，然建于阴盛则内寒之名义，不知如何解释矣。

原文《举痛论》曰，余知百病生于气也，怒则气上，喜则气缓，悲则气消，恐则气下，寒则气收，热则气泄，惊则气乱，劳则气耗，思则气结。

经义及讲解：气指神经调节正常之现象。神经功用正常，体温之调节，血液之循环。脏腑之官能，新陈代谢之排泄，皆能维持正常之状态。倘气有所病，则各部皆生障碍。故经曰，百病皆生于气也。怒则肝细胞之分泌液，刺激神经中枢，神经与血管，皆有拘挛紧张之状态，血液发酸而腐败。妨害消化，阻窒胸部淋巴管，发生头晕目眩，胸闷呕逆等症。故称怒则气上。喜则神志安和，故气缓，然狂喜过度，亦足以妨害心肌收缩之作用。悲则肺气不舒，使肺部之循环，发生障碍。经谓上焦不通，营卫不散，故气消矣。恐则肚腹胀满，肾脏有郁血之可能。面部脱色，心脏动作缓慢，故称恐则气下。寒则腠理闭，体温不能外散，热则腠理开，身热汗出。伤寒论中，麻黄证与白虎证，比类而观，自可明白，故一则谓之气收，一则谓之气泄。惊则心无所系，神无所归，指骤受惊骇，神志不宁，心肌弛缓，静脉贲张。循环上发生障碍，故称惊则气乱矣。劳则喘息汗出，心肺及肌肉，皆有疲劳之感觉，故称劳则气耗矣。思则志专神聚，气凝而不散，故称思则气结矣。

原文 风之伤人也，或为寒热，或为热中，或为寒中，或为疠风，或为偏枯。

经义及讲解：中医所言风字，其范围有三（一）包括一切病症，如风为百病之长。（二）指气候之变化而言。凡四时感冒性之病症，皆可以风字为代表，如风温、风暑、风湿、风燥、风寒等。（三）指运动神经紧张而言，如内风、肝风等名义。此条所说，或为寒热，或为热中，或为寒中，寒热指感冒病一般症状而言。感冒后，其人体质，有偏寒偏热之趋向者，或为阳明之白虎证，或为少阴之四逆证。此古传或为热中，或为寒中之大旨也。疠风，今名麻风，症候治法，当另著专论。偏枯，为运动神经麻痹（俗名半身不遂），为脑出血之副发症，与风之名义含混，所当分别论之。

原文 “痹论”曰，风寒湿三气杂至，合而为痹。其风气胜者为行痹，寒气胜者为痛痹，湿气胜者为着痹，其入脏者死。其留连筋骨间者痛久，其留皮肤间者易已，痹在骨则重，在脉则血凝而不流，在筋则屈伸不利，在肉则不仁，在皮肤则寒。

原文 《素问·五脏生成篇》卧出而风吹之，血凝于肤者痹，凝于脉者泣，凝于足者厥。此三者，血行而不得反其空，故为痹厥也。

经义：以风寒湿，分为三种症候，以骨肉筋脉皮，分为五层病症，注意在入脏者死。

讲解：现在医家对于痹证，分为肌肉偻麻质斯、筋骨偻麻质斯二种，痹不入脏腑，与古说有别，痹不在皮肤，与古说不同。血痹一证，即血液之栓塞，并非独立症候。在筋骨及肌肉偻麻质斯，有寒湿及湿热两种，古说独详于风寒，惟朱丹溪氏，谓有属于湿热者，可称卓识。

原文 “痿论篇”，肺者，脏之长也，为心之盖也。有所亡失，所求不得，则发肺鸣，肺热叶焦，发为痿躄。心气热则下脉厥而上，上则下脉虚，虚则生脉痿。枢絜折，胫纵而不任地也。肝气热，则胆泄，口苦，筋膜干，筋急而挛，发为筋痿，脾气热，则胃干而渴，肌肉不仁，发为肉痿，肾气热，则腰脊不举，骨枯而髓减，发为骨痿。

经义：为足不能行之通称。虽有胫纵、筋痿、骨痿之分。而专指足不能行则一。

讲解：《内经》所指痿症，注重在足不能行，与《金匮》所说肺痿症不同，足不能行，有属于骨肉组织薄弱者，有属于关节拘挛者，古书以关节拘挛为痹，骨肉组织薄弱为痿，研究本病，可得一结论，以骨肉组织不健全为素因。心气热则脉虚，肝气热则筋干，脾气热则肌肉不仁，肾气热则骨枯而髓减，皆足为促成本病之诱因。《内经》论病，多属之寒，惟痿病专属热无有寒者，亦事之足异也。容当实地诊察病症，以证明之。又《内经》论痿，独取阳明，为针灸所用之方法。内科用药，不必拘此。

原文　“厥论篇”阳气衰于下，则为寒厥。阴气衰于下，则为热厥。

原文　《素问·生气通天论》阳气，烦劳者张，精绝，辟积于夏。使人煎厥，目盲不可以视，耳闭不可以听，溃溃乎若坏都，汩汩乎不可止。

原文　阳气者，大怒则血菀于上，而形气绝，使人薄厥。

经义：手足寒者，谓之厥。张仲景所称，厥者，手足逆冷是也。昏不知人，亦为厥。古称邪入于府，昏不识人。“生气通天论”煎厥、薄厥，根据于阳气之推动，血压之过高，与手足逆冷，截然两事，不可不辨。

讲解：阳气衰与阴气衰，为笼统之名词，手足冷，多因体温之不足，手足之肌肉组织较薄，血管较少，所以最先觉冷。仲景曰，先厥者，后必热，此乃生理上自然疗能救济之表现。神经与血管，收缩太过，必有反射之作用，则趋向扩充之途径，此所以先厥者，后必热也。虽有因热因寒之不同，其大体不外乎是。

阳气者，烦劳则张，足见疲劳过度，扰乱神经温政之中枢，加之精绝于内，辟积于中，于夏，指气候之热，或饮食之热，以及居住之热，皆使人有发生煎厥之可能（煎厥即热厥）。因烦劳之后，内热充斥而起，目盲不可以视，耳闭不可以听，纯似昏沉之象，溃溃乎若坏都，汩汩乎不可止。溃溃，崩坏貌；汩汩，流而不止，形容病状之危急，有不可救治之象。又大怒则血菀于上，而形气绝，怒则心动加速，血行推动不已（如能吐血者，则不至于厥）。如不吐血，脑血管顿时充血，热极昏聩，转动不能，故曰形厥。言语不能，故曰气厥。因血菀于上而厥，故曰薄厥。菀，犹积也；薄，犹迫也。《内经》此段，已明言因烦劳，因大怒，扰动阳气，注重血积于上，发而为厥，后人以此各症候，与运动神经麻痹之偏枯，合为一谈，不知何所见而云然。

第七章　治法

原文　五虚死，五实死，脉盛、皮热、腹胀、前后不通、闷瞀，此谓五实。脉细、皮寒、气少、泄利前后、饮食不入，此谓五虚。其时有生者，浆粥入胃，泄注止，则虚者活，身汗得后利，则实者活，此其候也。

经义及讲解：五虚死，五实死，为事实之所必至。然间有生者，全赖自然疗能之机转。吾人身中天然之生活力，为神经、呼吸、循环、消化、排泄诸功能，各尽其职，谓之曰调节机能，苟有障碍，则为病理之变化。须赖排泄之能力，以驱逐之，如汗液之蒸发，二便之通利，推及于鼻涕、痰涎等，皆所以助其“载病外出”之作用。在脉盛、身热、腹胀、前后不通、闷瞀，凡神经、血液、肠胃、汗腺等部，皆为病毒所盘踞，惟有得汗与后利，病毒有排泄之去路，方有一线生机。又脉细、皮寒、气少，系心脏衰弱之确据。古医治疗，不强心而健胃者，殆因专任强心之剂，不能补充其相当之荣养，心脏虽可暂维现状，终必衰弱。惟有以健胃为主，辅以强心方法，则与兴奋与强壮，相得益彰。注重在浆粥入胃，注泄止，是先民治疗上之精到处。

原文　邪气盛则实，正气夺则虚。又曰，邪之所凑，其气必虚。

经义：邪气盛，则正气虚，因正气虚，则受邪，因受邪则正气愈虚。

讲解：中医所说之正气，在平时为调节机能，在病时为自然疗能。邪，指病毒与异物而言，凡病理的变化，所产出生理上的障碍物，及生理上功用之反常等。邪气盛，指病毒侵袭，自然疗能，为之阻塞，治宜因其势而利导之，以恢复其固有之功能（如发汗、利小便、通大便、健胃、宣肺、化痰、行血等）。邪所盘踞之处，皆为自然疗能所不及，此邪之所凑，其气必虚之大意也。

原文 “阴阳应象大论”曰，寒者热之，热者寒之，微者逆之，甚者从之，热因寒用，寒因热用，治寒以热，治热以寒，绳墨也。有病热者，寒之而热，有病寒者，热之而寒。诸寒之而热者取之阴，热之而寒者取之阳，所谓求其属也。

经义及讲解：寒为生理机能减退现状，故治以兴奋。热为生理机能兴奋现状，故治以抑制。此正当之治法。病证之中有真热假寒、真寒假热者，须求其病机之所在。经所谓寒之而热者取之阴，热之而寒者取之阳，维持功用与实质之平均，方得谓之常人。后世医家，误解经旨，壮阳与滋阴，议论分歧，舍病症而谈药理，医学上，所以有门户之争也。

原文 坚者削之，客者除之，劳者温之，结者散之，留者攻之，燥者濡之，急者缓之，散者收之，损者益之，逸者行之，惊者平之，上之下之，摩之浴之，薄之劫之，开之发之，适事为故（阴阳应象大论）。

原文 因其轻而扬之，因其重而减之，因其衰而彰之，形不足者，温之以气，精不足者，补之以味。其高者，因而越之；其下者，引而竭之。中满者，泻之于内，其有邪者，渍形以为汗，其在皮者，汗而发之，气虚宜掣引之。

经义及讲解：此节经文为治病之原则。北齐徐之才氏，以此方法，列为十剂。如宣可去壅，通可行，补可扶弱，泄可去闭，滑可去着，涩可固脱，燥可去湿，湿可润燥，轻或去实，重可镇逆之类，久为中医本草家所采用，后人于此十类之外，又加二项，曰寒可去热，热可去寒。余意寒热两项，不必另加，十剂之中，皆有寒热之分，是名为十剂，实则二十剂也。又《内经》中之原则，为之才所遗漏者，兹再补充之。（一）削其坚积。（二）和缓拘急。（三）行其滞气，再助以水浴、按摩、针灸、导引诸法，斯无遗漏矣。

原文 邪风之至，疾如风雨，故善治者，治皮毛。其次治肌肤，其次治筋脉，其次治六腑，其次治五脏。治五脏者，半死半生也。

原文 天之邪气，感则害人五脏，水谷之寒湿，感则害人六腑，地之湿气，感则害人皮肉筋脉。

经义及讲解：邪风为外感之总称，如时令病，传染病是也。初起之时，病在肤表，毛窍闭塞，可以出汗而已。故曰，善治者，治皮毛。经过相当时间以后，或为体温之郁结，或为循环之障碍，或为淋巴液之阻塞，或为血液之栓塞，或为肠胃之阻滞，或为神经机能之反常，或为内分泌之变化，病邪传变之次序，不过如此。古医谓病之变传，自毛皮，而筋脉，传遍六腑五脏，实为想当然之说。事实殊不尔也。五脏与六腑，古医皆以功用上解释之。若专求实质，反觉以辞害意，皮肉筋脉，受寄生物之肆虐，发生疮疡外证，古医称为湿气害人，实亦推想而得者。

原文 凡诊病者，必问饮食起居，暴乐暴苦，始乐后苦，皆伤精气。精气竭绝，形体毁沮，暴怒伤阴，暴喜伤阳，厥气上行，满脉去形。愚医治之，不知补泻，不知病情，精华日脱，邪气乃并。故凡诊病者，必问尝贵后贱，虽不中邪，病从内生，名曰脱营。尝贵后贫，名曰失精。五气留连，病有所并，医工诊之，不在脏腑，不变躯形，诊之而疑，不知病名，身体日减，气虚无精，病深无气，洒洒然时惊。病深者，以其外耗于卫，内夺于营，良工所失，不知病情，治之过也。

经义及讲解：药之功用。凡身体上各部官能之变化，可以使其趋向恢复之途经，而能变换病人之环境，先贵后贱，尝富后贫，暴喜暴怒，暴乐暴苦，皆环境之变迁，使神志为之不宁。不在脏腑，不变躯形，古代医家，诊之而疑，不知病名，有无从着手施治之苦，其结果，训至精气竭绝，形体毁沮，精华日脱，洒洒然时惊，此种病症，多因环境不良，营养物不充足之故，治宜变换其环境，增加其营养，方可有挽救之希望。昔人见野有饿殍，谓何不食肉糜，得毋类是。

原文 塞因塞用，通因通用，必伏其所主，而先其所因，其始则同，其终则异，可使破积，可使溃坚，可使气和，可使必已。

经义及讲解：世人谓治病，有正治法，有反治法。正治法，为以寒治热，以热治寒，以通治塞，以塞治通。反治法，为以热治热，以寒治寒，以通治通，以塞治塞，此种见解，似是而实非也。热药治热病，属于假热。寒药治寒病，属于假寒。塞因塞用，指虚性胀满，宜用培补之剂。通因通用，协热下痢，或热结旁流，肛门灼痛，大便不畅者，宜用通便之剂。药之功用在扶助自然疗能，以恢复其正常之作用，无所谓逆而从之，从而逆之，当求其病原之所在，不为外现之假象所惑也。

原文 “六元正纪大论”曰，妇人重身，毒之何如，有故无殒，亦无殒也。大积大聚，其可犯也。衰其大半而止，过者死。

经义及讲解：重身，指妇人妊娠而言。用毒药之标准，以病之症候为主，毒药之种类。凡大寒、大热、兴奋、麻醉、消导、化滞、通便、行瘀诸剂。视病情之需要者，皆可斟酌用之。故仲景《金匮》胎前症治，石膏、大黄、桃仁、丹皮等，皆可随症选用，惟须斟酌其用量，不使太过，所谓衰其大半而止，过者死，可资以为法。后人有妊娠禁用药品歌。载《济阴纲目》中，凡活血、通经、健胃、行气、清热、散寒、通便、利尿之类，皆自为禁剂，几无一可用。揆之有故无殒之旨，真是物而不化者。

原文 病有久新，方有大小，证有中外，治有缓急，有毒无毒，固宜常制，大毒治病，十去其六，常毒治病，十去其七，小毒治病十去其八，无毒治病，十去其九。谷肉果菜，食养尽之，无使过之，伤其正也。

原文 毒药攻邪，五谷为养，五果为助，五畜为益，五菜为充，气味合而充之，以补精益气。

经义及讲解：古代医者，有食医、有疾医，食医以饮食为主，现代谓之营养疗法。《内经》五谷为养，五果为助，五畜为益，五菜为充。后世医者，除专用补药，补阳、补阴、补脾、补肾之外，并将五谷、五果、五畜、五菜皆采入药之中，有失疾医之真面目。然不自今日始矣，疾医以毒药攻邪为主，经所谓大毒治病，十去其六，常毒治病，十去其七，小毒治病，十去其八，无毒治病，十去其九。药非常食之品，显然可见。方剂缓急大小，因事制宜，为医者之责任，吾愿今之所谓疾医者，无忘毒药攻邪之训。

原文 主病之谓君，佐君之谓臣，应臣之谓使。君一臣二，制之小也。君一臣三佐五，制之中也。君一臣三佐九，制之大也。君一臣二，奇制也。君二臣四，偶之制也。君二臣三，奇之制也，君三臣六，偶之制也。近者奇之，远者偶之，补上治上制以缓，补下治下制以急，急则气味厚，缓则气味薄，适其至所，此之谓也。奇之不去则偶之，是谓重方。偶之不去，则反佐以取之，所谓寒热温凉，反从其病也。

经义及讲解：比如一个病人，同时发现十种症候，如在本草中，选十种症候主治药品。凑合成方，则支离破碎，毫无法度可言。《内经》中矫正此弊，立制方之法规，主病谓之君，佐君谓之臣，应臣谓之使，假如病人病症甚多，以何项为标准，此当采取仲景所谓，表急救表，里急救里，衡其轻重缓急之间，而后方可毕医家之能事。如麻黄汤以麻黄为主药，桂枝汤以桂枝为主药，白虎汤以石膏为主药，真武汤以附子为主药。主药既明，臣使乃辅助其功效而已。大小之分别，在药味之多少，分量之轻重。缓急之分别，在气味之雄壮，及功效之和平。单方制度谓之奇，复方制度谓之偶，处方法规，不外乎此。徐洄溪云，方之与病，分观之，无药不合于病情；合观之，无方不本于古法，诚见道之言也。

51. 时氏内经学（续三）

原文 夫百病之生也，皆生于风寒暑湿燥火，以之变之化也。盛者写之，虚者补之，审察病机，无失气宜。

经义：六气为百病之本，病症发生甚繁，而其源不外六气，知其常变，明其虚实，所谓必察其机，毋失于所措之宜是也。

讲解：病机之传变，视体质为转移，内蕴热者，病则多热；内虚寒者，病则多寒。此所谓有诸内必形诸外也，然此为内蕴之素因，与外感诱因不同，治病方法，必先研究其内脏之虚实寒热，然后再探究其何气之伤，何种现状？在现症上，分判其孰为主要症，孰为续发症，孰为兼症，孰为夹症，以及经过之转变如何？以此参伍求其实际，经所谓审察病机，即此意也。

原文 诸风掉眩，皆属于肝；诸寒收引，皆属于肾；诸气膹郁，皆属于肺；诸湿肿满，皆属于脾；诸热瞀瘛，皆属于火；诸疮痛痒，皆属于心。

经义：古医治病之方针，以五脏为主，犹近世分循环器、呼吸器、神经系、泌尿器、消化器等类。名词虽各有不同，理义则一。古医之所谓肝，包括运动神经而言。所谓肾，包括内分泌及泌尿器而言，所谓脾，包括消化器而言，所谓心，包括循环器及知觉神经而言。所谓肺，包括呼吸器而言。此条所称之火，现症热而瞀瘛，乃循环器行血障碍，压迫神经，脑受血热之熏蒸，故发现瞀瘛之状态。余若或为风之掉眩，或为寒之收引，或为气之膹郁，或为之肿满，为疮之痛痒，于外现之症，求其内发之机，故谓之病机。

讲义：肝细胞之内分泌素，有兴奋之机能，此种作用，在上古医者，即名曰风。经曰：厥阴之上，风气治之是也。在周身之随意筋，为震掉不宁，如手指蠕动，在大脑之部，为昏晕而眩，中医以此种症候，皆名为风。究其实，因血液升太过，脑部及中枢神经胥受压迫。治宜清血热，降逆气，治肝之法如是，治脑之法亦如是。

因寒而收引者，在男子则阴茎内缩，在妇女则两乳内缩，生理上之作用，厥为阳气之不充。若夫舌卷囊缩，乃热深厥甚之现象，与此因寒而收引者不同。据生理学言，副肾髓质之内分泌素，有迫血上行之功，具兴奋性，有温养力，为体温之要素。是中医所谓命门元阳是也，与地心之内具有地轴热度最高，其意相同。若此火一衰，则全身体温，必发生变化，或为头汗面赤之阳越证，或为面赤足寒，脉细欲绝之戴阳症，或为漏汗不止之亡阳证，或为上吐下泻之中阳衰弱证。如是等证，皆有阴茎内缩之现象，足证寒邪侵袭，阳气不充，而收引也。

气之膹郁者，西名神经衰弱，中名郁怒伤肝，名词虽不同，而其意则一。《内经》以肺病者，盖鉴于神经之变易常态，即气分受邪。古医以肺主气，故以诸气膹郁，皆为肺病者此也。喘咳逆气，属于肺之不能清肃下行。此古医之言也，或因于气郁之失调，或因于下元之虚弱，或因于外邪之搏束，或因于痰涎之壅塞，实际详参。病源既属不同，见症亦有分别，不完全属肺之病，不当拘执于肺也。喻氏拟清燥救肺法：以治诸气膹郁之肺燥则可，若因于他项者，非此所得癫顽而统治，推而至于诸气之臌郁，绝非喘咳之一端，举肝燥血热液亏气痛诸症，古医皆包括于诸气臌郁项下，所当分别求其原因而治之。

肿症原因有七：（一）心脏水肿，皮现青色，呼吸困难。（二）肾脏性水肿，先肿颜脸，尿含蛋白质。（三）炎症性水肿，寒战发热，头痛恶心，皮色赤肿，溺短溷赤。（四）恶液质水肿，用手压之，皮不凹陷，先肿于面部，后肿于腰腹四肢。（五）血管神经性水肿，起自血管运动神经障碍，用手指压之，有硬度弹力性。（六）局部性水肿，多起于水血病或恶液质，或偏肿左侧，或偏肿右侧，或偏肿上肢，或偏肿下肢，或但肾囊肿。（七）麻痹性水肿，多生于组织液缺乏及筋肉援助力不充。或半侧麻痹，或四肢全麻痹。按心脏、肾脏性水肿，多因于情志操劳，酒色过度，古医概指为阴水肿，症虽属虚，而有虚寒虚热之不同。炎症恶液质局部性等水肿，多因于六淫外客，饮食内伤，古医称为阳水肿。症虽属实，而有风热、湿热、积热、瘀热之不同。至若血管神经性水肿，吾国通称气肿，《内经》所谓肤胀是也。若麻痹性水肿，即吾国所谓痛风身肿。陈无择氏谓经络不通，枢机不转，水乃不行，渗透皮肤，实为肿病之总因。与西医所谓静脉阻塞，水溢胞膜，其病理学说，所见大略相同。肿病之大纲条目，分别甚繁，岂一脾脏所能包括。读古人书，不可为其惑，此类是也。

诸热瞀瘛，因热而昏闷抽掣，血热壅遏，熏灼神经中枢，在知觉神经，则精神昏闷，在运动神经，则为四肢抽掣，有火之徵，治宜清火。

痛痒之感觉，发现于局部神经，血液运行，心脏为其总司，血液充盈，血管胀大，压迫神经，故作疼痛，血散所行，功能恢复，故作痒矣。

原文 诸厥固泄，皆属于下；诸痿喘呕，皆属于上。

经义：上下者，局部之名词，病机之变化，非有上下之分，而病症之发现，实有上下之别。

讲解：薛氏曰：厥，逆症也。阳衰于下，则为寒厥，阴衰于下，则为热厥，此不过言其常耳。若夫薄厥、煎厥，各有分别，病理章已详言之。惟厥症之发，元气震动，血迫于脑，或则神糊不醒，或则热瞀昏闷，病症虽见于上，而病机实起于下也。若夫固则为癃闭与秘结，泄则为二便不禁。薛氏云：肾居五脏之下，为水火阴阳之本，若阴亏则气少，清浊不分，此因寒而闭也。阳亢则阴伤，津液干涸，此因热而闭也。若下元虚寒，溲便失禁，此因寒而泄也，血热内壅，水注下迫，此因热而泄也。但考究其实际，以生理解释之。觉秘结癃闭，以及二便不禁，其病理上之作用甚多，肠及膀胱尤专司其职，不得以肾阴、肾阳囫囵解释也。

痿有筋痿、肉痿、脉痿、骨痿之辨。然金匮有肺痿，属内脏实质之变化。《内经》论足不能行为痿，责在肺脏之焦痿，喘为肺之不降，呕为胃之上逆，其病症之原理及治法，分别甚繁。容当另着专论，分别解释之。

原文 诸禁鼓栗，如丧神守，皆属于火；诸痉项强，皆属于湿；诸逆冲上，皆属于火；诸胀腹大，皆属于热；诸躁狂越，皆属于火；诸暴强直，皆属于风；诸病有声，鼓之如鼓，皆属于热；诸病胕肿，疼酸惊骇，皆属于火；诸转反戾，水液浑浊，皆属于热；诸病水液，澄澈清冷，皆属于寒；诸呕吐酸，暴注下迫，皆属于热。

表解："风"诸痉项强；"寒"诸病水液，澄澈清冷；"火"诸禁鼓栗，如丧神守，诸逆冲上，诸病胕肿，疼酸惊骇，诸躁狂越；"热"诸病有声，鼓之如鼓，诸呕吐酸，暴注下迫，诸转反戾，水液浑浊，诸胀腹大。

经义：病症之现于外成于内，其理足供研究探讨之用，厥为病机，古医认明病症之原，有五脏受邪之不同及上下现症之各异，而其发病之源，以风寒火热为纲，亦上古研究医学之结晶也。诸痉项强一条，代为修正外，余均照原文、分类表解，以便研究。

讲解：诸痉之项强，诸暴之强直，皆血压脑部之现象。运动神经中枢，兴奋太过，而致麻痹，如角弓反张，手指蠕动，搐搦，目睛上视或歪斜，神志昏糊，口流涎沫等症。中医名此等症状，概谓之风。现代医家则名为神经系病，古医以为肝病也。《内经》称此病，属于湿，恐有讹误。

诸病水液，澄澈清冷，阳气式微，温度低降，体内温度不足，故或吐或下，或水谷不化，而为澄澈清冷矣。

《内经》虽有在天为热，在地为火之训，后世医家便谓热在无形之气，火结有形之血，但究其实际，亦有不当分者。热与火原无二途，气分血分，在经过上有先后之分而已。上冲之逆，狂越之躁，或为肺胃气机之不顺，或为神经官能之反常，亦有非属于火者。他若禁而鼓栗，如丧神守，是否因火之故，尚待考证。薛氏云：寒战咬牙，即寒战鼓栗之意。凡病寒战，精神不能主持，如丧失神守者皆是。余意以为即使因火为病，当求其虚火实火之源而治之。

胕肿疼酸，疮疡之类也，属湿热之壅滞。惊骇为神志不宁，当求其原因而治之。概谓之火，亦非绝对。诸呕吐酸，暴注下迫，西医所谓急性胃炎、急性肠炎。《内经》谓皆属于热，古医见解之精到，可见一班。惟呕吐、泄泻二症，亦有因寒而发者，如其所排泄之物，澄澈清冷则为寒，熏黄厚腻腐秽恶臭则为热，以此为衡，庶不致误。余若腹之胀大，而鼓之有声者，间有属热之一种，当于症候诊断上详察之，不可颟顸从事。

原文 谨守病机，各司其属，有者求之，无者求之，盛者责之，虚者责之，必先五胜，疏其血气，令其调达，而致和平。

经义：研究病机，必徒先求其所属，外因六淫之邪，何气所伤？内因七情之扰，何脏受病？以此例彼，自能了然，假如病因为火，而病症在肺，先宜探讨其火邪真假，次宜研究其肺脏之虚实，疏其血气，令其调达，此治病之本能，即讲解病机之深意也。

讲解：刘河间作《原病式》，推究病机十九条，主于火者，十之六七，大旨用寒凉清泄攻下，以为得《内经》病机之真意。其实拘泥形迹，非研究医学之良法。嘉善沈尧封氏，著《内经读》，攻诋病机，不遗余力，彼意以为病症千变万端，莫可纪极，岂十九条所能包括？不知病机篇立意，在推究病源，辨别六气中何气所伤，探讨病症，分析五脏中，何脏受病，于病源之属，求其真假之有无，于病症之中，求其邪正之虚实，血滞之壅塞者，调达之气郁之凝结者，疏畅之，必先五胜，求其五脏气血之偏盛，受邪之浅深，参合而调和之，以平为期。知斯意者，则不至惑于河间、尧封一家之说矣。

（以上四篇见《复兴中医》1940）

52. 时氏内经学例言

一、《内经》为中国医书之首创者，张仲景《伤寒论》自序云，撰用《素问·阴阳大论》等，可知《素问》实居《伤寒》、《金匮》之先，虽其中有经全元启、王冰、林亿等，各以私意补入，不无伪造之嫌疑，然眼明心细读书得间者，亦不难辨别，况其中精微之处，多有参考发挥之价值，故分别择出讲解之。

二、本论分摄阴阳、生理脉诊、色诊、病理、病机、经脉病、标本杂病等十一门。取材以恰合实用为主，解释以不违背现代学说为主。原文之后，附以经义。参加管见，于讲解中详之。是耶非耶，尚望于医界明哲之指正。

三、《内经》中全部，注重在大自然现象，此种现象，与现今自然科学研究所得者不同。盖远在数千年前，研究之方法，参考之材料，皆不能充实，后世钻研《内经》者，所当略其迹，而原其情也。

四、《内经》对于四时之气候，特别注重，因上古民族，多沿黄河东下。甘陕省区，纯为大陆性，寒暑俱烈，古代交通不便，视所在地方，四时气候变化，认为神秘不可思议。现今交通便利，自然科学进步，热带寒带温带，气候各有不同，此以《内经》所言四时，语热带及寒带之气候，必不能合辙矣。

五、《内经》中天人相应之理，发源于东汉董仲舒等，天人合一之说，与近世研究自然科学之方法，不甚相合略而不言。

六、《内经》中言针灸之处甚多，编者于此，因无专长，不敢妄加议论。

七、《内经》运气之说，最贻攻击者以口实，或谓须设一天文台，以测验空气中成分之变化，余意以为此项办法，如果成立，则每一地方，皆非有一天文台不可，即使办到，亦不协测验气候之变化而已，不足供治疗上之参考，故于此项，亦略为不言。

八、《内经》中所言生理解剖、病理诊断诸项，有极精深者，有极疏忽者，因古代参考之材料不多，当时所得之知识，求之数千年后，岂能符合，故现在研究《内经》，择其精当者，发挥讲解之，不足信者，缺疑可也。

九、《内经》注重真气正气，指身中之调节机能及自然疗能。而定神内守，正气存内，指不妄用其脑力体力，在身中之调节机能，自能维持其生活之常态，

十、《内经》所言，多为治病之原则，治疗方法，随时代以变迁，而原则亘古不能变也。

十一、学说以不违背时代为原则，现今所有之医学知识，如再经过数千年后，安知不与五行运气、生克制化等说，同为历史之陈迹，祇可作博物考古家之参考而已。专心攻击古人，谓非别有作用，其谁信之。

十二、编者于医学，虽经过廿余年之研究，自问所得者，不过沧海之一粟，渺乎其微，求识之满足，无时或已，尚希医林贤达，随时指正。

（见《复兴中医》1940）

53. 时氏诊断学

第一篇　诊病之法程

一、普通诊查法

一、质体——骨骼强大，胸部广阔，肌肉丰满，皮肤润泽，乃强壮体格。骨骼细小，胸膛狭窄，肌肉瘦软，皮肤宽浮，乃虚弱体格。介在二者之间，乃中等体格。

附记　吾人体质，各有不同。然在生理病理上，各不区别，试略述之。神经质，多血质，胆液质，黏液质，以上四种属于生理者。卒中质，肺痨质，腺病质，痛风质，肺气肿质，以上五种属于病理者。详于生理、病理专书中，兹不赘及。

二、年龄——年龄与病症之关系甚大。如同一胃病，在壮年之人，有患胃溃疡者；在五十岁以上之人，则为胃癌。又如青年必不患中风，老年必不患痘疮是也。因年龄之异，病症亦各有不同。市有小儿科，而无老人专科，甚矣。敬老名词，等于告朔之羊而已。

三、性别——经曰，切脉问名，当合男女。盖男与女，生理上既有差分，病理上岂无区别。男子所独患病，如阳痿、睾丸炎、龟头炎等类；女子所独患之病，如经、胎、产、乳等类，所当分别而辨明之。

四、性情——吾人之气质。既有浮躁、镇静之不同，而情之致病者，复有忧、思、悲、恐、惊之各异，世人疾病，因于情志者，占大多数，医者于此，所当注意。

五、形志——经曰，形乐志苦，病生于脉，形乐志乐，病生于肉，形苦志乐，病生于筋，形苦志苦，病生于咽嗌，据此以推，虽未必尽然，但明乎此，亦有参考之价值。

六、境遇——经曰，尝贵后贱，虽不中邪，病从内生，名曰脱营。尝富后贫，名曰失精，五气流连，病有所并，医工诊之，不在脏腑，不变躯形。诊之而疑，不知病名，身体日减，气虚无精，病深无气，洒洒然时惊。病深以甚，外耗于卫，内夺于营，吾国四千余年之前，已发明及此。诊断学上，大有研究之价值，迥非闻症筒检温器，所能得此精义也。

七、嗜好——有心理上嗜好，如嫖、赌、局棋、角力、歌舞等类。有生理上嗜好，如烟、酒、咖啡等类。但心理所欲，未有不耗伤生理者，生理习惯，未有不伤及神志者，濡染既久，乃成瘾癖。又于饮食偏喜，恣意久食者，亦成嗜好，旧说五味各有所喜是也。兹以余所实际证明者言之，或喜食脂肪，或喜食淀粉，皆因生理有所缺欠。食之过久，反觉有害，盖培补之过多，代偿机能，不能消运，此嗜好之为病也。

八、居住——山高土燥，平原卑湿。故经曰，至高之地，冬气常在，至下之地，春气常在，是以地有高下，气有温凉，高者气寒，下者气热，因居处习惯之不同，受病遂因之各异，《素问·五方异治篇》允为诊断学上规则。

九、职业——因职业而起之病，如小学教员之患肺病，伶者之患喉病，排字及造粉工人之中铅毒，拣兽毛之人多患脾脱疽等类。凡患非感冒传染病症，多半皆因职业而起，医民宜注意。

十、生活——有高粱藜藿之异，所谓高瘦者，即肥甘自奉辈时，多病在肠胃壅滞。所谓藜藿者，即粗粝充饥者是，多病在饥饱内伤，营养不良，宜分别治之。

十一、习惯——吾人在世，必有所近。近之既久，则习惯乃成自然，惟是性情有习惯，嗜好有习惯，居处有习惯，生活有习惯，因习惯而致病者，更有多端，医者所当注意。

十二、遗传——凡父母之痼疾，多有能遗传于儿女者。如疠风、梅毒、结核、癫痫等类。必须详细诊查，方可得其要领。

二　经过之诊查

一、遗留即续发病——吾人凡患传染病症，未能完全治疗者，必遗留而续发。如曾患喉痧者，往往续发脏炎，心脏瓣膜障害。曾患急性关节风湿痛者，往往转成慢性，缠绵难已。医者追寻其既往症，更须探索既往症中遗留之续发症。此外有某种疾病，经过迟缓，如反胃、偏头痛、癥瘕、疝带、痰饮等类，甚至有十余年之经过，而不能痊愈者，一经外受感冒，则新病与旧病并作，医者于此，尤宜注意。

二、经过之日历——经曰，征其脉小，色不夺者，新病也。征其脉与色，俱不夺者，新病也。征其脉不夺其色夺者，此久病也。征其脉与色俱夺者，此久病也。此凭望与切以察受病之久新，以及正气之强弱，然再问其经过之日历，以断病势之浅深，则病无遁情矣。

四、经过之药方——问其以前所服何药，某药见效，某药不见效者，明某有无药误，以便为诊断上参考之资助。

五、经过之看护日记——凡病之发作，必有一定之时间。古说以阴阳升降浮沉之理解释之，现代医学对此种病理，尚莫能明其究竟。惟检查逐日来之看护日记，自可得其正确之记载。

三　现在症之诊查

一、神识——察其神识，或清或昏，以断其有无神经症状之发现。若病者，沉眠昏睡。现热症者，则为重笃之热性病。无热症者，则属中毒诸症，倘见状态迟钝，则当以癫痫等病辨之。

二、体位——师持脉，病人欠者，无病也。脉之呻者，病也。言迟者，风也。摇头言者，里痛也。行迟者，表强也。坐而伏者，短气也。坐而下一脚者，腰痛也。里实护物，如怀卵物者，心痛也。

附记　病者他来受治，当入室时，须察其体力是否疲劳，身体是否屈曲，举步是否艰涩？如卧床不能起者，须察躯体之位置，是否如常，自动时若何？他动时若何？又头部陷入枕中与否，除自动及他动两种卧位之外，尚有各种一定强迫之位置，如呼吸困难之持久坐位，一侧肺病或胸膜病之偏侧卧位，发热谵妄病之辗转反侧不能安卧等类是也。

三、手——观其肌之滑涩，以征津液之盛衰；理之疏密，以征营卫之强弱；肉之坚软，以征胃气之虚实；筋之粗细，以征肝血之充馁；骨之大小，以征肾气之勇怯；爪之刚柔，以征胆液之淳清；指之肥瘦，以征经气之荣枯；掌之厚薄，以征脏气之丰歉；皮之寒热，以征表里之阴阳。昔时深闺窈窕，往往密护屏帏，不能望见颜色，但须验其手腕，色泽苍白肥瘠，已见一斑（见《张氏医通》）。

四、爪甲——爪甲鲜红者，气虚有火也。爪甲色淡者，肺胃虚寒也。又凡血行障碍，指甲必现竖纹；患劳瘵病者，指甲必甚弯曲。

五、头部——经曰，头者，精神之府也，头倾视深，精神将夺矣。案问诊头部疼痛与否，及痛时有何种证候，当参考自觉的症候条。

六、面部——案《内经》以色起于眉者，应在皮；色起于唇者，应在肌肉；色现于颜者，应在荣气。色起于目者，应在筋；色起于耳者，应在骨。诊断上可资为参考者，色形搏而聚者，病在血分，散而斜者，病气分云云。

七、两目——凡开目欲见人者，为阳证。闭目不欲见人，为阴证。目瞑者，鼻将衄；目暗者，肾将枯；目白睛发赤者，血热；目白睛发黄者，黄疸；目眵多结者，肝火上盛；目睛不和者，热蒸脑系；目光炯炯者，为燥病。目多昏瞀者，为湿病；眼胞肿如卧蚕者，水气。眼胞上下黑色者，痰气。怒目视者，肝气横盛；目斜视者，肝风动。阳气脱者，目不明；阴气脱者，目多瞀。目不了了，尚为可治之疴，两目直视，则为不治之症。热结胃府，虽日中亦谵语神昏，目中妄见，热入血室。惟至夜间则低声自语，如见鬼形。瞳孔散大者，元气虚散，瞳孔缩小者阳气枯结。目现赤缕，面红娇艳者，阴虚火旺。目睛不转，舌强不语者，元神将脱。凡目有眵有泪，精采内含者，为有神气，凡病多吉。无眵无泪，白珠色蓝，乌珠色滞，精采内夺，及浮光外露者，为无神气。凡病多凶。

八、鼻——《金匮》云，鼻头色青，腹中痛，苦冷者死。其色微黑者有水气，色黄者，胸上有寒，色白者，亡血也。设微赤非时者死。虽未必尽然，但亦可资参考，至于西医诊法，在察其形状若何，若鼻中隔穿孔，或成鞍鼻者，第三期梅毒。甲介肥大，鼻腔生茸肿，扇动鼻翼以呼吸者，喘息及呼吸困难之肺病，或小儿之发热也。

九、耳——耳聋有属胆病移脑者，有属肾病移脑者，有属痰滞脑络者，有热病之耳聋者。耳鸣有因郁怒者，有因阴虚内热者，若耳形枯黑，则知其为气血衰弱之征兆矣。又小儿痘疮初发时。或以耳冷尻冷验之。

十、唇——凡唇焦赤者，脾热，唇燥裂者，亦脾热。唇焦而红者吉，唇焦而黑者凶，唇干而焦或肿者，实热。唇淡而腻者，寒湿，唇淡白者，血虚。唇红紫者血瘀，吐血唇红者，胃热。吐涎唇白者，胃虚。唇紫声嗄者虫积。唇茧舌裂者，毒积，唇謇而缩，不能盖齿者死，唇卷而反，牵连舌短者死。唇口颤摇不止者亦死。

十一、齿——诊病验舌后，亦须验齿，齿垢为胃浊所结。齿燥为津液受伤，焦黑而枯者液涸，齿光燥如石者热甚，齿如枯骨色者液枯，热邪作血，齿色必黄，热邪侵阴，齿色必紫。齿缝流血而痛者，胃火冲激，不痛而出于齿根者，肾火上炎。风动则口筋牵引，但龄不齘，热甚则牙关紧急，以上验齿之大概也。

十二、咽头——黏膜平滑光泽而瘦削者，为过于劳动之现象，于优伶妓女吸烟酒徒等常见之。若发生溃疡者，梅毒或白喉也。稍稍隆起者，咽后起局部炎症也。

十三、舌苔——观其舌形，有苔无苔，苔在何部，舌痿舌战，何象应诊等类是也。察其苔色，为润为燥，为黄为白，为青为黑，以断其表里之虚实，辨其质地，为何色之独见，变态何状，以断其邪滞独盛之所在。凡此数种，另详舌诊篇。

以上用视诊。

十四、声音——声带之紧张，如不正规，则声音必嘶嗄，多因声带疲劳所致。若但能出耳语之声音，则为失音。有因感冒者，有因肺气虚弱者，宜明辨之。声带患肿疡，则其音必两分，谓之重复声，若因鼻腔之疾患，而其音闭塞者，谓之闭塞之鼻音，多因感冒而起，口盖患生溃疡，或麻痹而不能闭合者，则其音似闭塞而实相反，谓之开放之鼻音。

十五、言语——《素问》云，中盛脏满气胜伤恐者，声如从室中言，是中气之湿也。言而微，终日乃复言者，此夺气也。衣被不敛，言语善恶不避亲疏者，此神明之乱也。《金匮》云，语声寂寂然，喜惊呼者，骨节间病，语声喑喑然不彻者，心膈间病，语声啾啾然，细而长者，头中病。

十六、呼吸——息摇肩者，胸中坚，息引胸中上气者咳，息张口短气者，肺痿吐沫，平人无寒热，短气不足以息者，实也。以上辨呼，吸而微数，其病在中焦，实也。当下之则愈，虚者不治，在上焦者，其吸促。在下焦者，其吸迟。此皆难治，呼吸动摇振振者不治。至于西医诊法，因喉头狭窄，而起之呼吸困难，则喉头必营极大之呼吸运动，处呼吸时则头向后屈，而难于呼气。若因气管狭窄而起之呼吸困难，则喉头静止，入吸气时则头向前屈，而难于吸气，若肺脏患强剧之鼓胀，发麻痹者，则呼吸两皆困难，即为结核病之特征。

以上用听诊。

十七、脉——诊脉之法，以浮沉辨高低，测其气至之表里虚实，分软硬，究其脉管之盛衰，以迟数论缓急，察其心脏之强弱，于此三者，悉心求之，切诊大要，不外是矣。至于脉形应病之理，诊查之法，另详诊脉篇。

十八、皮肤——诊查此部分，以下列六种，分别论之。1. 色泽若黄甚者，黄疸。苍白者，贫血。色赤者为发热之候。色现青蓝者，多为血液停滞之征。2. 斑疹，皆为皮上发见小红点，以手触之，不碍手者为斑。碍手者疹，现代统名为疹。其种类如下：（1）麻疹，状似地图，常成大片焮起。（2）疫疠发疹，始为细点，后乃融合。（3）湿温发疹，色赤形圆，斑点细小，发于躯干，是名蔷薇疹。（4）脑膜炎、肺炎等病所发之疹，丛簇成小水泡，发于唇鼻，是名匐行疹。（5）汗疹，亦名粟粒疹，系透明之小泡，无甚关系。（6）似疹之形，渐次增大，是命蕾疹。疹中充溢浓汁者，即痘疮也。（7）梅毒之疹，有如斑者，有如蕾疹者，有似浓泡者。（8）生疥癣，则发痒疹。3. 汗，盗汗肺劳，冷汗疝痛，分利性发汗，感冒退热之候也，涣散性发汗，为荣卫不和之病也。4. 瘢痕，有梅毒瘢痕者，为曾患梅毒之证。有沉陷性瘢痕者，为曾患骨疡之证。颈部有腺痕者，为曾患结核之证。5. 水肿，有风水、石水、正水、皮水、黄汗之五种，说详《金匮》。6. 肤胀，因气体侵入皮下组织内，触有捻发音者，谓之气肿，即肤胀也。

十九、胸腹——诊腹法，以手按摩数次，或轻或重，或击或抑，以察其胸腹之软硬，拒按与否，以断其里证之虚实，并察其胸腹之冷热，以定其病势之寒温，又如轻手循抚，知皮肤之润燥，中部寻扪，察肌肉之病机，重手推按，考其硬否，更问其痛否，以辨沉积之如何，此即仿佛诊脉学浮中沉之法也。

二十、四肢——四肢寒者为厥，四肢热者亦为厥。若过于肘腋者，无论冷热，皆为四逆。考其病理，有虚实之各异，寒热之不同。又凡四肢拘急者，属寒凝经脉，四肢振搐者，为神经病。四肢不举者，属脾胃壅滞，足膝痿弱者，多属痹痿现证。

二十一、背部——伤寒病症，有项背强几几者，宜散发之。又背起局部之炎症者，属血热之壅遏，宜消导之。经曰，肾虚者，脊中痛。又曰，肝脏虚弱者，胸痛引背，案凡脊柱弯曲者，易成肺病。

二十二、腰部——经曰，腰者，肾之府也，转摇不能，肾将惫矣。

二十三、肛门——脱粪时发痛者，肛门痉挛。凡下痢溃疡，皆能致之，所谓里急后重是也。肛破裂者，为痔疮，及顽固便秘诸病。

二十四、尿道——尿道狭窄者，为肾石病，为摄护腺肥大病。在排尿前及排尿时疼痛者，为淋病。在排尿后疼痛者，膀胱炎。若妇人之阴吹、阴菌、阴挺、阴溃疡诸症，又当别论矣。

二十五、睾丸——睾丸有二，疝气属肠嵌顿。在左侧者，痛多肿少。右侧者，痛少肿多。在生理学上，尚不能得明确解释。又睾丸红肿热痛，名睾丸炎。急性淋病之转归中，易见之。宜用清热消炎之剂，不可误认为疝。

二十六、大便——虚寒之症，多泻或溏，实热之症，多燥且结。形如鸭粪而稀者，为寒湿。形如蟹渤而黏者，为暑湿。下利清谷，有生腥气者，为阴寒。有酸臭气者，为积热。色老黄者为实热；红如桃浆者为血热；黑如胶漆有光者为瘀积；色白者为脾虚，亦为黄疸；酱色者属脾湿，亦主肠垢。酸臭如坏醋者食滞，腥臭如败卵乳积，急迫作声，肛门热灼而痛者，多直肠发炎之故。又西医诊法，以便色带绿者泄泻，便色褐黑如土沥者胃出血及肠热病，便色鲜红或深红者，痢疾、痔疾及直肠溃疡，黏液覆于大便之上者，大肠炎。黏液与大便混合者，小肠炎；黏液带绿色者，十二指肠炎；黏液带血者赤痢；下纯血或带黏液者，直肠癌。

二十七、小便——小便之色，以清长为正。如量少间隔时间太长，水分少，杂质多，必色素浓厚黄赤，他如清长过多者，中气下陷，短涩点滴者，热结膀胱，溺自遗而不知者，属气虚。小儿睡中遗尿者，多属虚寒。初溺呈黄赤，落地良久，凝如白膏者，尿含蛋白，西名肾脏炎。如饮一溲二，色凝如白膏，味甜者，消渴证也。溺时点滴，尿管痛如刀割者，急性淋病之候，溺时不痛，色凝如膏稠黏者，慢性淋病之候。

二十八、痰——涩而难出者为燥痰，色青而多水泡者为风痰，坚而成块者为热痰，稀白而有黑点者为寒痰。

二十九、吐涎——经曰，胃热则廉泉开，故涎出。凡咽喉疾患，则口中流涎。若在气管支，则必咯痰。流涎与咯痰，实有异也。

三十、血液——宜鉴其吐出、溺出、便出之分，及兼症、夹症之现象而明辨。

三十一、体温——凡感冒及传染病，体温增高，有宜于发汗者，有宜于清热者，有宜于温中者，有宜于滋阴者，有宜于利胃者，皆各随其宜而用之。西医治法，在三十九度以上，则用冷却法，在三十九度以下，则用温罨法，未免太为简单。

以上用检验。

四　自觉的症候

一、痛——自觉症状之中，以痛苦为第一。炎症之痛为搏动性；神经性之痛，为扯裂性；偻麻质斯之痛，为游走性；疝症之痛，为痉挛性；梅毒之痛，为穿刺性。然时间亦有不同，如梅毒之痛，多发于中夜，神经性之痛，多反复无定时是也。

二、闷窒——闷窒多在胸部。因心脏瓣膜障碍者，脉搏必结代无力，因胃钝之郁滞者，脉搏必弦滞，以此别之。

三、饥——病欲食者，有口欲与胃欲之分，口欲者，口中变味，馋而欲食，非真饥也。胃欲者，胃气流通，自然思食，胡可禁也。案不知饥者，有胃钝、郁滞、饮食停留，胃癌、胃溃疡等。知饥而不欲食，有胃酸增多减少，及胃扩胀、胃下垂等，当分别论治。

四、渴——凡虚寒证者口不渴，即渴亦不欲饮。实热证，口多燥渴，喜热饮者，多属痰饮阻中。喜冷饮者，多为内热灼津，自利而渴者，热泻。停水而渴者，苔必白腻，饮后多吐。先渴后呕者，水停心下，先呕后渴者，呕伤胃液。

五、口部——口臭、口燥者胃热。口有血腥味者，亦胃热。口淡乏味者，胃气伤。口腻无味者，有食滞。口干不喜饮者，脾湿内留。口燥嗽水不欲咽者，胃热瘀结。口甜者脾疸，口苦者胆热，口辛者津伤内热。口酸者，胃酸过多。口干舌燥咽痛者，内有伏热。口燥咬牙者，风痉。口角流稀涎者，胃冷。口中吐黏涎者，胃热。口张大开者，脾绝。口出鸦声者肺绝，环口黎黑者死，口燥齿枯亦死。

六、月经——经、常也。一月一行，循乎常道，旧者去而新生，经行反常，则为疾病。方书以超前为热，退后为寒，其理虽似，然亦有不可尽拘者，如气虚不能摄血，经水淋漓不断，频频数见。岂可便断为热，如内热血枯，经脉迟滞不来，岂可便断为寒？必须察其兼症，如果现有热象者，斯为有热，如果现有寒象者，斯为有寒，寒热之间，须依整个病情而别。

七、胎产——凡因胎产独患之病，如恶阻、产褥等类，当分别论治者，另立专科研究之。

五　断病之定式

一、病名——中医诊断病症，确定名称。根据于症候之探讨，西医对于病之名称，或以身体上之变化而定名，如脑出血肺气肿之类，或以病菌而定名，如虎列拉、室扶的里之类。或以病之经过而定，如百日咳、回归热之类，可参合研究之。

二、原因——病之发现，必有原因。有属于素因者，如遗传胎毒之类。有属于诱因者，如风寒感冒、中暑触秽之类。如混合素因、诱因而后发病者，如中风质之患中风，肺痨质之生肺病。发病时期，仍需有烦劳、忿怒、躁急、忧郁等是，此为医者所应知也。

三、病理——疾病发生之病理，不外病毒之侵袭，体内各部机能之反常，必明其理。因其势而利导之，可收事半功倍之效。当参考病理学专书。

四、本症——因病而现症，积症以成病。故曰，潜于内者为病，而形于外者，乃现症也。据症以断病，为中医之特色。如腹痛而红白滞下者，为痢疾。如腹痛而水谷不分者，为泄泻，此一例也。如身热汗出体痛恶风者，为伤风。如身热无汗，头痛恶寒者，为伤寒，此又一例也。如见吐泻并作，腹痛而心不烦、肢不麻者，为吐泻病，如吐泻并作，腹不痛而心烦肢麻者，为霍乱，此又一例也。咳吐脓血，脉虚数者，为肺痿。咳吐脓血脉数实者，为肺痈，此又一例也。凡此种种，皆于症候之确定，而辨别之

五、兼症——病有一定之病型，名为本症。在本症之外，又现有他症者，即为兼症。脉浮头痛，恶寒发热，是太阳病之本症。往来寒热，呕吐胁痛口苦，是少阳病之本症。身热自汗，心烦口渴，腹满便闭，是阳明病之本症。若更有咳逆气喘，皆为兼症，必须诊断辨明，分别施治。

六、夹症——此项种类有三：一为夹宿疾者，如痰饮、癥瘕、气郁、失血、脚气、七疝等。一为夹生理上之变态者，如肝热、胃钝、胃燥、肾亏等。一为夹兼症者，如二病并作，二经合病等，医者诊察，本症之外，更须注意夹症，则无误矣。

七、预后——预后者，预言疾病之经过及转归是也，更分三种，若决定其必治者，曰良预后；必死者，曰不良预后；其难决者，曰疑预后。预后之判决，不特审察局所之病变，当参考全体之状况而后可。

八、疗法——疗法之种类，分十二项：如空气疗法、日

光疗法、物理疗法、气候疗法、水土疗法、电气疗法、精神疗法、食饵疗法、按摩疗法、针灸疗法、剖割疗法、药物疗法之类。医者择其所宜而施治之，或专行，或并用，视病情为转移可也。

九、卫生——此属于病症之卫生者，另订专书，须另详考。

（见《复兴中医》1940）

54. 中国实用诊断学

（一）普通诊查法

▲男女

经曰，切脉问名，当合男女。盖男与女，生理上既有差分，病理上岂无区别。故医士诊查病者，切其脉，问其症，必当合于男女，而后方可以断定病名，用法疗治。

附记　有男子所独患之病，如阳痿、睾丸肿胀、龟头炎等类。有女子所独患之病，如经、胎、产、乳等类。现今世界开通，文明日进，凡游学之女子，及娼妓之戏女，多有乔装为男子者，吾辈此等，不询而明之，鲜不致误。

▲年龄

年龄与病症之关系甚大，如同一胃病也，在壮年之人，则有患胃溃疡者，在五十岁以上之人，则为胃癌。又如青年必不患中风，老年必不患痘疮是也（医药实验法）。

附记　因年龄之异，而病症亦有不同，所以有大小方脉之分科也。中外皆然，古今一辙，何足为异。

▲体质

骨骼强大，胸部广阔，肌肉细緻，肤革润泽者，乃强壮体格也。骨骼细小，胸膛狭窄，肌肉瘦软，肤革宽浮者，乃虚弱体格也。介在二者之间，乃中等体格也（普通审视法）。

附记　凡吾人体格，各有不同，然在生理病理上，各有区别，试详述于下。

神经质　多血质　胆液质　黏液质

以上四种属于生理者。

辛中质　肺劳质　腺病质　痛风质　肺气肿质

以上五种属于病理者。

各详于病理、生理专书兹不赘述。

▲性情

吾人之生性，既有浮躁镇静之二种，而性之致病者，复有忧思悲恐惊之各异。傀儡场中，困于患得失者多矣，诊病者，可不于此注意乎。

附记　世人疾患，困于情志者，占大多数。医者宜以意消息，随其势而导之可也。

▲形志

经曰，形乐志苦，病生于脉，形乐志乐，病生于肉，形苦志乐，病生于筋，形苦志苦，病生于咽喉。

附记　据此以推，虽未必尽善，但大概亦觌是，明乎此，以资参考，则引申触类，无往不宜矣。

▲境遇

经曰，尝贵后贱，虽不中邪，病从内生，名曰脱营。尝富后贫，名曰失精。五气留连，病有所并。医工诊之，不在脏腑，不变脉形，诊之而疑，不知病名，身体日减，气虚无精，病深无气，洒洒然时惊，病深以甚。外耗于卫，内夺于营。

附记　吾国四千余年之前，已发明及此。诊断学上，大有研究之价值，迥非闻症筒检器，所能得此精义也。

▲嗜好

有心理上之嗜好，如嫖、赌局、其角力、歌舞等件；有生理上之嗜好，如烟、酒、咖啡等类；但心理所欲，未有不耗伤生理者；生理习惯，未有不伤及神志者；濡染既久，乃成瘾癖。医士检查病人身体；必于此等详考，方有确证。

附记　凡人于饮食偏喜，而恣意久食者，亦成嗜好；旧说五味各有所喜是也。兹以余所实际证明者言之，甲喜食脂肪的肥料，乙喜食滞粉的植物，皆因生理有所缺欠故也。乃食之过久，反觉有害，盖培补的过多，代偿机能，不能消运，此嗜好之为病也。吾辈治病，筹备恰当之疗法，解决于嗜好之问题，实数见不鲜。经曰，久而增气，物化之常，气增而久，夭之由也。吾愿医家、病家，皆宜于此注意焉。

▲居家

山高土燥，平原卑湿。故经曰，至高之地，冬气常在，至下之地，春气常在，是以地有高下。气有湿凉，高者气寒，下者气热，故适寒凉者胀，温热者疮，下之则胀已，汗之则疮已，此腠理开闭之常，太少之异耳，故曰气温气凉，治之以寒凉，行水渍之。气温气热，治以温热，强其内守，必同某气，可使平也。假者反三，此地理之常，生化之道也。

附记　因居处习惯之不同，遂有受病之各异。《素问·异法方论》一篇，允为诊断学上规则矣。

▲职业

凡因职业起病之关系，如小学教员患肺病，戏者之患喉病，排字及造粉工人之中铅毒，拣兽毛之人多患脾脱疽等类。

附记　凡患非感冒者，多半皆因职业而起，医者注意于此，自能明晰，因职业致病者，宜易其职业，所谓原因的疗法是也。

▲生活

大部分有高粱、藜藿之异，所谓高粱者，即肥甘自奉辈是。所谓藜藿者，即粗粝充饥者是。以余所实验，凡高粱者病，多肠胃壅遏，治宜不食饵疗法。藜藿者病，多脾胃内虚，治宜食饵疗法，此诊断学上最要之点也。

▲习惯

吾人在世，必有所近，近之既久，则习惯乃成自然矣。唯是性情有习惯，嗜好有习惯，居处有习惯，生活有习惯，因习惯而致病者，更有多端，医者遇此，当注意者也。

▲遗传

凡父母之痼疾，多有能遗传于儿女者，如疠风梅毒，结核癫痫等类，必须详细调查，方可得一妥领。

（二）经过之诊查

▲遗留

吾人凡患传染病症，未能完全治疗者，必遗留而续发，如曾患喉痧者，往往续发肾脏炎。心脏瓣膜障害，曾患急性关节风湿痛者，往往续发心胆麻痹，及舞蹈病等。曾患呛咳者，往往续发肺痨是也。医者既追寻其既往症，更须控索既往症中遗留之续发症，此在诊断学上，亦颇属紧要故耳。

附记　有某种疾病，经过迟缓，亦为遗留之续病者。如反胃、偏头痛、癥瘕、疝、痰饮等类，甚至有十余年之病躯，而不能脱体者，一经外受感冒，则新病与旧病皆作，医者于此，所尤宜注意。

▲经过之日历

经曰：征其脉小，色不夺者，新病也。征其脉与色，俱不夺者，新病也。征其脉不夺其色夺者，此久病也。征其脉与色俱夺者，此久病也。按此，凭望与切以察受病之久新，以及正气之强弱，然再问其经过之日历，以断病势之浅深，则永为至法矣。

▲经过之症候

例如某病为续发性者，若不考其经过以前之症候，则不能得正确之解决，何从而施以完全之治疗。故曰，诊断病症，宜取以前之症候，为借镜焉。

附记　欲控现在症之原因，非详考既往症不可，考之之法，阅以前之诊断书，或阅以前之看护日记，或询问看护者皆可。

▲经过之药方

俞根初曰：问其所服何药，某药见效，某药不见效者，明其无药误，以便核前之因，酌已之见，默为挽救也。

▲经过之看护日记

病之发作，必有一定之时间，以彰其病机之所在，盖五脏六腑十二经，各因其时，而主气也。因其时而攻之，在诊断学上，实有重要之位置，患者与病家，皆忽于此。惟检查逐日来之看护日记，自可得其正确之解决耳。

（三）现在症之诊查

▲神识

察其神识，或清或浊，以断其脑病之与否。若病者，沉眠昏睡，现热证者，则为重笃之热性病。若无热证者，则为重笃之阴寒病，其寒其热，当据此以辨之。

附记　凡脑病中毒诸症，间有并呈譫語幻视等现象者，倘见状态迟钝，则当以顙狂类病，细辨之也。

▲体位

师持脉，病人欠者，无病也，脉之呻者，病也；言迟者，风也；摇头言者，里痛也；行迟者，表强也；坐而伏者，短气也；坐而下一脚者，腰痛也；里实护物，如怀卵物者，心痛也。

附记　病者他来受治，当入室时，须察力，是否疲劳，身体是否屈曲，举步是否艰涩，如卧床不能起者，须察躯体之位置，是否如常，自动时若何，他动时若何？又头部陷入枕中之与否，除自动及他动两种卧位之外，尚有各种一定强迫之位置，如呼吸困难之特久，坐位，侧肺病，或胸膜病之偏侧卧位，发热谵妄病之辗转反侧，不能安卧等类是也。

▲手

观其肌之滑涩，以征津液之盛衰，理之疏密，以征营卫之强弱，肉之坚软，以征胃气之虚实，筋之粗细，以征肝血之充馁，骨之大小，以征肾气之勇怯，爪之刚柔，以征胆液之澄清，指之肥瘦，以征经气之荣枯，掌之厚薄，以征脏之丰久，尺之寒热，以征表里之阴阳，爰为深闺窈窕，往往密护屏帏，不能见颜色，但须验其手腕色泽之苍白肥瘠，已见一斑。

▲爪甲

爪甲鲜红者，气虚有火也，爪甲色淡者，肺胃虚寒也。

附记　凡血行障碍者，指甲必现竖纹，患痨瘵病者，指甲必甚弯曲。

（见《中医新刊》1929）

55. 时氏处方学

（一）发汗剂

荆防解表汤　辛温发汗法

荆芥钱半　白芷钱半　整杏仁二钱　炒建曲三钱　生姜二片　防风钱半　苏叶钱半　赤茯苓三钱　陈皮二钱　葱白一钱

适应症　头痛或身痛，恶寒发热，脉紧无汗，或兼鼻塞咳嗽，寒重热轻之表证。

方义说明　风寒之邪，搏束肌表，阻碍体温放散，必致发现恶寒发热、无汗等症。方中用荆芥、防风、苏叶等，富挥发性，有刺激汗腺之功能，使血管扩张，血液循环运动加速，体温放散之机能恢复。自能腠理发泄，汗出溱溱矣。辅以杏仁、白芷、橘红，理气化痰，以减少分泌。建曲、赤苓健胃得湿。姜、葱和其营卫，助其宣达作用。故为恶寒发热无汗之通剂。

葱豉桔梗汤　辛凉发汗法　加减肘后方

鲜葱白三钱　桔梗钱半　炒山栀钱半　生草一钱　淡豆豉三钱　薄荷钱半　连翘壳三钱　鲜竹叶片

加减法　汗出不透，加防风二钱。小便少加赤苓三钱。痰多苔腻加陈皮、半夏各二钱。咽痛加牛蒡、射干各三钱。热甚加银花三钱、酒芩一钱。咳嗽加前胡二钱、杏仁三钱。胸闷加枳壳、郁金各钱半。

适应证　头痛发热微恶寒，无汗或有汗不多，心烦口渴，舌尖红赤，脉数，或兼咳嗽，或兼咽痛，或感胸闷，热重寒轻之表症。

方义说明　肘后葱豉汤　本为发汗之通剂，配合河间桔梗汤，薄荷、连翘、山栀、竹叶之辛凉清热，桔梗、甘草之和中利膈，合成清凉轻散之通剂；治恶寒轻、发热重之表症，确实有效。惟河间原方，尚有黄芩一味，此间因初起之际，热尚未深，山栀、连翘，足以疗治，所以避免病浅药深之弊耳。若内热极重，则不妨随症加入。但最初仍须先用防风宣达，较为妥当，至若小便少者利溺，痰多者减少分泌，胸闷者宽胸利膈，咽痛者利咽，各随其宜而用之可也。

参附再造汤　助阳发汗法　陶氏方加减

野党参五钱　淡附片钱半　羌活钱半　细辛五分　生姜三片　桂枝二钱　防风钱半　炙草一钱　大枣二个　葱白一钱

适应证　头痛身痛，发热恶寒，有汗不多，间或无汗。手足厥，指甲白，喜加衣被，蜷卧多眠，脉沉弱无力，或浮而无力，舌淡苔白，属阳虚气弱之表证。

方义说明　阳虚指体温不足，各个细胞分裂动作之功用减退，及副肾髓质分泌液之缺乏，其结果必发现心悸怔忡，面白脱色，精神困顿，呕吐泄泻等现象。凡平素体温不足，心脏衰弱，及疲劳过度者，复受感冒，多有此种现象，桂附壮阳温中，党参强心益气，羌活、防风、葱白宣达发汗，祛其表邪，细辛减少分泌，炙草、姜、枣和其营卫，固阳益气，发表祛寒，因阳虚不能振作，不用兴奋回阳，决无发汗祛邪之能力，是足为专用辛温发汗而汗不出者。进一解，且无害于温阳助卫之大旨。惟原方中有白芍、黄芩、石膏，是陶氏之识力不到处，当代为更正，按本方即桂枝加附子汤法。无汗不用白芍，汗多者，白芍仍可加入。

加减葳蕤汤　滋阴发汗法　局方加减

葳蕤三钱　玄参三钱　东白薇钱半　桔梗二钱　牛蒡子钱半　薄荷钱半　淡豆豉三钱　生草一钱　杭菊花三钱　葱白三钱

适应证　头痛或身痛，恶寒发热，无汗或有汗，舌赤脉数，或有咳嗽心烦，口渴咽痛等。阴分不足兼有表证。

方义说明　平素津液不足，内有伏热壅遏，外受风寒搏束，致成上述种种症候。治宜宣达表邪，佐以生津清热，方中葳蕤、玄参，以生津滋阴润肺。葱豉、薄荷、菊花、白薇，以宣达开发肌腠。桔梗、牛蒡宣肺利膈豁痰。因津液不足，复受感冒，故必用滋阴发汗法。与阳虚不能作汗，而用助阳发汗之剂，适成对待之文。治疗上有同样重要，临床上当分别变通。

香苏葱豉汤　理气发汗法　张氏医通妇科方加减

制香附钱半　青陈皮钱半　防风钱半　赤芩三钱　紫苏叶钱半　黄郁金钱半　淡豆豉三钱　台乌钱半　葱白三钱　生姜三片

适应证　头痛身热，恶寒无汗，胸满气逆，两肋串痛，脉弦紧，苔白腻，气滞之表症。

方义说明　因郁怒之故，每见胸闷胁作痛，呕吐气逆等症，以妇女为最多。香附、青陈皮之理气健胃。黄郁金之活血行瘀。台乌之行滞导浊。生姜之开胃止呕。赤芩之除痰利水，互助合作，实治斯症之良法。兼有表邪，故加葱白、豆豉之达表。防风、苏叶之发汗。若寒重可加桂枝、吴萸。热重可加黄芩、山栀。胁痛急而汗多者加白芍。气虚去青皮、郁金。液亏加玄参、生地。此又临症上之活法。

加味葱白汤　止血发汗法　王氏外台方加减

葱白三钱　生白芍三钱　紫苏叶钱半　三七末五分冲　山栀炭钱半　淡豆豉三钱　白茯苓三钱　荆芥炭钱半　陈皮钱半　制半夏钱半　炙甘草钱半

适应证　失血之后，如吐血、下血、咳血、衄血等，复经感冒。现有头痛恶寒，发热无汗等表证。

方义说明　失血之后，复受感冒，则感冒性病状与血症并发。治疗当于解表之中，佐以止血活血，消瘀化滞等法，方觉周到。荆芥炭、苏叶于宣达之外，复含止血作用。余若白芍之收敛血管，山栀凉血止血，三七行瘀化滞，二陈健胃和中，化痰行气。葱白、豆豉为发汗通用之剂。解表止血，两不相悖，斯为可贵。

小青龙汤　化饮发汗法　伤寒方

麻黄五分　细辛五分　干姜八分　北五味五分　桂枝钱半　半夏三钱　白芍三钱　炙甘草一钱

适应证　恶寒发热，无汗或有汗，咳嗽痰多，干呕胸满，舌苔白腻，脉弦滞停饮之表证。

方义说明　本病因表邪外束，肺寒停饮，故发现胸满咳嗽，痰多呕吐等症。用麻黄、桂枝以宣肺发汗，干姜、细辛以温肺散寒，半夏减少分泌，白芍和缓拘急，五味收敛肺气，合为宣达散寒，温肺化饮之法。因寒饮咳嗽，用之有效，热证不宜。

藿香正气汤　祛湿发汗法　局方加减

藿香叶钱半　赤茯苓三钱　砂仁壳一钱　炒建曲三钱　法半夏二钱　广陈皮二钱　广郁金二钱　香白芷一钱

适应证　恶寒发热，无汗，或有汗不透，热蕴不退，午后热重，头重而痛，如裹如蒙，肢体倦怠，身形拘急作痛，胸脘痞闷，小便不利，舌苔厚腻，脉躁兼滞，湿重之表证。

方义说明　本病由湿浊困遏，阻碍体温之放散，致现恶寒发热，头重身痛之表证及胸闷脘痞、小便不利之里症。故用藿香、白芷宣表散寒，半夏、陈皮、建曲以健胃化痰。枳壳、郁金、赤苓以和中利湿。如表寒重，身痛无汗，加香薷、防风。有汗而热不退，加佩兰梗、连翘。热重不恶寒者，去白芷、藿香，加酒芩、银花。心烦口渴，加山栀、芦根。大便不利，加枳实、鸡内金。腹满加川朴、枳壳。小便不利加木通、滑石，亦因势利导之法也。

加味银翘汤　清暑发汗法　叶氏方加减

金银花三钱　川厚朴钱半　大知母钱半　益元散三钱　连翘壳三钱　炒枳壳三钱　酒黄芩钱半　鲜竹叶三钱　薄荷叶钱半　川郁金钱半

适应证　微寒身热，午后热甚，有汗而热不解，无汗则热转炽，身重而痛，肌肉烦疼，头晕面赤，心烦恶热。口黏作干，苔白腻尖边俱赤，脉数，湿轻热重之表证。

方义说明　暑湿流行之际，如发现暑湿兼感冒之症候。治疗方法，必须以清暑利湿为主体。银花、酒芩、竹叶、知母、连翘、益元散等于清热之中，兼有利湿功效。枳壳、川朴、郁金能疏通停滞，消导湿浊。薄荷、银花有清轻宣达作用。如表邪重者，加香薷、藿香、豆豉、葱白，则功效较著。其他加减法，参考藿香正气汤。

荆防解毒汤　解毒发汗法　新订方

荆芥三钱　防风三钱　细木通钱半　丹皮钱半　酒黄芩三钱　鲜竹叶五钱　蒲公英五钱　浙贝二钱　忍冬蕊五钱　赤白芍二钱

适应证　恶寒发热，头痛、身痛、无汗，兼有局部创伤肿痛，或竟腐溃流脓，及精神懊恼不安者。

方义说明　本病由于病毒传入血分，致有局部创伤，肿痛腐溃，或精神懊恼。故用丹皮、赤芍，凉血活血，银花、蒲公英解毒消炎，竹叶、酒芩以清内热，浙贝以化痰浊，木通以利排泄。因有恶寒发热，无汗之表证。加荆、防以宣达发汗，使表里同时解决，则疫毒自无留滞深入之患矣。

涌吐剂

瓜蒂散　涌吐重剂　伤寒论方

上二味各别捣研细末，每用五分。香豉一钱，煎汤送服。不吐者少少加，得快吐乃止。诸亡血虚家不可与服。

适应证　痰饮宿食停滞，胸闷脘满，呼吸阻碍。甚则精神烦乱，胸中痞硬，寸脉浮滑者，宜用此吐之。

方义说明　涌吐剂与攻下剂，皆为治病之要着。所谓在上者，因而越之，在下者，引而竭之是也。权衡于吐下之间，吐法较为重要。盖应下失下之症，虽为逆候，然仍用下法，尚可挽回。应吐失吐之症，恐不待终朝，而已发生危险。盖上焦清虚之府，咽喉方寸之地，痰涎宿食之阻碍。便觉胸高气突，胀闷不舒。仲景氏特标明症候，气上冲胸咽，不得息者，当吐之。瓜蒂为涌吐之特效药，佐以赤豆之苦泄，香豉之开发，俾痰涎宿食，停滞胸中，皆可一吐而解。此为宣通上脘之良剂。

加减法　金匮治太阳中暍，冷水灌汗及汗出当风，用一物瓜蒂汤，所以通阳气，吐宿水。

56. 时氏处方学（续一）

白虎承气汤　清热通便法　伤寒论方加味

生石膏一两　大黄二钱　生甘草二钱　鲜竹叶三钱　知母三钱　芒硝三钱冲　鲜荷叶一角

适应证　身热自汗，不恶寒，心烦口渴，面赤气粗，肚腹胀满，大便不通，小便赤涩，舌苔老黄起刺，脉弦数有力，热盛结滞症。

方义说明　伏热在内，外受感冒，经过相当时日后，必发现身热自汗，不恶寒，心烦口渴等症。自古相传，以白虎汤为正当治法。但热甚者，津液必伤亡，最易与肠中糟粕停滞症混合发生。单用白虎，亦能合拍，但加调胃承气，为清热行滞通便合用之剂。

犀连承气汤　凉血通便法　通俗伤寒论方

犀角一钱　丹皮二钱　赤芍三钱　山栀三钱　黄连钱半　大黄二钱　炒枳壳钱半　木通钱半

适应证　身热，久热灼手，不恶寒，心烦谵妄，手足躁扰，或痰中带血，腹痛拒按，大便六七日至十余未解，小便赤涩，脉沈弦而滞，按之实，血热便秘症。

方义阐明　温热之邪，传入血分，致久热灼手，心烦谵妄，热伤血络。多有失血之变。兼见腹满便秘等症，以犀角、黄连、丹皮、赤芍、山栀以清透血分伏热，并有止血作用。大黄以通其便。枳壳、木通以消其滞，合为凉血通便之法。如大便已解，仍现神糊烦躁者，须用安神清脑之药，如牛黄、紫雪等法是。

桃仁承气汤　行瘀通便法

桃仁三钱　制大黄二钱　蒲黄钱半　犀角五分　丹皮钱半　芒硝钱半　甘草一钱　生地三钱　赤白芍钱半　陈皮钱半

适应证　谵语昏妄，甚则烦躁发狂，少腹急结刺痛，便色黑亮，小便自利，舌色紫暗，脉形沉结或弦实，瘀热结滞症。

方义说明　热邪瘀血，凝结下焦，多见于阴虚火旺之体质，及热势鸱张者。妇人在经水适来适断之时，感受温热，亦易发生本病，惟少腹急结，以小便自利为主。若小便不利者，乃膀胱蓄水症，谵语如见鬼状，以其人如狂为主。因其如狂，而非神志失守也。辨症既确，故当以清热行瘀为主要。桃仁、丹皮、芍药、蒲黄活血行滞。犀角清透其伏热，芒硝、大黄通其瘀积，从大便而解。热清瘀行，病邪自去。《伤寒论》原方有桂枝，而本方用生地者，以寒证与热证，病灶之不同也。

解毒承气汤　解毒通便剂　孟英方加减

忍冬蕊五钱　炒山栀三钱　小川连八分　生大黄二钱　蒲公英五钱　连翘壳三钱　酒黄芩三钱　净芒硝钱半冲　广陈皮钱半　川黄柏二钱　粉丹皮三钱　细木通二钱

适应证　脘腹胀满，大便六七日未解，矢气频转，小便赤涩热痛，身热头部有汗，烦躁不安，脉数苔黄腻而厚。兼有创伤部疼痛灼热，或腐溃流脓，疫毒实滞症。

方义说明　本病由于病毒传入血分，致有局部创伤，肿痛腐溃，或精神懊侬等。故用银花、连翘、公英、丹皮以解毒、凉血活血。三黄、山栀以清热消炎，陈皮、木通以利排泄，因有腹胀便闭之里症，加硝黄以通便行滞，全为清热消炎、解毒通便之剂。

厚朴七物汤　解表通便法　金匮要略

厚朴二钱　大黄钱半　甘草一钱　大枣四个　枳实钱半　桂枝钱半　生姜二片

适应证　怯寒肢冷，腹满而痛，大便不通，苔黄厚腻，脉右沉滞，左浮缓，表寒里滞症。

方义说明　胀满而痛，大便不通，为内实气滞之症。故用承气汤以去里实，然怯寒肢冷，表阳未宣，故用桂枝、甘草、姜、枣以调和营卫，与葛根黄连黄芩汤，成对恃之文，可比例观之。

温脾汤　温中通便法　许叔微本事方

川朴钱半　桂心钱半　淡附子二钱　干姜钱半　甘草一钱　大黄三钱

适应证　痼冷在肠胃间，泄泻不畅，腹痛，得温稍止，脘腹腹满，不思饮食，脉沉迟有力，舌淡苔白厚者。

方义说明　沉寒痼冷凝结于内，发现腹满不食，泄泻不畅，腹痛喜温，脉迟苔白等症。局方用半硫丸以祛寒行滞，但药性温燥而通降之力缓。故许叔微氏仿仲景发温药下之之法，用四逆汤以兴奋肠胃之组织，加桂心通阳气，强心脏，尤为得力。川朴疏通乳糜管之凝结，大黄以排泄肠胃之积滞，俾肠胃之功用恢复，则凝结得以疏通。又千金温脾汤，用人参、附子、干姜、甘草、当归、大黄（除去芒硝）亦治沉寒痼冷之凝结者，与本方比较，去川朴、桂心之温燥，加人参、当归之益气养血，余若四逆之温中，大黄之去积，彼此相同，一则擅温燥之用，一则有滋补之功，用者于气血虚弱，及寒湿凝结之间，而审察之，则各得其宜矣。按仲景用大黄、附子，为温药下之之法，千金方温脾汤，及本事方温脾汤，皆祖述其意。

六磨饮子　下气通便法　严氏方俞氏加减

上沉香五分　槟榔一钱　枳实一钱　生大黄一钱　广木香八分　台乌药一钱各用原枝磨汁和匀分二三次，开水冲温服。

适应证　上气喘息，胸膈烦闷，四肢微厥，腹满便秘，苔黄厚腻，所滞秘结症。

方义说明　精神之郁结，即形体之困顿，肠胃消化而通停滞，故胸脘满闷，大便闭结，因忧思郁结后，肺胃之气不降，成上气喘急诸症。经以上病者下取之。木香、沉香、乌药有健胃防腐之功效。大黄、枳实、槟榔降实火，通积滞，引为气机郁遏，痞满便闭之剂。

枳实导滞汤　下滞通便法　东垣方加减

枳实二钱　大黄钱半　山楂饼二钱　黄芩钱半　茯苓三钱　川连八分　厚朴一钱　陈皮二钱　炒建曲三钱

适应证　身热烦躁，胸腔痞满，腹痛拒按，大便秘，或泻下不爽，舌赤苔厚腻，脉沉实，食滞热结症。

方义说明　近世治温热病者，往往急于清火，而忽于疏里，不知实热壅遏于里，不用通便之剂，实热无由下泄。即使竭力凉解，反致寒凉冰伏。本方用小承气，直攻肠中积滞，以泻痞泄满。黄芩、黄连清热消炎。山楂、建曲健胃化滞。陈皮、茯苓和中导湿。俾热清滞解，则痞闷烦躁自能蠲除矣。此为消积下滞，清热通便之剂。

陶氏黄龙汤　补气便法　陶氏六书方加减

生大黄钱半　枳实一钱　吉林参三钱　炙甘草钱半　元明粉一钱　知母三钱　川朴一钱　大红枣二个

适应证　应下失下，大便燥结，十余日未行，神昏肢厥，谵语，甚至循衣摸床。

方义说明　应下失下，正气反伤。殆至神昏肢厥，正气虚弱已甚。其脉沉弱或细数。必有一部弦滑应手，苔色干黄起刺，脘腹之内，痞满坚实，矢气频转等症，故用大承气汤。急攻其积，以去其邪。人参、草、枣气血双补，以扶其正。加知母以清热滑肠，此为补气通便之法。与吴鞠通氏新加减之黄龙汤不同，与增液承气汤亦有分别。盖吴氏于三承气中，只知调胃承气，攻用法不广。

养营承气汤　养血通便法　温疫论方加减

鲜生地一两　生白芍四钱　枳实钱半　当归身八钱　知母三钱　生大黄钱半

适应证　口干咽燥，舌干绛起刺，大便秘结，及应下之症，血虚液涸者。

方义说明　火郁便闭，不下则无以去其结热，液枯肠燥，不润则适以速其亡阴。方以四物去川芎，重加知母，滋养血液，以润干燥。加枳实、大黄，去其结滞，以清结热。此为血虚液涸，火郁便闭之方。吴鞠通氏用生地、元参、麦冬，合调胃承气，名曰增液承气，乃从此方脱化而出。

五仁橘皮汤　润肠通便法　经验方

甜杏仁三钱　桃仁三钱　松子仁三钱　柏子仁三钱　郁李仁三钱　广皮钱半

适应证　肠中燥结，津液干枯，发为大便秘结等症。

方义说明　杏仁配橘皮，以通肠中气秘；桃仁配橘皮，以通肠中血秘，气血通润，肠燥自除。按：郁李仁有沉降及镇痉作用（如热结便秘，兼有痉挛性者，用之尤有捷效）。能直达大肠，行滞通便，松子仁、柏子仁滋润多液，以滋其燥，燥结去，则便秘自通，津液生，则燥结自愈，引为脾约肠燥之主剂。若欲速通者，加元明粉一钱，白蜜一两冲入和服，自能润燥行滞，开闭通肠，此外木香、建曲、麻仁、知母等，亦可各随其宜而用之。若掺以甘油注射之润肠法，则奏效尤捷。

济川煎　增液通便法　景岳方加减

淡苁蓉三钱　陈皮钱半　小生地五钱　天门冬三钱　泽泻钱半　炒枳实一钱　条沙参四钱

适应证　应下失下，口燥作干。心烦不寐，大便燥结，矢气频转，欲下不下，十余日未行，舌色前半红嫩，根部带腐腻苔，阴亏邪实证。

方义说明　按大便秘一症，有热结、有气滞、有液枯，热结，则诸承气为正治。气滞，必求其所滞之者，而为之去其滞。如食滞，则枳实导滞；痰滞，则加味凉膈；瘀滞，则桃仁承气；寒滞，则厚朴七物；气滞，则六磨饮子；热滞，则当归、龙荟，皆足奏功。液枯兼热结，则养营承气为正治。若液枯兼气滞，则五仁橘皮汤及本方，皆可先用。本方注重在滋液润肠，益气健胃。苁蓉、天冬、生地，润肠以通便；枳实、陈皮健胃以通便；沙参补气而不腻；泽泻利湿而不燥。佐生地、苁蓉、当归、枳实等，以健润通便之功。张景岳谓，病后虚损，而大便不通，硝黄攻击之剂，必不可用。若势有不得不通者，宜此方主之。此用补于通之法也。谤之者，谓妄用滋液润肠之说，为世医逢迎之诡术，未免信口雌黄矣。

和解剂

柴芩枳桔汤　和解轻剂　俞氏经验方

柴胡钱半　枳壳钱半　姜半夏二钱　生姜二片　桔梗钱半　陈皮钱半　葱白钱半

适应证　寒热往来，形如疟状，头昏咽干，胸胁痞满，或呕或哕，或耳聋目眩，脉弦苔白者。

方义说明　凡外感之邪，经过相当时日，未曾宣达外解，体温放散机能障碍，势必汗腺阻碍，胸部淋巴液停滞，故发现寒热往来，形如疟状，胸膈痞满，两胁作痛，或呕或哕等。柴胡疏达腠理，黄芩以疏里，清泄内热；半夏减少分泌，健胃止呕，合为和解往来寒热，疏通胸膈之剂。再加枳壳、桔梗、陈皮疏里，生姜、葱白以宣表，和解之功效更为显著。咽干者，加炒山栀以清热，少腹满而小便不利者，加茯苓以利水。惟初起时恶寒发热，或无寒但热，或无热但寒，柴胡即不宜用，不可不知。

柴芩双解汤　和解重剂　王肯堂方加减

柴胡钱半　葛根二钱　防风二钱　甘草一钱　黄芩二钱　生石膏三钱　半夏二钱　茯苓三钱

适应证　往来寒热，寒则战栗无汗，热则壮热自汗，心烦躁扰，口渴引饮，舌红苔白而燥，脉弦有力者，或有胸满胁痛等症。

方义说明　内热壅遏，外寒缚束，经过相当时日，发现上述症状，治宜宣达表邪，清泄里热。俾表解热清，则可向愈。柴胡、黄芩、半夏为开达腠理，清泄里热之主药，佐以防风、葛根之解肌宣达，石膏之清除热烦，茯苓化湿浊，利小便，甘草调和药味，合为和解表里寒热之剂，因表邪内热皆重，故发汗清热并用，为和解重剂。

蒿芩清胆汤　和解利溺法　俞氏经验方

青蒿三钱　生枳壳钱半　制半夏钱半　赤苓三钱　黄芩三钱　竹茹三钱　广皮钱半　碧玉散三钱包煎

适应证　往来寒热，寒轻热重，胸痞脘满，心烦作呕，痰涎壅滞，小便赤涩，脉弦滑而数，苔白腻而干者。

方义说明　《伤寒论》中，和解之方法。小柴胡之后，即接以大柴胡。一用人参、大枣，一用大黄、枳实。补泻皆嫌其太过，本篇师其法而不拘泥其方，柴、芩、枳、桔，柴芩双解二方，依其病势之进退，分别选用轻重之标准。热重大便秘者，大柴胡为正治。本篇改用柴芩清膈，即凉膈散法加柴胡、枳、桔。如热重无汗，痰多而小便不利者，则宜本方。用青蒿清芬透达，以祛邪外出。黄芩苦寒清热，散其气血之热结，枳壳、竹茹、橘皮、半夏降胃逆，化痰浊，破滞气。碧玉赤苓，利小便以清湿热，内蕴之热即清，则心烦热口渴自愈。气机通顺，淋巴液之凝滞者疏通，自无胸痞脘闷作呕之症矣。此为和解利溺之法，功用介于大小柴胡之间。特说明于此，以补古方之缺略。

柴芩清膈汤　和解通便法　陶氏方加减

柴胡钱半　生大黄钱半　枳壳钱半　山栀钱半　甘草一钱

黄芩钱半　薄荷钱半　桔梗钱半

适应证　往来寒热，寒轻热重，有汗而热不退，胸膈烦闷，面赤气粗，大便秘结，小便赤涩，甚或惊狂躁扰，大声呼叫者。

方义说明　往来寒热，寒轻热重，有汗不解之表证。内有面赤气粗，心烦懊侬，大便秘结，小便赤涩之热象。甚或惊狂躁扰，大声呼叫者，乃内热蕴遏，表气未宣之故。惟热重寒轻，气粗面赤，里重于表，用凉膈散法。山栀、黄芩以清里热，枳壳、桔梗以疏凝滞，薄荷、连翘清宣于上，大黄、竹叶清导于下，柴胡合黄芩分解寒热，此为和解兼通便之法，与大柴胡汤之功用相仿。惟彼用枳实、赤芍，以通血滞，此用竹叶、山栀、连翘、枳、桔，以清郁热，此不同之点也。

柴胡达原饮　和解疏滞法　瘟疫论方加减

柴胡钱半　枳壳钱半　川朴一钱　青皮钱半　生甘草一钱　黄芩钱半　桔梗钱半　草果一钱　槟榔二钱　佩兰梗二钱

适应证　往来寒热，胸胁痞满，腹胀不思食，口干不思饮，大便秘，小便赤涩，舌苔白厚加积粉者。

方义说明　膜原为腹统膜之别名，已详解于《内经》学病理篇中。胸胁痞满，腹胀不思饮食，二便不畅，苔色白厚等，乃肠胃消化排泄机能障碍，宜用健胃消导化滞通便之法。吴又可氏见此种症候，认为邪入膜原，方药治本症有效，是一事实。议论未能确实，又是一事实。妄者因其议论之荒疏，将有效良方，亦废弃之则惑矣。胸胁痞满，腹胀苔厚，乃胸腹淋巴及乳糜停滞之故。用枳壳、桔梗、佩兰开上，厚朴、草果疏中，青皮、槟榔达下，以疏通停滞，宣畅气机，因有往来寒热用柴胡、黄芩，疏达清泄，以和解寒热之互结，合为和解兼疏滞之法。

柴胡陷胸汤　和解开结法　伤寒方加味

柴胡钱半　小川连一钱　酒黄芩二钱　枳实钱半　桔梗二钱　栝蒌仁五钱　姜半夏三钱　生姜汁五滴冲

适应证　柴胡证悉具，胸膈痞满，按之痛者。

方义说明　小陷胸汤，加桔梗、枳实善能疏气解结，本为宽胸开膈之剂，专治胸膈痞满，按之痛者，惟其外有寒热往来，耳聋咽干，口苦目眩之见症，故用小柴胡方中主药三味，减去参、草、枣之腻补，生姜用汁，取其辛润流利。陶氏节庵曰，少阳证具，胸膈满，按之痛者，若与柴胡枳桔汤未效，用本方一剂即瘳。按胸痹甚者，可加薤白五钱，桂枝二钱，奏功较捷。

柴平汤　和解温燥法　洁古方加减

生茅术二钱　酒黄芩钱半　甘草一钱　生姜二片　炒川朴一钱　炒半夏钱半　陈皮钱半　大枣二个　柴胡钱半　茯苓三钱

适应证　寒热往来，四肢倦怠，肌肉烦疼，脘腹满闷，脉象沉滞，苔色白腻者。

方义说明　寒湿停滞，脘腹满闷，苔色白腻。外有寒热往来，四肢倦怠，夏秋感症，多有此象，苍术川朴，古称温脾燥湿，实即兴奋肠胃组织。促进乳糜管炎吸收与运行，半夏、广皮，古称开胃行气，降逆化痰，实即减少分泌，增进消化机能，柴胡、黄芩和解寒热之互结，甘草和药味，茯苓利小便，姜葱调和营卫，亦所以和之之意。

青蒿木贼汤　和解清透法　新方八阵方加减

嫩青蒿二钱　木贼草钱半　淡豆豉三钱　银花三钱　酒黄芩

钱半　粉丹皮钱半　连翘壳三钱　益元散三钱　鲜荷叶一角　葱白钱半　广陈皮钱半

适应证　往来寒热，热多寒少，汗出不透，头痛耳鸣，心烦，口渴舌赤，脉浮弦而数者。

方义说明　青蒿、木贼，皆有清轻宣透之功。叶香岩以青蒿代柴胡，张景岳以木贼代柴胡，亦因其功用之类似耳，合葱白、豆豉，以清解表邪，黄芩、丹皮、银花、连翘，以清泄里热，佐以陈皮健胃和中，荷叶益元散清热利尿，合为和解兼清透之法。

柴胡白虎汤　和解清降法　经验良方

柴胡钱半　知母三钱　生甘草钱半　生石膏二两　粳米三钱　黄芩三钱　炒半夏三钱　鲜荷叶一角

适应证　寒热往来，微寒壮热灼手，心烦口渴引饮，汗出甚多，而热不退，苔色燥白，脉弦数有力者。

方义说明　柴胡、黄芩、半夏，为和解寒热之主药，白虎之证，世传须全四大。即大汗、大热、大渴、脉大是也。余以实际验之，身热自汗口渴，为白虎的证。脉大与否，尚非绝对，大抵脉象浮数弦数滑数，但以力为据，再参以身热自汗口渴等，故用白虎为救焚之具，石膏、知母之清热，粳米、甘草之和胃，往来寒热，偏于热重者必用本方。

小柴胡汤　和解益气法　伤寒论方

柴胡钱半　姜半夏二钱　甘草一钱　大枣二个　黄芩钱半　野台参五钱　生姜二片

适应证　往来寒热，胸胁不畅，中气虚弱下陷，脉弱而不静。舌无多苔，其色薄白，舌尖凹陷，或有口苦咽干，头眩心烦口渴之见症者。

方义说明　少阳半表证，即往来寒热，胸胁不畅，半里证，即口苦咽干，头眩心烦口渴，寒热互拒，惟有和解一法。柴胡、黄芩以和解寒热，半夏、参、草和胃补气，姜枣调和营卫，盖因中气虚，不能抵御外邪，故虚人及疲倦后之感冒，多有此种传变，欲壮中气，而御外邪，非用人参不济，识透此诀，始识仲景本方用参之精义。

柴胡四物汤　和解补血法　俞氏根初方

柴胡钱半　半夏二钱　归身五钱　生白芍四钱　黄芩二钱　炙草一钱　生地三钱　川芎钱半

适应证　往来寒热，胸胁串痛，血液虚弱，头痛盗汗，目眩舌干口渴，脉细无力，苔色薄白，而舌质鲜红者。

方义说明　凡病初在气分，久则入于血分，其血将结未结之先。往来寒热，夜间较甚，谵语神烦，且发盗汗者，用柴芩清热散结，以解外邪之郁，而清内热之蒸；川芎行血，去头面之风；半夏降逆，化胃脘之浊；地、芍、归、草养血和中，血液充盈，正气有抵抗之能力，外邪去，内热清，则寒热，胸胁串痛，神烦谵语等，皆能蠲除矣，此为和解兼补血之剂。

57. 时氏处方学（续二）

为独圣散，张子和加防风、藜芦，去赤豆，名三圣散。治中风风痫，痰厥头痛。

莱菔散　涌吐轻剂　景岳新方八阵方

莱菔子一味　研成细末，每服二钱，开水送下。得吐止服，不吐仍服之。

适应证　凡痰涎食滞，壅窒在上，气逆不通等，皆当用此吐之。

方义说明　莱菔子，化停痰宿饮，大有殊功。以无刺激性，较芥子为优。余尝因痰浊不清，用此一味煎服，觉胸膈之间，豁然开朗。如研末，水冲服。多饮暖水，以指探吐，痰浊宿饮，得吐而解。视瓜蒂、赤豆稍平。无苦寒败胃之害，故称为涌吐轻剂。丹溪氏，称其化痰有冲墙倒壁之威，证明其功用之显着耳。

参芦饮　涌吐虚痰法　丹溪方

人参芦研细末　水调下一二钱，或用竹沥冲入，开水调服尤佳。

适应证　虚弱人，痰涎壅盛，胸闷脉滑者。

方义说明　涌吐之方，宜因势利导，病人胸中嗢嗢欲吐，而不能吐，或吐之未畅，或吐之未尽，皆须吐之。昔仲景氏，曾垂吐下分别之界限曰："病人欲吐者，不可下之。"指病在于上，不可误攻其下。推此意也，则肠鸣下痢，转气下驱少腹等症。病在于下，不可误投吐剂，以诛伐无辜。两意对勘，其旨自显。故余尝谓实用涌吐之法，必有应吐之证可凭。丹溪所述，虚弱人，痰涎壅盛，非必吐之症也。惟胸闷脉浮滑，痰壅于上，则非吐不可，再加以病人胸中嗢嗢欲吐，而不能吐等症。审症既确，自无论误，此以研究症状为第一义。涌吐之剂，非限定于瓜蒂、赤豆、藜芦、莱菔子诸药，惟有痰食之凝滞者，则非其不可。吐痰之药，本不限于参芦，惟虚人之痰，则非此不济。此以分别用药之法为第二义。知斯二者，则知用本方之道矣。

栀子豉汤　涌吐虚烦法　伤寒论方

生栀子十四枚擘　香豉二钱　先煎栀子一沸，后纳香豉同煎，温服，得吐止服。

适应证　发汗吐下后，虚烦不得眠，反复颠倒，心中懊憹，及胸中窒者。

方义说明　涌吐之宜忌。以病情为主体，而药力有催吐之功用者，亦当视病情为转移。夫甘桔汤，非吐药也。而余每患病之际，服之多吐。补中益气汤，非吐药也。而肝胃之气上逆者，得升柴之鼓舞，最易引起呕吐。由是可知，服栀子豉汤，所以得吐之原理，非栀子、豆豉之能涌吐，实虚热痰涎，壅遏于上，得栀之清开，豉之宣发，自能涌而上出耳。故主治虚烦不得眠，懊憹，心下结痛，胸中窒等症，皆清开宣发之效。按栀子单治心烦，黄连治心烦而心下痞，栀子生用易引起呕吐，黄连配吴萸，则能止呕吐，此功用之不同也。

加减法　腹满而起卧不安，加枳实以泻其积，呕则胃气不和，加生姜以和其胃。少气乃少加甘草以和之。

三物白散　涌吐实痰法　伤寒论方

桔梗二分　川贝三分　马霜二分

共研细末和匀，每服一分，最多至二分，白开水送下。病在膈上必吐，病在膈下必泻。

适应证　痰实结胸，胸高气突，脉弦滑而上促，脘闷腹胀，或胸膈赤肿，痛连心肺，及肺胃之部成痈，脓血凝结于内，不能外出者。

方义说明　巴豆能攻痰实，而破积滞。贝母化痰，桔梗宣肺，研末调下，俾药力速达，其盘据膈上者，自能得吐而外出。既吐之后，又能通降于下。一法而兼吐下之用。治痰实结胸，载明典籍，人所共知，惟其症状未曾言及。以近代应吐之证，当以胸高气突，脉弦滑上促，方为确据。治肺痈之法，《金匮》但以脓成则死指肺痈，不须治呕，脓尽自愈指胃痈，是以胃痈易治，而肺痈难治。惟无论其为肺痈为胃痈，当胸膈赤肿之际，痰涎脓血，壅滞在内，投本方以涌吐兼下达之法，获效良多，所当取用。

稀涎散　涌吐风痰法　严用和方

猪牙皂荚　白矾各等分　共研末，水调服五分。或加藜芦一服，得吐止服。

适应证　猝然暴仆，精神昏瞶，痰涎壅甚，气闭不通，亦治喉痹痰涌。

方义说明　暴仆一症。古医概谓之中风，自张伯龙氏有《内经》血之与气，并走于上，则为大厥。厥则暴死，气返则生，不返则死之论，谓与西医脑出血之症符合。或疑血气并走于上之症，无用涌吐之必要，不知脑部神经，失却知觉，气管中之津液凝滞，乃为痰浊。若不涌吐，则凝滞益甚，碍及呼吸之道路。发生危险，故以涌吐为急救之法。皂荚祛痰之力极强，白矾泄浊之功甚大。痰浊停滞，阻塞于内，妨碍呼吸者，得此扫荡之剂，自能豁然开朗，而后方可以正当救济之法，其治喉痹痰涌者，亦此意耳。

雄黄解毒丸　涌吐毒痰法　局方加味

上明雄黄一两　广郁金一两　炒僵蚕一两　玄明粉一两　巴豆霜二钱　上五味各研极细末，醋糊为丸莱菔子大，腰黄为衣，开水送下三分，重症五分。须臾吐痰，下痰其病即解。

适应证　凡喉痧、喉痹、白喉、缠喉、乳蛾等。如现痰热毒涎，紧塞喉关，以致胸高气突，咽喉肿痛。甚则手足厥冷，牙关紧闭者。

方义说明　口腔至咽喉，以及气管食道，肺胃等处，皆为分泌腺最多之部。使风热壅遏。咽喉肿痛，津液化为痰浊。紧塞喉关，与呼吸之空气，搏动有声。甚则阻碍呼吸，致胸高气突，手足厥冷，牙关紧闭者，病症极其危险，故用急攻之法。僵蚕以祛风，郁金以活血，雄黄以解毒杀菌，玄明粉、巴豆霜惟攻痰泄浊，俾结者开，壅者散，所以为斩关夺门之猛剂。原方只雄黄、郁金、巴豆霜三味，由曹炳章氏，加僵蚕以祛风，玄明粉以清热，辅佐其间，以免辛温刚之弊耳。

常山饮　涌吐疟痰法　局方加减

常山一钱　草果一钱　知母钱半　黄芩钱半　川贝母钱半　生草一钱　姜枣同煎，一服得吐，其疟即愈。

适应证　痰涎宿食停滞，暑湿潜伏，风寒感触，发为疟疾。往来寒热在五次以上，胸膈满闷，痰涎壅甚者。

方义说明　疟疾与少阳病之辨别，疟疾对于小柴胡汤之宜忌，古代医家聚讼纷纷，莫宗一是。余以《伤寒论》明言："少阳病，寒热往来，形如疟状。"非疟疾之为少阳病，实少阳病之类疟（辨别法详急性传染病篇，疟疾诊断项下）。柴胡汤，为少阳主剂，与疟疾关系甚鲜。故治疟之法，注重化痰浊，消食滞，清暑湿，散风寒，古医惟以一柴胡汤施治。可见昔日医学之简陋矣。疟疾有风寒暑湿温燥，阴寒痰热疫疟等之不同，详内科书籍，本篇所列，惟治可吐之一证耳。常山与甘草配合，能使痰涎之停滞者，得吐而解。草果燥湿，知母、黄芩清热，川贝豁痰利膈，姜枣调和营卫，合为调解寒热之偏胜，涌吐疟痰之良剂。又世传治疟方，用信石粉一钱，绿豆粉一两，共和为丸，如菜子大，每服五丸至七丸，治疟良验，亦却痰之效也。

按本方去甘草，加槟榔二钱，治疟颇验，且不作吐，因槟榔下达之故耳。

烧盐二两　生熟水化服，多服暖水，以指探吐。

适应证　宿食停滞，胸闷脘胀，脉滑而上促者。《千金》以本方与热童便和匀三饮而三吐之。专治干霍乱，欲吐不得吐，欲泻不得泻，腹中大痛，心烦肢冷等症。

方义说明　液体有消化之作用。一口涎，二胃液，三膵液及胆汁。究胃液之司消化，盐酸之功用居其一，究盐酸之所以生，食盐为其主要部分，宿食停滞，用烧盐方，以增加盐酸。扶助其消化作用，如遇可吐之症，多服暖水，使胃壁吸收不及，则探而吐之，吐之作用，全在于探。如不探，非但不吐，且能止吐，谁谓古人处方之法，不合科学原理耶，合童便之清热导浊。《千金方》用以治干霍乱，心烦腹痛，欲吐不吐、欲泻不泻等症，增加胃酸，以收杀菌功效，洵先民之伟识也。

雄黄大蒜丸　涌吐虫毒法　古方录验

雄黄研细末　独头大蒜打泥各一两

研雄黄成极细末，和入大蒜泥，共捣成丸，如梧子大，每服二钱，新汲水，或生熟汤调下。蛊在膈上，得快吐乃愈，蛊在膈下，自能泻出。连服旬日乃佳。

适应证　专治蛊毒。

方义说明　按《夏子益奇疾方》云，人头面上有光，他人手近之如火炽者，此中蛊也。又医书汇参云，令病者含黑豆，豆胀皮脱者是蛊，食白矾不酸涩者是蛊。以上验是蛊之法（古医验法尚未详明，容当考证以补充之），必验之既真，而后方施治无误。次考其症状。《千金方》云，凡中蛊者，心闷腹痛，面色青黄，或吐鲜血，或下脓血。《医书汇参》云，中蛊毒症，心腹绞痛，如有物咬，或吐血、下血如烂肉，或好卧暗室，不欲见人，或心性反常，乍嗔乍喜，或咽中如有茅刺，甚或者十指俱黑，百节酸痛。细考其症候，系属中毒之类（详细症状，参考《东医宝鉴》）。至于腐化堕落治之法，以祛蛊、杀虫、解毒、导浊为首要，雄黄解毒，大蒜导浊，合而用之，以祛蛊杀虫，故在上则吐，在下则泻。古书载扁鹊、华佗所治多奇疾。如吐蛇下虫等方法，为医学上所罕见之事，不知皆蛊疾也。异秘其术，不轻易授人，编者又故神其说，遂令人不可捉摸，以为古医所传，成绝学矣，兹特表而出之。考治蛊诸方之善者，如用升麻三钱，郁金八钱，在上则吐，在下则泻，或心归魂散吐之，即白矾与茶叶，各用五钱，新汲水调下。自能吐蛊外出，或用藁本、银花、朱砂、预知子、黄精、青蒿、独头蒜等类，皆可治中蛊之病症。

（二）通便剂

大承气汤　通便主剂　伤寒论方

大黄三钱　芒硝三钱　枳实二钱　厚朴二钱

适应证　潮热自汗，肚腹胀满，硬痛拒按，谵语神烦，矢气频转，大便不通，苔色焦黄起刺，脉右滑数而实，里实积滞症。

方义说明　大黄为芳香下剂，刺激胆汁，催进肠壁蠕动，适宜于舌苔厚腻者。玄明粉为盐类下剂，能排泄血分之水分，使从大便而解，建清热润肠之功。适宜于舌干苔燥者，佐以厚朴、枳实，疏通吸液管之凝滞，故肚腹胀满，大便不通之症，服之有效。倘若只见腹满谵语，大便虽秘，尚未硬结者，去芒硝，则名小承气。若心烦谵语，胃热便秘等症，去枳实、厚朴，加甘草，则名调胃承气。据容川氏云，大承气汤，以大便已硬为主，专指大肠而言，欲其直达，故重用硝黄。小承气汤，以腹大满为主，小肠容纳于大腹之内，只在小肠，故只用厚朴、枳实、大黄。调胃承气汤，注重心烦，以见胃络通心，去枳实、川朴，加甘草，故名调胃。

陷胸承气汤　下痰通便法　俞氏经验方加减

瓜蒌皮三钱　半夏三钱　大黄二钱　葶苈子三钱　茯苓三钱　枳实二钱　陈皮三钱　芒硝二钱　白芥子一钱　生姜三钱　痰涎壅甚者，送服甘遂末五分。

适应证　胸痞腹胀，坚满拒按，痛引胁下，便秘溺赤，或滞下不爽，痰涎壅盛，喘嗽气逆，苔黄粗糙，脉滑数而实。痰壅便秘症。

方义说明　胸部淋巴管堵塞症，古名结胸（若大淋巴干堵塞，则从心下至少腹硬满，痛不可按者。古名大结胸，宜用大陷胸汤），宜用小陷胸汤，以疏通胸部淋巴腺之凝结，瓜蒌、枳实，陈皮、半夏、葶苈、白芥，皆其选也。黄连需用与否，则须视病情之转变而定，再见腹满便秘等症，故加硝黄，以通积滞，使大便通利，则胸部淋巴管之堵塞，亦可因之而解矣。

（以上三篇见《复兴中医》1941）

临床性论文

58. 对于伤寒温病伏邪外感之我见

引言

下走滥竽医界，垂廿载，对于伤寒温病，伏邪、外感等名词，虽不敢谓有充分见解，却也略曾研究。于民国廿年秋，刊有中国时令病学（刻下初版已售完），对于伤寒、温病之争，曾将管见竭力贡献。本刊编者鸿仁兄，以此问题，作为征文题目，并一再函催撰稿。下走意见，必待至各家见解，完全披露以后，再行说出，如他人之意见，已将下走意见，完全包括在内，则已无说话之必要。因意见微有不同，故将管见写在后面，以作与研究诸君一谈。是非常否，还诸读者和鸿仁兄，加以指正评判为感。

伤寒与温病

伤寒二字，顾名思义，本极明了，不过因寒冷空气之压迫，刺激皮肤之温度耳。后世医者，因《内经》载热病皆伤寒之类，虽经载伤寒有五之说，遂谓伤寒有广义狭义之分，广义伤寒，为一切外感病之总称，狭义伤寒指冒寒成病之一种。

下走于此项，以私意衡之，觉伤寒温病之界限，判别在寒重与热重之间　其寒重而热轻者，皆可名为伤寒，若寒轻而热重者，则当名为温病。仲景云："太阳病，发热而渴，不恶寒者，曰温病。”其温病与伤寒之界限，惟以恶寒与不恶寒，渴与不渴断之，直接痛快，较胜后人依样葫芦远矣。

柯韵伯云：“寒去而热罢，即伤寒欲解证；寒去而热炽，即温病发现证。”推此意也。凡外感病证，在恶寒甚重之时，名为伤寒，在恶寒已罢，热势正炽之候，则为温病。《难经》所谓伤寒有五者，指凡寒温者诸候，初起时，皆有恶寒之感觉耳。

唐宋以来，伤寒温病，门户不分，即以麻桂诸方治温病；明清以降，伤寒温病，门户划分，即以辛凉轻剂，甘寒滋腻治温病，太过不及，其失维均。陆九芝氏谓在太阳为伤寒，在阳明为温热，自称独得真传。然此乃专指外感之证而言，若伏邪为病，尚不若是也。

外感与伏邪

气候之变迁，感而致体温之失其常态者，均为外感病证。至若伏邪之名义，乃由：（1）受邪轻浅，过后复感方发者；（2）已发治不得法，病情隐伏者；（3）曾经治疗，未能除根，后又复发者。

其感受伏邪之途径，以风寒为一类，属于寒冷空气激刺皮肤，阻碍体温放散之结果；暑热为一类，凡劳动之余，身热烦出，用冷水拂之，或乘凉风袭之，身热烦渴，食凉物压之，俾腾勃外发之热气，被却而郁遏在内。其暑与热之分别，以日射病为暑，热性病为热。

湿之发生，以消化器为主体，不能消化，则水谷停留，不能吸收，则糟粕精华不别，不能分配，则津液凝滞，不能排泄，则糟粕堆积。凡此四项，皆与古说之湿邪有关。燥邪有二，一为阴凝之干燥，一为阴竭之干燥，湿与燥，多属体中自起之变化，为从内而生者。

其伏邪病灶之所在，病在气分，指体温调节放散功用之失职，病入血分，指血液中新陈代谢产物之老废成分，不能由汗腺外出，郁滞在内，发生病之作用。风寒之伏邪，多由体温之郁滞，波及血液之运行，发生循环障碍，于血液中酿生病的毒素，是由气分传入血分之谓；暑热燥湿之伏邪，多由体内酿成病的毒素，发生循环障碍，波及于体温之支配，是由血分传出气分之谓。伏邪之原理，如斯而已。

说在后面几句话

这一篇胡诌的管见，系根据拙作时令病的序例及总论上的意见，还不知道对与不对，鸿仁兄迭次索稿，就寄此篇，作为潦草塞责罢了。

廿三年三月五日草于山西

（见《现代中医》1934）

59. 临症纪验　感冒病赘言

庚辰之秋，农历九月廿二日，余病寒热无汗，头痛胸闷，苔色白腻。大便不畅，饮食减少，用防风、荆芥、桂枝、陈皮、半夏、赤苓、建曲等，服后微得汗，表邪仍未宣畅，惟大便已三四日未解，矢气甚多。胁痛腹胀，不思食，乃用藿香、佩兰、陈皮、半夏、赤苓、建曲、枳实、延胡、浙贝、厚朴等，服后大便仍未解，病况如昔。更增腰痛鼓肠，怔忡不寐，第一次药稍稍有效，第二次药方，则前功尽弃，腹胀便秘，矢气频频，皆可下之确证。略用下药，大便尚未通畅，引起鼓肠（即肠壁肿痛）、腰痛怔忡等症，似又下药之遗误。二十五日晚间，张赞臣兄来访，并代处方，“风邪挟湿积互阻，恶寒发热不扬，胸闷气滞，苔腻而厚，大便秘，拟疏邪宣化，用豆豉、藿梗、苏梗、防风、枳实、郁金、陈皮、砂壳、茯苓、茯神、采芸曲、莱菔子、蒌皮、蒌仁等”方药配合甚佳，病情亦合。其方未服者，余因此病起源，尚未明了，在探究中，姑待一二日后，再拟治法。因失眠之故，发现卧时靠近门窗，夜间受寒，曾服发汗药多次，汗出不透，因熟眠后，又受感冒之故。于是乃易其卧处，厚其衣被。另用防风、银花、青蒿各三钱，煎汤送服阿斯匹林二片，夜得汗甚多，衣被尽湿，并外用甘油锭，以润肠通便。日用二三次，如是数日，大便通畅，病乃霍然。是种小病，本无记载之必要，余因有数种意见，附述于此病之后，故记之以备参考。（1）表里两解之方：前人有陈案可稽者甚多，如桂枝加大黄汤，厚朴七物汤，大柴胡汤、河间防风通圣散等，余日服每不见效，反而有害，因体虚不任表里两解之故。对于此等方法认为有考虑之余地。如第二次药方，即其例也。（2）感冒后，苔色白滑，继则白腻或白厚，乃汗液停滞，消化障碍之故。服药后，苔色白滑腻或白厚者，乃变为黄腻或黄厚。黄乃药之染色，世医不察，以苔色厚，为内有停滞，因停滞而致感冒。余则以为因感冒而障碍消化，乃致苔色厚腻也，因与果之间，先后次序不可紊也。（3）麻黄、桂枝，大小青龙等汤，从无加参者，因参能阻塞淋巴液，阻塞汗腺，与感冒病之宜以汗解者，决不相宜。但虚人感冒及疲倦后感冒，非加参并用，则酿成重病。元戎方有参苏饮，正为此病设也。忆余于民国十五处春间，疲倦感冒，服发汗药数剂，始无汗，继则大汗水止，筋惕肉瞤，用黄芪建中汤加党参两许，方觉见功。民国二十四年秋间，又因疲倦过度感冒，已经数日之休养，尚未复元，遇同事某兄，伊毛遂自荐，谓此等病，伊尝见之，一药可愈，毋须休养，多误时日，伊用葛根、柴胡、升麻、槟榔、枳实、建曲、陈皮等，头煎只服三分之一，自觉头晕心悸，腹痛下坠。俄而上吐下泻，肠胃肝脾皆肿，经过五十余日，方克小愈。以上二病，皆是感冒小恙。惟未认清虚人疲倦之感冒，未曾加参，故致有误。（4）肠中有稍滞，宜以下解，惟外有表邪未解者，不宜也。《内经》谓已满三日者，可下而已。真是颟顸之至，以余所知，必须表邪解后，即恶寒已罢，方可通其大便。表里两解之法，体气强健者，尚堪一试，虚者不宜。（5）因表邪未解，误下而引起鼓肠，即肠痛肠肿之象，余之主张，急以停止通下疏泄，不但硝黄不必用，即槟榔枳实等，亦不可妄用。外用灌肠及注射甘油皆有效，如用中国古法，以猪胆汁灌肠亦佳。（6）病缓食饵问题，已为一般医家病家讨论之材料，余意在感冒初起之候，荤腥油腻，诚不可多食。如在旬日以上，病人思食时，即胃肠功用有恢复之机转。凡牛乳、鸡蛋、鸡肉汁、牛肉汁、猪肝汤、腰子汤、稀米粥，皆可频频服之。如专一以断食为治法，事实上不能满意，不敢随声附和。

（见《复兴中医》1941）

60. 感冒病说补赘

本刊第七期有感冒病赘言一篇，自觉尚有未尽之意。兹特补赘如下：虚弱及疲倦感冒，用发汗药，必须加参，方能合拍，然发汗未曾透彻，用参过度，亦觉有害，兹记一案如下。

辛巳四月，小女患麻疹，隐约不透，乃用西河柳、牛蒡子、山栀、丹皮、银花、连翘、桔梗等，服后疹已透达，惟身热较甚，烦燥不安。身痛，热与躁，非用生石膏不能解除。身痛非用桃仁、红花不可，余知之已久。因十余年前，小儿振声，麻疹后，所发现症状，用此药获效故也。兹因初透，拟稍缓一日，再用此法。病中最严重有三四日之谱，因小孩啼哭，乃致失眠。感觉精神疲倦，向校中请假，以便早眠，乃不料晚间忽来多年未晤之亲戚数人，不得不勉力周旋，夜间又遇邻居争吵，精神上不能宁静，次日乃患寒热、头痛、胸闷、恶心等症。自己认定病属虚弱疲倦，并非感冒，专用补药，如参须、龙眼肉、银耳等，连服数日，精神及身体上均已渐恢复。惟热仍不退，间或有汗不多，每日午后三四句钟起，恶寒一阵，大便闭，小便黄赤，据此症型，系属少阳、阳明合病，将太阳病宜以汗解时期，耽误过去，必须清热和解，双方并顾，且不易旦夕奏效，真是小题大做，乃用青蒿、佩兰、银花、酒芩、山栀、木通、滑石、陈皮、建曲等，连服二剂，无甚进退。俞慎初兄来访，见大便不通，主用攻用。余素有肠胃病，不愿用下法，乃改用注射及导法，大便虽下，热仍不退。次日张汝伟兄来诊，并代处方，“春温伏邪内蕴，肺胃伏热不宣，足胫寒，则头痛胸痞，口渴唇焦，骨节疼痛，小溲短少，苔腻，清阳不升，伏热恋痰，气滞纠结不解。拟温胆加味五苓导赤意，制半夏、新会皮姜汁、川连、山栀仁酒炒、淡芩、茯苓、神广郁金、车前子、益元散、带心翘、川贝、母姜、竹茹、细生地、盐水、炒木通”。此方配合，甚有法度。伊见舌苔厚腻，宜以化痰顺气为主。余因心烦、咽燥、口渴，当宜清热为主。与余之意见，微有不同。同日张方与兄来访，并代处方：“脉数而濡，身热，足时恶寒，头痛，咽干口渴，舌苔甚薄，骨节酸，春温伏邪，因外感而发。内外两解为得，鲜茅根、天花粉、甘草、生石膏、连翘、菊花、滑石、蝉蜕、薄荷叶、生赭石”，余之病状，身热不恶寒，心烦口渴，白虎汤似乎可用。而不出汗，用石膏恐属非宜。蝉蜕、薄荷叶，虽有发汗之力，只可发太阳证之汗，故亦未服。乃自用青蒿、酒芩、银花、陈皮、益元散、炒建曲、代赭石、炒谷芽、姜竹茹、丹皮、炒川连、炒山栀、犀角等，注重清热发汗建胃。此方连服二剂，服后已得微汗，身热略退，因病重药轻，犀角太少之故，重用犀角，当能速效。因犀角售价每分六元，未免昂贵，不得已乃思变通办法。多吃冰淇淋，其热渐退，在病势进行时，曾用生石膏两许，服后热未退，反觉胸闷胃呆，此因无汗之故。身热有汗，方可用石膏。如身热无汗，则非石膏所宜。或疑身热无汗，属太阳病之麻黄汤证，不知麻黄证注重在恶寒，以初起恶寒之故。麻黄为上品，不恶寒，但发热无汗，麻黄决不可用，即荆芥、防风、薄荷等。治太阳病恶寒发热之药，皆不可用。

余常患感冒，故对于感冒病有相当之认识，在家乡患感冒病时，每用荆芥、防风、陈皮、葱白、建曲、生姜、苏叶等，即可见效。在晋省时，因气候干燥之故，如服前方，即有热不退、烦躁口渴、失眠等症，必加生地、麦冬、银花、黄芩等，方能有效。民国二十六年冬，在汉口时，该处地方较为潮湿，因患感冒，服上方乃见上吐下泻，胸闷脘满不舒，乃用桂枝、防风、陈皮、半夏、蔻仁、苏叶、苡米、茯苓、建曲等方效。同属感冒，一宜清热生津，一宜温中燥湿，气候风土不同，用药之分别如此。

川省气候，特别潮湿，感冒药中且有需用生附子，发温中燥湿，亦用药方法之足异者。又关于感冒病初起之时，有谓发汗药中，须加陈皮、半夏以和胃者，有谓此药性燥，与汗解之法不宜者，但以余之所验，如胃液分泌过多，口黏苔腻，用之恰宜，倘津液不足之人，口干舌燥，则不必用之矣。

（见《复兴中医》1941）

61. 感冒夹食滞治愈记

己卯之冬，十月卅日，振儿病身热无汗，微咳脉躁，苔白厚，因多食夹感冒而起，用防风、桂枝、广皮、法夏、桔梗、银花、前胡、赤苓、建曲、葱白等，服后热退，出汗不多，脉搏尚躁，仍恐复热，次日午后又发热胃痛，用原方去桂枝，加酒芩、良姜，未出汗，热亦未退。至十一月三日，身热无汗，夜间热势尤高，脉数鼻衄，口渴舌尖赤，苔白厚，胃痛，耳下腺肿痛，用防风、荆芥、青蒿、银花、豆豉、葱白、丹皮、酒芩、陈皮、半夏、良姜、赤苓、建曲、芦根等，服后，得汗甚多，次日热已退净，惟胃部痛甚耳。又过一日，胃痛方愈，此病为轻浅之感冒，本无记载之价值，惟有数项，管见认为有研究之必要者。感冒病，必须先以汗解，汗出不多，汗出不透，汗后仍然无汗，皆须发汗，必俟饮汤饮水后，皆津津微汗，方为表气疏泄，体温放散，功用恢复正常之现象。②初起时，恶寒甚重，非桂枝不能扩张肤表血管。③第二方，即用酒芩，因发热甚重之故，若拘执发表不远热之陈语，必多遗误。④廿六年秋，因避乱徙居太谷之北洸村，患同样之病，经过五十余日，方能热退身安。即初起时，未用桂枝，发汗之药太少，又杂用消导通便之剂，致汗液停滞，肤表闭塞，大肠黏膜肿胀之故耳，治病之难，一致于此，所当注意及之。

（见《复兴中医》1940）

62. 水肿病理之研究

液体蓄积于组织，或体腔内，通称为水肿，渗润于皮下结缔组织者，则呼为浮肿，从其所在部位，有种名称，如心囊水肿、脑水肿、胸水肿、腹水肿等类，其发生之原因，以生理上毛细管内皮细胞，分泌液状成分，名淋巴液，渗润组织，以供给组织之营养物，更能吸收组织代谢产物之老废成分，自组织腔输入淋巴管，经淋巴干，而入大静脉，设淋巴液分泌太多，淋巴管不能尽量吸收者，停滞于组织内，则成水肿。据医家之考察，其种类有五，分述于下。

（一）毛细管分泌亢进之水肿，此项又分三种。

（甲）血管神经性水肿，及麻痹性水肿。

（1）血管运动神经麻痹，或兴奋，致毛细管分泌增多，而成之水肿，吾国通称气肿，《内经》谓之肤胀。

（2）麻痹性水肿，多生于组织液缺乏，运动不良，神经起救济作用，筋肉援助太过，或半侧麻痹，或四肢全麻，古医谓之痛风身肿。

（乙）炎症性水肿，乃由于高热剧冷，外伤中毒传染病等，致血管壁起变化，而分泌增加，富于蛋白质，又多白血球，且有凝固性，其症状为寒战发热，头痛恶心，皮色赤浊，溺短赤烂。

（丙）恶液性水肿，及肾脏性之水肿。

（1）恶液性水肿一定名淡血性水肿，乃因血液之水分太多，或蛋白质减少，而为淡薄之血；同时其血管壁亦起变化，血液之水分，乃渗出血管，而为水肿，其症状，先肿于眼，脸，唇，鼻，颊，颈，后及于腰腹四肢，用手压之，皮不凹陷。

（2）肾脏性水肿，亦称肾炎性水肿，因心脏衰弱，全身郁血，致肾盂生局部炎症，不能尽其输尿之功用，血中水分，因郁滞而增加，同时排出蛋白质，故血中蛋白质减少，其症状颜面先肿，而周身之肿继之，其辨别以心脏病，先肿足踝，肾脏炎，则先肿于颜面四肢。

（二）充血性水肿，又名局部性水肿，身体某部分，如皮肤，鼻黏膜，喉头，气管，左侧，右侧，上肢，下肢，颜面，肾囊等，局部之水肿，实亦含有神经性水质。盖其原因，亦为血管运动神经障碍，故或偏肿在左，或偏肿在右。或但颜面肿，或但肾囊肿，如麻疹结节性红班，匐行疹等，皆属之。

（三）心脏性水肿，又名郁血性水肿，因心脏瓣膜病，或代偿机能障碍，全身郁血，血压停滞，其液状成分，自小静脉，毛细管壁，漏出于体外诸组织，则成水肿，因郁血故，所以皮见青色，呼吸困难。

（四）因还流障碍之水肿，身体中之淋巴管，有多数连合枝，故虽一部分障碍，决不发生变化，惟胸部之大淋巴干等，苟有病变时，凝结在上，则为伤寒论中之结胸病，凝结在下，则为腹水（西名乳糜性腹水，吾国通称为单腹胀），又淋巴液渗透于膀胱之内，则发现乳糜尿。

（五）填充性水肿，由组织缺损，压迫消失而生，其主要症，见于头盖腔及脊柱管内，如脑髓之一部萎缩消耗，其脑汁髓液增加，而填充其萎缩消耗之处，故名。

根据上述之考察，除第五项无治法外，第四项，属于单腹胀，与水肿症不同，其血管神经性水肿，为肤胀，麻痹性水肿，为痛风身肿，治法处方，皆与水肿有别，至中国医书，所谓之阳水肿，包括炎症性及充血性水肿，因六淫外客，饮食内伤，症虽属实，而有风热，湿热，积热，瘀热之辨别。所谓三阴水肿，包括心脏性，肾脏性，及恶液性之水肿，因情志操劳，色欲过度，症虽属虚，而有虚寒、虚热之不同，及腹水、石水之各异，所当分别论之。

（见《医药卫生月刊》1934）

63. 水肿概论

液体蓄积于组织或体腔内，通称为水肿，渗润于皮下结缔织者，则又呼为浮肿，从其所在部位，有种种名称：如心囊水肿，脑水肿，胸水肿，腹水肿等类。

水肿之概论：据现代医学之考察，于水肿病分五种讨论（一）充血性水肿——即局部性水肿。（二）郁血性水肿——即心性水肿。（三）因还流障碍之水肿——身体中之淋巴管，有多数连合枝，故虽一部分障碍，决不发生变化，惟胸部之大淋巴干，苟有病变时，凝结在上，则为伤寒论中之结胸病，凝结在下，则为腹水，（西名乳糜性腹水，我国通称为单腹胀），又淋巴液渗透于膀胱之内，则发现乳糜尿。（四）毛细管分泌亢进之水肿，此项又分三种。（甲）血管神经性水肿，（乙）炎症性水肿。（丙）恶液性水肿，及肾脏性之肿。（五）填充性水肿。——由组织缺损压迫消失而生，其主要症，见于头盖腔，及脊柱管内。如脑髓或脊髓之一都萎缩，消耗其脑汁，髓液增加，而填充其萎缩消耗之处，故名。凡水肿之部，乃疏松而多裂隙之组织，假令坚密之部，液体不能浸润而蓄积，故不发生肿患，组织之水肿者，其弹力全无，以指按之，遗留指痕颇少，乃因水液浸湿之故。其有弹力极盛，按之指不能入者，乃水液滞胀满之故。旧说于此，分别风水气水之症，实属误会。又肿处多贫血，现苍白色状，乃因血管为水液压迫之故，至于体腔水肿，往往压迫邻近脏器，而发生危险，仍如心囊水肿之压迫心脏，致循环障碍，胸水之压迫肺脏，而障碍呼吸是也。

水肿之原因：以生理上白毛细管内皮细胞，分泌液状成分，名淋巴液。渗润组织，以供给组织之荣养物，更能吸收组织代谢产物之老废成分，自组织腔输入淋巴管，复经淋巴干，而入大静脉，设淋巴液分泌太多，淋巴液管不能尽量吸收者，则停滞于组织内，而成水肿。此普通水肿病，生成之原理也。此外各症，炎性水肿，神经性水肿，恶液性水肿，充血性水肿，其所以发生之原理，皆由淋巴液分泌太多之故。其内因为回血管，先有阻塞，然后水溢胸膜而为肿，如心以上大回管，有一处阻塞，脑头手之血，难返心房，上半身即见肿症。心以下大回管，有一处阻塞，肝肾足之血，难返心房，下半身即见肿症。若水但聚于周身皮膜间，则手足肿，或全身肿。若水聚于腹，则为腹胀。其外因，在劳倦时，汗液被冷风雨忽止，不得外泄于汗孔，势必由呼吸管内泄，泄于肠中则泻，泄于皮膜则为肿，此与陈无择所谓肾虚则火亏，致阴水凝滞，肺满则泛溢，使阳水沉潜，沉潜则气闭，凝滞则血涩，经络不通，板机不转，水乃不行，渗透皮肤，乃为浮肿。足胫尤甚，两目下肿，腿股间冷，胸腹坚胀，不得正偃，偃则咳嗽，上为喘急，下为腹满，其说与最新学理，大致相同。

水肿之病理：（一）炎症性水肿者，乃由于高热剧冷，外伤中毒，传染病等，致血管壁起变化，而分液增加富于蛋白质，又多白血球，且有凝固性，其症状为寒战发热，头痛恶心，皮色赤浊，溺短赤涸。（二）恶性液水肿，一名淡血性水肿，乃因血液之水分太多，或蛋白质减少，而为淡薄之血，同时其血管壁，亦起变化，血液之水分，乃渗出血管而为水肿，其症状先肿于眼睑，唇鼻类颈，后及于腰腹四肢，用手压之，皮不凹陷。（三）局部性水肿，乃身体某部分，如皮肤，鼻黏膜，喉头，气管，左侧，右侧，上肢，下肢，颜面，肾囊等，局部之水肿，实亦含有神经性水肿之性质，盖其原因，亦为血管运动神经之障碍，故或偏肿在左，或偏肿在右，或但头面肿，或但肾囊肿，例如麻疹，强节性红斑，匐行疹等，皆属之。新说以为多起于水血病，乃恶液质之人，为充血性之水肿。以上三种，在中国医书，统共谓之阳水肿，多因六淫外客，饮食内伤，症虽属实，而有风热，湿热，积热，瘀热之不同。（四）心脏性水肿，又名郁血性水肿，因心脏瓣膜病，或代偿机能障碍，而起之全身郁血，血压停滞，其液状成分，自小静脉毛细管壁，漏出于体外诸组织，而生水肿，因郁血故所以皮现青色，而呼吸困难。（五）肾脏性水肿，亦称肾炎性水肿，即因心脏衰弱，全身郁血性，致肾盂生局部炎症，不能尽其输尿之功用，血中水分，因郁滞而增加，同时排出蛋白质，故血中蛋白质减少，其症状，颜面先肿，周身之肿继之，其辨别，则以心脏病，先肿足踝；肾脏炎，则先肿于颜面四肢。中国医书，统谓之为阴水肿，多因情志操劳，酒色过度而发，症虽属虚，而有寒虚热之异，及腹水、石水之辨别。（六）血管神经性水肿，乃血管运动神经麻痹或兴奋，致毛细管分泌增多而成之水肿，吾国通称气肿，即《内经》所论肤胀是也。（七）麻痹性水肿，生于组织液缺乏，运动不良，神经起救济作用，筋肉援助太过，或半侧麻痹，或四肢全麻，我国所谓痛疯，身肿是也。

水肿之证候：阴水肿，先肿下肢，腰腹胫跗，后遍身肿，皮色青白，口不渴，大便溏，小便少。阳水肿，先肿上体，头面手背，后肿遍身，皮色黄赤，口烦渴，大便闭，溺赤涩。气肿，皮厚色苍，一身尽肿，自上至下，按之不成凹而即起，四肢削瘦，胸腹痞满。湿肿，皮薄色泽，肿有分界，自下而上，按之成凹肿不起，小便不利，上气喘咳。痛风肿，头痛恶风，面浮身肿，皮粗麻木，流走注痛。黄疸肿，身目俱黄，面浮肢肿，便溏腹满，溺短赤热，妇人水分肿病发于上，先水肿而后经断。便溏，皮无赤痕，心下紧，大腹胀，溺少。血分肿病发于下，先经断而后水肿，皮现赤缕，少腹硬痛，便黑溺清，更有湿渍于脾，水气横泄，四肢浮肿，喘不得卧，心腹胀满，饮食难进，湿流于下，脚气支满，上攻心胸，脘中胀闷，胀甚则呕逆，二便不利等症。

水肿之治法：昔人于水肿病，首分虚实热，明其原因，用药乃当。“如因寒客皮肤而成气肿者”，林氏所谓肤胀属肺是也，用五皮饮，加香附、苏梗。“寒郁下焦而成水肿者”，《金匮》所谓石水、正水是也，用麻附五皮饮最效。“寒饮侵肺，肺气不化而先喘后肿者”，《金匮》所谓溢饮、肢肿、支饮咳逆，其人形肿是也。麻杏石甘汤，以石膏易滑石，或小青龙加茯苓汤。“寒湿郁脾，脾气失运，而先肿后喘者”，《内经》所谓诸湿肿满，皆属于脾是也，大橘皮汤、香砂胃苓汤，皆可用。“风热或湿热入肺，肺气肿盛，不能通调水道，致上身肿而喘息者”，此中医所谓肺痹、肺胀，西医所谓肺积水与气，而为炎症性水肿是也，越婢加半夏汤，或苇茎汤送下葶苈大枣丸。“积热停湿，壅滞成肿，或上肢肿，而面金目黄，或下肢肿，而脘腹痞满”，此中医所谓黄肿及脚气肿，西医所谓充血性局部性水肿是也。面黄者，用加味二金汤（鸡内金，海金沙，茵陈，通草，川朴，猪苓，山栀，腹皮）。脚肿腹满者，加小承气汤（川朴，枳实，大黄，木瓜，川楝，槟榔皮，苡米等）。瘀热停积，经络郁滞，或先水肿而后经断，或先经断而后水肿，中医所谓血分肿，及水分肿，西医所谓恶液质性水肿是也。或经停而后水肿者，宜用加味降覆汤（茜草，乌贼骨，桃仁，归尾，泽兰，葱管等）。先水肿而后经停者，宜用千金鲤鱼汤（归尾，泽兰，赤芍，新绛，通草，与活鲤鱼同煎，送下沉香琥珀丸）。“至若虚肿，或外感病后，失于调养，或内伤情志，不能解说，或平素伤于酒色，正气内虚，皆足以成肿病”，此西医所谓心脏性，肾脏性，及郁血性水肿是也。气虚者，用黄芪秫米煎，阳气衰弱者，用苓桂术姜，加附片、威灵仙等。“肾气虚弱，尿道为之不利，致水积于肾，而为水肿者”，此西医所谓肾盂炎是也，宜滋肾丸。若夫实肿，或由胸膈停痰，或由腹膜积水，或由肠胃积滞，致暴发急性郁血，而为水肿者，惟肿必兼胀，停饮以蠲饮万灵为主，积滞以枳实导滞为主，皆有捷效，以上统论水肿之大法也。

（见《幸福杂志》1934）

64. 遗精早泄阳痿治疗法之研究

（一）导言：遗精早泄阳痿，西名性神经衰弱症。青年手淫之癖者，为本证之原因，壮年纵欲无度者，必致早泄，因滥用之结果，无勃起之能力，成阳痿者有之，精关不固，成梦遗滑精者有之。既病之后，精神懊丧，兴趣毫无，既陷于消极悲观之途。投机者，大登广告，妄肆宣传，患者若无相当之认识，每为广告夸张所眩惑。下走有鉴于此，将经验所得，特着此篇，纲举目张，条缕分晰。凡遗精早泄阳痿，性神经衰弱等证，一时性，持续性，局部证状，全身证状，并摄生方法，精神休养，食物选择，物理疗法，药物疗法，脏器疗法等，详细备载，一览无遗。本篇目的，不但使患者，知不良方法，不可胡乱尝试，并指示摄生及治疗上正当方针，且须强壮国民之体质，增加生殖力，为保存种族之基础，在治疗上，求完善可靠，毫无妨碍者，请毕本文。

（二）遗精 遗精一证，系在熟睡之际，精液自出，有一月或二月一次，遗后并无身心不快之感，谓为生理上遗精，并非病证。若连续数日，每夜必遗，或有梦，或无梦（大抵有梦者，阴虚湿热为多，无梦者，肾虚气弱，精关不固之故，以有梦略轻，无梦较重），遗后次日，饮食减少，头晕耳鸣，心跳，疲倦，腰酸体困，精神恍惚等证，则为病理上遗精，必须医治，最重者，每夜必遗，或有一夜遗二三次，或行立坐卧，心有妄动，立即遗精，此尤病证之最险者，兹依其证势之经过，别为生理上遗精，病理上遗精，分节述之。

（甲）生理上遗精：一、由于壮年精液充足，久旷之后，精满自溢，每月一次，或一月二次，或二月一次，遗后次日，并无其他头晕、心跳、怯寒、食少等证状。一、由于青年气血未定，看淫书艳史，或涉足舞场按摩院，肉感动人，心神不定，因而梦遗，偶然一次，遗后并无其他证状者。

（乙）病理上遗精，一时性遗精，可分三种：一、由于精神过劳而遗精者，因精神过劳，心力衰弱，肾气无固摄之权，精液因以漏泄，患此者宜静心休养，不可过劳。一、由于饮酒过度而遗精者，因酒性兴奋，能使阴茎充血，诱起遗精病症。一、由邻近脏器之炎证而遗精者，如肛门炎，龟头炎、膀胱炎等，末稍神经的刺激，波及于神经中枢，而致遗精。

持续性遗精可分三种：

一、由于手淫而遗精者，青年意识不足，或交损友，或看淫书，欲性勃发，无以自遗，乃以手淫，为机械式之摩擦，非法出精，历时既久，遂酿成本证。

一、由于欲念妄动而遗精者，欲念妄动，无法抑止，阴茎常勃起，精关为之不固，遂成本证。

一、由于纵欲过度而起者，纵欲过度，精囊弛缓，精液下流，而不自觉，遗精症状，此为最重。

（三）早泄：

早泄者，性交片刻，其精即泄，甚或未曾性交，其精即出是也。患此症，不但精虫无直达子宫之能力，必不能生育，而且丧失性交时之真正快感，究早泄原因，可分四种。

（甲）神经衰弱性早泄

因神经衰弱，则兴奋传达等作用，不能平均，或过敏，或迟钝，脑神经衰弱者，患失眠多梦，性神经衰弱者，患遗精早泄，乃必然之趋势。

（乙）精囊炎性早泄

因精囊发炎，精囊中神经，受炎热刺激，有过敏之趋向，故不耐摩擦，即行早泄，至若慢性精囊炎，多由慢性淋病转移而来。

（丙）包茎皮薄的早泄

包皮过长，生殖器末端，皮肤娇嫩，知觉过敏，稍一动作，便不能忍，因而早泄。

（丁）精关不固的早泄

精关不固，一交即泄，在久旷或纵欲无度者多有之，责在宗气不振，肾气虚弱。

（四）阳痿

阳痿，西医名阴茎勃起障碍，因阴茎既不能坚，又不能举，奋起之力，完全消失，依其证势之经过，分为一时性与持续性二种。

（甲）一时性阳痿：

一、由于精神过劳而阳痿者，因精神过劳，神经渐至衰弱，性神经不克兴奋，阳痿乃成，当静心休养，禁止操劳。

二、由于睡眠不足而阳痿者：因睡眠为吾人生活上不可缺少，所以恢复日间精力之疲劳，维持新陈代谢之能力，苟不能睡眠，则脑神经因刺激过度而衰弱，脑为神经之总汇，性神经隶属之，脑神经衰弱，性神经未有不衰弱者，性神经既衰弱，而阴茎未有不痿者，患者须禁食刺激性物品，临睡时，用热水洗足，使脑中血液，下流足部，易于安睡，法甚便捷。

三、由于机能久废而阳痿者：因生殖器久废不用，以至阴茎软弱无力，勃起缺如。若久离家乡之辈，性喜独宿之流，往往患之，宜按时性交，渐渐恢复其生殖器之机能，切勿过度，以防精髓之枯竭。

四、由于精神感动而阳痿者：一、若文弱书生，与强蛮女子性交，自虑不相匹敌，每一念及，其阳遂痿。二、方春情脉脉，从事性交，忽遇可惊之事，其阳亦痿。三、若丧父母，过于悲伤，或忧思郁结，均有致阳痿之可能。

（乙）持续性阳痿：

一、由于脑神经衰弱而阳痿者，因一面性欲太过，一面强用脑力，双方消耗，脑神经衰弱，性神经亦随之而衰弱，遂成阳痿，患者宜保精神之安静，杜淫猥之言行，方有治愈之希望。二、由于药物中毒而阳痿者，因常服臭素及嗜烟喜酒之人，性神经受刺激而兴奋，由兴奋过度而衰弱，阳痿遂成，欲愈斯症，必须禁食上举各品。三、于各种疾病而阳痿者，如慢性淋病，摄护腺炎，肾脏炎，脊髓劳，糖尿病，肥胖病，梅毒等，均足以使其阳痿，宜先治其疾病，病愈后，再专治阳痿。

（五）性神经衰弱症

上述遗精早泄阳痿等症状，近世西医，统名为性神经衰弱，然间有发现全身症状者。兹列举于下，以资识别。

一、为脊髓神经症状，步履艰难，腰痛，背脊酸痛，四肢寒冷。

二、为脑神经症状，头晕不眠，忧郁愤怒，精神疲劳等。

三、为泌尿器症状，小便时膀胱疼痛，尿意频数，溺后余沥。

四、为生殖器症状，睾丸作疼，成阴痿遗精，或见色流精。

性神经衰弱之原因，分为三期：

一、初期，青年男子，不知性欲之摄生，事妄发泄，或手淫自渎，或房事过度，致起生殖精神障碍。

二、中期，性神经因欲事频劳，呈虚性兴奋。因虚性兴奋，欲念愈炽，相互为因，不可抑止，病势进行，而不自觉。

三、末期，初中二期，不知为病，反以为快，遂由精液暗流，发遗精阳痿早泄等证矣。

（六）卫生之方法：

抑止淫念，节制性交，以保养精神，滋补物品，常常选食，以补益精髓，历行运动，和其气血，早眠早起，以振精神，此数项乃卫生之良法也。

（七）精神之休养

凡患本症者（指遗精早泄阳痿）必精神异常懊丧，乐趣毫无，因此走入消极悲观之途，大好光阴，付之虚掷，殊为可惜。余研究本证，未尝无完善之治疗，患者宜一面遵守治疗之规约，一面照常工作，精神上不可有懊丧之感，则见效较捷。

（八）食物之选择

凡食物中，能使生殖器机能健全者，皆与本症之益，宜食之品，分列于下：一、肉类：鸡肉、牛肉、鸡卵、鱼肉、羊肉、龟肉、淡菜、牡蛎等。二、菜类：山芋、山药、百合、香菰、胡桃、苹果等。又食物中，有刺激生殖腺增进性欲者，概不宜食，以免遗泄（如酒虾子、韭菜等类）。

（九）物理疗法之功效与缺点

物理疗法，对于本症，略有功点，亦有缺点，兹分述之。

一、水浴疗法，用热水擦阴部，使其勃起。

一、运动疗法，如球术、拳术、乘马等，规定时间，持续行之，有活泼循环之效。

一、电气疗法，以阳痿证尚可试用，遗精证不宜用，假电气之震动，以刺激其神经之末梢。

以上三项，与病机相合时，尚可试用，惟不可恃为专任，因无根治之能力也。

（十）药物疗法之功效与缺点：

中药（一）壮阳　附子、天雄、鹿角胶、鹿茸、仙茅、巴戟、肉桂。

（二）补肾　杞子、山萸肉、熟地、鱼胶、苁蓉、杜仲、首乌。

（三）固精　龙骨、五味、牡蛎、莲须、沙苑、蒺藜。

西药：天福麟、赐保命、鹿茸精、今则宁等皆能强壮身体，与奋性欲。而今则宁系由人参中提出，兴奋神经之功效，尤为确实。

以上中药西药，对于本证，均有相当之功效，然其缺点何在？遗精早泄病者，精关不固，药物虽可止涩于一时，终不能变更其组织。阳痿，用兴奋强壮之剂，虽有暂时微效，然药性过后，则仍然如初，又与兴奋剂，多能增进性欲，性欲亢进，精液漏泄，得不偿失，仍然无补。又兴奋剂，只能刺激精囊，增加精液产量，而精液制造原料，仍属身中精血，由他处吸收而来，供前方消耗，药物无化生精液之力也。迷信药物万能者，可以知所悟矣。

（十一）脏器治疗之功用和缺点：

脏器治疗，驴、马、狗、羊及海狗等之阴茎及睾丸，依法制造，常常服之，海狗肾效力尤大，惜真者难觅。其缺点，动物阴茎之组织，极其坚硬，消化不易，修制不精，内含杂质，亦属不宜。即使修制精当，其功用亦只增加阴茎组织之材料而已，对于遗精病证，尤为确实。

（十二）结论：近世治本证者，莫不趋向物理疗法，食饵疗法，药物疗法，注射疗法等。至若脏器疗法，中西医学家，公认为最完善之治疗，其中功用和缺点，已经分别详细说明，是欲求完善之治疗，当于此数项之外，另求途径焉。

（见《复兴中医》1940）

65. 白浊零话

（一）普通白浊，分急性慢性二种。急性者，乃花柳病之附属症，或续发症，皆从不洁之苟合而起，严禁不洁之苟合，即为治花柳病之根本疗治法。慢性白浊，乃急性者未经治愈之现象，或治之未曾合法，其结果皆足变为慢性。

（二）小便前，或小便后，淋沥不断，如疮之脓，如目之眶，甚有无故下淋，不能自禁，其色或白或赤，此即赤白浊之现症，宜急治之。若历久不治，则精液漏泄，相火内灼，或为强中消渴，转成不救，或则身体从此虚羸，非持不能生子，更不能任作事之劳矣。

（三）白浊病灶，为白浊细菌，寄居人身，取人身之蛋白质以为营养素，故患白浊病者，若不从速施治，身体日陷虚弱之境，以致不救。

（四）妓女不生淋浊病者，千人中不及十人。宿娼最为危险，因此病易于传染故也。

（五）另有不因宿娼，而得白浊病者，必其人相火太旺，欲念太多。精液流滞精道，或因小便热痛，败精自出，宜用龙胆泻肝汤治之。

（六）白浊病菌穿过尿道，或生殖器黏膜，窜入近旁之血管内，由血液送至他处，然一至大腿关节间，因有阻隔，暂不能进，羁留该处，即发生横痃。

（七）白浊无免疫性，非若天痘种牛痘可免，霍乱注射防疫针可不发生也。患白浊者，一次治愈，再能传染，惟其症状，不若初次之甚耳。

（八）国医将淋浊，混为一谈，五淋即白浊之初症，谓人之体质不同，故见症各异，实有误解处，患白浊者，初起时小便必淋沥，而小便淋沥者，未必即为白浊症也。

（九）白浊之传播，甚为普遍，据美医林克博士之报告，纽约城二三十岁之男子，百分中有七八十人，曾患一次或数次白浊，欧美各大城市，与纽约无甚轩轾。我国青年，患白浊者，虽不及西洋市民之多，然近年以来，风俗大变，有流变忘返之象，患白浊者，亦日益增多。

（十）男子包茎者，宜延医生割开，以免传染，龟头不脱，不洁之物浸入不能洗涤，易染白浊。

（十一）白浊不仅足以危及康健，且能断绝生育能力，世以患浊而绝子嗣者甚多，计其全数，实占百分之四十。盖生殖器被害，不能受孕也，即令怀孕，产时小儿经过产门，产门内之白浊菌，浸入小儿目中，引起目疾，往往成盲，甚可畏也。

（十二）病者须静卧休养，禁食一切刺激之物，于寝前为尤甚，夫妇均受传染者，须同就医生诊治，仅治一人，病源未去，无益也。于病根未断以前，不可交合，否则不治。

（见《幸福杂志》1933）

66. 冬温证治

原因　冬令晴暖，气候干燥，温度过高，骤感冷风发，此为新感，病轻而浅。若冬温引动伏暑伏燥内发者，此为伏邪，病深而重，必先辨其新感冬温，伏邪冬温，以清界限。

病理　冬温与春温不同之点，在时令上，一则发于初春，余寒未尽之际；一则发于冬令，晴暖干燥之时。春温治法，宜审别其受寒之有无；冬温治法，当考证其伏暑、伏燥之兼证，此在证治上辨别之大较也。新感之证，为时令晴暖干燥之气候，感触而发，其受病之初，除感冒上应当发现之证候，如寒热，头痛，鼻塞咳嗽等证外，厥维以咽喉疼痛，齿痛，耳下腺肿等，为主要之症状。其内热蕴遏极重者，则发喉痹、喉痈、白喉、肺炎等，证候较为险重。伏邪之证，以冬温兼伏暑、伏燥，为两大辨别。冬温证候，已如上述，其暑与燥潜伏之原理，视体质上之习惯为转移，内热重者，易于伤暑，津液亏耗，易于伤燥，此定理也。伏邪之种类：(1) 受邪轻浅，过后方发者。(2) 已发而治不得法，病情隐伏者。(3) 曾经疗治，未能除根，后又复发者，其证候各详本门。北方居民，住火炕，食椒蒜，平素蕴热极重，故冬温病症，尤为数见不鲜。

证候　（一）冬温兼寒。——初起畏风怯寒，头痛身热，鼻塞流涕，咳嗽气逆。咽喉干燥，或则疼痛，继则不恶寒，但发热，心烦口渴，胸闷腹痛，溺赤便闭，甚则咽喉肿痛白腐，牙床及耳下腺肿痛等证。

（二）冬温兼伏邪。——初起头痛身热，咳嗽神烦，或无汗恶风，或有汗恶热，兼伏暑者，寒少热多，有汗不解，日轻夜重，头痛而晕，心烦恶热，目赤唇红，面垢齿燥，烦躁不宁，口干不喜饮，饮即干呕，咽燥如故，肢虽厥冷，而胸腹灼热如焚，大便溏而不爽，肛门灼热，或有身发白瘖斑疹，兼伏燥者，咳嗽痰稀而黏，咳甚则痰中带血，或有干咳无痰者，胸闷肋痛，气急而咳，咽喉疼痛，大便燥结，或痢下不爽，溲短赤涩。

诊断 （一）冬温兼寒——苔白微腻，属表邪未宣；汗液停滞，苔色黄滑，属痰热内蕴；黄而厚腻，属糟粕堆积，其舌苔均以尖边红赤为据，脉形浮数或弦数，其感寒重者，乃紧象。

（二）冬温兼伏邪——兼伏暑者，舌色鲜红，或干绛无苔，其潜伏之邪，转出气分，则白厚或黄滑，脉形多沉滑有力，或弦数有力，兼伏燥者，舌苔薄白而燥，尖边俱红，或干白而厚，白如银灰色，亦有黄白相间者，甚则仅如钱大一块，在舌中心，而四面如驳去者，或四面白腐，而中凡如挖去者，其津亏者，则焦而起刺，气虚者，则燥而开裂，脉象沉候短涩，浮部反觉弦数。

治法 （一）冬温兼寒——初起畏风怯寒，头痛身热无汗者，用葱豉桔梗汤加防风。如不寒但热，心烦口渴，咽喉疼痛，咳嗽胸闷者，用桔梗汤（去葱豉故名桔梗汤）加银花、黄芩、杏仁、射干、丹皮、枳壳、郁金。如胸闷腹痛，便闭溺赤者，用凉膈散；咽喉肿痛白腐，牙床及耳下腺肿痛，便闭溺赤者，用加减清肺汤。

（二）冬温兼伏邪——初起头痛身热，咳嗽口渴，有汗或无汗，用加减葳蕤汤。身热下痢者，用葛根黄连黄芩汤。兼伏暑者，身热有汗不解，日轻夜重，头痛而晕，大便溏而不爽，用白虎承气，加青蒿、黄芩、丹皮、犀角。兼伏燥者，干咳或咳血，胸闷气喘，用桑丹泻白散加味。咽痛，大便燥结，或滞下不爽，用凉膈散加味。

（见《幸福杂志》1934）

67. 温热病与营卫气血

小引：余久不作稿投家，顷因避难来沪，承新中医刊社编辑朱沫先生面嘱撰稿，谨将旧日所见，重录付刊，以资塞责，阅者谅之。

“卫之后方言气，营之后方言血，在卫汗之可也，到气才宜清气，入营犹可透热，仍转气分而解，至入于血，则恐耗血动血，直须凉血散血云云”。此顾景文于温热论中，托叶香岩之名而立说也，后人以叶氏有营卫气血之辨，足可与伤寒六经之名义，分道扬镳，以另树一帜者。窍以学说之流传，必须先考其究竟，名词之成立，即宜估量其价值，方不致有盲从之诮。所谓伤寒六经者，古医以伤寒二字，包括四时感冒之病证而言，六经以太阳为首，太阳经之定义，昔日注解家，指上额、交巅、下项、挟脊、抵腰、下至足大指端之膀胱经络固非，或指本寒标热中见少阴、为足太阳之经气者亦非，盖太阳二字。乃体温之代名词，体温即卫气之作用，古称剽悍滑利、充肤热肉者以此。血液循环周身，与体温有绝大关系，古称太阳统辖营卫之运行者以此。其所谓卫分受邪，指体温功用之变化，传入营分，即体温变化，因而障碍循环之谓。卫之后方言气，指体温郁结，汗腺停滞，波及于淋巴液之运行。营之后方言血，指循环障碍，血液瘀结，恐成血栓栓塞等证。故余以为营卫运行自然之常态，即为太阳之实际，并非营卫之外，另有一种特殊重要之物，名为太阳。所以伤寒太阳篇中，除伤营伤卫及两伤营卫之证治外，即接以气滞、停饮、蓄水、结胸、痞满证，血凝、失血、发黄瘀血发狂证。是营卫以运行之功用言，气血以具体之实质言，营卫气血深浅界限之分别，适用于太阳病证之诊察，后人不明此理，疑营卫气血之外，另有太阳，彼为伤寒，则病在太阳，此为温热，则病在营卫气血，据此划然分界，反觉自呈浅陋矣。

（见《中医新刊》1939）

68. 温热病与三焦

陆九芝云临证指南医案，暑病门，杨姓案云，仲景伤寒，先分六经，河间温热，须究三焦，夫河间治法，亦惟六经是言，三焦二字，始终不见于六书。初不解指南之何以有是语，久之始悟，指南于西昌之论瘟，认作河间论温，约略记得河间之书，人皆说其异于仲景者，故不妨托之河间耳。观先分须究等字，亦全不成句法，乃因托名大医，人尽耳食，遂开吴鞠通上焦之弊，置六经于不问。不知伤寒论，六经提纲，本不独为伤寒设，废伤寒论，则六经失传，废六经则百病失传，莫谓指所言，无关大局也。

吴鞠通著《温病条辨》，谓凡病者，始于上焦，在手太阴，又谓温病之经过，始终皆在三焦，以此标题，自命有异于伤寒六经之传变，其托名河间之处，陆九芝氏于世补斋医书中已直揭其妄，陆氏以为攻其作伪之处，则温病传三焦之说，自无立足余地。然近来市井之医者，类多犹奉三焦余唾，或告以此为鞠通之为托，彼则以为河间所未言，即始于鞠通，亦无不可。余以为温病在三焦之说，果可成立，则上焦之温病，须禁其饮水服药，苟饮水服药，则将传入中焦，在中焦之温病，须当禁其通大小便，盖一经通利大小便，则将传入下焦矣，如是说法，岂非千古笑谈。然则三焦之说若何，近人有谓，上焦如雾，属循环器，中焦如沤，属消化器，下焦如渎，属排泄器。章太炎氏，谓三焦即淋巴，见智见仁，各有相当之谈理，但只解释生理上三焦之名义而已。余谓三焦名称，在病证经过上，可以作为深浅界限之符号。上焦云云，代表病症初起时期，中焦云云，代表病证继续进行时期，下焦云云，代表病症减退，身体衰弱时期，此为余意曲解，非鞠通本意也。

又伤寒温病，同为感证，其发病之症状，亦大略相同，惟初起时，恶寒与不恶寒，渴与不渴之不同耳，太阳为体温之代名词，统辖营卫动行之常度，凡属新感病证，不出太阳小范围，鞠通氏谓温热病在三焦，初起之时，病在上焦，由中焦递传而下，然临床上无异证异脉可凭，不知吴氏何所见，而知伤寒温热病灶之不同也。揆之陆九芝氏，以指南捏造三焦，托名河间，为欺人之工具，鞠通氏耳食其言，便以三焦与六经，强分门户，遂造成以讹传讹之误耳。

（见《中医新刊》1939）

69. 对于伤寒与温病的认识

中国医学自唐宋以来，伤寒、温病门户不分，咸以麻桂诸法治之。其后虽有刘河间、张子和等人，认温热治法不同于伤寒，但空谷足音，寥寥可数，习俗相沿，积重难返。明代医家已知不能用麻桂诸法，而有柴葛解肌等法补充之；清代医家，始将伤寒与温病划分，即用辛凉轻剂，甘寒滋腻以治温病；太过不及，其失惟均。

兹将历来各家对温病之解释，择其大要，述之于后。

《内经·热论篇》'热病皆伤寒之类'，论病情，虽有伤寒热病之分，而受病之源及发病之理，同属时令感冒性病症之一类，古医经验之言，足可为后世所取法。《难经》谓："伤寒有五"以中风、温病、热病等包括于伤寒门中。后世有广义伤寒之名称，实自《难经》始。以上皆可证明伤寒与温病受病之源，发病之理，同属一类之病症（但其症状与治法，各不相同）。

《史记》：仓公治热病，用"火齐汤"。周澹然《温证指归》释云："火齐汤，即三黄汤之别名。"是温病治法，宜凉不宜温，主里不主表。前乎仲景，已有成法，迨仲景《伤寒论》，尤有显明之区别："发热而渴，不恶寒者，曰温病；发汗已（疑为自汗出之讹），身灼热者，曰风温。”非但伤寒与温病之症状治法不容混淆，即温病与风温亦有分别。柯韵伯释云：“寒去而热罢，即伤寒欲解证；寒去而热炽，即温病发现病。如服桂枝汤，大汗出后，大烦渴不解，脉洪大者，即是温病猖獗，宜用白虎加人参汤之类。”此治温病方法之嚆矢。

《千金》治温病方法，多与阴阳毒混合立论；《外台》论温病多兼温毒言之，治温毒发斑方法，“赤斑者五死一生，黑斑者十死一生”，实为经验独到之语。朱肱《类证活人书》谓：“温热二义，为热之多少而异”；是知温热病与伤寒之症状治法不同者。故云：“麻桂二方，春夏间必须加减用之。”“湿温用苍术白虎”，其清热燥湿之法，尚有可用者，惟方中药品，不必拘执。

刘河间论表热里热之症，先用“凉膈”、“天水”、“双解”、“通圣”诸方，独出手眼，后世治温名家，多守其遗教。其书仍以伤寒标名者，遵古制也。惜其于疏邪化热诸法，未能随症变化，曲尽病情。

张子和《儒门事亲》之治温方法：“病人喜凉则从其凉，用辛凉解之；喜温则从其温，用辛温解之。”并推崇河间辛凉清解方法之适用，是知温病不同伤寒者。

李东垣谓：“温病发生，盖因房室劳伤，与辛苦之人，腠理开泄，少阴不藏，肾水涸竭而得之。”是知阴虚之体质，因腠理开泄而受感冒，二种病症混合发生，与现代医家所见，尚多暗合。王安道于《溯洄集》中谓“温病不得混称伤寒，因伏热在内，虽见表证，惟以里证为多，但治里证为主，佐以清表之法，亦有里热清而表自解者。”其论伏温病情，确尚明晰。

明李梴《医学入门》谓：“温热不恶寒，则病非外来，渴则自里达表，热郁腠理，不得外泄之故。终是里多表少，当治里热为主，而解肌次之。”似专指伏热在内之病，新感之症未曾提及。张景岳谓：“温病暑病之作，本由冬季时寒毒内藏，故至春发为温病，至夏发为暑病。”又云：“虽与寒证不同，然亦因时而名，非谓起病必皆热也。”此据王叔和“伤寒例”，谓冬时受寒，至春变为温病，至夏变为暑病。既知与寒证不同，又云：起病未必皆热。徬徨歧路，显然可见。伤寒与温病，前代医家已有相当之认识，景岳仍以推测之所得而妄言之，亦研究不顾事实者。

方中行《伤寒论条辨》：以“温热分阴分阳，治兼寒热”，为喻嘉言所取法，故于《尚论后篇》“温病会讲”中，以冬伤于寒春必病温为一例，又不藏精为一例，以冬伤于寒，又不藏精，至春发为温病，又为一例。作文习气太重，于病情经过、诊断、治法等，关系甚尠。惟注重冬不藏精，真阴为热邪所销烁，此叶氏滋阴疗法之所本也。

张路玉谓：“伤寒自气分传入血分，温热自血分发出气分。”并申明伏邪自内达外，最忌辛温发散，洵为治伏温扼要之谈。周扬俊氏表彰“黄芩汤”，谓为治温病初起主方，中期亦可用者。所云“寒伏于内，郁久化热”，论伏温病情，亦多精到。

柳宝诒氏《温热逢源》中谓：“六经形症，伤寒与温病不殊。”是其见道处。又谓：“有随时感受之温邪，有伏气外发之温邪。”分别新感伏邪，亦多精到。其评《温疫论》之言曰：“又可所列治法，表证多用温燥劫阴之剂，与伏气温热先伤阴分之病，不甚相宜。所论里证治法，都与伏温相合，可以取法不少……”但吴氏所论，多经验之言，其时盛行之症，病情有一部分与伏温相近；柳氏专论伏温，故将吴氏所论瘟疫，一概指为伏温，此因主观不同之故。

陆九芝谓："在太阳为伤寒，在阳明为温热。"自称独得真传。但阳明病与温病，同为身热、自汗、不恶寒、心烦、口渴，症型固无二致；然阳明之提纲，注重胃家实，宜用通便之剂；若温病治法，注重在辛凉解表，清透伏热；至于通便方法，所不可浪用者。是举温病之名义，可以概括阳明病；单执阳明病症候，不可概括温病。仲景云："太阳病发热而渴，不恶寒者，为温病。"是"太阳篇"亦有温病，不得谓温病只属阳明也。且伏邪外发，六经皆有发生温病之可能，未可概以阳明限之。

根据以上各家所论，可以明确唐宋以来对于伤寒、温病的认识，不够精细，直至清代渐趋明朗，但因久为伤寒所束缚，不敢直截了当的予以批判，吴鞠通虽有温病条辨的专著，仍以伤寒论为蓝本，不能越其范围，便是一例。在目前整理中医文献中，这问题是值得注意的。

（见《上海中医药杂志》1955）

70. 金匮血痹病脉证并治解

仲景氏特著名其为血痹者，别于风、寒、湿三气成痹之症状。近代医家于末梢运动神经之病，详列各部。麻痹现状与古医所论之痹症其旨相同，或疑血痹，属末梢知觉神经之病，实属误会。盖末梢知觉神经为病，多发疼痛症状，血痹之病，身体不仁而已，所以有别于肌肉顽厚，麻痹、疼痛之痹症。如风痹而实非风痹，属末梢运动神经，受郁血停滞之妨害耳。喻嘉言曰：虚痨之症，《金匮》叙于血痹之下，可见痨损既成，血液必伤，或出于外，而为失血，或停于内，而为血痹。夫喻氏思想虽高，惜多穿凿。《金匮》之论虚痨，多指劳倦虚弱而言，与后书所述之传尸鬼疰，属结核病者截然不同。血痹之病发于虚弱之人，古医以类分篇，故血痹与虚痨并列。原文中论血痹与虚痨，决不相混，可为明证。至考其原因症候，非谓血痹之病，为贵族式之专利品，平民不得而分之，非必因卧不时动摇，加被微风而得。仲景氏所以如是云云者，盖以证明体质为其素因，以骨弱肌肉盛之人，因疲劳汗出，复感受微风所致，使筋肉强壮之人，运动适宜，体育发达，疲劳汗出，感受风寒，乃常有之事，使复行运动汗出，乃觉霍然。惟尊荣人则不然，运动少，则筋肉弱，颐养丰，则肌肤盛，本不耐邪，最易受病，小有事务，便觉疲劳汗出，筋骨酸困，肌肉重滞，故卧乃不时动摇，此为筋骨关节之间，发现虚性充血之现象。（《金匮》原文，加被二字，指复感也。）复感微风，血乃痹结，斯血痹之症成矣。其症状以身体不仁，如风痹状，其为静脉郁血，末梢运动神经感变障碍，仲景复申明其为阴阳俱微者正以此病。惟虚弱人所患，而强壮人则不易感受，在诊断上之明辨，则以脉自微涩。虚弱可征实在，寸口关上小紧，气血虚弱，寒邪侵袭，紧脉左右弹如夺索，属血管扩张神经，受寒邪凝泣，郁遏未伸之象。其甚者，则寸口关上俱微，而尺中小紧，紧而称其为小，则血管扩张无力，若失此不治，虽欲其紧而不可得矣。其寸口关上紧，中阳尚有鼓动之机，尺中紧，肾阳将有沉沦之惧，故在治法上辨别。一则以针引气，先以疏通其血脉；一则径用黄芪桂枝五物汤，以温卫助阳为主体，此治法浅深之有别也。至黄芪桂枝五物汤，即桂枝去甘草，加黄芪，用生姜，以桂芍姜枣之调和营卫，去草之甘缓，加姜之辛温宣达，复益以黄芪之温卫阳，固表气，其为辛温疏达，助阳活血之剂，此治血痹病之古法也。

著者按《金匮》治血痹方，用针以疏通经络之血。通痹黄芪五物，以补卫阳之不振，后世医者，于此截然分界，疑用针刺者，不必投黄芪五物，用黄芪五物者，又未曾先用针刺，则补泻皆嫌太过，失乎其中，不咎考古之功未深，反以古法不可以治今病，岂不诬乎。宜日医浅田氏，欲用桂枝茯苓丸，或当归芍药散以代之矣。余尝平心论之，黄芪五物实觉其补腻之太过，惟施用针刺之后，方能恰合，苟未用针刺之者，非但黄芪宜忌，在可研究之列，芍药亦必用赤芍方妥。其归尾、桃仁、丹皮、川芎、茯苓、泽泻等，皆可加入。热郁而里滞者，仍当配以黄芩、枳实，则活血行瘀，方可愈其痹着。此浅田氏所言，实有见解，因其虚而惟以大补从事，养痈贻患，后世不善读金匮之过也。

（见《医学杂志》1930）

71. 金匮肺痿肺痈病脉证并治篇解

本篇在《金匮》原文中，以肺痿、肺痈病，与咳嗽上气病并列。叔和王氏于《脉经》中，乃与下文之痰饮咳嗽病，合为一篇。今以严格论之，感冒之咳嗽，与痰饮之咳嗽，及肺痿、肺痈之咳嗽，固迥不相同。而本篇中之咳嗽上气病，与肺痿、肺痈病，原因各别，症状亦殊，不得混同立论，特分别而解释之。肺痈则概括恶臭性支气管炎、支气管扩张、肺坏疽、肺脓肿等症，其兼有表证者，古称为赤膈伤寒。肺痿为肺结核之别名，古称劳嗽是也。《外台》载"苏游传尸论"云，其初得时，半起半卧，即为殗殜，气急咳者，名曰肺痿。许仁则云，肺气嗽者，不限老少，宿多上热，复因饮食将息失宜，则常嗽不断，积年累月，肺气日衰，遂成肺痿。由是可知，肺痈、肺痿，二症显然分别，不可混淆。至其判断病症之预后，《金匮》以始萌可救，脓成则死。徐氏洄溪云，肺痈、肺痿之疾，脓成亦有可愈者，全在用药变化。汉时治法，或未全耳，编者以现代医学之眼光，觉本篇所列之方法，缺漏甚多，故不敢避续貂之诮，为之补苴修正如下。

（一）肺痈、肺痿之原因，热在上焦，因咳为肺痿。《金匮》著有明文，古医于痈、痿并提，言痿为痈在其中，以虚者为痿，而实者为痈。立言虽欠精到，实亦汉时文法简单之故。夫因热而咳，乃肺病之常，因咳而痿，乃肺病之变。其所以成肺痿、肺痈之重症，当另有理由，故古医有此疑问。（二）肺痿之病理，或从汗出，或从呕吐，或从消渴，小便利数，或从便难，又被快药下利，重亡津液，故得之，以亡津液，而便成肺痿。或有怀疑者，不知古之所谓肺痿，即肺结核之代名词。肺结核之病，原为结核杆菌，西历1882年，细菌大家科什氏所发见，其传染于人也，或由胎血遗传，或由外伤侵袭，或由呼吸，或由接吻，传染途径，既无法堵塞，传染机会即无法避免。然而或病或不病者，以其人抗毒力有强弱也。西医治此之法，以美食营养为首务，使此法为不误，则知荣养佳良者，能抵抗结核菌。亡津液，即丧失荣养之互词。由是可知西医之美食荣养，乃补救于既病之后。仲景谓重亡津液，乃推原于无病之先，其旨一也。与其病后美食荣养，孰若病前保全津液。西医知注重预防，而不知津液之可贵，则犹未达一间。至肺痈之病理，古医以风热相搏，蕴结在肺，血为凝滞，故蓄积痈脓，以近世之学理言之，不外表邪之留恋，碳酸之停积，及肺部机能亢盛之症（古医疑为风热）。又凡恶臭性支气管炎，支气管扩张，肺坏疽，肺脓肿等，多为续发病，其原发病，皆有咳嗽，咳嗽则多因外感风邪而起（此风字指空气刺激而言）。古医以风热二字，作为肺痈之定案，尚觉情犹可原耳。（三）病状：肺痿病状，口中辟辟燥，咳即胸中隐隐痛，或吐涎沫而不咳者，必眩。肺痈病状，咳逆，口干喘满，咽燥不渴，时唾浊沫，或喘不得卧，或胸满而痛，或时出浊唾腥臭。据《金匮》所言若是。以近代之学理释之，病之成于内者，其形必显于外。肺痿、肺痈之症已成，津液化为浊沫（古称浊沫即稠痰也），故口中干而辟辟燥，肺脏组织变化，故咳则胸中隐隐痛，此乃普通肺病之症，不得据此而名肺痿。或吐涎沫而不咳者必眩，此因肺中冷而寒饮停积，古医尝以甘草干姜汤以温之矣。以其不上气，不咳，故不得称为肺胀，以其不唾脓血，故不得称为肺痈。但以吐涎沫而名肺痿，殊不足以证实在。故欲求肺痿病之真谛者，当于肺结核之症状详之。肺痈以咳逆，口干喘满，时出浊唾腥臭，或有喘不得卧者，实以风热蕴结，痰血凝聚，于肺脏之组织内，有肿疡之趋向耳。（四）诊断：以近世之考察，肺痿属三期之肺痨，肺脏组织成空洞性而萎缩也。肺痈属恶臭性支气管炎，肺受外邪之侵袭，蕴酿而成痈脓也。其判别迥不相同，在古时之所分者，惟脉数虚与脉数实之间耳。（五）治法：《金匮》于肺痿症未举治法。其甘草干姜汤，乃治类似肺痿之肺冷寒饮，至肺痿症之正治法，求于《金匮》中者，后人拟以麦门冬汤试之。喻氏之清燥救肺汤亦在可用之列，有效与否，殊不敢必。肺痈症之方法有二：一为桔梗汤，一为葶苈大枣泻肺汤。咳而胸满，脉数咽干，时出浊唾腥臭，及吐脓如米粥者，主以桔梗汤，以宣肺气。而吐其痈脓，此已成之治法也。其初结成痈之际，胸胀满，喘不得卧，以葶苈大枣汤急泻之。犹肠痈主以大黄牡丹皮汤之泻法，此肺痿肺痈治法之大概也。《金匮》附列治肺痿之方有四：甘草汤，甘以缓之。及《伤寒论》中，少阴病咽痛用甘草汤之方法也。其生姜甘草汤一法，用参、甘、姜、麦四味，甘缓辛润，治咳唾涎沫不止之症，属肺气虚弱者。桂枝去芍药加皂荚汤，即前方，去人参之壅补，加桂枝之辛通，及皂荚之攻浊。因冒寒而痰浊内停，故用温化攻浊之法。其治肺痿涎沫多，心中温温液液者，用炙甘草汤。因虚弱之故以辛温滋润，以增加营养为先。至治肺痈方法，桔梗白散猛攻其痰浊，此已成之法治也。葶苈泻肺汤，专泻其停滞，此初萌之治法也。而苇茎汤方，有下热散结通瘀之力，宜后世奉为治肺痈之主剂，与河间之桔梗汤配合，取用尤多。

编者按：肺痿之症状，《金匮》不详，但以“寸口脉数，其人咳，口中反有浊唾涎沫者，为肺痿之病”。又曰：咳唾脓血，脉数虚者为肺痿。又曰：肺痿吐涎沫，夫咳而浊唾涎沫，及不咳而吐涎沫，一则为轻浅之肺病，一则为胃停痰饮，于此而名肺痿。可见古人立名之疏，即寸口脉数，为上热之微，脉数虚者，为虚热之象，皆不得执此而便指为肺痿。咳唾脓血一症，究竟为肺痈，为肺痿，实难究诘。近世以肺痨第三期，肺脏组织崩坏，成空洞性者，即名肺痿。余仍嫌其不切，既名第三期肺痨，何得又谓之痿。且痨有传染性，而痿无传染性，几微之分，一言可决。近人慎轩氏，泥定热上焦者，因咳为肺痿，属于热痿，肺痿吐涎沫而不咳者，属于寒痿，以寒热两项，若鸿沟之判别，仍嫌其穿凿。盖凡病皆有虚实寒热之判别，不当于肺痿而固执之，论肺痿病，而不首分寒热虚实者，以本病之主症状，在《金匮》中尚不明了，求之后世所言，亦多傅会，不足据以为实。主症既不能明，而沾沾于寒热之争执，舍本逐末矣。逊清光绪初年，余有族叔祖年逾六旬，平素性急，所遭境遇复不良，懊恼急躁，乃常有之事，适因其子作幕失败，负罪甚重，赔贴极巨，家道乃日益中落，惊恐郁怒之余，乃成肺病。其时余年尚幼，今所追忆者，惟十中一二而已。初起时饮食少思，精神倦怠，两胁不舒，咳嗽气短，卧寐不宁，继则咳嗽加剧，咳出白沫，饮食日减，益形瘦削，旬日后咳势稍平（因气弱无力咳嗽之故），常吐白沫，中夹浅红如烂肉状（气腥微臭，恐属肺脏烂坏之脱落者），每吐白沫中，必夹此如烂肉状少许，其时气息奄奄，小便自遗不知，饮食下咽即呛出，虽用参汤，夫能咽下，如是者，二三日即死。当时似闻医者曾谓，此症似属肺痿，无药可救云云。今追溯而志之，以补医书缺略。

附录慎轩氏　肺痿吐涎沫，与痰饮吐涎沫辨，节录，并加修正以资研究。其言曰，肺痿不足之病也，痰饮有余之病也，二症皆并吐涎沫，何以辨之。考《伤寒论》中所言吐涎沫症，非止肺痿痰饮一项，曰干呕吐痰涎者，半夏干姜散主之曰，干呕吐痰涎头痛者，吴萸汤主之。曰大病后，喜唾不了了者，胃上有寒，当以丸药温之，宜理中丸。此三条之吐涎沫，责在胃寒，夫胃寒之何以吐涎沫，盖中阳不振，吸液管中所吸收之液体，不能随经分配，停滞于内，故涎沫独多，经所谓饮入于胃，游溢精气，上输于脾，脾气散精，上归于肺，水精四布，五经并行，其所谓上输于脾，即指吸液管之作用。其所谓上归于肺，即静脉血，归并左心房，而为肺循环也。因中阳虚，则吸管失其功用，不能上归于肺，而壅满于中，此所以吐涎沫，而或作干呕者。此症状古医名曰胃寒。知吐涎沫之属胃寒，则肺痿痰饮之吐涎沫，亦有属于胃寒之可能矣。试观小半夏、小青龙、五苓、十枣、苓桂术甘等方，治痰饮，不离姜术桂之温中燥湿。甘草干姜、生姜甘草、炙甘草等方，治肺痿，不离姜草之甘温合用。古医以吐涎沫为寒也益明，惟仅属胃寒者，半夏干姜吴萸理中等方，温胃为已足，胃寒而并停水者，则苓桂术甘五苓等方温胃而导水，胃寒而兼津液不足，不能上濡肺脏，而为肺痿，故炙甘草、甘草生姜等方，温胃而兼以生津。或疑寒在于胃，何以兼病及肺痿，与痰饮，不知中阳衰弱，吸管失职，停滞在胃，则吐涎沫，停滞在内，则痰饮，肺部干燥，则为肺痿，其吐涎沫虽同，而一责其为水，一责其为燥，实不同也。肺痿之吐涎沫，心中温温液液，若有不能自胜，痰饮之吐涎沫，心腹筑筑沥沥，宛有形迹可证。痰饮之咳，卧则和甚，水壅上也。肺痿之咳，行则更剧，肺气伤也。痰饮形体如肿，肺痿肌肤甲错，此外证之有别也。水焦于内则脉弦，肺气亏损，脉多虚涩，痰饮脉弦，肺痿脉虚而涩，此脉象之有别也。知痰饮属水，肺痿属燥，则病状治法，俱可了然矣。或疑痰饮吐涎沫，理所宜也。燥病何以亦吐涎沫，庸知痰饮之吐涎沫，因痰饮而吐涎沫也。肺痿之吐涎沫，因吐涎沫而肺痿也。其流虽同，其源各异，焉得毋辨。又肺痿虽属于燥，而燥有寒热之分。《金匮》以热在上焦者，因咳为肺痿，此热燥之肺痿也。火热内灼，津液消亡，痿症即成，无法补救，譬草木枯槁，灌溉何益，仲景所以不立方者，法为其不治也。其肺痿吐涎沫而不渴，乃寒燥之肺痿也，唯其因胃寒而吐涎沫，因涎沫而肺吐痿，故仲景用甘草干姜汤以温之。注家论肺痿症，多言热而遗寒，实千虑之失。或以肺热叶焦，敷布失司，口吐涎沫，然肺热叶焦之痿躄症，何以不吐涎沫，况敷布失司，或停滞而为水饮，或下注而为泄泻，何以反致上溢。且上焦有热之病，势必口渴口燥，何至涎沫反多。或谓肺痿初起，由于寒伏肺中，是又不然。肺脏一经感触寒邪，鼻塞流涕，恶寒咳嗽之症，一时迸至，何能久伏，或谓初起时，或亦有现伤寒咳嗽之症状，久而不愈，变成肺痿，然甘草干姜汤证，不咳不渴，何常是伤寒咳嗽之变症，据是以观，上文所论吐涎沫之肺痿，属于胃寒盖无疑义。至热燥之肺痿，或谓由所寒化为热，是又不然。服甘草干姜汤已，渴者，此由寒而化热矣。何以不变为热证之肺痿，而反变为热之消渴，由是可知，热症之肺痿，必非寒证所化可知。况《金匮》原文曰，或从汗出，或从呕吐，或从消渴，小便利数，或从便难，又被快药下利，重亡津液，由是肺虚且热，成为热燥之肺痿，与吐涎沫胃寒之肺痿，各不相混也云云。

又按肺痈、肺痿大症也，亦重笃之症也，考之《金匮》，数语即了，殊不足以尽其底蕴。痿病症状，余既以所见补之，至肺痈病之症状治法，先哲何廉臣先生之验案，可资研究也。兹节录如下。

廉勘徐氏曰，肺痈病脓已成者，《金匮》虽云，始萌可救，脓成则死。然多方治之，竟有生者。盖予平日治此症甚多，集唐人以来治肺痈之法，用甘凉之药，以清其火；滋润之药，以养其血；滑降之药，以祛其痰；芳香之药，以通其气；更以珠黄之药解其毒，金石之药填其空，与数法而行之，屡试必效。此真善治肺痈之良法，而非自炫其能之谎语也。惟徐氏医案，往往有法无药，此亦巧于藏拙，一则避后人吹毛求疵，一则欲后人勤求古训之深意耳。民七之秋，吾绍一士兵，名陈士卿者，年廿余岁，夏初患肺病，屡服西药，咳嗽终莫能愈。秋初患暑湿并寒夹食，经军医某氏（系德医）多方救治，病亦日重一日，已达极点，遂断其必死，推决不治。经友人吴炳墀君介绍入诊，至则病人面赤如朱，膈胸赤肿，昏厥不语，已五昼夜口喷秽气，唇焦齿黑，目瞪口噤，四肢厥冷，按其胸腹，灼热异常，大便水泻如注，自秽难闻，溺短赤涩，脐间冲脉动震应手。诊其脉两寸浮洪，数而有力，两关尺以弦搏数，愈按愈盛，望其舌，焦紫起刺，层层黑晕，在摄氏检温表中，已一百〇五度，遂断为暑湿病中之坏热证，病势凶险已极，必须大开大下，力图一线生机，或可急救。乃用解毒承气汤，加紫雪五分，三物白散二分，以药汤频调。服一煎后，时隔四句多钟，毫无变动。又进次煎，服毕，即大吐臭痰一碗许，乃开言。腹中如锥刺，或如刀割，疼剧不可忍，同人为之抚摩，半句钟许，又大泻黑垢甚多，次日上午，又邀诊视。察其脉关尺如昨，寸部滑数有加，且兼促象，舌唇只退黑晕一层，大便通后乃闭，小便全无，躁则狂言乱语，静则独语而笑，温度仅退一度，四肢不厥转温，于原方略为加减。去紫雪及白散，加犀角尖一钱，鲜车前草汁二大瓢，与金汁和匀同冲，安宫牛黄丸一粒，生大黄又加二钱，服二煎后连下黑垢二次，热度昏谵依然，咳吐臭痰如米粥状，则加多矣，满屋臭不可闻，同人为之掩鼻。从此连诊七日，皆从前方加减，或减安宫牛黄丸，或乃用紫雪，或减少犀黄，加鲜竹叶、黄芩等，宗凉膈散法。如是出入，臭痰日吐两盂，黑垢一日一次，多则二次，惟小便日渐加多，色终赤而浑浊，温度退至一百〇一度，昏谵犹多，清晨时神识较清，略能应对一二语。脉搏数而不弦，脐中跳动渐底，舌苔白腐满布，略现黑点。约计生军已服至三两，金汁已有九两，紫雪服至二钱余，牛黄丸服至六粒，至此外感暑湿食滞之邪已去大半，乃一意疗其肺痿。改用加减苇茎汤，磨冲太乙紫金丹一粒，宗徐氏甘凉清火、芳香通气之法，连诊数日，皆从此方加减。或加新绛旋覆橘络，通其肺络；或加竹沥、梨汁、鲜石菖蒲汁，豁其臭痰；或加制硼砂、甘中黄、生石膏，解其毒以防腐。至第五日，忽然寒战壮热，手足躁扰，头、面、身、背遍发黑斑疮疤，而胸膈赤肿始退，臭痰全无，日吐稀白痰甚多，或痰中带脓，或夹紫血，如丝如珠，谵语大减，神识转清。但睡醒后仍有昏言，而唇转白，体亦憔悴。脉搏小数微弦，舌苔白腐大减，胃动思食，口燥喜饮，胸中尚隐隐痛，大便已转嫩黄，时溏时燥。改用《古今录验》续命桔梗汤，生白归身、白茯苓各一钱，苡仁一钱，桑皮二钱，生地二钱，北沙参四钱，甘润以养其胃，甘寒以清其热，加用王氏圣灵丹加减，珠粉、西黄各三分，琥珀一分，石月石、石膏各一分，没石子、辰砂各五分，各研细末，和匀，每用五分。以鲜茅根汁，鲜菩提根各钱，煎汤送服，日夜各一服。服完胸痛止，痰血除，益信徐氏，珠黄之药解其毒，金石等药填其空之说，精确不磨也。且知马氏培之麝香走窜，盗泄真气，肺痿忌服之说，亦难拘执。终以《金匮》麦门冬汤，加石斛、玉竹生津液以善后，其口燥甚时，用顾晓澜一八饮，去西瓜汁、荷叶汁（甘蔗汁、梨汁、藕汁、芦根汁、鲜生地汁、鲜茅根，加麦冬汁、淡竹沥）各用二大瓢，重汤炖温服，甘润养胃，以生其津。数剂后，病乃霍然，饮食起居如常矣。

（见《医学杂志》1934）

72. 金匮治中风三方解

按《金匮》治中风凡三方：侯氏黑散、风引汤及防己地黄汤而已。三方之意各不相同。防己地黄汤用防己、甘草、防风、桂枝四味，以酒浸而蒸之。生地之用量，超出十倍以上，注重在生津液，清热血，佐以四药之通行血络，宣达肌腠，此后世用养血祛风方法之始祖也。若风引汤之得用石药六种，取其重坠达下，复用牡蛎之潜降，大黄之通泄，其对于脑充血之治法，显然可见，古医之卓识，吾于是益信其然。侯氏黑散，以菊花一味之分量，占全方中百分之四十，其注重辛凉宣达，散风清热可知，复佐以黄芩、防风、桔梗、牡蛎之宣达清热降浊，信而可征。余非诬妄，方中药味之不纯者，细辛、干姜、桂枝、川芎四味而已，然亦当谅昔时药物发明之不多，假借应用，不无可议，古医收罗编订之功，不可没也。发扬光大，责在后贤。乃不料世之注释者，附会其说，曲圆其词，方中用三分之白矾化痰泄浊之功，尚虞不足，自赵以德衍义，创为药积腹中不下之说。喻嘉言、程云来、陈修园辈，遂以此语横梗胸中，以为治中风之秘诀，须以填窍息风了之，独不思肠胃之内，可使药物堆积不下耶。神秘欺人之语，令人不可捉摸，医学之坏，不自今日始也。

（见《医学杂志》1930）

73. 喉风症治浅说

（一）说明　喉风一症，初起喉内一边肿大，或两边肿连颈项，喉内疼痛，胀闷如绞，内外皆肿，上有红丝缠绕，此缠喉风也。若在半边者名单缠喉，颈外不肿，内则肿满或破烂者，名烂风喉，皆为险急重证。兹特将其证候治法，述其大要如下。

（二）证候　初期，恶寒发热，或则微寒壮热，头痛口渴，心中烦闷，胸膈闭滞，痰塞气促，咽喉不利，或觉阻塞作痛，而时作呛咳，乃斯证之主证，如是者，不过一二日间，即转入第二期。

二期，咽喉漫肿连项，肿处坚硬热痛，喉内红丝缠紧，势如绞转，且麻且痒，手指甲青，壮热烦躁不安，痰涎涌盛，胸闷气急，数小时或半日后即声如拽锯，神志昏迷，手足厥冷，两颐及项，赤丝缠绕，过十二小时者，难治，过二十四小时以上不治，或有角弓反张，手指蠕动，筋惕肉瞤，此血热冲脑，神经牵引为病，俗名发动内风，喉证发现此候，其病已深，不易疗治。

（三）诊断　喉风病证，以气急，胸闷，呛咳，为特征，有上项之现证，在经过中，必有暴发之趋势（如大喘神昏，声如锯等是），在未经暴发以前，其势轻而易治。在已经暴发之后，其势重而难治，痰声如锯，经过二十四小时以上者不治，因肺部神经麻痹之故耳，其舌苔脉搏查与普通喉证同，兹不赘。

（四）治法　初起恶寒发热，呛咳喉痛，胸闷气息急者，用加味甘桔汤，以发散清热，乏血化痰诸法，如喉内肿痛硬胀，烦躁不安，痰涎涌甚者，宜急下其痰，免至壅塞伤气。雄黄解毒丸、三物白散酌用，或后世探吐法，及猪牙皂角吐痰法亦可，其余善后调整治法，与普通喉证调治同。

（五）处方　喉风加味甘梗汤　丹皮钱半　浙贝三钱　桔梗钱半　黄芩钱半　葱白钱半　防风钱半　生草五分　僵蚕三钱　知母钱半　赤苓三钱　射干五钱　薄荷叶钱半　雄黄解毒丸二分

主治　恶寒发热，头痛无汗，周身骨节疼痛，咽喉赤肿而痛，胸闷脘满，大便不畅，小便赤涩，或喉下自觉阻塞，痰涎壅甚，或喉中有麻涨之感觉，如绞扎之现症，时作呛咳，面赤神烦，苔色白腻者轻，灰滑者重，脉象多浮之形似弦紧，按之沉滑者。

加减法　热重而寒轻者，去葱白、防风，加银花、连翘、菊花；痰涎黏腻者，加白芥子、郁金、滑石；寒重者，加生姜一片，去黄芩、知母；小便不利者，加通草，泽泻；脘满，加蒌皮、生山楂、枳壳；咳甚者，加牛蒡子、苦杏仁；颈有红丝缠绕者，加桃仁、红花；大便秘结者，加大黄、芒硝。

方解　葱白、防风、薄荷，祛风发表；丹皮凉血和血；知母、黄芩，清其热结；僵蚕、浙贝，散风化痰；生草、桔梗、射干，清咽喉利膈；雄黄解毒丸化痰通便，又有涌吐之力，痰热内蕴，用此可消，故为初起之首剂。

雄黄解毒丸（喉科方）

雄黄一钱　川郁金一钱　巴霜五分　芒硝一钱　僵蚕二钱

各研细末，神曲糊丸如小豆大，每服五丸至七丸，约重三分，身体强健、实痰停滞者，可服至五分，以服一次为限，不可多服。

三物白散方（伤寒论方）

贝母三分　桔梗三分　巴霜一分

共研细末，每服五厘，痰涎涌甚者，每次服至一分或一分五厘，病在上必吐，在下必利。不吐不痢，进热开水一杯，自能运动药力，若过利不止者，进微温粥一碗，其利自止。

主治　喉风痰涎涌甚，胸闷气急作，咽喉红肿痛，连及颈项，作麻作胀，急宜用雄黄解毒丸或三因白散方治之，如待至声如拽据，神志昏糊，牙关紧闭，角弓反张，唇青面黑等症，发现已至最危最急。

方解　咽喉之症，最为险要，痰涎涌甚，气机将受其阻窒，吐其痰，下其积，正所以疏通其气道也。

猪牙皂角吐痰法（验方集要）

法用猪牙皂角三条，去皮弦，研成细末，开水调下三钱，得吐利后，则喉症风痰自化。

（编后附言） 喉风暴发，势成燎原，即使幸而治愈，已成焦头烂额之客。若在预发之期，治以驱风，清热，解毒，活血，利咽，顺气，化痰，导浊之剂，俾病邪潜消默化，是为上策，痰涎壅遏甚者，宜参用吊痰方，血使之吐出，再佐以清胃导便之剂，邪火外散，喉证自松，至于善后之法，用以导痰，通便，清热，清凉解毒为主。随其兼症而消息之，庶不致误。

（见《幸福杂志》1934）

74. 冬令可畏之白喉

阴虚身体最易传染。

白喉初起，周身恶寒发热，骨节疼痛，苔白无津，脉多浮紧，头痛肢疼，咽喉干痛，红肿坚硬，或现白点，其全身症状，与普通感冒相同，不知者，疑为伤风小恙而忽之，迨至气粗喘促，已势成燎原，无可措手矣。其发热一二日后，表证自然消灭，或化壮热神烦，或竟不热，而神情怠倦，酣睡昏沉，尤为斯证之特征，其重要之点，厥为白喉，白处成点成块成条，四围附着肌肉，揩之不去，抉之出血，色带灰白，或粉白，且干燥，与烂喉痧白腐而蔓延者有别，白喉既显，寒热反除，此病邪深入之象，脉象亦无一定，总以洪大弦滑为顺，细小涩濡为逆，舌苔薄白或黄腻，始终无显著之变化，惟舌质必红而燥，斯乃血热津伤之象，二便通否，于本症无甚关系，惟泄泻太过，与秘结不通，亦属非宜，当按法治之。普通白喉，未经药误，皆可救治，惟最剧者，喉肿极疼且闭，饮水即呛，眼红声哑，白片满布，口喷臭秽之气，此白喉最重之症，不易救治。

预防　当此悍燥之天令，病势正鸱张之秋，希弗以下语，为无足轻重，而疏忽之。

一、将生梨、萝卜、青果煎汤频饮，或多饮流质。

二、戒烟酒、炙炒荤腥，以蔬菜汤为最宜。

三、衣服不宜过度，并需宽松。

四、居室务求清洁，勿烧烟熬油。

五、勿晏卧，勿忿怒，老子所谓无摇尔精，无劳尔神是也。

六、窗户宜常开，以通流空气。

七、白喉之成，大都因腐败空气，秽浊水流，故空气及水流宜预防之。

（见《上海医报》1929）

75. 咽喉病之研究

医家十三科，咽喉居其一，诚以气之出入，生死之关，所当首宜讲求，不容忽视。《内经》曰：喉主天气，咽主地气。“咳论篇”曰：心咳之状，咳则介介如梗状，甚则咽痛喉痹。“厥论篇”曰：手阳明、少阳、厥逆，发喉痹，嗌肿痛。“脉解篇”曰：厥阴所谓，甚则嗌干热中者，阴阳相薄而热，故嗌干。“骨空论”曰：督脉生病，治督脉，治在骨上，甚者在脐下营，其上气有音者，治在喉中央，在缺盆中者，其病上冲喉，治其渐，渐者，上侠颐也。“谬刺论篇”曰：邪客于手少阳之脉，令人喉痹，邪客于足少阴之络，令人嗌痛，不可内食。又曰：嗌中肿，不能内唾，时不能出唾，此皆咽喉之为病也。岐伯曰：痈发于嗌中，名曰猛疽，猛疽不治，化为脓，脓不泻，塞喉，半日死，此则喉科所谓喉痈缠喉之类也。仲景于《伤寒论》中，列咽喉症之治法。曰：少阴病，咽中痛，半夏散及汤主之，用半夏、桂枝、甘草。此后世用辛温发散之嚆矢，治少阴咽痛，用甘草汤，不瘥，用桔梗汤。此后世用辛平利咽之典型，辛温、辛平二法，已开喉症诸方之祖，咽中伤生疮，声不出者苦酒汤主之。苦酸涌泄，所以去其痰涎，下痢咽痛，胸满心烦者，猪肤汤主之。用猪肤、白蜜、花粉，甘凉清润，又后世养阴清肺汤之先导（花粉，古书白粉，注家疑作米粉。胸满心烦，而米粉何不思之甚）。宗此四法治咽诸症，了无胜义，自此以降，《千金》、《外台》诸方书，所列方药，间有美备，间有剥杂，视人之学力，自为选择。河间、东垣，为金元巨手，于斯症也，语焉不精。朱丹溪氏，论喉痹以脏腑为主，分以施治，实具只眼。至论咽喉之症，有专书者，宋异僧传《咽喉脉症通论》，内容实为粗浅；破头黄真人，有《喉科秘诀》，用法太为峻削；薛己有《口齿类要》，方多庸俗；陈耕道之《疫痧草》、曹心怡之《喉痧正的》、维扬张氏之《喉痧》皆有发明，即现今西医所谓猩红热症，治法大致完备。此外有顾玉峰之《喉痧经验阐解》，张善吾之《白喉丹述要》，搜集而已，耐修传“洞天之旨”，作《白喉抉微》，于白喉与缠喉不分，故包衡村氏，于喉证家宝中，攻之最力，《白喉证治通考》，为张孟劬氏所编，治白喉多简要。《重楼玉钥》初续编，皆歙县郑氏所编订，治法平妥，方皆扼要。《喉科家训》四卷，乃刁质明氏所编，学本家传，方皆经验。杨龙九之《囊秘喉书》，黄梅溪秘藏之《紫珍集》，方多秘授。语有折衷，余如曹侠僧之《咽喉证治指南》，张若霞之《通俗喉科学》，坊印本之《急救喉疹要法》、《喉科指掌》、《喉科秘旨》，亦皆各有心得，但不足以窥全豹耳。刘华封之《烂喉痧证治辨异》，辨证颇精。曹炳章之《喉痧证治要略》，收罗美备，取材精博。丁氏所译之《喉痧新论》，血清疗法，理论详明，治疗简要。前哲于斯症也，不惮穷搜博访，孜孜矻矻，以成一家之言，传流后世。余尝平情论之，中医方法失之杂，西医方法失之简，求治疗之完全，而无缺憾者，宜中西并用焉。白喉与喉痧之治，有天渊之别，风热时行之喉，与阴虚及阳虚之喉，以及瘟疫传染之疫喉，大相径庭，辨别不清，生死反掌，治疗方法，以伤寒论中四纲，最为完备，学者所当宗之。

（见《复兴中医》1941）

76. 宿食之研究

宿食因昔日所食之物，停留不化，其症吞酸嗳脘腐胀痛，脉象沉郁不扬，宜用山楂、麦芽以消之，砂仁、陈皮以运之，黄连、胆草以清之。斯法也，西医名苦味健胃剂与助胃消化剂，中医名化滞、消食、清热理气之剂。若脉滑而数者，实也。《金匮》用大承气汤，伤寒门中，治邪热内灼之症，急下所以存阴。宿食停滞，无急攻之必要。心不烦不用芒硝，腹不大满，不用枳实、厚朴，此仲景古法也。余意用大承气汤，脉证参合，有急攻之必要者，则当机立决，勿再犹疑。若非痞满燥实坚悉具，不可以猛烈之药，漫试其病。仿此意而比例者，则番泻叶、蓖麻油其选也。继此以下者，槟榔、知母、牛膝、郁李等类，亦皆有通肠导浊之效。而鸡内金一物消食化滞，尤有奇功，研末调服三钱，大便立能通降，附载于此，为研究宿食之一谈。

宿食病，脉不滑数，而但紧者。紧为阴寒之象，宜变小承气汤、厚朴三物汤乃七物汤。若以桂枝之轻浮，不若附子之温热，可酌用大黄附子汤，兼心烦呕逆，可借用附子泻心汤，此活法也。宿食而兼头痛身热，是夹表也。随四时之变易，酌用辛温辛凉发散之方，参以消食化滞之药。《金匮》主用厚朴七物，小承气合桂枝，冬令伤于寒邪，或可用之者。若四时感冒，非一方所可侥幸。宿食上兼头痛者，此浊气中冲之故，得大便能畅，浊气自除，拟用酒制大黄为丸以推荡之。若兼脉浮身热恶寒等症，此夹表邪，两解之。

宿食主要之症状，吞酸嗳腐，恶闻食臭，脘腹胀痛，拒按，大便不畅，苔色黄腻，胸脘饱闷，气机不舒，右关脉弦滑数紧等象，皆宿食也。

（见《三三医报》1928）

77. 胃酸过多与过少

食糖太多是酸多，食肥甘太过则酸多，食物太饱则酸多，胃酸过多，则胃病或胸脘胀痛，或消化不良，或吞酸嗳腐，或发胃部痉挛作痛。西药治以双灰卤养有捷效，或健胃片亦佳。中药古用平胃散，余意宜加入滑石，因滑石内含镁质最多，酸镁合化，即能发生排泄作用，得一二次之泻利后，其病即愈，功效甚确。他若牡蛎、瓦楞子、文蛤等类，皆有反酸性质，治必有效。若胃酸太少之病，多发于贫寒之辈，因营养不足，故胃液衰弱，酸化不及，古人治不思食症，有用归脾养荣治之而愈者；有用鹿角胶、阿胶治之而愈者；是助胃液，即所以增其酸也。妊娠之妇，多喜食酸者，因胎儿缺乏组织全体之材料，吸收母体之质液以补之，故妊娠嗜食，无有常性，或好或否，非肝嗜酸为然也。中医见酸责之肝，西医见酸责之胃，非不各有见地，然不足以尽其变，特赘言之。

（见《幸福杂志》1934）

78. 痫之研究

▲原因　本证之原因：分先天素因及诱因二项。①得于先天者，如两亲之饮酒霉毒，分娩困难，头部外伤遗传等项。②得之于诱因者，如大惊卒恐、暴喜暴怒等之精神感动，肠内自家中毒，传染病之遗留，肠寄生病，生殖器病等。七岁至二十岁之年龄，病后及郁闷之体质，精神受有相当之刺激，发生本病为最易云。

▲证候　（重证痫病）（一）前驱期（即发作前之预兆）。诉有自一上肢，或一下肢，或心脏部，或胃部，有向头部之方升起微风样特异之知觉异常，感不快之臭气，见红色，耳内有笛音蜂声，或某种不能形容之声音，身体寒冷，有反感热者，其手变为非常苍白或变红，而有剧甚之心悸亢进，继而眩晕，精神恍惚，此种前兆，亦有不发者，即有之，为时亦仅短。患者稍有经验，得知其前兆，而自行先事预防，至极重症者，心窝诉苦闷，或来胃病。但亦有无此第一期，而直接发第二期或第三期者。（二）痉挛期。猝然倒地，其时身体大抵倒于前方，意识全消，一切之感觉亦停息，跌倒时有蒙外伤者，亦有大声嚎叫者，此后即起，强直性之肌收缩，即头部通常向后弯曲，上下牙关紧闭，躯干反张，四肢伸直，两手握拳状，颜色苍白，瞳孔散大，无反应，亦有呼吸停止，数秒至十余秒间。（三）间代性痉挛期。口眼㖞斜，面肌抽搐，眼球旋上，瞳孔缩小，或两眼皆

偏于一方，唇舌痉挛，牙齿门磕，上下肢及躯干之肌肉，抽搐不已，或作六畜声之喊叫者，脉搏稍速，体温仍为平温，或稍升，其时泄粪尿。又男子有射精者，又此时有咬断舌者。（四）病状休止期。人事不省，依然如故，惟呼吸安静，颜面几变为普通之色，陷于昏睡，渐次入普通之睡眠状态，此睡眠之时间，各人不同，有数小时者，有极短者，惟醒觉后，仍觉头痛，身体倦怠无力，或易于激怒，各部肌肉皆留剧痛。亦有健态如常者。以上为定型的经过，一度发作后，有数回或数十回之反复，其次数之多少，殊不一致，有一日一二次者，有数十日方再发一次或二三次者，更有数月或数年方再发者，以发病次数多少，发病时间之长短，为判别病情减轻或增重之标准。

又每次发作之时间，多见于白昼，夜间较少（轻证痫病）。患者于叙事谈话间，精神上骤觉眩晕，失神昏迷无痉挛症状，少顷醒觉，即复常态，但以发作之次数太长，或失治或误治亦有转成重证痫病者。

▲病理。本病发生之起点，总由精神之变化，七情之感触，意识之刺激，使大脑皮质之神经界，发生反常之征象。如大脑损伤、脑膜强厚、脑浆过多或过少等（此为重证）。一说自肠管内发生自家之中毒（此为轻证）。凡现精神病之现状则病灶多在于脑也。

▲诊断 ①类证。本证与中风、中寒、中暑、尸厥不同，本证发作时，口中有声，将醒时，吐涎沫，醒后又复发，时作进止，与其他中风等证候作时无声，醒后无涎沫，及无反复发作等证者不同。②诊察。脉浮者为阳，沉滞者为阴，沉数实热，浮滑洪数为风，细弦微缓为虚，脉细缓者虽

久剧可，虚散及沉实弦急者不治，目瞪如愚者不治。

▲治法　前驱期。头昏脑胀耳鸣，感不快之臭气，目见红色，心悸亢进，宜用加味玉女煎，以清脑热，佐以疏通血液之品。病状休止期，已发后，头部仍痛，身体倦怠无力，或易于激怒，痰涎甚多，神志尚未宁静，睡眠不安者，用新定解痫饮送下定痫丸。如气机郁闷不舒，用新加酒沥汤送定痫丸，皆有效。在发作之时期，宜待其过后再为治疗，较为妥当，如必欲在发作时施治，痰涎壅盛胸闷气促者，用稀涎散吐之（如牙关不开，药难下咽者，先用乌梅擦牙使开，然后再服吐痰之药）。同时再用吹鼻清脑药，以清脑取嚏，使呼吸器之障碍排泄，功用自然恢复，再用定痫丸，和缓神经以止痉挛。如痰涎痉挛已止，精神尚未恢复，酌用新定清心丸，以清醒神志，并服新定解痫饮，以涤痰安神。

▲选药　初起宜豁痰清火，佐以安神活血之品，中期宜清脑镇痉，佐以和缓神经之法，延久亏损者，阳虚宜用参、芪、桂、附等，阴虚宜用二地、二冬、龟板等，此选药配合之大概也。豁痰宜用胆星、半夏、白芥子、白矾、白附子、菖蒲、贝母、竹沥等。清火宜用炒山栀、黄连、黄芩、银花、连翘、生石膏等。安神志宜用牛黄、琥珀、茯神、远志、朱砂等。活血加当归、郁金、丹皮等。清脑加犀角、牛黄、羚羊角等。镇降加代赭石、金箔、牛膝、沉香之类。和缓神经，加全蝎、蜈蚣、乌梢蛇、僵蚕之类。

▲处方　加味玉女煎　川牛膝二钱，生石膏三钱，肥知母钱半，生牡蛎二钱，当归须三钱，粉丹皮钱半，桃仁泥三钱，陈皮钱半，白茯苓三钱，法半夏三钱

新定解痫饮　白茯神三钱，熟枣仁三钱，远志肉三钱，全

当归五钱，法半夏三钱，白芥子二钱，石菖蒲三钱，胆星二钱，生草一钱，熊胆一分，朱砂一分冲。

定痫丸　赤脚蜈蚣一大条（去头尾），全蝎，乌蛇肉（酒炒），南星、半夏、白附子各二钱五分，熊胆、白矾新瓦上煅枯，各一钱，各研细末，炼蜜为丸如梧子大，朱砂为衣，每服三五丸，杭菊花、薄荷、钩藤汤下。

新加酒沥汤　小生地四钱，全当归三钱，川柴胡一钱，薄荷叶钱半，生白芍三钱，炙草一钱，橘络钱半，玫瑰花五分，竹沥五钱，冲陈绍酒一钱冲，酒芩钱半，粉丹皮钱半。

稀涎散　皂角五分，白矾五分，各研细末，温水调下五分，须臾自能吐出痰涎，如不吐者，再加藜芦二分研末冲服，必吐。如牙关不开者，可先用乌梅擦之，自开。

吹鼻清脑药　牙皂一分，细辛一分，生石膏二分，白芷一分，冰片五厘，薄荷冰一厘，各研细末和匀，吹鼻取嚏。功能排泄呼吸器停滞之痰涎鼻涕等，以奏宣肺清脑之效。

新定清心丸　牛黄一分，黄连一分，丹皮二分，川郁金二分，炒山栀二分，冰片二厘，各研蜜丸如梧子大，分三次温水调服。每间三小时服一次，如一服神志清爽者，止后服。

（见《复兴中医》1940）

79.（急性）肺炎

定名　据西籍之分类有二：一为原发性（即本证）。一为续发性，即加答儿性。其证多续发于各种急性传染病之后，如麻疹、流行性感冒、白喉、顿咳、猩红热、风寒咳嗽等。证候之经过，举本证不同。本编以急性传染病为主，故取急性定名。

原因　西医检查列入于风寒感冒病原体。以肺炎双球菌之传染，为本病惟一之原因。中医列入于风寒感冒项下。因肺脏功用，稍有妨害，则呼吸气体交换，不能充分，致肺脏之内，循环障碍。本证双球菌，得以侵入，毒素繁殖，刺激肺脏，在一叶或二叶或极小之一部分，起灼热肿痛之感觉，乃致发生本病矣。其人饮酒之体质，老年及小儿，皆为易罹本证之素因，则中西医所见，皆属相同云。

证候　先驱期　头痛咽痛，咳嗽流涕，时觉疲劳，食量减少。一二日后，则移行于发病期，始则恶寒战栗，头痛发热，约摄氏三十九度以上，二三小时以后，胸部发剧烈之刺痛，在咳嗽深呼吸身体移动时尤甚。陡发强剧之干咳，稍停后，咯出稠厚而黏之锈色痰，呼吸促迫，每分钟呼吸三十至四十，比平人快三分之一至二分之一，而且非常困难，鼻翼掀动，呼吸浅弱而不规则，随咳嗽而断续，颜面潮红或紫，身体非常困倦，食量减少，或竟不能食，脉紧或数，一二日后，胸痛咳嗽，息促等均略减。如口唇鼻部，发生匐行疹，胸部出白痦、红瘢者，则其势较轻，预后较良。轻证，上述证候，持续二三日至四五日，各项证势，均逐渐略减，但于六日至八日之间，又稍稍增剧，热甚脉数，然后自汗出，小便利而解。重证，上述证候进行至极期，心脏陡然衰弱，并发生重笃之神经麻痹症状。如头摇目窜，神识昏蒙，手指抽搐，谵妄昏睡等，则不免于死。

（证候附翼）　（甲）小儿肺炎，与成人不同之点有四。

（一）始起不觉战栗，常发吐泻及痉挛。（二）八岁以下之小儿，不能咯痰。（三）经过较短，热型多不规则。（四）最易发生脑及肠胃证候，如头摇手痉、谵妄昏睡、呕吐腹痛等证候，死亡率约十分之一二。（乙）酒客肺炎，寒栗之时，甚为激烈，全身症状，亦极重笃，一二日后，即陷于精神昏妄，渐失意识，或腹部膨满，或身发黄疸，亢热多汗，唇干舌燥，心脏愈形衰弱，渐至于危，死亡率约三分之一。（丙）老人肺炎，开始缓慢，且无寒栗，惟咳嗽咯痰，呼吸稍急，全身衰弱，舌常干燥，带暗红色，上被褐色厚苔，为本证之重要证候。如发现呕吐下痢，谵妄昏睡者，其结果皆不良（死亡率约五分之一）。（丁）加答儿性肺炎（一名气管支性肺炎）。热度在三十九度以上，持续数日，热型无定，脉搏迅速，咳嗽甚剧，呼吸促迫，而且困难，咳出稀薄之痰，多续发各种传染病之后，预后不良。因此属慢性证候，有延一二月者，易成肺结核之重证。

病理 因肺部平素有寒，再遇风寒之侵袭，妨害呼吸，及肺循环之血行，故本证病菌，得以肆虐，以致肺脏之一叶或一部分。发现灼热肿痛之炎症，于解剖上所见充血期，及赤色肝样变化期，皆肺组织窒塞，局部血行停滞，肺泡充满水液血液纤维素，混合凝结之状也（中医名为肺气闭塞）。肺部胀大，压迫神经，故胸痛，肺细胞之水分凝滞，乃成稠痰，因混血液，故呈锈色，或呼吸不利，血中炭酸停积，心脏为欲使血行畅旺，乃起代偿机能，增加速度，故脉搏多数。然此种现状，不能维持长久，兴奋过久，必至疲劳，而为衰弱，于是脉乃沉弱，时现间歇，血压低降，颜面色现青纹。四肢厥冷，间有与脑部症候，如神昏谵语，四肢痉挛等，同时并发者，尤多危险，甚者每致死亡。

诊断及预后　初期现证，与普通风寒感冒咳嗽等证（西名急性气管支炎）最易混同，但以呼吸促迫，鼻翼扇动，胸部刺痛，骤发强剧之干咳咯出稠厚之锈色痰，体温骤然高升等，便可证明。如佐以细菌的检查，尤易确实诊断，本症预后，多数佳良。惟并发重笃性心脑之证者，则不免危险。

附类证鉴别　与本证类似有鉴别之必要者。

（一）流行感冒及气管支炎，以恶寒发热咳嗽咯痰为主证。无胸痛及锈色痰等征候。（二）脑膜炎、小儿肺炎，多并发脑病之症状，惟与脑膜炎不同之点如下，肺炎发谵语痉挛时，则头痛消失，脑膜炎则脑病发作时间，头痛尤为剧烈，此不同者一。肺炎初期有呕吐，脑膜炎时时皆有呕吐，此不同者二。脑膜炎之号叫，斜视，周身知觉过敏，四肢转侧不便，颈项弯曲肿硬如黄瓜等，皆与肺炎不同。（三）肋膜炎无一定之稽留热，在肋部压迫邻近器官，皆与肺炎不同之点也。

治法　先驱期头痛咽痛，咳嗽鼻流涕，时觉疲倦，食量减少，用葱豉桔梗汤。发病期，恶寒发热，头痛无汗，咳嗽胸痛痰多者，用小青龙汤合青州白丸，加瓜蒌薤白方，外敷芥子泥，在胸部吊炎，以减轻在内之壅滞，其兼心脏衰弱体温外散者，参用真武汤加减法。其内有停滞之浊痰者，用华元化之五嗽丸，或千金桂枝去芍药，加皂荚汤。肺部发炎，血滞成瘀者，轻者用加味苇茎汤，重者用真人活命饮。如痰涎停积者，葶苈大枣泻肺汤，或十枣汤。均可斟选用，如兼肠胃停滞者，参用通利肠胃之法。

［治法上本证与风温之鉴别］本证初起，病状多与风温相似，然有不同者，风温属胃热。本证有肺寒者，风温如见舌绛唇红，即宜凉胃药与解肌发汗药并用，其效如响。故云胃热本症初起，舌润苔白，用温肺散治之，方能合拍。又本证与风温，经过转变，亦复不同。风温为热性病，其传变易入阳明。本证传变，则从支气管而入肺络，继见郁血脑病，其势甚捷，可以自始至终，不见阳明证，故不能与五风温并为一谈。本证治法，当以麻桂为主，有时亦可用小青龙汤，此治肺炎之大较也。

葱豉桔梗汤

葱白钱半　淡豆豉三钱　炒山栀钱半　桔梗钱半　连翘三钱　薄荷叶二钱　生甘草八分　竹叶三钱

小青龙合青州白丸，加瓜蒌薤白方

麻黄四分　桂枝一钱　细辛三分　干姜八分　白芥子一钱　川郁金一钱　全瓜蒌三钱　薤白三钱　法夏钱半　陈皮钱半　白附子四分　胆星八分

［加减法］神昏加石菖蒲，外用卧龙丹取嚏。

痉挛用勾藤、羚羊片，甚者加蝎尾。

咳甚加紫菀、百部、桔梗、牛蒡子。

痰壅喘急，加磁石、葶苈子、竹沥。

真武汤加干姜细辛五味子方

白茯苓三钱　炒白术一钱　细辛三分　五味子三分　炒白芍钱半　干姜五分　细辛三分　五味子三分

华元化五嗽丸方

桂心　皂角　干姜　各一钱，研末，蜜丸如小豆大，每服五分至一钱，食前开水下。

千金桂枝去芍药加皂荚方

桂枝钱半　炙草一钱　生姜钱半　大枣四个　皂角八分

加味苇茎汤方

苇茎钱半　桃仁钱半　炒冬瓜仁二钱　桔梗钱半　浙贝钱半　当归须钱半　炒苡仁一钱　蒌皮三钱　白芥子一钱　赤苓三钱

真人活命饮方

金银花三钱　白芷钱半　当归尾三钱　陈皮钱半　生草节一钱　川浙贝钱半　花粉三钱　制乳没三钱　山甲片三钱　皂角刺钱半

葶苈大枣泻肺汤

甜葶苈三钱　黑大枣五枚　水煎服。

十枣汤

大戟　芫花　甘遂各钱半　大枣十枚　水煎温服。

（见《复兴中医》1940）

80. 冬令补品丛谈

芡实　（一名鸡头米）甘平补气，益肾固精，耐饥渴，治二便不禁，强腰膝，止崩淋浊带。必蒸煮极熟，枚齿细咀，使津液流通，始为得法。鲜者盐水带壳煎，而剥食亦良，干者可为粉作糕，煮粥代粮。亦入药剂，惟能滞气，多食难消。

藕实　（即莲子之别名）鲜者甘平，清心养胃，治噤口痢，生熟皆宜。干者甘温，可生可熟，安神补气，镇逆止呕，固下焦，治崩带遗精，厚肠胃，愈二便不禁。可磨以和粉作糕，或同米煮为粥饭，健脾益肾，颇着奇勋。但性涩滞气，生食须细嚼，熟食须开水泡，剥衣挑心，煨极烂，凡外感前后、疟、疸、疳、痔、气郁、痞胀，溺赤便闭，食不运化，及新产后皆忌之。

人乳　甘平，补血充液。填凿化气，生肌，安神，益智，长筋骨，利机关，壮胃养脾，聪耳明目，惟大人饮乳，仅能得其滋阴养血助液濡枯之功，设脾弱气虚，膏粱湿盛者，饮之反有滑泻酿痰、减餐痞闷之虞。且乳无定性，故哺小儿之乳母，须择肌肤丰白，性情柔和，别无暗疾，不食荤浊厚味者，其乳汁必浓白甘香，否则，清稀腥浊，徒增儿病也。

牛乳　甘平，功同人乳，而无饮食之毒、七情之火，善治血枯便燥，反胃噎膈，老年血虚者宜之。

牛肉汁　牛肉之成分，为水、蛋白、脂肪、筋纤维等，其中水与蛋白含量尤丰。故滋养之力罕与伦比，食之能强壮胃肠，并治妇人消渴。（制法）先将牛肉一磅，切成大块，置于闷气小瓦罐中，用纸封固（酒酱等均不可用）然后再置于大瓦罐中，隔汤煮之，下放炭球七八枚，上覆以布巾，使水气不散，经三小时，牛肉已变成汁矣。

（见《大众医药月刊》1933）

81. 食盐与卫生

食盐一物，化学家名为卤绿，乃人生家庭日用所必需者也。故常人以为作食物中调味之补助品而已，忽略而不重视，殊不知此物与人体生理、病理、治疗等，均有极大之关系，与他种调味品不同，实有不可忽略之道在焉。爰特将管见，分为下之三项述之，以供世之研究卫生者一谈。

（食盐与生理之关系）人体中之成分，据生理学家言，大别为有机性之二种，惟盐类占无机性，合化物三分之一。考人体中之盐类，其大部分为存于溶解。而食盐分则吸收于血中，缘血中所含金质强矾类，以食盐为最多，居其百分六十至九十之间，故其味咸。盐在血中，有激动血轮之力，有助体质消长之功。其小部分，成为固形体，而含于骨内，为人体中贵要之成分，与他种成分同于体内，新陈代谢，专由小便排泄。自荣养品中，摄取而补偿之。吾国本草云，盐气味甘，咸寒无毒，咸入肾，而坚筋骨，治骨病齿痛。又云，水生咸，凝结成盐，在人则血脉应之。盐之气味咸腥，人之血亦咸腥，故盐入血，从其类也。由是推之，盐之对于人体之生理，中外学说，皆不谋而相符合。

（食盐与病理之关系）吾人每日于食物中，加少量之盐服之，不但能调味，且能催动胃液之分泌，而助消化。兼能催进蛋白质之吸收，有之所以能消化者，在有胃液，胃液所以有消化力者，轻绿酸之功居其一。轻绿酸何以生，生于食盐之故也。若人不食盐，则身弱无精神，久之血液变质，发生瘰疬、蛔虫、疥癣等症。如食盐过多，轻则口渴，胃部灼热而发痛，重则呕吐下痢，牙肉肿出血，更服非常之剧量，则发痉挛死。故盐不可不食，亦不可多食。证之吾国本草亦然，其说曰：咸走血，血病毋多食咸，多食则血脉凝泣而变色。又曰：盐能和脏腑，消宿食，令人壮健，又多食，则伤肾损肺。观以上之中外学说，如此则盐关系于人体病理也明矣。

（食盐与治疗之关系）食盐对于治疗上应用颇广。《本经》云：盐主治胃肠结热，喘逆，令人吐。西说谓其有改血行气、驱虫，及补益去毒、吐泻之功。与吾国本草之说同，其主治方甚夥。今择其中西简要处方中，有曾经实验，能奏特效者，分为内服、外治二类，录之于下：余如盐水射注法，治霍乱、糖尿、失血、神伤、眩晕等症。食盐吸入法，治呼吸器类病，因非常人所能用者，姑付阙如。（甲）（内服方）（一）妊妇及常人。每日欲通大便一次者，空腹时，以开水一碗，投入盐少许服之。（二）补益。食盐能生轻绿酸助胃液消化之功用，每服二分至一钱。若服二钱以上，则为下剂矣。（三）攻血，每服三分至钱五，用以治瘰疬等症。（四）暴吐血，以食盐五分至一钱，和以开水冷饮之（按常人有以童便服之即止者，因尿中含有盐质之故也）。（五）硝酸银中毒，咽下水蛭时，及误服他种之毒，用食盐三钱至六七钱服之，即能下毒物，溶解毒素。（六）疟疾，以盐一两至一两五钱，分为数服，趁病发过后服之，用榆皮煎水和之，免致呕吐。（乙）（外治方）（一）脚疮臭秽，有毒者，用盐一分，水十分，和匀洗之良。（二）手足扭伤，及跌打关节痛等，用沸水将盐浸濡，至濡而不化时，用布蘸敷患处。（三）蛇咬，用刀刮去伤足毒，再用食盐敷之。（四）咽喉头，用食盐一分，水十分，化匀以之嗽口。（五）以十分之一食盐水，用水注射入直肠内，能杀直肠之线虫。若鼻涕变臭，则射入鼻内。（六）盐水沐浴方，温水一桶，约加食盐四两。化匀浸洗，每三日用一次。能治身弱足软，并治腺病及子宫病。

上列内服外治二类之方，皆确有效验，毫无疑义者。但我国出售之食盐，往往杂有他物及不洁之物在内，食之颇有碍于卫生，须择其精品净洁者，方可用之。

（见《大众医药月刊》1934）

82. 论咳嗽用杏仁之误

异哉！医治咳嗽之例用杏仁也，近代世医无论已，而前代名医亦然，征之于王孟英、陈修园、叶天士、张隐庵辈以及明医薛立斋、李士材，上进至金元四大家，溯源于《千金》、《外台》、《圣济》诸书，论咳嗽一症，于杏仁一物咸无方不用，无法不收，延及后世，遂相习成风，牢不可破，举为成规，奉为至典。即西医亦用杏仁为镇咳剂，以为对症疗法，虽然余尝疑之。

杏仁之性，本草载其温；杏仁之味，本草载甘苦；杏仁之质，本草载其冷利。及观其主治：上气雷鸣，喉痹，产乳，奔豚等症，无非为气上之疴。陈氏谓降气二字，足以尽其功用，诚深知夫杏仁者也。知杏仁之功之用专在降气，则知其与咳嗽无涉焉。咳嗽之为病也，六淫袭于躯壳，内气不能外达，则上逆而咳嗽作矣。七情蓄于脏腑，气机不能通畅，亦上逆而咳嗽作矣。不能外达者表而散之，不能通畅者宣而调之，事之常理之宜也，乃不散不调，惟用杏仁以降其气，譬如投炭于瓶，则烟腾焰炽，斯时也不寻其出路，但严窒其瓶口，则焰虽除而烟愈郁，岂只无益而已哉，用杏仁于咳嗽初起者，当作如是观。

（附记）世医治咳嗽初起，概用杏仁，均未见害，何也？以其杂其桑、菊、荆、防、麻、桂之内也，然而咳嗽尚觉缠绵难已，职是故耳。设单用、独用，其害如何？原夫人生之气生于太阳寒水之中，由吸入之天阳，导引君火下行为交于水，然后水中之气上达，此理独以火煎水取气，气既出于水中，故含有水津，着于漆石，则成露珠，行于脏腑，则为津液，乃生血化精之本。今因咳嗽之故，俾呼出之气，不能敷布脏腑，惟有上冲于肺逆呛而出，然气虽出，而气分含有水津，则停于肺衣之内，前者进，后者继，势必充满肺叶，再加吸入之气，亦不能尽达丹田，乱冲于肺叶之内，互相胶结而痰成矣。痰成而咳嗽愈甚矣，斯时也，若不急调其气，急培其根，急涤其痰，而惟以杏仁是用，则气因降而愈虚，痰乘虚而愈甚，且杏仁富有乳质，最能滋润肺络，极易生痰，服之反足为病树帜，则咳嗽永无宁矣。病咳嗽者，亦何辜而遇杏仁哉！

（附记）世医治咳嗽方，皆重用杏仁未尝见害者，以其杂于香砂、橘半之类，功力稍分，倘不然者，则流害更不知伊于胡底。其始也，因咳而嗽；其继也，因嗽而咳；及其终也，元气震动，津液枯竭，斯时也，若不培其根，养其液，调其阳，滋其阴，而惟用杏仁以伤其肺气，则内脏伤而百骸坏矣。无怪世死于咳嗽者累累也。及观近世有伤风不醒变成痨之句，果非杏仁遗害。则伤风轻症，何得至于此极乎。古谚有不服药为中医之戒，诚以业医者之庸妄也。试观杏仁之治咳嗽，世界共宗之，而其害若此，浅显之处尚误谬如斯，况精微深奥者乎。余故尝谓中西医学，皆属同等之幼稚者也，驳西医对症疗法之误，余已载入《医学演义》第一集中付刊。

按伤寒金匮诸方，如小青龙、小柴胡、真武、四逆散及射干、麻黄、泽漆、麦门冬等汤，皆为咳嗽立法，均未用杏仁，足征杏仁之不宜于咳嗽也，明矣。且仲景诸方加减，俱云咳者加干姜、五味，如小柴胡、真武、四逆散是也。喘者必用杏仁，如麻黄汤症及麻杏石甘汤证，而小青龙方内加减法云，喘者去麻黄，加杏仁，是杏仁为喘病主药，为咳嗽禁药，可断断然无疑矣。奈后世庸医，是非颠倒，其治咳嗽概用杏仁，以致病者前者死，后者继，可胜慨哉！余故不揣鄙陋，特为提议邮寄贵会登诸报端，以忠告我海内外诸同志云。

（见《医学杂志》1922）

83. 党参效用之考证

豆科参与五加科参之区别：据赵氏党参之研究云，党参为五加科植物，在植物学上，分明两种。五加科参，苗叶分数柄，每叶分五歧，根长数千尺，观察植物形态，显然可资鉴别。此不能认两种为一物者一。五加科参为强壮兼峻补剂，豆科参为强壮平补剂，其药效成分功用各异，不能认两种为一物者二。又凡参类，若何根偶尔长成人形者，方可谓之人参，不成人形者，只可谓之参，不可谓之人参（豆科参、五加科参，同一植物也。何时何地，不可生长，在古时山西太行山一带，潞安辽县等处。焉知不产五加科参，焉知其时吉林长白山等处，不有豆科参）。彼时即有豆科参，而偶成人形者，亦不能与为五加科参，将其名称主治，加以混合也。在彼时长成人形之参，是五加科参之根，抑是豆科参之根，因无典籍可稽，未能决定。但据现在出产地之调查，在上党一带所产之参，完全属于豆科参者。

又据豆科参之根，即使长成人形，亦不足为怪，例如何首乌之根，经过数十年后，亦长成人形者，他如枸杞之根也犬形，冬虫夏草之根成虫形，植物之根，偶然而成异形者，亦为极寻常之事实。

编者意见：按赵氏云，五加科参，东西各国已研究分析，改良种植，现今出产额甚多，销途专在吾国，已成经济侵略工具之一。反观吾国不但不知研究改良种植方法，以抵御之，而且对于五加科参、豆科参之界限，尚多未能分别，洵吾国研究药学者之缺点。赵氏研究中药详细分析其种植形态，辨明其所以各异之点，然形态虽有别，其功用主治，则大略相同，兹特为之搜采考证如下：故世以豆科参为五加科参之代替品，苟非有确实可靠之经验，谁能敢以无用疲药以误病机，其能推行数十省，历世数百年，传之久远，莫之或替，实缘本品种植易，生殖繁，功效确实，品质纯良之所致也。

性质气味：味甘微寒无毒，《本经》熟则甘温。《纲目》编者按：古代之参多掘自天然生长者，故尚能保全其微寒之本性。若近代之参，多系由人工种植者，必取硫黄马粪为肥料，其微寒之性，已渺不可得，是当谓其味甘微苦性温。

用量：入煎剂，一钱半至三钱。然独参汤独用多用，亦有至一两以上者。

泡制：一种用生者焙干或和土炒。（用土炒以去党参内之油质，而期其增促进乳糜吸收之作用。）

成分：本品含有淀粉糖质及少量脂肪，微兼酸性，故有补益身体、生津止渴、强健消化之效用。忌铁。参无论生熟，经铁器则发黑，大抵植物中含有酸性成分者均忌铁器，参其一也。试以茶叶用铁器烹之，何首乌用铁器切之皆变黑色，因相感而变色，则其有效成分必起变化，此所以忌铁之理由。

本草效能：补肺气，强心脏，补中健脾胃，安神止惊悸。

本草主治：胸胁逆满，肺气促，短气少气，阳虚自汗，及一切虚劳内伤等证。

近世应用：大失血证，面白少气者，崩漏金疮，出血过多，身体虚为少气者，小儿慢惊及痘疮虚陷，不能灌浆者，痈疽外证已溃，脓稀体弱者，产后失血过多，心悸怔忡、脉结代者。

生理上之作用：兴奋肺部组织，补气；恢复神经疲劳，安神；增加血压，强心；促进分泌，生津；补益膵液，强健消化，补脾；振兴新陈代谢机能之衰减，大补元气。

健肺作用：或谓参能补肺，载在中医之典籍，然则服参后，在生理上如何显着其补肺之成绩，但以参之效用推之。凡肺部组织萎缩，发生呼吸力弱，或短气失音，无力发音等证，服参后则以上诸证均见减退，足见参之效用在兴奋肺脏之细胞，而且能强健肺部之组织。故古人试验参能补气与否，使二人竞走同度之里数，一含参，一则否。结果含者气息自如，不含者必作气喘，于此可见参有健肺之效也。

恢复神经疲劳作用：劳动过度，神经必有疲倦之感觉，其原因在心脏衰弱，血液运行，不合常度，参之效用在兴奋肺部组织，旺盛细胞之活动，强健心脏动作，促进血液循环。心肺之作用健全脑部神经得充分之接济，自无疲劳之感，或有疑其作用等于吗啡者，不知吗啡之作用在麻醉，参则有强壮兴奋之效也。

强心作用：血液循环周身，心脏实为其主宰，心室弛张，以容纳大静脉之血液，心房收缩，以注射血液于大动脉，假使此种弛张收缩之作用，稍形衰弱，则动脉血压减低，静脉血液沉滞体中，必起重大变化。西医名此证，为心脏衰弱，宜用强心剂。中医谓此证，为中气下陷，又为中气虚弱，宜用独参汤以补中气。证之于日本富田长寿成氏之报告，谓“用参则血压增进”。又井上圆治氏化学试验之成绩，谓参含淡灰色之糖质（为沙泡宁属），为血行器之要药云云。

复脉作用：脉之原根于心脏，凡结促代散等脉，有因心脏衰弱，致血液循环不能整齐划一。脉波因而有显著之变化者，参之效用，在强心健肺，促进循环，增进血压，故脉波自能恢复。张仲景治伤寒脉结代心动悸炙甘草汤，张洁古治伤暑无脉用生脉饮，其复脉及生脉之效用，皆藉参之力也。

止渴作用：渴因生理上分泌液体，不足供体内之消耗，遂致口渴。思饮水分，参能旺盛分泌，则口渴自止，按此项效用，西洋参较优，党参较次。

医疗上实验报告：患者心脏衰弱，血压低降之时，服参有振起心脏机能促进血液循环之效用。依日本富田长寿成之报告，是参能增进血压，信而有征（张仲景治伤寒脉结代心动悸之炙甘草汤，重用参，以奏增高血压之效，惟脉搏有力者忌用）。

肺气虚弱，少气呼吸无力之时，服参后则肺部功用振作，呼吸力量渐渐恢复，至若风寒感冒之肺气不舒，胸闷气喘，肺部分泌痰浊甚多，倘误用参剂药品，则其病必致增剧。肺部功用，因郁滞而致壅遏，与参之兴奋强壮效用，不能相宜故也。

施用禁忌：参之效用，即经补虚，苟不因身体虚弱，而误服参，必有胸脘胀闷之感。服参过多，能引起脑部充血，发生头晕、头重等证候，是皆参之副作用。

又日人依猪子氏，以参在病证危急时，毫无作用。此迷信参药万能之说，而疑可以概治百病之误会。盖用药治病，重在配合（因病有兼证、夹证之故），若无适当之配合，宜其无效也。

处方配合：配龙齿治精神不宁，配五味子治肺气喘，配白芍治内有虚热之自汗，配黄芪治中气虚弱，心脏衰弱之自汗；配熟地治肺气弱而肾气虚者；配半夏止呕吐；配陈皮化滞气；配升麻治中气下陷；配苏木治产后肺部郁血之气喘；配代赭石治心下痞硬；配苏叶治气虚感冒脉弱者；配生石膏，治身热自汗脉弱；配白术治大便泻脉弱者；配茯苓，治脉弱而小便不利；配厚朴，治虚人胀满；配附子，治阳虚气弱怯寒者。

新旧与药效：大抵植物之有效时期在一年之内，不至丧失，党参为豆科植物之一，当然不能例外，故其效用，以本年采取者为最佳。质柔而润，药效充足，若经过在三年以上者，虽收藏妥当，尚可入药，但不如鲜者力强。若经过六七年以上，虽未霉朽蛀烂，亦不宜入药，其有用成分，完全丧失故也。

制膏：（流动膏）取鲜党参压榨其汁液熬膏最佳。如非出产地，当用干党参切碎用熟水浸数日，煎浓汁，熬至稠厚为度。

大抵鲜党参一斤，可熬纯膏八九两之谱。干者可熬纯膏五六两之谱（如量加白蜜，则膏量必可增加如白蜜之量数）。用量每服二分至五分（硬固膏），取前项煎成之稠厚流动膏，盛模型中，入干燥器烘干为度，贮藏备用，用量每服一分至二分。

（见《大众医药月刊》1934）

84. 厚朴之研究

赤朴——厚朴——重皮——树名榛

释名：李时珍曰：其木质朴而皮厚，味辛烈而色紫，故有厚朴、烈朴、赤朴诸名，按近今通称厚朴。

形态：《图考》云：其木高二三丈，径一二尺，春生，叶如柳叶，四时不凋，花红而无青皮，鳞皱而厚，紫色多阔者良，薄而白者不堪入药。

植物学：厚朴生于山地，落叶乔木，高至四五十尺，叶大而长，倒如卵形，中肋之两侧有筋，内外之侧互生，花大，花瓣筚开带白色，此植物供观赏之用。木材供印版器具之料，其炭用以磨物，树皮供药用。名见《本草经》，又有“烈朴”、“赤朴”、“厚朴”、“重皮”等名。

产别：《别录》曰：厚朴生交趾冤句。苏颂曰：今洛阳、陕西、江淮、蜀川，山中往往有之，而以梓州者为上。

按近今通以川产者为佳。其薄而白者，据药肆中人云：为温州所产，奸商以生姜自然汁浸之，红糖水浸之，其色味虽相同，以枯燥无油为别。

采制：《别录》曰：在九十月间采皮阴干，去粗皮剉之，浸于生姜汁内。宗奭曰：味苦，不以姜制则辣人喉舌。

性味：苦温，微辛无毒。

主治：《本经》：中风、伤寒、头痛、寒热、惊悸，气血痹死肌，去三虫。

别录：温中益气，消气下痰，疗霍乱，及腹胀满，胃中冷逆，胸中呕不止，泄痢淋露，除惊，去留热，心烦满，厚胃肠。

功用：温中下气散滞。

近世应用：脘腹胀满，（旁治）寒湿腹痛。

用量：五分至一钱，极量至一钱五分。

禁忌：非脘腹胀满者不用，非寒湿凝结之腹痛亦不可用。胀满之病，其原因成于津液衰少，血络燥结者，亦非厚朴所可治。张元素曰：孕妇忌用，以其散血故也。

处方：配苍术、陈皮除湿满，配川连，治滞下腹胀。

配杏仁下气定喘，配干姜、茯苓治寒痰凝结之腹胀，配硝、黄通肠中燥结之腹胀，配半夏治梅核气之胸满心下坚，配乌梅治寒湿之白浊，配滑石、黄芩治湿温之腹胀，配石膏、知母治白虎证具腹胀满者。

著名方剂：仲景方见《药征》。藿香正气散、平胃散、厚朴、苍术、陈皮、甘草。

验方：上川朴五分，研成细末。凡因寒湿停积之胀满，服之即效。(寿甫)

前代记载：张洁古云：寒胀之病，佐以厚朴，功效甚宏，乃结者散之法。寇宗奭云：平胃散中以厚朴为主药，至今此药盛行，既能温脾胃，又能去冷气，故为世所需也。王好古云：《本经》言厚朴治中风伤寒头痛，温中益气，消痰下气，厚肠胃，去腹满，至泄气平，抑益气平，盖与枳实、大黄同用，则能泄实满，所谓消痰下气是也。上与橘皮、苍术同用，则能除湿满，所谓温中益气是也。与发散药同用，则能治伤寒头痛。与止泻药同用，则能厚肠胃。成无己曰：厚朴之苦以泄满。张璐云：厚朴苦温，先升后降，为阴中之阳药，故能破血中滞气。《本经》主治中风伤寒头痛寒热者，风寒外伤阳分也。其治惊悸逆气、血痹死肌者，寒湿内伤于腠理也，湿浊内着肠胃而生之结：厚朴辛能散结，苦能燥湿，杀虫，故悉主之。

近人研究：张寿甫曰：厚朴色紫而含有油质，故兼入血分。甄权谓其宿血。古方治血闭，亦有单用之者，诸家多谓其误服能脱元气。朱震亨氏主张尤力，独叶香岩谓多用则破气，少用则通阳，诚为确当之论。愚治冲气挟痰涎上逆之证，重用龙骨、牡蛎、半夏、赭石诸药。重坠镇降之品，必加少量厚朴以宣通之，则收效更捷。

辨误：元素云：虽除胀满，若虚弱人，宜斟酌用之，误服则脱人之元气。吉益氏辨曰：此无稽之言也。古之疾医备列毒药以攻病邪，方疾之渐也。元气为其所抑遏，医以毒药攻之，病去而症自安，何怖之有？厚朴脱人之元气，徒空语耳。

编者按：大毒治病，十去其六，小毒治病，十去其八，谷肉果菜，食以养之。无使过之，伤其正也。古医以约方为药囊，谆谆然以勿过剂为训。后世医者，可任情纵意，数典忘祖哉。故凡以瞑之药，瞻虑却顾，逡巡畏缩，避不敢用者，实非医之上乘。即用之太少，或以他药制之，犹缚贲育之手足，不可使之战斗，用与不用等耳。而矫枉过正者，孟浪图苏，大剂妄投，伤人元气，背毒药十去其六之训，致蹈过剂伤正之愆，亦非医之良也。即如畏厚朴而不敢重用，喜厚朴而任意多用，尤谬。以病情而定取舍，折衷至当，斯无惑矣。

（见《大众医药月刊》1934）

85. 枳实枳壳之研究

释名：宗奭云：枳实、枳壳，一物也。苏恭云：既称枳实，须合瓢核，今殊不然。李东壁云：实乃其小者，故称枳实。按生则皮厚而实，熟则壳薄而虚，正如青皮、陈皮之义也。

形态：图种云木如橘而小，高五七尺，枝间多刺，叶亦如橘，但橘叶两头尖，枳叶有两刻耳，春生白花，至秋成实，皮厚而小者为枳实，空大者为枳壳，皆以翻白为盆口状，陈久者为胜。

产别：《别录》云：枳实生河内川泽。苏颂曰：今洛西州郡皆有之，以南州所产者为佳。近道所出，俗名臭橘，不堪入药。按旧云：江南为橘，江北为枳。《周礼》亦云：橘逾淮，化而为枳，今江南枳皆有，江北有枳无橘。此自别种，非关变异。

采制：《别录》云：九十月采阴干。藏器曰：九十月采，不如七八月采既厚且辛，按现今通以七八月采者为实，九十月采者为壳。

《别录》云：枳实采破，令干，除核微炙。

入药部分：用果之外壳。

性味：苦微寒，无毒。

主治：《本经》大风在皮肤中，如麻豆苦痒，除热结止痢，长肌肉，利五脏。

《别录》除胸胁痰癖，逐停水，破结实，消胀满，心下急，痞痛，逆气，胁风痛，安胃气，止溏泻，明目。

功用：破结，泻满。

近世应用：脘满，腹胀，大便结滞。

用量：八分至三钱。

禁忌：凡气弱脾虚，发为胀满，宜用健脾之剂。枳实、枳壳，皆不宜用。

处方：配白术，治水饮盘居心下；配大黄、芒硝，治腹痛便结；配桂枝、薤白，治胸痹气塞短气；配瓜蒌消痞结；配生姜、橘皮，治胸痹噫气。

著名方剂：仲景方，见《药征》。

枳实导赤丸：枳实、大黄、六曲、茯苓、黄芩、川连、白术、泽泻

六磨饮子：木香、枳实、大黄、沉香、乌药、槟榔

验方：枳实、皂荚等分，饭丸如梧桐子大，每服五丸，治大便不通。（危氏得效方）

枳实醋浸火炙，熨之，治皮肤风痒。（外台秘要）

前代记载：周严氏曰：《别录》枳实，破结实，消胀满，是其满为坚满；破结实，即下宿食之谓；胸胁之坚满，亦其所司，除胸胁痰癖，逐肠胃停水。其不明言在肠胃者，破结实，消胀满，已足概括之矣。

又以《别录》心下急，痞痛、逆气，胁风痛，绎之。夫泻心诸方，治心下痞、大小陷胸，治结胸，枳实宜可用矣，而皆不曾引用者，盖以痞为虚邪，宜轻散，不宜实攻，结胸虽属实邪，而涤热泻水，别有专药，小陷胸则与泻心不殊，但以连夏泻心，加瓜蒌，降痰浊而已，皆无俟实代筹。枳实所司之症维何，曰胸痹。胸痹与结胸，皆按之而痛。其所以异者，一为热结、一为阳微，虽然枳实功用苦寒降泄，于阳微独无碍乎，不知仲景有因材而使之妙。橘枳生姜汤，用橘皮、生姜，以健气行气，而宣达之；桂枝生姜枳实汤，用桂枝之兴奋，生姜之宣达，辅佐其间，使枳实之正作用泻其坚满，不使其副作用妨其阳气之运行也。

张璐云：枳味辛苦平，无毒，入肝脾血分，消食泻痰，滑窍破气，心下痞及食不消，并宜枳术，故洁古枳术丸以调脾胃。宝祖金匮治心下痞，及宿食不消而发热者，并宜枳实、黄连。王好古曰：益气则佐以参、术、干姜，破气则佐以大黄、芒硝。此《本经》之所以言气，而洁古辈复言消瘀也。李士材云：自东垣分枳壳治高，枳实治下；好古分枳壳治气，枳实治血，然究其功用皆利气也。凡气脾虚，教停

食痞满，治当补中益气，则痞自求，若用枳壳、枳实，是抱薪救火者矣。

编者按，枳实之功用，在破结泄满，其云佐以参术干姜，能益气者，乃痞满即除，气道通顺之谓，执枳实而求其能益气，宁非笑谈。

近人研究：《中医杂志》十七期，载夏月忌枳说，谓枳壳、枳实皆破气之品，夏月乃暑令伤气之令，二药非宜，故暑湿热三气门方中，惟阳明实满，不得不用承气汤者，间有用之，其余皆不用，此古人制方之义。若有不谋而合焉，今人未有体会，每于暑热之时，任意用之。读古人书者，乃梦然不觉耶。或曰枳不宜于夏令，槟榔尤甚矣。余曰不然，夏月之邪，三焦受者居多，非槟不达，故为要药，枳不能通三焦，故为时令之禁。

编者按：用药以治病，当审慎夫病情，必症状确实，而后方可用药治疗。枳之应用与否，必以病之现状为衡。如不究病情，惟存药见，非研究医学之道也。至为槟榔能达三焦，故为要药云云，尤为颟顸，故办而明之。

范继铭曰：枳实一物，余经治获效之验案甚多，兹举所通行者，略记一二则如下。家父年逾古稀，精神矍铄，但有一不良之习惯，即夜膳毕即睡，三年前得一病症，日晡渐热，咳嗽痰脓，胃呆脘闷，鼻衄舌灰，继则脘腹作痛，食饱则胀痛异常。遍延名医，均以年老难以屡施攻下，服普通调气快膈之药终不获效。后用枳实导滞丸三钱更衣数次，厥疾乃瘳。夏月又病左胁疼痛，胃呆不纳，服左金佛手青皮木蝴蝶等，疏肝理气，不特无效，抑且寒洒热烘，诸状增剧，屡服汤药，仅除寒热往来，余症依然如故，乃投以枳实导赤丸数服，更衣数次，诸恙霍然。去岁夏，家兄患暑湿夹感冒，经医误治变为气粗喘促，烦扰不安，腹痛而胀，大便已五日未解，疏方用枳实、瓜蒌、滑石、山栀、建曲等，服后更衣几次，不日全安。

正误：《本草思辨录》曰：《本经》主治大风在皮肤中，如麻豆苦痒除寒热结，则惟去核之枳壳为宜。盖痒为风，寒热结，于皮肤中为痹，除风除痹，用枳实则易走里，难与枳壳争能。此《证类本草》枳壳，所以主风痒麻痹也。

备考：周伯虚曰：壳、实古原不分，性用亦无所异。若治胸膈痞塞，枳壳较实稍胜。然何如以枳实、协辛温轻扬之橘皮、桂枝，岂不奏效尤大乎。

（见《医学杂志》1934）

86. 古方新解

平胃散　局方：治脾胃为寒湿困遏，致积饮中满者。

苍术五钱　川朴二钱　陈皮二钱　甘草二钱

上研为末，每服二钱，开水送。

（方解）柯韵伯曰：苍术与白术，皆温脾燥湿之剂，但白术补而缓，苍术猛而悍，取其长于燥脾，迅于除湿，厚朴色赤苦温，功能温运脾阳，去痞满，燥湿浊，湿邪停滞，由于气之不行，陈皮之理气，此除湿之本也。甘草之和中，得味之正也，名曰平胃。实温燥去湿，以运脾胃之阳气。张洁古取金匮之枳术汤为丸，枳实通便降泄之力，甚于厚朴，且无甘草以济之，虽倍白术，仍为通便降泄之剂。治水饮症之胸下坚大如盘。

此仲景圣法，若因其白术为补剂，而常服之，则误矣。本方合五苓散，名胃苓汤，为寒湿泄泻之专剂。茯苓、猪苓、泽泻利小便，通水道。小便通利，湿邪自消。桂枝宣心阳，助血液之运行，白术补脾燥湿，补泻并施，俾湿去而正不受伤，此前人立方之深意也。但泄泻证，如湿证，如湿浊重者，白术嫌其壅滞，去之为妥，胃苓汤加木香、砂仁，名香砂胃苓汤。主治虽同，而辛香行气，尤有专长，故取用宏多也。

三仁汤　治湿温。舌白不渴，脉弦细而濡，面色淡黄，胸闷不饥，午后寒热等症。

杏仁五钱　苡仁六钱　白蔻仁二钱　滑石六钱　淡竹叶　白通草　川朴一钱　制半夏

（方解）湿之本体，乃水蒸气之作用湿邪滞腻，血热壅遏，故发为湿温，治宜宣肺气，化湿浊，利小便。俾肺气清，则清肃之令下行，敷布有权，自无湿浊停滞之患。湿之体水也，清利小便，乃治湿证之对症疗法。然现症舌白不渴，胸闷不饥，乃脾胃气机，为湿邪壅遏，故用杏仁以宣肺，郁仁、川朴、半夏行气散滞，以疏通胃府。滑石、通草、淡竹叶利小便，去湿浊，苡仁健脾去湿，故合成治湿病之良方。如气机受湿邪阻滞，加藿梗、苏梗、佩兰梗以通之。外有表邪者，以三梗易三叶以达之，诚仿此以减，以治湿邪病症，大端不外是矣。

参苓白术散　治脾胃虚弱，精神困倦，饮食减少，脉象虚弱无力，或作吐泻者。

人参　白术　茯苓　甘草　山药　扁豆　莲肉　苡仁　陈皮　砂仁　桔梗　共为末，每服三钱，米饮下。

（方解）汪昂曰：治脾胃者，补其虚，除其湿，调其气，行其滞而已。四君子之功用，参甘益气和中，苓术健脾除湿，再加山药、扁豆、莲肉、苡仁、果谷之类，皆足以补脾燥湿者。五谷为养，五果为助，其补益之力，较草木之药饵为优。再加砂仁、陈皮、桔梗，宣胃理气快膈，以疏通气道，气道通利，脾胃自强，饮食自能增进矣。用四君子方加藿香、煨木香、葛根，研末，米饮送服三钱，日服二次，名七味白术散。治脾虚气陷之泄泻，颇有功效。葛根鼓舞胃气，木香煨用，止泻固肠。藿香和胃疏气，芳香化浊，方意颇佳，识者所当取用也。本方加芡实之补脾燥湿。山楂、神曲、麦芽之助胃消化，藿香之行气和中，川连之清热，名资生丸。缪仲醇用以治妊娠三月，脾虚胎滑之症。因其果谷合四君诸品补脾祛湿，气味纯正，与胃相宜。但山楂、麦芽消化功力颇强，治孕妇尚宜斟酌。又苡仁一味，降泄之力颇大，孕妇忌之。本方去黄连，名减连资生丸。为病后调补脾胃之通剂，既能健脾燥湿，又能开胃纳食，因其有助胃消化之故耳。

十灰散　治呕血、吐血、咯血、嗽血等症，可先用此药止之。

大蓟　小蓟　荷叶　侧柏叶　大黄　茅根　茜草　丹皮　棕皮　山栀

各等分，烧炭存性，研极细末，用纸包碗盖，于地上一夕，以出火气，每服二钱至三钱，童便为引。

（方解）炭之功用，皆能止血。古人谓水能克火，血见黑则止，非确论也。盖药物煅炭，即有吸收秽浊之用，且有凝敛血管破裂之功能。况棕皮之止涩，大小蓟、茜草之行血活血，荷叶、茅根、侧柏叶清热生津，山栀清热利便，大黄降胃行瘀，使诸药各全其性，各有专长之特效。使诸药各失其性，合成为清火降气之良方，俾火降气清，肺胃之通调，不失其职，血液循行常道，自无上逆而出之患矣。

大补肾丸　治阴亏火旺、骨蒸盗汗等症。

知母四两　黄柏四两　熟地六两　龟板胶六两　猪脊髓和炼蜜为小丸，晒干，每服三钱，淡盐汤送下。

（方解）阴常不足，阳常有余，此丹溪氏所常言，亦世人之通病也。黄柏气味苦寒，主五脏结热。知母清肺肾之热，泻肠胃之火，此二药乃泻火之剂，而苦者必燥，故加猪脊髓以润之，熟地以滋之，合成滋阴降火之剂，此治阴虚发热之恒法也。方中用龟板一味，是以介类潜阳。丹溪此方，较六味丸之力更优，实为培本清源之法。又本方加虎骨、牛膝、白芍、锁阳、陈皮、当归，共为末，煮羊肉和药为丸，晒干，梧子大，每服三钱，淡盐汤下，名虎潜丸。治肾阴不足，筋骨痿软者，知母、黄柏清热燥湿，熟地、龟板滋阴潜阳，当归、白芍养血和肝，牛膝利血脉，达腰膝，陈皮化痰涎，行滞气，虎胫骨壮筋骨以驱风，锁阳、羊肉皆补益之上品，所谓形不足者，温之以气，精不足，补之以味是也。痿证属于阴虚内热，气血虚弱，用此方者，宜驱风养血，化痰舒筋活络健胃之剂，方易见功。误服补腻之药，反为有害，不可不知。

王氏新定清暑益气汤　治暑热伤气，四肢困倦，精神减少，身热气高，心烦溺赤，口渴自汗，脉虚者。

西洋参（另煎）一钱半　石斛（打）二钱　麦冬二钱　黄连五分　淡竹叶二钱　荷梗一尺　知母二钱　甘草五分　粳米一撮　西瓜翠衣二钱

（方解）薛生白曰，同一热渴自汗，而脉虚神倦，便是中气受伤，便非阳明郁热。清暑益气汤，乃东垣所制。方中药味颇多，学者当于临证时，斟酌去取可也。王孟英曰，此脉此证，自宜清暑益气以为治，但东垣之方，虽有清暑之名，而无清暑之实。余故另订本方，以治此症。清暑热，益元气，药证相合，故能应手取效也。按此病扼要，在脉象虚弱，确为暑热伤气，故用西参扶正，佐以麦冬石斛之生津，黄连、知母之清热，淡竹叶所以利小便，甘草、粳米所以和中，荷梗、西瓜翠衣所以祛暑，俾暑热清，元气足，定名清暑益气，实属名实相符。

六和汤　治暑湿伤脾。素本脾阳不健者，故发为泄泻，小便清利，四肢困倦，精神减少，脉弱苔白等症。

藿香　川朴　杏仁　砂仁　半夏　木瓜　赤苓　白术　人参　甘草

姜枣同煎。感寒加苏叶，感暑加香薷。

（方解）局方立法，诸多呆滞，朱氏丹溪，攻之甚力。然其佳方甚多，视用方者，识见如何耳。本方云，能调和六气，实属太泛，后世医者，奉为暑病不易之法，亦属误会。盖本方主治，在脾胃虚弱，寒湿内困之本病，加以临时暑令之感冒，故用参、甘、术、扁之补中，砂仁、半夏、川朴之温胃行气燥湿，杏仁降肺化痰，茯苓利湿通小便，木瓜舒筋活络，藿香宣胃行气，感寒者加苏叶，感暑者加香薷，此随症加减之法也。

藿香正气散　治暑湿流行之感冒。

藿香　苏叶　白芷　桔梗　大腹皮　甘草　白术　茯苓　半夏　陈皮　川朴　姜枣为引

（方解）藿香理气和中，苏、芷、桔梗散寒利膈，以散表邪。腹朴消满，陈半除痰，茯苓利湿，以疏里滞。甘草以和药，白术所以健脾，因暑湿之邪，易伤脾胃也。按古之医者，因病以立方，随症加减。药必合于病情，方必本乎古法，故能药到病除，名垂医乘。后世医者立方以竣病，病形变化无穷，惟执一印板呆方以治之，岂能扣弦合节。即如本方，《局方》云，统治四时不正之气，四时之感冒，岂可立一方统治之理，故吴鞠通、王孟英辈，竭力反对职是故耳，即如暑湿流行之感冒，初病之时白术所当慎用，湿热重者，川朴、苏叶亦非所宜，学者临症汇参可也。

六一散　清暑利湿。

滑石六两　粉甘草一两

共为细末，每服三钱。

（方解）滑石质重气轻，具流走之性，功专利水导湿，清热下行，能上清水源，下通水道，荡涤六腑之邪热，从小便而泄。甘草禀中和之性调和内外，用以为佐，合成清暑利湿之专方。凡疟痢泄泻，因于暑湿者，此方皆能治之。加辰砂之清心，名益元散，谓益元气，而泻火邪。加薄荷之宣肺，名鸡苏散。加青黛之凉肝，名碧玉散。加干姜之温胃，名温六散。此治暑湿之病，随症加减之法也。若加附片、半夏，名三因白散。治下焦阴浊上逆，而成痰喘者，最有捷效。因半夏、滑石有镇逆导湿之效，加附子所以温经壮阳，以除阴浊也。

良附丸　治肝胃气痛。

高良姜四两　制香附四两

上二药各研极细末，和匀，水法丸，每服二钱，米饮送下。

（方解）良姜温胃祛寒，香附行气散郁，肝胃气痛，因顽痰死血之停滞者，用此方则嫌力薄；因阴虚血热，津液亏耗，而致气滞者，用此方则嫌太燥。由前之症，宜手拈、失笑、茯苓指迷之属。后之症宜集灵一贯、左金泻肝之属，皆非本方所宜也。盖本方所治者，惟胃寒气郁而已，盖药无万能，利于此者，必不利于彼。用其偏胜之气，以调和人身气血之偏，故方求其当，收效乃宏。知胃寒气郁之病，斯善用本方者矣。

皮肤万灵膏　治一切皮肤病，如癣疥等类。

硫黄粉　硼酸　吴茱萸

各等分研极细末，凡士林和匀备用。

（方解）皮肤疾患，因郁血热停滞，西医谓为寄生物蔓延之故，但湿热阻遏，血热壅滞，则血液腐败，理所恒有，故治宜清血热，燥湿杀虫，俾湿热去，血液清，则所谓寄生物，自无存在之地步，是方统治疥癣之疾，盖是意也。

集圣丸　治小儿疳疾。

人参三钱　川连二钱　归身二钱　五灵脂一钱五分　夜明砂二钱　蟾蜍二钱　川芎二钱　陈皮二钱　蓬莪术一钱五分　使君子三钱　芦荟一钱五分　砂仁一钱　木香一钱

共研细末，以公猪胆一个取汁和药，糊丸如龙眼大，每服一丸。

（方解）小儿疳疾，多由湿热内蕴，气血停滞之故。故治之法，不外清理湿热，行气活血。芦荟、胆汁、川连所以清热，砂仁、木香、陈皮所以和气，川芎、灵脂所以行血，蟾蜍为疳疾之专品，使君子为杀虫之要药。夜明砂（蝙蝠粪之别名）有清热导浊之效，蓬莪术有消坚化积之功，加人参之扶正，归身之养血，补泻兼施，寒温兼用，洵为治疳疾之良方。附灶马散。按《百草镜》云，小儿疳症初起，用灶马百个，去头足翅，新瓦焙干，研成细末开水吞服，服完则愈。观此可知本方，早为先民经验，着之于篇，后人所当效法也。

舒郁通经汤，王香岩方。治经阻不行，因肝郁气滞，兼治血瘀气结，癥瘕积块等症（服五剂见效）。

紫丹参三钱五分　半夏一钱五分　全当归一钱五分　益母草二钱五分　小青皮八分　制香附一钱五分　赤苓三钱　赤芍一钱五分　红通草八分　生地一钱五分

（方解）治经病之法，有因热而闭者，有因寒而闭者，有因气郁而闭者，有因虚弱而闭者，宜分别论治。此方所治者，惟肝郁气滞之经闭，故用香附、青皮舒气解郁，丹参、当归养血活血，半夏降冲逆，而去痰浊，生地生津液，以清血热，赤苓、通草利水道，通小便。益母草、赤芍行血滞，散瘀积，合成为舒气散郁之专方，故治气结血瘀之经闭，其癥瘕积块等，有因气结血瘀者，是方亦能治之也。

疔痈百效丸　治疔疮痈毒一切湿热壅遏之外症。凡大便不利者，用此方有效。

巴霜　雄黄　大黄

附治疔症。方用杭菊花四两，银花二两，生草二两，煎汤热服，未有不效者。再兼用通大便之剂，奏效更捷。至世传之蟾蜍丸，亦能奏效。但不若是方之敏捷耳。俗治疔毒，去患处之皮，用药提出疔根，但不能免病人之饱受痛苦。治痈症注重围药，使根脚不致散漫，内服清热解毒通便之药，自可逐渐收功，本方取用宏多，故详为之注。雄黄解毒丸治喉痹痰闭，非此不除。用雄黄、郁金、巴霜研末为丸，每服五丸至七丸，以大便通利为度，喉痹麻闭于内最为危险，非急下其痰，则呼吸将受其窒塞，故用雄黄、郁金之鲜毒活血，巴霜之通便泻痰，气通则复，故不得不用此猛剂。但喉症因血热壅遏者多，若与六神丸间服，其功尤伟。

（附六神丸方）犀角、羚羊、牛黄、珍珠、朱砂、麝香等。

（方解）血热与湿热壅遏，阻塞经络，故发疔痈之症。治之之法宜清血热，利湿浊，通经络，和营卫，而通大便之剂，尤为首图。盖凡疔痈阳毒之发生也，先征于大便之秘结，得通畅之大便，糟粕秽浊，有通泄之去路，不致熏蒸于内矣。但必诊察其实属阳毒内结，方可攻下。否则，误下亦能误事，治疔毒之法，菊花、银花皆可。

薷术丸　深师方　治水肿胀满。

（三）香薷一斤，水一斗，煮极烂去渣，再熬成膏，加白术末七两，和丸梧子大，每服十丸，日五次夜一次，至小便通利为度，尽剂乃愈。

（方解）香薷，辛散皮肤之热蒸，温解腹腹之结，利小便，通水道，故治水肿胀满。单煮熬膏，取其味之纯，和以白术末之温脾燥湿，脾虚停水之症，服此当有伟效。

当归龙荟丸　治肝经实火，大便秘结，小便涩，或胸膈作痛，阴囊肿大，皆可服之。

当归一两　芦荟一两　龙胆草一两　黄连一两　黄芩一两　大黄五钱　山栀仁一两　青黛五钱　木香五钱　麝香五分

上为末，炒神曲糊，每服二十丸，姜汤下。

（方解）制方之法，贵乎清灵，最忌板腻。唐宋以来之方，多蹈此弊。盖病情变化，最为复杂，绝非简单方剂可治者。本方汇集清热之药，无多深义。汪昂曰，芦荟、青黛、龙胆草之清肝火，黄芩清肺火，黄连清心火，大黄泻肠胃火，栀子泻三焦火，备举大苦大寒以直折之，使内蕴之火悉从大小便利出，少加木香、当归、麝香者，取其调气活血开窍，灵通周至也。然非实火，不可轻投。

龙胆泻肝丸　治胁痛，口苦耳聋。湿热壅遏，阴肿阴痒，白浊赤淋等症。

龙胆草　黄芩　山栀　木通　当归　甘草　柴胡　车前子　泽泻　生地

（方解）胁痛口苦耳聋，乃胆热为病，阴肿、阴痒、白浊、赤淋等乃湿热郁遏肝经之故。胆草、黄芩泻肝经之湿热，柴胡升肝气之郁结，佐以车前、木通、泽泻之利小便，使湿热从小便而出，辅以当归、甘草、生地，养血生津，此攻补兼施之法，以免津液受伤也。

更衣丸　治津液不足，大便不通。

朱砂五钱　芦荟

高粱酒和丸，每服一钱，开水下。

（方解）柯韵伯曰，胃为后天之本，太过固病，不及亦然，然太过有阳虚阴虚之别，两阳合病而胃家实，有三承气以下之，邪热熏灼而津液亡，前贤制更衣丸以润之。古人入厕必更衣，故以此立名。朱砂体重性寒，能生津清热，芦荟体重味苦，有清热降逆之效，可濡脾燥，而开胃关，两者相须，收效甚宏。

疏肝和胃饮　裘吉生订　治肝胃痛，虽年久者亦能奏效。

香附二钱　沉香曲一钱　生白芍一钱五分　姜汁一瓢　吴萸三分拌　川连七分　甘松一钱五分　鸡内金一钱五分　甘蔗汁一杯　刺猬皮一钱五分

痛甚者加乳香，胃寒加干姜、附片，年久成顽固性者，加韭汁、狗宝。

（方解）肝胃气痛，病因甚多，治法各异。此方用香附之行气，沉香之降气，甘松之理气，白芍之和肝，川连之清热，合吴萸之苦辛开降，以舒肝胃之郁滞，行气之品，得清热之药，并行不悖，其效益彰。加蔗汁所以生其津液，姜汁所以温胃散寒，鸡内金能助胃消化，去痰涎积滞。刺猬皮苦平无毒，清血热，通血滞，治脘胀痛，肝胃气痛皆良。宜煅存性，研末用。此方寒热并用，治肝胃气痛。一贯煎之凉肝润燥，良附丸、温丸去寒者，其用不同。痛甚加乳香之止痛，胃寒加干姜、附片之温胃，年久成顽固性者，加韭汁之导浊，狗宝之透络，故用必有效也。

安宫牛黄丸

牛黄一两　朱砂一两　麝香二钱半　黄连一两　犀角一两　珍珠五钱　梅片二钱半　黄芩一两　山栀一两　郁金一两　雄黄一两　金箔衣一两

上为细末，炼蜜和丸，每服一钱，金箔为衣，蜡护，每服一丸，小儿减半。

（方解）局方牛黄丸，共有三方，主治皆大略相同。牛黄安宫丸，即本方是也。汇集芳香化浊，通利诸窍，以安心体，而清心热。牛黄安神清心，犀角清热解毒，珍珠安五脏、生津液，郁金香之香、梅片木之香、雄黄石之香，麝香乃精血之香，合四香以为用，使闭锢之邪热温毒，得芳香解毒开窍从内透出，则邪秽自消，神明可复。黄连、栀子、黄芩，清血热，泻邪热，朱砂安神清热，金箔镇逆降痰，合成清心泻热之主方。另有牛黄清心丸，为万氏所重订。方只牛黄、朱砂、郁金、黄连、黄芩、山栀，功力较减，方尚平妥。乃后世不知为何，与金匮虚劳门中，风气百疾，薯蓣混合增加廿一味药，是方乃杂乱无章，因循不胜改正，贻误后人匪浅。是意也，周氏、刘氏亦曾言之，王氏孟英，尤为考正。后世用牛黄丸者，宜鉴别焉。

紫雪丹　从《本事方》去黄金。

滑石一斤　石膏一斤　寒水石一斤　磁石二斤　浓煎去渣入后药。木香五两　沉香五两　丁香一两　升麻五两　元参一斤　甘草半斤　以上入前药汁中，再煮取一斗五升，去渣入朴硝二斤，硝石一斤二药，微火煎，不住手用柳木搅，候汁要凝，再加后药。犀角细末五两　羚羊细末五两　辰砂二两　麝香一两二钱

上合成，退火气，温水调服一二钱。

（方解）鞠通氏曰，诸石利水道而通下窍，磁石镇逆降浊，犀角清热解毒，羚羊凉肝镇痉，甘草和诸药而解毒，元参清热而生津，诸药皆降，独用一味升麻。盖欲降先升也，木香、沉香、丁香，芳香行气化浊，硝石逐伏邪，朴硝通大便，朱砂清心热，麝香清窍透络，诸药用其气味，而硝独用质者，以其水卤结成，性竣而易消，泻火而散结也。故徐洄溪曰：邪火毒火，穿经入脏，无药可治，此能消解，其效

如神。

至宝丹　治中恶气绝，热疫烦躁，神志恍惚等症。

犀角一两　生玳瑁一两　琥珀一两　朱砂一两　雄黄一两　冰片一钱　麝香一钱　牛黄五钱　安息香一两，熬膏五钱　金银箔各五千张。

犀角、玳瑁，各研极细末，入诸药研匀，用安息香膏，重汤煮凝成。后入诸药中，共和为丸，如梧子大。蜡护，每服三丸，开水送下。

（方解）王氏晋三曰：此治心脏神昏，从里透达之方也。牛黄、犀角、玳瑁以有灵之物，内通心窍，朱砂、雄黄二箔以重坠之品，安镇心神，佐以脑身安息，芳香利窍，搜剔伏邪。故凡邪入心包，神昏舌绛者，此丹能补心体，通心用，除秽浊，解热结，共成拨乱反正之功，为扶危救急之上剂（附论）。牛黄丸清热之功最大。紫雪丹行滞结，通二便。若至宝丹，汇集芳香灵异之品，清热之功微，而安神之效着也。用方者，其鉴诸。但后世医书，误以牛黄清心丸与薯蓣丸混合，杂乱无章，决不可用。而牛黄安宫丸，又无预制，临时配合，颇需时日，亦致偾事。故详细言明，望有志改良医药者，加以订正也。

87. 古方新解（续）

妙香散　治梦遗失精，惊悸郁结。

山药二两　人参一两　远志一两　茯神一两　茯苓一两　桔

梗三钱　甘草一钱　辰砂一钱　麝香一钱　木香二钱五分　共为末，每服二钱酒下。

吾人之心，受环境感触易变其常态，或因忿而怒，或因思而郁，或因惊而悸，或因妄想而致梦遗失精。所以先圣教人，收心养性，其旨深矣，此上工治未病之法也。迨其已病，宜探其本原而治之。惩其忿，散其郁，平其气，以定其惊，所谓恬淡虚无，真气从之，精神内守，病安从来，此为修身功夫，最为上乘。若用药以疗治之，乃为普通人语法。本方重用山药，以补中土脾胃，消化五谷，为全体血运行之根本，中土强健，运枢有权，气血安常，复何病之有。人参、黄芪以升其气。木香、麝香以舒其郁结。茯神、辰砂、远志、茯苓安神化痰，则惊悸可愈。甘草、桔梗所以调和诸药，为散酒服，使药力易于传达，故治因惊悸郁结之梦遗失精，颇有捷效。按此方治中气虚陷最妥，若虚火上炎宜慎。按治遗精之大法，有梦而遗者，清其相火，用凤髓丹、清心丸、滋肾丸、三才封髓丹。无梦而遗者，因思虑伤脾，用归脾汤，因下元虚弱，用集灵膏，阳虚用附子汤，阴虚用黄连阿胶汤，滑脱用郑相国方、茯菟丹。因惊悸郁结，中气虚陷，而致梦遗失精者，用方本可也。

天王补心丹　治心血不足，神志不宁，津液枯竭，健忘怔忡，大便不利，口舌生疮症。

人参　麦冬　当归　枣仁　柏子仁　丹参　茯苓　生地　五味子　玄参　远志　共研末蜜丸。

（方解）心脏主血，而所藏者，神也。王阳明讲良知良能，乃神明发现之作用。喻嘉言氏，以人常存敬畏，便可识神明之所起，故凡人不敬其事者，皆自放弃其神明也。经曰：阴气者，静则神藏，躁则消亡，人困于事物之纷扰，百忧感其心，万事劳其形，血中之阴液亏耗，发为神志不宁，怔忡健忘等症。朱震亨曰，药固有安心养血之功，不若宁神静虑，反观内守，为尤胜也。然无克己之功，当以药饵为治，本方重用生地，所以培补血中之阴液，佐以二冬、玄参之清热滋液。人参之益气生津。当归、丹参之养血活血。酸枣、柏子仁所以养其神，而五味酸枣，酸以收之，又以敛心气之耗散。茯苓、远志所以除痰涎，安神志。桔梗清肺利膈，和诸药入血液而安心神。以此养生，则百体从令，津液滋润，心血充足，则神志安宁，何有健忘怔忡大便不利，口舌生疮之虞哉。

酸枣仁汤　治虚劳虚烦不得眠。

酸枣仁　知母　茯苓　川芎　甘草

（方解）肝虚之人，肝气不荣，故以酸枣补敛之。不眠由于虚烦，必有燥火痰气之扰，用知母、甘草，所以清热滋燥。茯苓、川芎所以行气除痰，又甘草之甘，所以缓肝之急，川芎之辛，所以散肝之郁，肝舒而神自宁，神宁自能安眠矣。

朱砂　黄连　当归　生地　甘草

（方解）昔以心为君主之官，主不明则十二官危。精气乱，魂魄散，因心神太劳之所致也。故发为寤寐不安，怔忡惊悸，朱砂有沉降性，清心热，养心神，配以黄连之苦寒，以泻血热。当归、生地、甘草辛以润之，甘以缓之，所以养心血，生心液，俾心热解，心血足，则神志安和，寤寐能安矣。

补中益气汤　治中气下陷，脉大而虚，身热恶寒，恶食懒言，头痛，皆属劳倦伤脾，中气不足者。

人参　黄连　白术　陈皮　甘草　当归　升麻　柴胡　生姜　大枣

（方解）素本中气虚弱，因劳倦太过，而致下陷者。外而头痛，恶寒身热，形同外感，然脉虚而大、恶食懒言，非外感也。惟东垣知属劳倦伤脾，阳气陷下，不能固外以运行，故头痛恶寒而身热，陷下则不能充腹内，故脉虚而大。恶食懒言，制补中益气汤，遵《内经》劳者温之，损者益之之义，选用甘温之药，升其下陷之阳。人参、黄芪皆所以升补其气，而补气之中，又分黄芪固表，人参扶正，佐之以白术之健脾，当归之和血，陈皮之理气，甘草之和中，辅以升麻、柴胡。气之轻而味之薄者，引下陷之气，并腾上达，复其本位，恢复其固为之机能，益补中之药，得升达之品，而其用益彰，升达之药，得益气之品，而其功愈壮，此用药相须之道也。柯韵伯曰，凡李杲治脾胃方，俱云益气，去当归、白术，加苍术、木香，便是调中，加麦冬、五味、黄柏、泽泻、六曲、青皮、苍术、干葛，便是清暑。去升麻、当归，加羌独活、防风、茯苓、白芍、半夏、黄连、泽泻，便是升阳益胃。随症加减，活泼泼的，正是医不执方，亦是医必有方。又曰：阳虚不能固外，而发身热，因中气下陷者，宜本方。若风木内干中气，用甘草、饴糖，补中而和胃。姜、桂、芍药和肝以驱风，肝胃调和，风木自不干犯矣，故名建中。若寒水内凝于中气，用参、草、术、姜，暖胃以祛寒，胃阳振寒水去，则中气自理，故名理中。此三方分别之大概也。按本方专为清阳下陷者言之，若下虚之人，两尺脉虚弱者，或肾中水竭，或命门火衰，倘误投升提之剂，则木已动摇，而再拨其本，其害可胜言哉。

葛花解酲汤　治酒客病，或呕吐，或泄泻，痞塞，头痛小便不利等症。

葛花　砂仁　白蔻仁　青陈皮　木香　猪苓　泽泻　干姜　人参　白术　茯苓　神曲　水煎服

（方解）酒为水谷精液，酝酿而成，体湿性热，气味雄壮，为兴奋剂，有麻醉性。少饮之则能调和气血，运行经络，内助中气，捍御外邪。若过饮无度，则伤人脾胃，重则损人神志，所以酒困之人，往往昏晕烦乱，干呕恶心，饮食即吐，身体酸困，头痛发热，嘈杂吞酸，胸隔痞寒，口燥舌干，手足颤动，心神恍惚，不思饮食，大便溏泻，小便浑浊，此皆湿浊伤气之现症也。葛花独入阳明，令湿浊以肌肉而解，白蔻仁、砂仁，皆辛香开胃快脾，行其秽浊之气，以解酒滞。神曲解酒而化食，木香、干姜调气而温中，青灰、陈皮除痰而舒滞，二苓、泽泻能驱湿浊，从小便而出，乃上下内外分消之剂，饮多则中气伤，故又加参术，以补其中气也。

（中曰）饮酒过多之人，津液受其熏灼，阴分亏耗，故口干舌燥，当用滋润之剂。解酲汤中，如木香、砂仁、干姜、陈皮，皆温燥之品，用之不忌何也，伤酒之人，津液受伤者少，脾胃阳气，受伤者多，故所现诸症，概属伤及脾胃之阳者，故宜辛温刚燥，以培补脾胃中阳气，俾中阳振作有权，则酒患自能痊愈矣。

（集灵膏）滋养阴液，柔和筋骨，老年阴亏者多，服之最宜。亦治肺劳虚热。

人参　天冬　麦冬　生地　熟地　甘杞　牛膝　仙灵

脾。上八味等分，熬成膏。

（方解）张寿颐曰：缪仲醇《先醒斋广笔记》载此方，云出内府，补心肾，益气血，增津液，方上七味，无仙灵脾。又张三锡《治法汇》亦载之，则更无牛膝。云治一切气血两虚，身弱咳嗽，罔不获效，凡气弱倦怠，津液少，虚火上炎，急服此方，免成劳损。按此方柔润滋液，而加入仙灵脾之温煦阳和，以调济之，使阴平阳秘，乃制方之妙义，牛膝有沉降性，引气血下行，则虚热亦随之而降，滋阴养液之药，得此而其效益彰。牛膝宜加入为是，惟下元不禁者忌之（此方即人参固本丸加味）。

一贯煎　治肝肾阴虚，气治不运，胁肋攻痛，脘腹作胀，脉反细数，或虚弦，舌无津液，喉嗌干燥者。

北沙参　麦冬　生地　归身　枸杞子　川楝子　口燥加川芎

（方解）胁肋攻痛，脘腹作胀，如属于痰饮湿浊者，脉必弦滑，苔必腐腻，口不渴，嗌不燥，或呕吐痰涎，不思饮食等症，宜温化湿浊，用辛温行气，化痰利湿等味。如木香、砂仁、蔻仁、香附、玄胡、青陈、苍朴、沉香、滑石等是。若因肝肾阴虚，而致气滞不运者，现症虽同，而舌无津液，喉嗌干燥，脉反细数或虚弦，其为津液枯竭可知。倘误用香燥破气之药，燥必伤阴，液愈虚，而气愈滞，势必渐剧，反致不救。魏玉璜深知此理，汇集沙参、麦冬、生地、归身、杞子等，增液养血之品，以和肝柔肝，肝得所养，气逆自平。独用川楝一味，以泄肝经之郁热，为涵养肝阴之第一良方。凡阴液不充，肝阳太旺，气逆气痛诸症，皆可用之。苟无停痰积饮，此方最有奇功，口苦而燥，是上焦之郁火，故以川连泄火，连本苦而燥，而入于大剂养液药中，反为润燥之用，非神而明之，何能辨此？治肝之病，知此一法，与辛香破气药，成为反比例，开滋阴舒气之一大法门矣。

（琼玉膏）治虚劳干咳，咳血咯血等症。

生地四斤　白茯苓十二两　人参二两　白蜜

（方解）虚劳因气血损所致，肺不能清肃下行，血热肝阳，迫而上亢，故作干咳，甚则咳血。治宜滋阴降火，津液充足，肺气自能清肃下行，火降热清，肝阳自不上扰，此二者乃相须为用也。生地、白蜜，滋阴润燥，故用量独多，人参益气而生津，所以治其本。茯苓除痰而利水，所以治其标，因虚劳之病，在干咳时，多无痰涎，而在不咳之时，稀痰白沫极多，肺虚不能行其津液，则津液停滞，成为糟粕。茯苓为利水之剂，故用以治之。臞仙加沉香、西珀各一钱五分，降逆行瘀，尤有特效，故为虚劳、干咳、咳血之专剂。

清燥救肺汤（辛凉甘润法）

生石膏　生草　人参　杏仁　阿胶　麦冬　霜桑叶　枇杷叶　胡麻仁

痰多加瓜蒌、贝母，血枯加生地，热甚加犀角。

（方解）喻氏曰，诸气膹郁之属于肺者，属于肺之燥也。

而古今治气郁之方，绝无一方，治肺之燥，诸痿喘呕之属于上者，亦属于肺之燥也。而古今治法，以痿呕属阳明，以喘属肺，是则呕与痿，属之中下，而惟喘属之上矣。所以千百方中，无一方及于肺之燥也，即喘之属于肺者。后人治法，非表即下，非行气，即破气，间有一二用润剂者，又不能合法，故夭枉者多。诚仿此方增损，以救肺燥变生诸症。如沃焦救焚，不厌其烦，庶克有济耳，按此方中，石膏清热，人参益气，阿胶、麦冬、胡麻仁润燥，甘草和中，桑叶、枇杷叶清肺肝之热，杏仁降逆化痰，合成辛凉甘润之法，所以治肺之燥也。

麦门冬汤　火逆上气，咽喉不利，上逆下气，此汤主之。

麦冬　半夏　人参　甘草　梗米　大枣

（方解）按此方，为胃燥之专剂，与一贯煎之治肝燥、清燥救肺汤之肺燥皆各极其妙。喻氏曰：胃中津液干枯，虚火上炎，此方治本之良法也。夫用降火之药，而火反升，用寒凉之药，而热转炽者，徒知与火热相争，弗知补正气，以生津液，非但无益，反害之矣。孰知仲景妙法，用麦冬、人参、甘草、梗米、大枣、大补中气，以生津液。又增半夏一味，豁痰降逆，以开胃行滞而润肺，用以利咽下气，非半夏之功，实善用半之功也。（未完）

（以上二篇见《三三医报》1928）

88. 审查征集验方第二集

外科方

原方药品　水银二两，火硝二两，白矾二两（升法与红升丹相同）。升后须加珍珠一钱，麝香五分，冰片少许。

原文主治　余（未悉姓名）验此丹，专治一切发背、痈疽、稍杆、杨梅、无名肿毒。如溃后内有腐肉，或流血水，将此丹撒上，能即刻化脓而自出矣（尚有医案，兹从略）。

审查意见　按此方前三味升炼之后，即《疡医大全》内之小升丹，又名三仙丹。西医化学药中，亦名三仙丹，乃古今中外确认为外科中之有效药品。若再加以珍珠、麝香、龙脑二香，则得效更速矣。兹将升炼法、功用、用法、方释，分述于下。

升炼法　将水银、火硝、白矾共合一处，在乳钵内，研至水银不见星为度。放阳城瓷罐内，罐口盖以铁盏，上加以铁梁，用铁丝在梁及罐底周围上下扎紧，罐身及底，用纸筋泥涂一寸厚，盏与罐口接连之处，更宜涂布严密，俟干，地上钉钉三个，外露钉约七八寸高，将药罐顺置钉上，离罐七寸之周围，用砖砌成百眼炉，用木炭置炉内燃着，炉眼用风匣吹之，升炼三炷香之久，即去炉息火，俟冷开视，爽气垂盏，刮下，加珍珠一钱，麝香五分，冰片少许，共研极细，瓷瓶盛贮备用。

功用　对于一切痈疽、疮疖、疥癣、皮肤黄水浸淫等疮，杨梅疳疮溃破之后，能去腐，提脓，生肌，敛口。

用法　疮口面干燥，将丹用水调涂，宜多不宜少，外用油纸贴之，疮口面湿润，将丹干撒，宜少不宜多。外用黄蜡膏贴之。疮口若深，将丹用棉纸作捻纴入，外仍用膏贴盖，隔一日一换。

方释　水银本有杀虫消毒之力，白矾原有消肿解毒定痛之功。火硝（化学名硫酸钠）又有破结散坚之能，合三味而以炼之，即成为汞粉，更能驱逐湿秽，扫除污邪，其搜涤脓毒，去腐生肌之功，尤属伟大。况又加以通经利窍，除秽疗疮之麝香，及散火通窍止痛之冰片，与拔毒生肌敛口之珍珠，宜乎得效更速矣。

治外科溃破不收口方

原方药品　斑蝥五钱　明雄三钱　晶明砂三钱　玄胡索五分　元参三分　麝香钱半　冰片七分　先将斑蝥、糯米拌炒去足头翅（日上一次不可太多），以愈为度（功效卓著），端阳节正午配合有效。

审查意见　按此方，即胡学海一气丹。减去乳、没、竭，加朱砂，可定名曰加减一气丹，兹将功用、用法、方释分述于后。

功用　对于一切痈疽、发背、对口、无名大小肿毒初起，已成，溃破，收口用之，均甚有效。

用法　初起者用水调涂疮上，次日即起疱消散，结核坚硬，用阳和解凝膏，和此丹贴上，隔三四日一换，连贴四五次，其结核渐渐缩小，以至消尖。已破者将丹撒上，外用黄蜡膏贴盖，能拔毒去腐而生新肉。不敛口者将丹撒上，即能敛口。

方释　按溃疡破不收口，原因多端，有腐肉未去不能收口者，有瘀肉内生不能收口者，有疮内阴寒不能收口者，有气血虚弱不能收口者。总之皆因诸毒内结，气血不能流通故也。方中用朱雄解毒去腐，斑蝥破结攻毒，元寸香利窍通经，龙脑香通窍止痛，元参消肿败毒，且能生肌，延胡索利气活血，大能收敛，其消肿止痛，去腐拔毒生肌，长肉通经络，活血去瘀敛口之药，无不完备，非独功能敛口，且对于初起已成用之，均见奇效。

白降丹

功用　治痈疽发背疔毒诸疮。

药品　朱砂　雄黄各二钱水飞　水银一两　硼砂五钱　火硝　食盐　白矾、皂矾各一两五钱

制法　先以朱砂、雄黄、硼砂研为细末，入盐、矾、水银共研匀，以水银不见星为度。用阳城罐一对，先将雄罐坐微炭火炉子上，徐徐起药，入罐，化尽，微火逼干，将罐取起，此名曰稳胎。如火大太干，则汞气走，降药无效力，火太微不干，胎不固，降时药必倒下，其最难处，在此胎果稳好，将雌罐对合雄罐上。用棉纸捻一条，在蜂蜜中蘸，围塞二罐合口处，复取半寸宽棉纸用面糨糊合口四五重，再以羊毛或猪毛剪短，合黄土为泥，与棉纸在雄罐上糊四五重，地下挖一小潭，用小磁盆盛水，放于潭底，将雌罐放盆内，以砖作两半规，挨潭口四边齐地，不可有空处，以防炭火落于盆内，雄罐上以生炭火盖之，外砌百眼炉，用小风匣在周围炉眼不时吹之，煅至三炷香之久，去火俟冷开看，约有一两外药，其白如雪，刮下研细，瓷瓶密贮。

用法　（甲）疮大者用之五六厘，小者一二厘，水调敷。疮头上初起者涂之立刻起疱消散，成脓者敷之，一二日即溃。有腐者用之，三四日其腐自脱，其妙在不假刀割，便见功效。（乙）阴疽根脚走散，疮头平陷，即用七八厘或分许，水调敷于疮头坚硬处，次日即转红活。（丙）疮毒内已成久不穿溃，只须出一小头者，可用绵纸一块，量疮大小，剪一孔，以水开贴疮上。然后调丹点放纸孔内，揭去纸，以膏贴之。则所降之头，不致过大，反令焮及良肉。（丁）疮口若深，将丹用棉纸作捻插入孔内，药捻长短粗细，按疮大

小浅深，至四五日，用镊取之，其腐随捻而下。（戊）疮内余腐未尽，用水丹少许，以绵布在丹水内浸匀填入疮内，一二次其腐即尽。（己）浸淫皮肤诸疮毒，腐不去，用猪油和丹少许涂布疮面，二三次其毒即消。（庚）诸疮瘰疬痔漏生管，用丹作捻插入管内，四五日瘘管自脱。（辛）鼻瘜、耳挺、斑痣用针刺破，水调丹涂少许，三五日即落。初生小儿及妇女头面皮肉娇嫩，不可多用，否则必致漫肿贻患。（壬）杨梅疮初起，用丹点之，可拔毒外出。惟此丹追蚀毒气必至病根方止，所以点后疼痛非常。若内脓已胀皮壳，不厚点之使不十分痛楚，如用蟾酥化汁调之，则其疼痛稍减。（癸）凡痈疽以红升丹提脓，兼用珍珠收口，每见升提过甚，疮口四边起硬，亦有疮口新肉高凸者，不如用火气退尽之陈白降丹，同珍珠散用之，不但四边疮口平坦，又且不留余毒。（子）新炼之丹，火毒剧烈，用之疼痛难堪，可装入玻璃瓶内，在地内埋三个月，取出阴干，加入梅片一钱，熟石膏二钱，研匀瓷瓶密贮听用，不惟火毒尽拔，且疼痛可减大半。（丑）新炼之丹　欲完全用之不痛，可用玄色绸五寸，将丹研细筛匀其上，卷紧以麻线捆扎，入瓦铫内清水煮约一伏时，内换水三次，将绸卷取起，挂风处阴干，然后打开，以鸡翎将丹扫下，瓷瓶收贮，用之并无痛苦。

红升丹

功用　拔毒去腐生肌长肉，治一切疮疡溃后疮口坚硬肉黯紫黑。

药品　朱砂　雄黄各五钱　水银一两　火硝四两　白矾一两　皂矾六钱

制法　先将二矾火硝研碎，入大铜杓内，加火酒一杯，融化一干。即起研细，另将汞朱雄研细至水银不见星为度，再入硝矾研匀，将阳城瓷罐用纸筋泥搪一指厚阴干，以竹板常轻轻扑之，以防裂纹。如有裂纹，仍以纸筋泥补之，极干再晒，果无裂纹，方可入前药在内，罐口以铁灯盏盖定，盏上加一铁梁，上下用铁丝扎紧，捻棉纸一条，蘸蜜塞于罐口周围，外用熟石膏末醋调封固盏上，加炭火数块，使盏热罐口封固易干也。地下钉三大钉，置罐于钉上，下置炭火，外砌百眼炉升炼三炷香，第一炷香用底火，如火大则汞先飞上。二炷香用大半罐火，以笔蘸水擦盏，三炷香火平罐口，用扇扇之，频频擦不可令干，干则汞先飞上。三炷香完，去火俟冷，开看爽气足盏，约有六七钱，刮下研极细，瓷罐盛用。或收贮瓶内，以蜡封口，埋土中十余日，以去燥性，但升炼时，须预备盐泥水，用笔蘸之，时扫罐口周围，以防裂纹。绿烟飞起，若绿烟一起，则汞气走散而药无用矣。

用法 （甲）一切痈疽疮疡溃后能拔毒去腐，生肌长肉。（乙）一切痈疽疮疡，久不收口，疮口坚硬，用之即敛。（丙）溃后元气不充，及房事不禁，肉黯紫黑用之立刻红活。（丁）触动肉芽，破裂出血，用之其血自止。（戊）因受风寒，疮内发痒，用之其痒自止，其功效诚难尽述。

按：红白二丹，俱阴阳升降之理，有水火既济之功，取热胀冷缩之作用，使药气结合成体，即气以成形之确证。国医原有之化学药为外科中之圣药，诚夺命之灵丹也，而医家每因制法困难，多不深究，或率意为之，故无大效。无怪近世言外科者，莫不归美西医，不知西学未入中国以前，吾国所恃以治外科病者，固未尝无灵药，特手术不及其精耳，诚能学彼手术，用我良药，是或一道乎。

小升丹（亦名三仙丹）

功用　去腐提脓长肉，治小毒。

药品　水银一两　火硝各两二钱

制法　用铁锅一只，将药研细，倾入，上用平口宫碗一只，（先用生姜片擦碗内外则不炸。）盖定碗口，以潮皮纸捻挤紧，盐泥封口，碗底俱用泥固之，用炭三斤，炉内周围砌紧，勿令火出，如碗上泥裂，即以盐泥补之，升三炷香为度，冷时开看，盆内药刮下研细，瓷瓶收贮。

无名肿毒疮

原方药品　炒山甲一钱　皂刺五分　归尾钱半　赤芍五分　银花四分　白芷一钱　贝母一钱　防风七分　陈皮钱半　甘草节一钱　乳香五分　没药五分　花粉一钱　黄酒煎服。

审查意见　按此方，即《证治准绳》之仙方活命饮，为疮痈圣药，岂独能治无名肿毒已耶。兹将其功用用法方释，分述于下。

功用　散瘀消肿，化脓生肌。治一切痈疽肿疡、溃疡、发背、疔疮、痘疔、痘毒。

用法　研为粗末，无灰酒十茶盅，疮小者，五茶盅，入有嘴瓶内（莫犯铁器），以厚纸封口，勿令泄气，煎至三大盅去渣，作三次服，接连不断，随疮上下食前后服之。能饮酒者，服药后再饮三五杯，或水酒合煎亦可，服后侧卧睡一觉即效。如疮生背俞，皂角刺为君，加紫花地丁、生腹募、白芷为君；生胸次，加栝蒌仁二钱；生四肢，金银花为君。如疔疮，加毒紫河车草根三钱。毒在内，加大黄下之。

方释　一切疮疡痈肿，无非由于经络中血结痰滞，热毒蕴蓄而成。方中以穿山甲攻坚，以皂角刺达毒所，白芷、防风、陈皮通经理气而疏其滞，乳香定痛和血，其为溃坚止痛宜矣。故用于肿而未脓者可。散肿而有脓者可溃，已溃者可敛，实为疮痈之圣药，外科之首方，但荣卫强而中足不亏者可用。若脾胃素弱，荣卫不调，则宜用托里消毒散之法。

附托里消毒散

功用　治疮疡气血俱虚，肿不能溃，溃不能敛。

药品　人参、黄芪、白术、茯苓、白芍、当归、川芎、二花各一钱，白芷、炙甘草、连翘各五分。

用法　研为散，每服四五分，清水煎，徐徐服。

方解　方中参、芪、术、苓、草以益气分，归、芎、芍以滋血分，银花、白芷、连翘以解毒，为治疮疡胃弱之良剂。

又方

原方药品　蒲公英不拘分量。

审查意见　规按此药性苦寒，降多于升，有消热解毒之功，散滞化核之用，故对于一切疮疡初起，及无名肿毒初起。用新鲜蒲公英茎，捣如泥，敷疮上，立见奇效，屡试无爽。

无名肿毒初起过大疼痛难忍方

原方药品　金银花　粉甘草各二钱

审查意见　规按无名肿毒，不拘生于头面手足胸腹等处，其证焮赤肿硬，结核疼痛，而初起过大，疼痛难忍，系湿热之毒，蕴结过盛，致经络中之血液，不能流通，故疼痛难忍，所谓痛则不通也。忍冬花善解血液之毒，能清经络之湿，为散热解毒、消肿祛脓之品，用治一切痈疽肿毒。初起或已溃之后，均有奇效，故亦为外科中之圣药。惟鲜者力速，干者力缓，宜视疮之大小缓急，酌量拣择用之而后可。甘草能解肌表寒热，能泻内外初热，有补有泻、能表能里，可升可降，入手足十二经络，和诸药而解百毒。合忍冬花而用之，功效尤伟。惟其用量，只各二钱，对于初起过大疼痛难忍之证，恐剂不重而力不足，难以断言祛除毒耶。若果有无名肿毒之确证，而在初起过大疼痛难忍之时，则各用八钱或一两，浓煎温服，即不难于收效矣。

一切肿毒

原方药品　大黄　南星各一钱　共研细末，烧酒调涂露其顶。

审查意见　规按人之气血，周流不畅，稍有壅滞，即肿矣。然肿有虚、实、寒、痰、湿、气、火、热之殊，查此方专治火热实三肿，实肿者肿而甚高，火肿之症色红皮光焮，热肿之症其势定浮微疼，三肿皆属于阳。大黄禀地之阴气独厚，得天之寒气独深，故其性质苦寒，泻实火热，调和血脉，消肿散瘀。生南星末，辛而质紧而毒，能拔毒消肿散瘀活血，合大黄以治实火热，肿毒之初起即能使之消散，已成者涂之，能制止根盘散大，其用烧酒调和者，盖以其能行盖使直达毒所也。

专治无名肿毒方

原方药品　生黄芪　金银花　当归　粉甘草各五钱　研末敷于患处，久则见愈。

审查意见　规按此方，系内服之药，非外敷之方。岂独能治无名肿毒，即一切痈疽初起，未溃、已溃，用之均效。以黄芪泻火止痛，助气托脓，忍冬花散热消肿，解毒祛脓，均为外科之圣药。当归补血和血，排脓止痛，甘草能和诸药，而解百毒。

肿痛

原方药品　自熟地八钱　麻黄八分　鹿角胶三钱　白扁豆二钱（可易为白芥子二钱，审查之言）桂南三钱　炮姜炭五分　炙甘草五分　水煎服，外搽蝉酥丸。

审查意见　规按此方，即《外科全生集》之阳和汤，疗一切阴疽内陷，非肿毒阳疮之可用也。惟方内无白芥子，而有白扁豆，系撰写之误无疑，至方之分量及煎服法，外搽蝉酥丸，均有错误。盖以阳和汤用水面各半煎服，而蝉酥丸用搽疮肿毒则善。用于阴疽，则不宜矣。兹另将原方用法方释，述之于下。

阳和汤原方药品　熟地黄一两　白芥子二钱　炒研鹿角胶三两　姜炭、麻黄各五分　肉桂、生甘草各一钱

用法　水酒各一杯，煎服。乳岩加土贝母五钱，谨戒房事。无论冬夏，不可妄行增减。体虚极者肉桂、姜炭可加一二倍用，或加附子更妙。

方释　此方用熟地、姜、桂、鹿角以为温补之品，用麻黄以开腠理，用白芥子以消皮里膜外之痰。且熟地得麻黄则补血而不腻膈，麻黄得熟地则通络而不发表，用治诸疽内陷，如日光一照，使寒气悉解，故有阳和之名。

治瘰疬方无论已破未破均有效

原方药品　老松香一钱，研极细末　杏仁三十粒　蓖麻子仁四十九粒　先将松香末与杏仁、蓖麻子仁打烂，各均以口津调敷，日敷三五次，一月后有效，三月后除根。

审查原方　规按此方用之有效，老松脂能止毒排胀，生

肌化毒为外科之良品。杏仁辛能横行，消肿散毒，蓖麻子仁善收善走，能开诸窍，通经络，拔毒气外出，亦为外科要药，合之以治已破未破之瘰疬，时久必能收效。

又方

原方药品　乌梅一钱　轻粉五分　以唾涎捣乌梅为细末，再加轻粉擦抹患处即愈。

审查意见　规按此方，乌梅能消肿止痛，轻粉善驱淫秽搜涤毒邪，合乌梅用瘰疬初起，得效较易。若已破及年久不愈之瘰疬，用之恐难收效。

燕窝疮

原方药品　黄柏钱半　枣灰钱半　枯矾一钱　以上共细末，香油调擦。

审查意见　规按此方，即《医宗金鉴》燕窝疮下之碧玉散加枯矾是也。盖此疮生于下颊，俗名羊须子疮。初生小者如粟，大者如豆，色红，热痒，微疼，破流黄水，浸淫成片，同脾胃湿热所致。故用黄柏以泻湿热，拔毒定痛，枣灰渗湿，枯矾止痒，兼可拔毒止痛，合之以治此疮，得效甚速。

脑后发

原方药品　骡衣二钱　生麝一厘　铜绿一钱　共为细末，香油调搽。

审查意见　规按此方，骡衣未悉何物。即以铜绿、生麝二厘，用香油涂擦，亦能生效。盖铜绿乃治诸恶毒之要药，麝香为外科之要药。

一切无名肿毒

原方药品　旱蛤蚂一个　剖开取肠敷上即愈。

审查意见　规按方内旱蛤蚂未悉何物，考查各书有蛤子蛉、蚧蛉、粉蛤鱼之名，独无蛤蚂之称，故未敢断审，遗误于人。

疮毒肿内攻

原方药品　白菊花　金银花各二钱　水酒各半煎服

审查意见　规按疮内攻即邪热入里，热邪攻心也。菊花善清邪热，忍冬花为散热解毒之良品，为外科之圣药。

治疥疮

原方药品　雄黄三钱　飞矾钱半　铅粉　硫黄各三钱　松香钱半　甘草钱半　研末猪油调搽。

审查意见　规按此方，用治诸种疥疮，必获奇效。盖疥疮之来，由于湿热，湿热酝酿，化生疥虫，故孳生蔓延，日久难愈。此方雄黄性热，解毒杀虫，化毒为水，矾石性涩，去热燥湿，蚀恶解毒，铅粉消肿疗疥，止痛生肌，硫黄疗治诸疮，杀诸疥虫。松香却湿止痒，化疮排脓。甘草能和诸药，而解百毒，再以猪油滋润，调和以上之药，用涂诸种疥疮，定获效无疑矣。

原方药品　大风子三钱　木鳖子三钱　轻粉二钱　杏仁二钱　花椒一钱　白砒一钱　雄黄一钱　硫黄三钱　荆芥一钱　上药九味共为细末。用香猪油四两，连药捣一处，再用生白布包住，在红火上烧出油性搽之，其效甚大。

审查意见　规按此方，用治诸疥，效且便利。盖大风子仁，攻毒杀虫，善医疥癞，为外科之要药。木鳖子油专疗恶疮，兼医诸疥，为皮肤之良品。轻粉搜涤毒邪，善驱淫秽。杏仁辛能发散，消肿灭虫。白砒辛热大毒，故能以毒化毒，疗疥杀虫之力无比。雄黄性热有毒，故能以毒化毒，疗疮治疥之功颇着。硫黄疗疮杀虫，疥疮圣药。花椒散寒燥湿，杀虫灭瘢。荆芥辛温，解毒散瘢。猪油滋润，调和诸药，共捣如泥，用白布包裹，烧出油珠，乘热涂擦患处，非惟收效迅速，而且便利无比矣。

疥疮

原方药品　香猪油二钱　水银三分　胡桃仁二钱　大风子一钱去皮　铅粉五分　轻粉三分　共研包布擦身，木炭火烤至痊愈。

审查意见　规按此方，用治疥疮，定能收效。盖水银能疗诸疮，杀虫消毒之力无比。大风子善医疥癞，攻毒灭虫之能甚伟。铅粉消肿疗疥，能止痛生肌。汞粉善驱淫秽，能搜涤毒邪，兼之胡桃仁散肿去毒。香猪油滋润收敛，调和一处，遍擦患部，加以木炭火烤，则药力乘热而入腠理，淫邪之毒乘热发散外出矣。

主治周身疥疮

原方药品　大风子二十四个　巴豆二钱　水银二钱　苦杏仁二钱　桃仁二钱　共捣为泥，用麻布袋装之，搽抹两臂，两手心窍、脐上周围、两膝盖下、两足心避风，忌药手胡摸。

审查意见　规按此方，用治疥疮，功效亦伟。盖大风子为治疮要药，均毒杀虫医疥之力颇大。水银乃外用圣药，消毒灭虫治疥之功大良。巴豆一味，推脓消肿杀虫，能疗恶疮疥癣。杏桃一味，消肿、润燥、杀虫，能去皮肤瘙痒，合之涂擦，疮无不应手取效。

搽疥方

原方药品　大巴豆二个　大风子二个　番木鳖二个去皮　全斑蝥二个　共研细末，以香油二两入杓内，将药末煮焦去渣，用油涂患处有效。

审查意见　规按此方，治疥有特效。盖巴豆消肿杀虫，疗恶疮疥癣，大风子攻毒杀虫，为外科要药。木鳖子疗疮治疥，全斑蝥破结攻毒，均用油煮焦去渣，取药之精力，以涂搽疥疮，即不难收效矣。

○脓干

原方药品　雄黄一两　水银一钱　生麝一分　以上共为细末，用小丝纸七张将药匀分七卷卷好，再用小香油四两浸卷于内，以火燃之，油药和匀，除去头部，周身搽之。再燃干草烤之以出汗为止，忌洗脸一星期即愈。

审查意见　规按此方搽疥，亦有特效。盖雄黄解毒杀虫，化毒为水，水银杀虫消毒，疗诸疮疡。麝香为外科圣药，解毒杀虫，按此法医治疥疮，则收效甚。

○干湿疥

原方药品　狼毒三钱　水银三钱　核桃仁七个　共为细末，分七份，每夜用一份洒于褥单上，出汗七日，洒尽即愈。

审查意见　规按此方，治疥亦效。盖狼毒性质辛平，疗恶疮疥癣，水银辛寒有毒，杀虫消毒。胡桃仁渗湿润燥，收涩杀虫，去皮肤瘙痒，故对于干疥、湿疥，用之最宜。

○专治疥疮

原方药品　蛇床子一两　硫黄一两　猪板油二两　蛇床子、硫黄二味为末，再用猪板油共捣一处，拿夏布包住，用陈甘草火搽数次即愈。

审查意见　规按此方，治疥亦效。盖蛇床子渗湿消肿，疏风止痒。硫黄消肿止痛，治疥特长。猪油湿润，生肌收敛，合之以治诸疥，定能收效。至陈甘草之“甘”字，恐系撰写之误，应是“干”字。陈干草者，即多年之谷秆草也。

（见《医学杂志》1932）

89. 白带之原因及验方

白带之症，妇女患者数人而发，如涕如唾，甚者其气臭秽，绵绵而下，令人掩避。尝考此症病源，大概分传染性及遗传性两种。遗传性者，其母素有是病，所生之女，亦多患是症者，病从母胎而得，月事一通，即已发生。若脾胃强健，年壮后可以渐止，此遗传性之病因也。若夫传染性者，其夫与不洁之妇女交接后，因而累及妻孥，病由淫欲所感，内伏淋毒菌，治不易愈，衰弱之妇为尤难。此二种外，必其平日操作过度，思虑太甚，气血耗损，营卫不和，又复不忌房事，不慎饮食，或素性嗜酒，或过食甘肥，喜啖生冷，痰湿内盛，浊饮留恋，脾气虚弱，既乏健运之力，带脉又弱，且无约束之功，运行失其常度，清浊于以混淆，遂致淋漓而下，绵延不断。治之之法，当先制止性交，使阴部保其清洁，居室宜择爽豁，以流动新鲜空气，饮食起居，尤宜注意。凡物之有刺激性者必须避忌，劳心力之事，务宜节制，谨慎摄卫，自可渐愈，并录经验白带方如下。

（1）白带秘方　莲蓬壳煨灰，为细末，用熟鸡子白（去黄）裹末而服，颇有奇效。

（2）赤白带秘方　赤白蜀葵花，阴干，赤者治赤带，白者治白带，煎汤服。

（3）又方　上炒冬术五钱　云苓三钱　车前子钱半　鸡冠花三钱（赤带用赤花。白带用白花）煎汤服神效。

(4) 白带丸　白芍　黄柏　茅术各四两　高良姜一两　豆腐锅巴八两。研末，薏米煎汤，泛丸如梧子大。每服三四钱，食盐汤下。

(5) 治带球　蛇床子仁六钱　樟脑三钱　杏仁二钱　共为末。用蜂蜜为球形状。每隔一日纳一枚于阴户中，治带下阴痒有奇效。

(见《大众医药月刊》1933)

90. 特效种子方

两性结合的意义，和人生的盼望，其重要部分，是以生殖为目的，换言之，就是在希望养子育。这种欲望，称为生殖欲，故父母对于子女，概溺爱者居多。我国古语云："不孝有三，无后为大。"而妇人不育，则犯七出之条。我国古人重视生殖，概可想见。日本以蕞尔小岛，争霸列强；法国以几经大战，人口顿减；其政府各奖励人民生殖，即其他各国亦无不注意及此。对于孕妇，订有各种优待条例，可见现在外人于生殖问题，亦甚重视。

至于求嗣之术，不外男养精，女养卵，两大关键。盖男精女卵，因感而会，精卵交媾，胎孕自成，兹录特效种子方如下。

(1) 神效种子丸　沙苑蒺藜　莲须各四两　山萸肉三两　覆盆子一两　南芡四两　龙骨五钱　炼蜜为丸，如绿豆大，每服卅丸。空腹时，淡盐汤送下。

（2）获麟丸　大熟地八两　沙仁三钱　当归　大白芍各二两　川芎两半　丹参　茺蔚子各四两　香附一两　丹皮山萸各四两　茯苓　枣仁　苡米各二两　五味　白芥子各一两　肉桂　黄连各五钱　蜜丸，开水下。

（3）五子衍宗丸　枸杞　菟丝子各八两　五味一两　覆盆子四两　车前子一两　晒干为末，炼蜜为丸，如梧子大，空腹下九十丸，上床时服五十丸，白沸汤下。

以上三方，男女均可服。

（4）炼精法　每日于夜半子时，披衣起坐，两手搓极热，以一手将外肾兜住，一手掩脐，而凝神于内肾，久久习之，则精自旺。

（5）养精法　a. 寡欲 b. 节劳 c. 息怒 d. 戒酒 e. 慎味

（见《大众医药月刊》1933）

91. 月经病之诊断扼要

月经病诊断之法甚多，兹择其简要者五则，分别言之于后。

（一）分寒热　世医以经至时期，超前为热，退后为寒，稽之古说，亦皆相似。余以经病之寒，当以现症衡之，假使怔忡少寐，骨蒸盗汗，经水先期而至，脉虚神倦，气怯懒言，症状为虚，岂可便断其为寒！假使内热血枯，经水迟滞不来，心烦口渴，唇焦舌燥，症状属热，岂可使断其为寒？故欲求其寒热之真谛者，当于症状上，详细诊察之。

（二）辨虚实　古医学说，经水将行，腹痛拒按者，为气滞血凝之实症；经行以后，腹痛喜按者，为气血衰弱之虚症多，又以阵痛为实，常痛为虚。余尝究其实际，子宫静脉郁血之经前痛，谓气滞血凝之实症；子宫内黏膜脱落之经后痛，谓为气血衰弱之虚症，理尚可通，于此可见中外学者，对于月经病之研究，同轨合辙矣。

（三）审体质　病症之发现，以体质为主。例如猝中质之易患中风，肺痨质之易生肺病等是。非必如新说所谓神经质为血质之别。盖此乃根据于病理之学说而纠缠于生理之说也。妇女经来之时，易于受病，当然以体质为其素因。例如痰湿素重身体肥胖之人，易于经闭，古谓之痰湿阻经，宜化其湿痰，思想灵敏，精神时而忿怒，时而忧郁之人，易于经期不调，古谓之思虑伤脾。又曰，二阳之病发心脾，女子不月是也，治宜和中舒郁。血液虚弱，内热独旺，身体羸瘦，经期不调，古称阴虚则内热，其经水不行者，俗称干血痨。以上三种，乃分别体质之大概也。

（四）察苔脉　妇女当经水将来之时，其先一二日，体中温度增高，脉搏滑数有力，苔色干厚而黄，此乃血液温度增高之现象。迨经水既行之后，则温度减低，脉搏无力，苔色薄白，此乃常人应有之状态。惟经水既行之后，而苔色厚腻，此则湿痰凝滞所致。致脉搏仍滑数有力，则为血热壅遏使然。又脉象虚弱、贫血，滑数为实热，沉迟为寒，沉紧为痛；舌色赤而无苔为阴虚；舌多腐腻垢苔为湿浊，此在诊断上浅而易见者也。

（五）别经色　古医以经来之色，红者为正，鲜红为血热，紫为血瘀，淡红为虚弱。岂知经水之成分，为子宫内膜所分泌之咸性液体，卵巢所分泌之蛋白质液体，及子宫黏膜之上皮细胞等与毛细血管破裂外出之血液，混合而成。故其初来，色作淡红，因液质较血质略多之故。量亦甚少，迨后则渐行渐多。其色略现紫暗，其气亦稍带腥秽。至将尽时，仍还淡色，量亦减少，设所下经水，或作鲜红似血，以及或淡或黑，或多或少，皆为病征。我国女科书籍，昔贤学说，以经来之时，如米泔水，如屋漏水，如豆汁之黄浊黏液者，谓为湿热痰浊流入胞中所致。其实因湿热传入血分，使卵巢及黏膜之分泌液，成分变化使然。或以成块成片，其气腥臭特甚，谓热气滞衃凝之故。唐宋以前，多归诸风冷袭入，其实因血中有热，胶质太多，故成块成片，以上皆月经发病之特殊症候。

又经来作白色者，古说概谓之虚寒。惟王孟英氏谓色淡竟有属热者，古人从未道及，须以脉证互勘自得。但不可作实热论，而泻以苦寒也。据王氏书云：曾治某妇，因生产后经色渐淡，数年后竟至几无赤色，所下完全作淡白色，平常亦无带下等症；身体日见羸瘦，诊其脉，数而有力，口苦身热，与青蒿、白薇、川柏、龟板、鳖甲、芍药、乌贼、生地、知母、丹皮、地骨、女贞等类，数十帖后，方克收功。此可证明经淡亦有属于虚热者，与世俗所传经淡概属寒之说有别也。

（见《光华医药杂志》1933）

92. 产后

典籍之沿革

妇女以生育为惟一之天职，生育善后之不良者，此产后病症所由起也。临产诸项，属于产科之范围与产后病症无涉。《金匮》以妇人产后有三病：一病痉，二郁冒，三大便难。注重在津液消亡，孤阳独旺之见证，或为痉挛，或作眩晕，或为便燥，是为产后病学之首先发明者。嗣后于《千金》、《外台》胎产门中，附载产后病之治法处方，然曲高和寡，立意太深，且病症亦有古今不同之概，无怪古方之难用矣。《宋史·艺文志》载郭稽中撰《产育宝庆集方》，以方法附于产论之后，遂成宋代产科专书，惜于经气、妊娠、胎前各症，诸端混入，不免有界限不清之弊。《永乐大典》载产室诸方一帙，赖《四库提要》以传，著作者之姓氏已不可复考，惟于保产诸法颇为赅备，其中所用方法，多为近代奉为典型者，为胎前病之枳壳汤，所用为枳壳、白术二味，方下注明，热者以黄芩易枳壳，此方即束胎饮之始祖，而丹溪氏以黄芩、白术为安胎圣药。盖亦本此而言，又古拜散之治产后血风，传流至今，脍炙人口，大腹皮为君，人参为补，命意无异，惟多用降气破血辛温香燥之剂，近今所不可浪施。又卜氏之《产家要诀》，任喆之《产科心法》，日本片含氏之《产科发蒙》，清张曜孙之《产孕集》，以《产孕集》之内容为最佳，收罗全备，王节斋之《胎产指南》，论胎产之病，亦多扼要。若《竹林女科》、《通俗妇科》、《济阴纲目》、《妇科良方》、《傅青主女科》、《女科辑要》、《妇科准绳》、《金鉴妇科》、《女科要旨》、《大主要旨》等，于产后病症，皆有深切之发挥。

病症之大纲

《金匮》以产后有三病：一者病痉、二者郁冒、三者大便难。《准绳》载产后危急症，有三：呕吐、盗汗、泄泻是也。《总录》以产后十八证：（一）因热病胎死腹中。（二）难产。（三）胞衣不下。（四）血晕。（五）口干心烦。（六）乍寒乍热。（七）虚肿。（八）胀满。（九）腹痛泄泻。（十）偏身疼痛。（十一）血崩。（十二）咳嗽。（十三）恶露不下。（十四）寒热心痛、月候不来。（十五）呕逆不定、乳汁少。（十六）口鼻黑气。（十七）喉中气喘急，死不治。（十八）角弓反张，不省人事。《竹林女科》载产后三冲症：以呕吐逆气为冲胃，气喘鼻扇为冲肺，神昏痉为冲心，三冲皆为危险之急症。以上古书所论产后病症之大概。按近世研究产后病症，以恶露不下瘀血停积为一类，血崩淋漓不止为一类，是为产后主要之病症，余皆属于杂病之范围，非产后所独有也，故当以产后兼症、夹症属之。

治法之大纲

丹溪云：产后当大补气血，虽有他症以末治之。凌嘉六氏云：产后当大补，亦须审慎于外感、恶露之有无，伤食郁闷之停滞，苟有他症，仍当以调理其病为主，庶为合宜。按治产后病症与普通之治法相同，所不同者，惟恶露不下、瘀血停积及血去过多，孤阳独旺之症或则注重通降瘀血，或则注重滋血液，审其为虚为瘀，更当明其致虚致瘀之由，而攻补之剂，皆有所不可妄施，证以仲景于产后证，同一腹痛也，有虚寒烦满、瘀血热结之分。同一发热也，有胃实中风、里虚表虚之殊。或用当归、生姜、羊肉之温补，或用白头翁汤之凉泄，或用承气下瘀血之攻下，以此例彼，不可固执产后宜补之成见也。

（见《上海医报》1929）

93. 产后治法撮要

（一）恶露不下

（原因）或子宫寒冷，或临产受风，或中气虚弱，恶露遂停留不下，延之日久，必生他变。

（症后）初则小腹胀满，虽痛可忍，继而积成块，渐渐发热，食量缺减，腹中发剧烈之疼，痛甚则恶心呕吐，谵语昏狂，不时晕厥，或再感新邪，多成不治。凡血晕闷绝，心腹痛，积聚癥瘕，四肢肿满，血膨，痨瘵等症，皆因此而起，故恶露不行，为产后最关紧要之症也。

（治法）产时去血过多，败血已少，不必治也。但徐徐调养，新血自能生长，惟留瘀在腹，所当急治，初治只宜生化汤加减。芎归散、失笑散，亦可服。而童便为清营妙品，如遇恶露未净，瘀血上冲，头目昏晕，心腹胀闷，急取清童便，去头尾，乘热服之，无不立效。

产后化瘀汤

炒山楂一钱　延胡一钱　广郁金一钱　炒牛膝一钱　赤芍五

两　香附一钱

上方用益母草汤代水煎服

又方

当归三钱　杏肉炭一钱　炒丹皮一钱　泽兰一钱　川断一钱　制首乌二钱

清热消瘀汤

细生地三钱　丹参一钱五分　大豆卷二钱　茺蔚子三钱　丹皮一钱五分　茯苓三钱

桃仁八分　山楂一钱五分　栀子一钱五分　泽兰五钱　琥珀末三分

上方水煎温服。

加减生化汤

当归三钱　川芎五两　益母草一钱五分　桃仁一钱　红花一钱　苏木一钱　丹皮二钱下　炮姜三分

上方水煎温服。

附方

四神散　菊花　当归　旋覆花　芥穗一钱　葱白三寸　茶叶一钱　同煎

按陈氏用此方治瘀行腹痛，实属不切。

夺命散　没药一钱　血竭一钱　研末分二次，糖调下

无极丸　生大黄一斤切作四份：一份童便、食盐制，一份醋酒制，再与巴豆同灼，微焦，去豆。一份红花制，一份当归醋制。

（二）恶露不绝

（原因）有瘀血不尽，停留腹内，以致延久不止者，有

冲任脉虚，血不收摄，宛如平时漏血，淋滴不断者，二症虚实不同，治法各异。

（治法）但视其血色，或深紫，或浅淡，或腥臭，或秽浊，辨其为瘀为虚，而用攻补之法，切不可轻用固涩，使败血凝聚，变为癥瘕，反致终身之患。

通络逐瘀汤

光桃仁一钱半　泽兰一钱半　生山楂二钱　茺蔚子二钱　红花八分　丹参五两

通草八分　丝瓜络三钱　琥珀末三分

上为水、酒各半煎服，瘀血停滞用此方。

加味四物汤

当归三钱　小生地三钱　蒲黄炭二钱　淡干姜三分　川芎一钱半　白芍一钱半　延胡二钱

上方水煎服，阴虚有瘀，少腹痛，用此方。如下焦热，去干姜，加山栀子一钱，黄柏八分，小便涩，加木通一钱。

加减二甲地黄汤

生牡蛎四钱　生熟地各三钱　白薇二钱　生鳖甲三钱　冬青子三钱　川柏一钱　炙龟板三钱　旱莲草一钱半　海螵蛸三钱

上方水煎，食远服，营分不摄，用此方。

消化汤

生白芍二钱　白茯苓三钱　生地三钱　丹皮一钱　青子芩一钱半　川石斛三钱

上方水煎服，血虚有热，用此方。

集说《大全良方》云，产后恶露不绝，因伤经血，或内有冷气，而脏腑不调故也。陈氏以平素虚损不足，产后伤于经血，或临产之际，出血已多，伤及冲任，致令气血不调，故恶露淋漓不绝。薛立斋云，治恶露不绝，若肝气热，而不能生血，用六味地黄丸。若肝气虚不能藏血，用逍遥散。若脾气虚，不能摄血，用六君子汤。胃气下陷而不能统血，用补中益气汤。若脾经郁热而血不归源，用加味归脾汤。若肝经怒火，而血热妄行，用加味四物汤。若气血俱虚，用十全大补汤。若肝经风邪，而血热沸腾，用一味防风丸。沈尧封云，产后恶露过多不止，用伏龙肝二两煎汤，澄清，烊入阿胶一两服，如不应加人参。张寿颐云，新产恶露过多，而鲜红无瘀者，是肝之疏泄无度，肾之闭藏无权，冲任不能约束，关闸尽废，暴脱大是可虞。伏龙肝温而兼涩，阿胶激浊扬清，本是血崩上剂，重用独用，其力最专，其功最捷。在一味独参汤之上，必无不应之理，如果不应，则更可危。龙牡救逆，亦所必需。盐山张氏云，妇女行经，多而且久，过期不止，或不时漏下，以及产后恶露不止者，宜安冲汤。方用白术、生芪、龙骨、牡蛎各六钱，生地、白芍、乌贼骨、续断各四钱，茜草三钱，治之多效。

（编者按）产后恶露不绝之症治，所注重者，在兼症夹症耳。譬如兼恶寒发热感冒，则治宜发散。夹胸满气逆之怒，则宜治舒郁。兼症夹症既清，本症亦当自止。又在中国旧式之收生妇，无洗涤子宫之能力，每易瘀血停滞，故对于恶露不绝之诊查。（一）须询其距离生产之时期，在以前医书，必谓经过一个月以后，而恶露仍然不减少者。（二）所下之血，为鲜红色，为紫暗色，或如鱼脑鱼肠，腐败腥臭者，或少腹块痛拒按者，或心悸怔忡眩晕自汗者，综上二项，审其为虚为瘀之大纲。辨其兼症夹症之有无，其因瘀而致恶露不绝者，行其瘀则自止。或因虚而致恶露不绝者，则淋漓不断，久漏成崩，大是可虞。故陈氏主张，虚损不足，伤于经血，或内有冷气，而脏腑不调云云。是盖子宫血液之疾患，因脉吸收血液之能力减少。（三）因血管壁薄弱，易于破裂。（四）因产时血管破裂处，侵入细菌，属于第一项。因身中之阳气不足，陈氏谓之内有冷气，脏腑不调是也，属于第二项。因血液虚弱，血浆减少，所谓虚损不足，伤于经血是也，属于第三项。因用具未经消毒，不洁之传染，等于局部之创伤，侵入细菌，发炎化脓，排泄脓水，实为斯症发生之主要原因。薛氏主以六味地黄、逍遥、六君等方，实属泛而不切。惟阳虚不能摄血者，则甘草干姜汤为正治，配入生化、归脾，酌其虚实而用之可也。虚弱之故，有阴虚及气虚之不同，则补中益气、人参固本斟酌加减，用之为妥。若不洁之传染，注重局部之洗涤，则非中医内科方法所擅长。沈尧封氏用伏龙肝烊入阿胶一方尚有深意，实可备用。重者参以龙骨、牡蛎、续断等品，必能奏效。若夫黄芪、茜草等药，补泻皆嫌太过，非可以漫试之也，惟虚之极，瘀之甚者，所当别论，故并列之云。

（三）产后血崩

（原因）或因郁怒，损伤胞脉，或食热物鼓动肝肠，或投破血药过多，或服止涩药太早，皆有此患。然后崩血，总属血不归经之故。盖藏血者肝，统血者脾，惟肝虚不能藏血，脾虚不能统血，所以血不收敛，而泛滥奔溢，直如山崩水决，而不可制也。

（症候）口唇淡白，面无华色，或汗多神倦，形脱气微，亦有胸腹胀闷，下血虽多，而腹仍作痛者。

（治法）产后血崩治法，与寻常异，平人患血崩不止，尚堪惊惧，况产后血液本虚，故无论有无紫块，斯时顾不得血瘀，急宜大补气血，以挽狂澜。庶几一线生机，犹堪复续，若泥瘀血未尽，再与攻破，必死无疑矣。

加味四物汤

当归六钱　川芎三钱　生白芍二钱　大生地四钱　西潞党三钱

上方水煎温服。如因房事者，本方加黄芪、阿胶、艾叶。因服辛热者，本方加白术、茯苓、甘草、川连。因固涩早者，本方加香附、桃仁。因攻破多者，本方加生牡蛎、海螵蛸。

升举大补汤

西潞党二钱　当归二钱　熟地二钱　黄芪四钱　白术一钱　陈皮八分　炙草八分　升麻三分　川芎一钱　炒黄荆芥八分

上方加水煎服，血脱气陷用此方。

加味逍遥散

当归二钱　柴胡五分　薄荷七分　青子芩一钱　炒白芍一钱　黑山栀一钱　细生地二钱　生草八分　白术土炒一钱　白茅根五钱

上方水煎服，暴怒伤肝用此方。

黑神丸

陈京墨二锭　无根水，磨浓汁，晒燥，研细末。每料约用净墨四钱　陈百草霜二钱　须近山人家，烧各种野草者佳，烧独种柴草者，必要灶门上积烟，切勿误用锅底煤。

明天麻二钱　淮小麦二钱　赤金铂五十张

上药各研极细，称准分量，再研匀，即将淮小麦粉一钱，打糊为丸，金箔为衣，约重一分，外用蜡壳封固。症轻者服一丸，重者服二三丸，童便一盅，陈酒一瓢，研送。

集说　陈自明曰：产后血崩，因经脉未复，而劳伤太过，或食酸咸之味，若小腹满痛，肝经已伤，最为难治，急以固经丸主之。薛新甫云：产后血崩，亦有实证。若血滞而少腹胀满，用失笑散。血少，小腹虚痞，用芎劳汤。肝火血妄行，加味逍遥散。脾郁不统血，加味归脾汤。脾虚气不摄血，补中益气汤。厚味积热伤血，清胃散，加槐花、地榆。风热相搏伤血，四君子加防风、枳壳。许叔微曰：产后血崩，是为阴血不足，阳邪有余，宜奇效四物汤，或四物汤加川连。或因气不调，然后血脉不顺，生崩漏等症，香附是妇人仙药，醋炒为末，每服二钱，清米饮调下，久服为佳。徐朝奉内人，遍药不效，服此获安。沈尧封曰：崩症宜理气清火。《金鉴》云：生产后更患崩症，则是血脱气陷，其病不轻，当峻补之，用十全大补汤，加阿胶、升麻、续断、枣仁、山萸、炮姜炭等，以升补其脱陷可也。若因暴怒伤肝，血妄行者，宜逍遥散，加黑栀、生地、茅根以清之。若因内有停瘀者，必多少腹胀痛，当用佛手散、失笑散以补而逐之。张寿颐曰：产后崩症，多因气火横逆，下扰冲任，以致关闸不守，漏泄无恒，治宜育阴固涩。

（编者按）产后血崩之病原，不外劳动太早，用力过度，以及房劳内伤，妄笑举手等所致。治之之法，宜急止其崩，以棕和皮炭，最有捷效，较西药之霉麦胜。余则以审其兼症、夹症而治之，或用四物加川连、黄芩、阿胶、地榆之清热，或用四物加黄芪、潞党、炮姜、山萸、龙骨、牡蛎等，以温补而固涩。权衡于二者之间，方为恰当。固经丸中若艾叶、石脂、故纸三味，尚在可用之列，若附子之宜忌，所当辨其寒热而用之，木贼草之用意何在？非余所知，故不敢曲为阿附，产后之崩，最为危险，岂丸药缓投，便可以毕医家之能事，于此可见前代医学之简陋也。薛氏主用失笑及芎劳二方，理尚可取，惟非为产后设也。余若逍遥、清胃、补中益气、四君子等方，普通治疗之官方药，断非产后血崩，所可幸试。凡此皆立斋惯伎，最不可训，一味香附末，及四物等方，或有用之者，但非急救之剂耳。《金鉴》用十全大补加味，未免呆笨。普通妇科，治血崩之方法，分阴虚阳搏，用知柏四物；劳伤冲任，用大剂芎、归；痰郁凝滞，用一味香附；风热乘肝，用桑叶、荆芥合四物；思虑伤脾，用归脾；暴怒伤阴，用一贯；元气下脱，用当归补血，以此分别投之，虽不中，不远矣。惟产后崩症，其方则不能相同。《大全良方》载产后误服攻破之剂，其血如涌，恶寒肢冷，上吐下泻，用六君子加炮姜，四剂而愈。又因怒而崩，手足抽搐，牙齿紧闭，投以和肝养阴之品，厥疾乃瘳。戴复庵云：产后崩症，或清血，或秽浊，或纯下瘀血，或腐臭不堪，甚则头目昏晕，四肢厥冷，急宜童便调理中汤，加入百草霜饮之。又有崩甚而腹痛，人多疑为恶血未尽，又见血色瘀黑，愈信瘀停之说，不敢止涩，殊不知瘀停腹痛，血通则痛，血住则痛止。若必拘泥待痛止而补之，恐此人无生理矣。宜芎归汤，加炮姜、附片，止其血而痛自止。戴氏之言，颇有见道。余于已未之冬，友人妇，产后未周时，患血崩症，因其境不佳，未产前劳动太过，产后又不克静养，故稍闻人声，便觉眼目发黑，心慌目眩，而血液大下矣。余诊其脉沉细软弱，似有似无，四肢及面部皆冷，上身冷汗自出，神识昏沉，有欲脱之状。处方以甘草、炮姜为主药加当归、川芎、白术、白芍、党参、艾叶、益母草等，投剂获效，数服而安。又前年里戚中，贾氏妇，产后旬日，并无其他症状，忽患崩症，余以意度之，当为不慎房劳所致，处以黄芪、当归、党参、阿胶、艾叶、山萸肉、龙牡、棕皮炭等品，大剂投之，数服乃效，于此可见产后血崩之治法不拘于一格也。

产后血晕

（原因）产后血晕，其症甚多，或因劳倦而神衰，或因忿怒而气逆，或血去过多，而神遂失守，或中气本薄而力不能支，或恶露停积而冲心，或痰火乘虚而上泛，此皆致晕之由，竟有顷刻之间，昏晕卒仆，而不及救治者，此亦产后一大险症也。

（症候）眼花头旋，卒然昏倒，口噤咬牙，不省人事，若口气不冷，移时可望复苏，口气冷者，多不救。

（预防）小儿坠地之后，宜用被靠坐一二时，不可平卧，平卧即有血晕之忧。产房之内，宜取干漆渣，或破漆器烧之，又将铁石烧红，放在盆内，以好醋浇之，使产母常闻醋气，可免血晕。又取无病童便净器收贮，临产时，温饮一杯，自无血晕。

（治法）一见血晕，即将烧红铁石，放醋盆内，熏产妇之面，可取生韭菜一握，放在有嘴瓦瓶，以热醋浇浸，塞其大口，以小口向产妇鼻嗅之，晕可立止。

加味生化汤

川芎三钱　当归六钱　黑姜四分　桃仁十粒　炙甘草钱半　黑荆芥穗四分　红枣二枚

上方水煎服，汗多形脱，加人参。血块痛，兼送益母丸。

清魂散

泽兰叶一钱　西潞党一钱　黑荆芥穗二钱　川芎二钱　归身

二钱　甘草八分

上方水、酒各半煎，入童便一杯服。

补气解晕汤

西潞党三钱　清炙芪三钱　当归三钱　荆芥穗二钱　炮姜炭五分

上方水煎服。

四汁饮

生地汁　清童便、黄酒各一杯，和冲温服。

黑神丸

方见血崩门

集说 《大全良方》云，产后血晕，乃血和肝经，甚至眼花昏闷，用黑神散主之。下血过多，清魂散补之。或预烧铁器，以醋沃之。薛立斋氏，以恶露不行，用失笑散；血下过多，用芎归汤；若过劳所伤，补中益气汤；气血虚热，用清魂散。大凡产后眼㖞斜等症，当大补气血为主，佐以治痰之法。若脾胃虚弱，用六君子汤。苟于七月之前，服安胎饮，至八九月间，加大腹皮、黄杨头。元气虚弱，用八珍汤，则无前患。竹林寺方：产后血晕，因气血暴虚，血随气上逆，迷乱于心，故眼花，甚则口噤闷绝，神昏气冷，宜清魂散，或立应汤。若产儿下地时，用荆芥穗，炒焦为末，每服五分，可预防血晕之患。若下血多而晕者，当补血，宜芎归汤。若下血少而晕，乃恶露冲心，心下急满，神昏口噤，不省人事，当破血行血，宜夺命散。《金鉴》以产后血晕，有恶露不下，瘀停上攻，而作迷晕者，而唇必赤色，有因去血过多，血脱而晕者，面唇必色白，血弱者，宜用清魂散，即荆芥、人参、甘草、川芎、泽兰是也。若瘀停腹痛者，用佛手散。沈尧封氏，以产后去血过多而晕者，宜重用阿胶水化，略加童便服，去血不多，宜夺命散。李东垣曰，产后昏冒目瞑，因阴血暴亡，心神无所依养，心与包络，君相二火，得血则安，虚火上炎，故令昏冒，火乘肺肝，目瞑眼合，病悉属阴，但辅其血，则神自安，而不昏迷矣。丹溪氏以血晕，以虚火载血上升，渐渐作晕，《准绳》以用心使力过多而晕者，宜补中益气，下血多而晕者，宜补血。下血少而晕者，宜破瘀。大抵血热乘虚，逆上凑心，欲致昏迷不省，气闭欲绝，饮童便最妙，或醋炭熏鼻亦可。

（编者按）血晕一症，以脑充血、脑贫血为主体，因血压脑部，而致充血者，多面赤烦躁，身热气粗，脉洪数有力，以症因脑贫血而致血晕者，多面白无色，气息微弱，唇色淡白，脉息无力等症。其有兼痰饮阻中，兼怒气伤肝者，必有兼症，足以证明。中医治血晕症，以瘀血上冲为主。西医治血晕症，以脑部贫血为主，实亦各有所见。沈尧封氏治产后发晕，二日不醒，产后恶露甚少，晕时恶露已断，用没药、血竭等药，服下即醒。又于庚辰春，吕姓妇，分娩次日，患血晕，略醒一刻，又目闭头倾，一日数十发，其恶露甚多，无不间断。用阿胶一两，冲童便服，是夜晕虽少减，而头汗出，少腹痛，寒战如疟，战已发热更甚，投没药、血竭等，酒服二钱，寒热肠痛、发热皆除，后遂渐愈。于此可见中医治血晕，多用活血药，实有见道之言。王孟英治周鹤庭室人，新产血晕，自汗懒言，脉虚弦而大，乃投牡蛎、石英、龟板、鳖甲、琥珀、丹参、甘草、小麦等，覆杯即减，数日霍然。此因血虚有素，既产则阴血下夺，阳越不潜。设泥新产瘀冲之常例，而不细参脉证，则非医者，所忍为也。

《笺疏》以眩晕昏冒，无非阴虚于下，阳越于上，况在新产，下元陡虚，孤阳上越，尤其浅而易见。《素问》以下虚上实，为厥巅疾，血之与气，并走于上，则为大厥，厥则暴死，气返则生，不返则死，古医以明言病本在脑，与西医血冲脑经之说，若合符节。无如后世医者，各标臆说，痰迷心窍，误为血晕之真谛，实误之极矣。苟识此病源，皆是气火升浮，则镇纳浮阳，即是无上捷诀，至察病之机，以血虚血瘀，作两大法门。一实一虚，一闭一脱，不客溷乱。陈氏以为血入肝经，实系想象之词，惟黑神散及清魂散，尚在可用之列。薛氏之方，终嫌太泛，清魂散及夺命散二方，可语为此症不易之法。而醋炭熏鼻，亦可资急救之需。丹溪晚出谓虚火载血上升，较为明晰。沈尧封氏，重用阿胶、童便，填补血浆，增益阴液以配浮阳。更以童便之真捷下行者，为之向导，故其功甚捷。其没药、血竭，虽似为破瘀而设，然亦只泄下行，以顺静脉之郁血，非攻逐峻剂可比，惟酒气升腾，实足为病树帜。古医以为酒性雄壮，藉作疏通之用，不知昏晕之，概属脑病，滋阴潜阳，尤恐不及，讵可漫投升达之剂。其治吕妇产后发晕一症，虚象显然，阿胶、童便，本极相宜。然效不显，而头汗出，如是酒之误事。腹痛者，气必滞，阿胶腻补，则非所宜，再投夺命散，效即大着。但产后血晕，虚症最多，不可误认瘀血上冲，浪投攻破之剂，夺命散能舒静脉之郁血，亦非大破之比。王孟英氏，以新产血晕，为阴血下夺，而阳不潜，选用镇慑潜降之法，不可概投破瘀之品，最是至理名言，故节录之，以资研究。

（见《中医世界》1929）

94. 产后病之研究

因生产之故，直接消耗母体之血液水分，间接使心脏、肺脏、脑部发生衰弱之现状者，故恒多虚弱之证。丹溪所谓，治产后病，当以大补气血为先，诚有见于此也。但以衰弱体之质，则生病易，及其病也，则调治尤难。有非专用补药所能治者，兹特分别发病之部分，及受病之性质，分述于下。

附论产后用药之大概　产后用药，应当禁忌者。寒药如山栀、芩、连、石膏、知母等；热药如附桂等；补品，如人参、白术、黄芪等；汗下之品，如麻黄、羌活、硝、黄等。苟非有确实证候，皆不可轻易妄用。古传产后忌用白芍，因其有收敛性，为恶露未尽者所不宜，寒热补泻诸药，有时因证候上所需要，可以酌量少用外，惟发汗之品，绝对不可一试。因临产时出血甚多，血中胶质必然缺少，发汗药，能刺激汗腺，使血管扩张，血行加速，在血液亏耗，血中胶质缺少之体质，误汗必有大出血之危险，不可不慎。又俗传胎前多热，宜用凉药，产后多寒，宜用温药，亦有相当之见解。盖以产后去血甚多，心脏必然衰弱，温补之剂，多能强心，清泻之剂，反足妨碍心脏之动作，苟非有大热之证候，误服清热之药，立见危险，不可不慎。又产后脉搏，宜见沉细弱小和缓为顺，洪大数搏有力为逆，以产后脉管变硬，乃为逆证也。

第一章　产后子宫之病

胎儿既出，子宫空虚，或子宫收缩乏力，而胞衣不下，或子宫排泄乏力，而恶露不下，或子宫破裂而出血太多，或子宫翻转而致下脱，皆产后子宫之病也。兹分节述之。

第一节　胞衣不下

原因　子宫收缩乏力，不能缩小，将胎盘逼出，胎盘之内空虚，血液流出，以致胀大。

病理　子宫收缩乏力，既不能缩小，将胎盘逼去，又不能收敛血管，以致去血太多，在胎儿甫出子宫空虚之时，则所出之血，凝积在内，阻滞胎盘，胀大难下，或有因气分虚弱，无力催送下出者。

症候　产妇多体弱无力，少腹满闷，或有胀痛者，如血液流入，胎盘胀大难下，则恶露排泄停止，间有逆气促心烦等证。

诊断　脉搏沉静和缓者顺，浮大洪数者逆，单胞衣不下易治，兼他证者，不易治。

治法　宜用补血活血化滞之剂。

处方　全当归一两　川芎三钱　川牛膝五钱　蒲黄二钱　桃仁三钱　丹皮钱半　木通一钱　赤苓三钱

上方水煎，加童便一盏服。(加味牛膝汤)

加减法　呕逆气促者，加沉香五分，琥珀一钱。

附记　胎儿产出后，停数分钟，至十余分钟，即当发生阵痛，以产出胎盘，若经过半小时之久，后阵痛微弱，胎盘迟不产出，须用子宫底摩擦法（即在腹部摩擦，从腹壁上握子宫底，压向下部，逐渐摩擦，使胎盘容易从子宫剥离）。以促胎盘之产出，此法行之过早，胎盘亦易破碎，致一部分，留于子宫内，日久腐烂，易发生大出血之险证，故用手摩擦，须使压下，而不破碎，方为妥当，倘有摩擦法，胎盘仍未产下，可以用撮法。即用手入产门内，拉下胎盘，然此法非常危险。（一）恐拉伤子宫及大血管。（二）恐拉破胎盘，手法必须为练熟，临时方不致误。又子宫颈痉挛及膀胱充满，皆能妨碍胎盘之产下，故当注意其当时所发生之证候。

二、恶露不下

原因　或因宗气虚弱，子宫收缩无力，或因气机郁滞，血液循环障碍，致恶露停留不下。

病理　产后已离血管之废血，从阴道而下流者，通称恶露。因胎儿在子宫之内，血管运及母体，以输灌荣养成分，胎儿产出之后，血管破裂之处，血液犹出，必待子宫缩小恢复之后，出血方止，其体强者，子宫恢复迅速，出血不多，且易流下，其体弱者，子宫恢复迟缓，出血较多，且难流下，已离血管之血，即为无用之物，必须排出，方为无病。若因气虚而子宫收缩无力，则瘀血不能送出，或气滞而血液运行缓慢，则瘀血不能排泄，或因受寒而血凝，或因受热而血干，必致瘀血积于子宫，子宫愈难缩小，每致少腹有块硬痛，俗呼为儿枕痛，皆恶露不下之害也。

证候　初则少腹胀痛，虽痛可忍，继则积瘀成块，渐渐发热，腹中发剧烈之疼痛，阴部放恶臭，甚则恶心呕吐，谵语晕厥，或转成心腹痛、癥瘕血症、劳瘵等症，皆由血瘀于内而起也。

诊断　脉弦滞者，宜疏利，脉沉弱者，宜温化。脉虚弦者，宜攻补兼施。脉弦而滑大，乃败证也，不治。不大者可治。舌赤宜养阴，苔薄白者顺。

治法　拟活血疏利。导浊法用加减生化、失笑散等方。

处方　全当归三钱　川芎五分　益母草三钱　桃仁三钱　川红花一钱　丹皮钱半　炙草五分　炮姜炭三分　川牛膝钱半　上方水煎服。（加味生化汤）

又方　蒲黄二钱　五灵脂三钱　山甲片三钱　明乳香钱半　没药钱半　炮姜炭五分　上药水煎，加童便冲服。（加味失笑散）

又方　益母草三钱　丹参三钱　桃仁三钱　藕汁五钱　全当归三钱　益元散三钱　童便一两　上方水煎，童便服。（石氏新订新生化汤）

附记　陈自明曰，产后恶露不下，多因劳伤虚损，或冷风相搏所致，治宜用失笑散。若气滞血凝，用花蕊石散。若因劳伤虚损，以四物汤合炮姜加行瘀之剂。其因风冷者，用五积散。其儿枕痛者，用失笑散。行之既行而仍痛者，四神散调之。若恶心作呕，此属气虚，参用六君子。若发热头痛，而腹痛喜按，此属血虚，用四物加炮姜、参、术。若恶露不下，而虚烦发热，用当归补血汤。沈尧封曰，产后恶露不来，轻则夺命散加艾叶，重则无极丸。寒凝者，用肉桂、红花等药，或花蕊石散。王孟英曰，产后苟无寒证，一切辛热之药皆忌。恶露不来，腹无痛苦，勿乱投药饵，听之可也。如其痛胀者，只宜丹参、丹皮、元胡、滑石、益母草、山楂、泽兰、桃仁、归尾、通草之类为治。慎毋妄投峻剂。

张寿颐曰，产后无瘀，非可概用攻破，苟其体质素虚，血液不充，即使恶露无多，而腹无胀痛之苦，轻投攻破之剂，必有崩脱之虞。生化汤偏于辛热，产后恶露不行，而发热者，生化汤原为禁剂。孟英深恶此方，不为无见。

（编者按）陈自明学说　已成现代通行之官方药，夫人皆知之，惟因风冷而恶露不行者，用五积散，未免泛而不切，余意宜用蕲艾、荆芥炭、炮姜、桃仁、归尾、红花等味。若恶露不下，而虚烦发热，便以当归补血投之，真是笼统立言，毫无分别，烦而着名为虚者。其必有心悸怔忡，头眩口渴之见证，其为脑部充血无疑。当归、黄芪岂可随便取用，或问如是者，竟无虚寒证候，亦非也。发热之际，以恶寒与不恶寒为断，非在未发之初，问其恶寒与不恶寒也。惟以当发热之际，喜着衣被，便可得其寒证、热证之大概。仲景所谓身大热，而反欲得近衣者，此热在皮肤，寒在骨髓也。身大寒，反不欲近衣者，此寒在皮肤，热在骨髓也。其寒其热，于以证明。民七之冬，岁在戊午，有乡妇某氏，产后十余日，恶露不下，心烦口渴，夜不成寐，目红面赤，唇焦舌燥，壮热灼手，不欲着衣，脉在六至以上，弦而细数，热势如此其急，前医尚以保元八珍、当归补血、生化等汤，以为和阳摄阴之具，或以六味、八味，沾沾于壮水之主，益火之源，滋腻杂投，适足为病树帜，余深知前方之误，力主用青蒿、鳖甲、知母、丹皮、花粉、小生地、元参、赤芍、滑石、丹皮、益母草等投剂获效，数服而安，此以热而不欲着衣，故知其为热也。

又有张氏妇，产后十余日，恶露不行，少腹作胀，小便通利，寒热大作，头眩昏晕，延医用四物汤加发散之剂，遂显热势昏狂，谵语烦乱，苔绛口渴等证，更医以为热入血室，用小柴胡汤服后病势转甚，余见其热势其壮，时或如狂，少腹拒按，小便自利，因思此乃伤寒下焦蓄血症，处方以桃仁承气汤，一剂而安。设明知其败精瘀血，而用失笑、虎杖等方，和缓处之。必致旷日持久，非治产后病之良法也。于是可知恶露不行，其方非一。又壬戌之春，余氏妇初产后，因身体太弱，服补剂而恶露不行，骨蒸身热，白带甚多，医者以育阴退热为事，余以其身大热而不喜去衣，引被蒙首，决为虚阳外浮之象，乃以生化汤加减治之，用当归、川芎、桃仁、红花、桂枝、炙草、炮姜炭、赤白芍、蕲艾、益母草等，一剂而热退，再剂而瘀行带止。又按《达生篇》载生化汤，用当归、川芎、炙草、桃仁、炮姜、陈酒等注重辛温回阳温运法，若阴虚火旺之体质，大非所宜。王孟英、吴鞠通辈，竭力攻之诚是也。石蒂南氏，另订新生化汤，用益母草、丹参、童便、当归、益元散、桃仁、藕汁等，于活血行血药中，加益元散、童便之清热利小便，藕汁之清热生津液，不可谓非石氏之巧思神悟，惟皆用以治产后瘀血停滞之病，无故而服之，决不可也。《达生篇》劝人产后宜多服生化汤，真是庸人自扰，但以余之所验，以产后病症，阳虚不运者，实为多数。如脘闷呕恶，肝凉自汗，身热恶寒，瘀行不畅等症，用旧生化汤加化痰顺气之品，大有殊功，非石氏新订之方所能及。惟热甚烦躁，不欲近衣，瘀热内结之见症，宜以新生化汤治之。非旧方所可侥幸也。西医云岫氏谓产后为子宫血管破裂，宜用麦角肾上腺等收敛之剂，中药代用以阿胶最佳云云。衡以中医治产后病症，专以行瘀为事，洵为极端相反。惟彼用手术将瘀血洗涤净尽，投以收敛剂，尚无大碍，中国产科惟恃天然之作用，无手术之可言，瘀血停止于子宫者甚多，故中医治产后变生诸症，用行瘀剂，最为合拍。若盲从西说，以收敛剂冒昧从事，害不旋踵，所当戒之。

附方　夺命散

没药一钱　血竭一钱　研末分二次，糖调下。

无极丹

生大黄一片切作四份，一份童便、食盐制；一份醇酒制，再与巴豆同炒微焦去豆；一份红花制；一份当归淡醋制。

二、出血太多

产后恶露不下，固足为病，而出血过多，亦属危险。依其出血之分量，及证势之经过，分别为血崩及漏下二种。兹略述于下。

（一）漏下

原因及病理　有因接产者，手术料理不善，以致子宫阴道等部之创伤。破裂难复者，有因元气不足，子宫缩小乏力，血管破裂之处，未能充分凝结，气无统摄之权，是以出血太多。有因血结于内，阻碍血液循环之道路，而致出血者。

症候　在生产后，一月有余，仍然漏下，淋漓不止，其色或深紫，或浅淡，或腥臭，或秽浊，亦有血色如常者，其全身症候，有头晕、心悸、腰酸腹胀，或两胁串痛，潮热烦闷，少眠少食，精神委困，形体瘦削，发全身急性贫血重症者。

诊断　其色深紫者为内热。浅淡及血色如常者，为虚。

腥臭或秽浊者，内有停滞。脉弦滞为瘀结。脉涩而弱为血虚。

治法　拟止血法。停瘀者，佐以消导。气虚者，佐以补益。如创伤破裂者，宜用手术缝合法较妥。

处方　全当归五钱　炒白芍四钱　地榆炭三钱　阿胶珠四钱　煅牡蛎三钱　大生地三钱　白茯苓三钱　益母草三钱　血余炭三钱　陈皮钱半　上方水煎，加童便少许冲服。（加减止漏汤）

加减法　内瘀有瘀结，加桃仁三钱，丹皮钱半，川红花八分，山甲片二钱。虚弱者人参二钱，大熟地五钱，升麻三分，煅龙骨三钱。内热者加炒山栀钱半，酒条芩钱半，生龟板四钱，生鳖甲三钱。寒者加炮姜炭三分，蕲艾叶三钱，鹿角胶三钱。腹满加川朴八分，砂仁八分。腹痛加台乌钱半，川楝子钱半。漏下不止，下血过多者，加棕皮炭三钱，炙黄芪三钱。

附记　《大全良方》载陈氏云，平素虚损不足，产后伤于经血，或临产之际，出血已多，伤及冲任，致令气血不调，故恶露淋漓不绝。沈尧封曰，产后恶露过多不止，用伏龙肝二两煎汤澄清，烊入阿胶一两服。如不应加人参。张寿颐云，新产恶露过多，而鲜红无瘀者，是肝之疏泄无度，肾之闭藏无权，冲任不能约束，关闸尽废，暴脱大是可虞。伏龙肝温而兼涩，阿胶激浊扬清，本是血崩上剂，重用独用，其力最专，其功最捷，在一味独参汤之上，必无不应之理。如果不应，则更可危。龙牡救逆，亦所必需。盐山张氏云，妇女行经，多而且久，过期不止，或不时漏下，以及产后恶露不止者，宜安冲汤。方用白术、生芪、龙骨、牡蛎各六钱，生地、白芍、乌贼骨、续断各四钱，茜草三钱治之多效。

（编者按）产后恶露不绝之症治，所注重者，在兼症夹症耳。譬如兼恶寒发热之感冒，则治宜宣达。夹胸满气逆之郁怒，则治宜舒郁。兼症夹症既清，本症亦当自止，又在中国旧式之接生妇，手术不甚妥当，每易瘀血停滞，故对于恶露不绝之诊查：（一）须询其距离生产之时期，在以前医书，必谓经过一个月以后，而恶露仍然不减少者。（二）所下之血，为鲜红色，为紫暗色，或如鱼脑鱼肠，腐败腥臭者。或少腹块痛拒按者。心悸或怔忡眩晕自汗者。综上二项，审其为虚为实之大纲。辨其兼症、夹症之有无，其因瘀而致恶露不绝者，行其瘀则自止，或因虚而致恶露不绝者，则淋漓不断，久漏成崩，大是可虞。故陈氏主张，虚损不足，伤于经血，或有冷气，而脏腑不调云云。是盖子宫血液之疾患：（一）因静脉吸收血液之能力减少。（二）因管壁薄弱，易于破裂。（三）因产时血管破裂处，侵入细菌属于第一项。因身中之阳气不足，陈氏谓之内有冷气，脏腑不调是也，属于第二项。因血液虚弱，血浆减少，所谓虚损不足，伤于经血是也，属于第三项。因用具未经消毒，不洁之传染，等于局部之创伤，侵入细菌，发炎肿痛，排出血液，亦斯症发生原因之一端。阳虚不能摄血者，则甘草干姜汤为正治，配入生化、归脾，酌其虚实而用之可也。虚弱之证，有阴虚及气虚之不同，则补中益气人参固本斟酌加减，用之为妥。若不洁之传染，注重局部之洗涤，则非中医内科方法所擅长，沈尧封氏用伏龙肝入烊阿胶一方，注重填补血管破裂之处，尚有深意，实可备用。重者参以龙骨、牡蛎、续断等品，必能奏效。若夫黄芪、茜草等药，补泻皆嫌太过，非可以漫试之也。惟虚之极，瘀之甚者，所当别论，故并列之云。

（二）血崩

原因及病理　同前

症候　血液注下，势如涌泉，腰酸，腹痛喜按，口唇淡白，面无华色，精神困倦，沉沉若睡，或汗多气弱，形脱肢冷，亦有胸腹胀闷，气粗喘促者。

诊断　脉微而弱者，宜大补气血。脉滑而数者，宜清利痰热。脉弦滞者，止血佐以消导。形不脱者易治。形已脱者难治，口鼻气冷者，宜回阳强心。患者气热喘促者，宜清热降逆。

治法　拟大补气血，佐以止血之法。

处方　全当归一两　炒白芍五钱　大生熟地各五钱　炮姜炭一钱　山萸肉三钱　川芎二钱　炙草钱半　煅龙骨四钱　煅牡蛎四钱　阿胶四钱加酒烊化冲　蕲艾叶三钱　棕皮炭五钱同煎

上方水煎，另用台党参一两，炙黄芪五钱，煎浓汁冲入温服。另服热童便一小杯（加味圣愈、胶艾合方）。加减法内热者加炒山栀炭二钱，酒炒条芩二钱，生龟板四钱，地榆炭三钱。内有停瘀，脉弦滞，腹痛作胀拒按者，兼服十灰散三钱，或加生蒲黄二钱，山甲片二钱，桃仁三钱，丹皮一钱。内寒者加桂心一钱，鹿角胶三钱，炮姜炭一钱。气粗喘促者，加苏子钱半，蒌皮钱半，沉香五分。胸脘满闷者，加枳壳、川郁金、砂仁、陈皮各一钱。气虚下陷者，加升麻五分，柴胡五分。

附记　编者按产后血崩之病源，不外劳动太早，用力过度，以及房劳内伤，妄笑举手等所致。治之之法，宜急止其崩，以椶皮炭最有捷效。较西医之霉麦为胜。余则审其兼症、夹症而治之。或用四物加川连、黄芩、阿胶、地榆之清热，或用四物加黄芪、潞参、炮姜、山萸、龙骨、牡蛎等以温补而固涩，权衡于二者之间，方为恰当。《金鉴》用十全大补加味，未免呆笨。普通妇科治血崩之方法，分阴虚阳搏，用知柏四物，劳伤冲任，用大剂芎归。痰郁凝滞，用一味香附。风热乘肝，用桑叶、荆芥合四物。思虑伤脾，用归脾。暴怒伤阴，用一贯煎。元气下脱，用当归补血。以此分别投之，虽不中不远矣。惟产后崩症，其方则不能相同。《大全良方》载产后误服攻破之剂，其血如涌，恶寒肢冷，上吐下泻，用六君子加炮姜，四剂而愈。又因怒而崩，手足抽搐，牙关紧闭，投以和肝养阴之品，厥疾乃瘳。戴复庵云，产后崩症，或清血或秽浊，或纯下瘀血，或腐臭不堪，甚则头目昏晕，四肢厥冷，急宜童便调理中汤，加入百草霜饮之。又有崩甚而腹痛，人多疑为恶血未尽，又见血色瘀黑，愈信瘀停之说，不敢止涩，殊不知瘀停腹痛，血通则痛止。崩行腹痛，血住则痛止。若必拘泥，待痛止而后补之，恐此人无生理矣，宜芎归汤，加炮姜、附片，止其血而痛自止。戴氏之言，颇有见道。余于已未之冬，友人妇产后未周时，患血崩症，因其境不佳，未产前劳动太过，产后又不克静养。故稍闻人声，便觉眼目发黑，心慌目眩，而血液大下。余诊其脉，沉细软弱，似有似无，四肢及面部皆冷，上身冷汗自出，神识昏沉，有欲脱之状，处方以甘草、炮姜为主药，加当归、川芎、白术、白芍、党参、艾叶、益母草等，投剂获效，数服而安。又前年里戚中某氏妇，产后数日，并无其他症状，忽患崩症，余以意度之，当为不慎房劳所致，处以黄芪、党参、阿胶、艾叶、山萸肉、龙牡、棕皮炭等品，大剂投之，数服乃效。于此可见产后血崩治法，不拘于一格也。

四、子宫翻出症

原因　因临产时间过久，或难产，或胎盘产下困难，子宫底因受压迫，中气不能固摄，遂致脱下，甚或翻出。

病理　胎儿产下之后，子宫随胎盘产下而脱去，西名子宫翻转。丹溪谓产妇阴户内一物，如帕下垂，或如横钵，俗名产颓，即是证也。子宫脱出之后，则其内之血管最易破裂，每致出血太多，骤然死亡。间有脱出之一部分，亦成死组织，脱去之后，方能收入者。薛立斋医案中，曾有此证，云一产妇，子宫脱出肿大，二日后方缩入，损落一片，殊类猪肝，此即组织坏死而脱出者。又古书产门不闭一证，实即子宫脱出之轻症。西名子宫不全翻转，塞在子宫颈阴道之间，以致产门不能闭也。

症候　阴道外或阴道间脱出一物，其形如帕，又似肿瘤，其质为暗赤色之黏膜状，最易出血，其全身症候，如少腹割痛，不思饮食，或有呕吐恶心，及神志不宁，烦而少眠等。

诊断　脉搏微细频数，舌赤苔白，多属气分虚弱之征象。

治法　拟用大补气血，佐以升提之法。

处方　台党参一两　炙黄芪五钱　全当归一两　炒白芍五钱　炒白术三钱　白茯苓钱半　陈皮钱半　升麻五分　柴胡五分　阿胶三钱　加酒烊化冲　川楝子五分　法半夏钱半

上方水煎温服，连服二剂。(加味补中益气汤)

又方　五倍子五钱　煎汤熏洗。

附记　西医对于本病之处置，子宫翻转在阴道外，先以消毒纱布包之，并宜安静正卧，垫高臀部，将翻转之子宫徐徐送入，随骨盆之方向而正复之。如有附着胎盘遗留物，宜剥离除去之，正复后严禁努责，注意子宫收缩之状态，对于出血，当讲求急性出血之处置。

第二章　产后乳部之病

乳为哺养婴儿之惟一食品，产后乳房胀大，有乳汁从乳腺分泌而出，此属内分泌作用。未孕之前，乳房微胀，有少许乳汁者，应在卵珠之成熟，既孕之后，乳头色黑分泌乳汁，应在胚胎之长养。既产之后，供给婴儿食料，故乳汁分泌尤多，当授乳之际，易患乳病，亦产后常有之病也。兹分节述之。

第一节　乳汁缺少证

原因　有属于遗传性及生理上自然之作用，乳腺发育不充者，有因病而乳汁缺少者。

病理　凡乳腺组织在生理上发育不充者，乳汁必少，此其原因有三：一因遗传，一因内分泌腺衰弱，一因束乳太紧之故。此三项，皆属生理上组织发育之不充。又有不关于生理上之变化，而专属于病理之作用者。其理有二：一为乳汁分泌来源之衰少，如饮食减少，大便泻泄，以及一切胃肠等病是。一为乳汁分泌路途之阴窒，如忧愁太过，思虑过深，以及郁闷忿怒等类是。又有发热重而液耗，出血多而血虚，皆足酿成乳汁缺少之病症。至若生产四五月后，有月经即行者，有过一年之后，月经方行者，血脉充足者，月经虽行，乳汁分泌仍不减少，血脉衰涸者，月经行后乳汁立减，哺乳之时，多食咸物，亦足能令乳少。故产妇食物，以淡为佳。

症候　产妇所分泌之乳汁，不足供给婴儿之食，即为乳汁缺少之证。

诊断　乳汁缺乏，有属于生理上之变态者，药物治疗不易奏效。有属于病理上之作用，宜察其兼证、夹证而治之。

治法　拟用增加乳腺分泌之剂。

处方　山甲尾二钱　王不留行三钱　通草一钱　全当归三钱　花粉四钱　天麦冬各三钱　炒白芍三钱　大生地四钱　西洋参钱半　炙草一钱

上方水煎，加酒少许冲服。（加味通乳汤）

加减法　如饮食减少，大便泄泻者，加炒苡米、车前子各钱半，木香、砂仁各五分，炒建曲、鸡内金各三钱，去天麦冬、白芍、花粉。其内有寒者，加炮姜炭、桂心各五分。如忧愁思太过者，加木香五分，桂元肉三钱，炒于术二钱，石菖蒲二钱。如郁闷及忿怒者，加川楝子、吴萸、川连、柴胡各五分。痰多，加蒌皮三钱，浙贝钱半，白芥子一钱。

附记　乳汁缺少，由于精神感动者，精神复原后，乳汁亦可增多。由于营养不良者，供给充分之营养食品，乳汁亦有增多之望。惟由于乳腺之发育不全者，则终身无增多之望。普通助乳之营养物如白汤煮猪蹄子，白汤煮活鲫鱼，或加山甲、当归、通草等同煎，则奏效尤捷。或云钟乳石为通乳腺之专剂，功效甚伟，惜编者尚未一试也。又有一种体质，营养本不充足，而乳汁非常之多，历时过久，必成全身贫血症。治疗方法可用白术、茯苓、山楂、陈皮、建曲等煎汤服，亦必少加当归、白芍、生地等方妥。盖催进吸收之剂，服之遇多，恐与乳汁之分泌有碍也。

第二节 乳汁自出症

原因 由生理上气分虚弱而起。

病理 未产以前乳汁自出者，古名乳泣，生子多难长养。盖因内分泌腺养胎之机能，未待分娩，而先至于乳，则养胎之力必然减少，故其所生之子，难以长养。有产后而乳汁自出者，于产妇身体最易损伤，盖因食物之营养成分，完全由乳汁外出。在病理上之研究，无论其为未产乳先出，既产乳自出，皆与植物性神经有关。妊娠时交感神经兴奋，故无乳汁，胎儿产出后，植物性神经紧张，故有乳汁。植物性神经司阴液，交感性神经司阳气，乳汁自出，属交感神经兴奋紧张之能力不足，故中医指为阳气虚弱，实为有经验之谈也。

症候 未产前，或既产后，乳汁自出者，其全身症候有心悸、怔忡、头晕、少眠自汗、言语气弱乏力、饮食无味、大便泄泻等证。

诊断 多现气虚现象。

治法 拟用补气方法。

处方 炙黄芪四钱 台党参五钱 广陈皮钱半 炒白术三钱 炙升麻三钱 当归身五钱 云茯苓三钱 柴胡五分 川桂枝五分 炒白芍三钱 上方水煎服。（加减补中益气汤）

又方 大生地一两 真阿胶五钱 炙甘草五钱 吉林参五钱 胡麻仁四钱 大麦冬五钱 桂枝尖三钱 陈绍酒五钱 南黑枣五个 鲜生姜三钱 炒白芍三钱

姜枣先煎代水，后入诸药共煎浓汁。纳阿胶烊化，冲入

绍酒温服。(炙甘草汤加白芍)

第三节　乳房结核

原因　由于精神郁结及忧思忿怒等太过而起。

病理　乳房内之乳腺，如有一部分不能通利者，必致结成肿块，其在动脉部分，多发炎肿胀作痛，中医称之为乳痈。其在静脉部分，当初起之时，仅如棋子大之一硬块，按之则痛，不按则不痛。人每忽焉视之，及至数年之后，硬处破溃，形若岩穴之状，中医名为乳岩，则不易治矣。故勿以乳房结核为小患，当思善法，以调治之。

症候及诊断　初起之是，舌苔脉搏多无甚变化，惟乳房中有一结核硬块，按之即痛，不按则不痛。

治法　拟用调气活血疏通凝滞之剂。

处方　小生地五钱　全当归三钱　柴胡五分　薄荷三分　生白芍三钱　炙草五分　广皮五分　玫瑰花五分　竹沥五分　陈绍酒二钱冲　粉丹皮一钱　炒山栀一钱

上方水煎服。(新加酒沥汤内服调气活血)

又方　蒲公英二两，酒煎成浓汁调入香附末一两，作饼状加入麝香一分，乘热敷患处，冷则易，热再敷之。每日敷三五次，每次敷二十分钟，十日有效，一月除根。(香附饼子外敷，疏通凝滞。)

第四节　乳房肿痛

原因　新产后，儿未能饮，乳房则肿痛者，俗名为妒乳。若在小儿吸乳之际，忽发炎肿痛者，俗名吹乳，皆乳房红赤肿痛之症，西医指为儿口发炎之传染，与中医所言吹乳之成因，大致相同也。

病理　乳汁停滞于乳腺内，因一腺之停滞，波及他腺之壅塞，以致发炎肿痛，蕴酿腐化，变为脓血，此本证发生之原理也。

症候　乳汁不通，蓄积在内，遂成红肿坚硬，壅塞乳道，有疼痛剧烈者，亦有不甚疼痛，坚硬如石者。

诊断　脉洪数舌赤者，宜清热；脉弦滞苔腻者，宜疏利。

治法　无论初期中期，总以消散为是。

处方　银花三钱　归尾三钱　浙贝二钱　角刺一钱　连翘三钱　陈皮钱半　花粉四钱　制乳没各钱半　白芷钱半　生草节一钱　蒌皮四钱　赤苓三钱　山甲片三钱　上方水煎，连服二剂。（加味真人活命饮）

如意金黄散　外敷有清热活血之效。

醒消丸　内服有消坚化积之效。

以上二方见王洪绪《外科证治全生集》。

第三章　产后兼发之病

产后气血虚弱，疾病易生，非特子宫乳部发生疾患，即全身各部发生疾病。亦甚易易。《内经》所谓虚则着而为病是也。兹分述如下。

第一节　蓐劳

原因　由难产劳倦过度，或产后劳动太早，以致神经疲劳，心肺之功用衰弱，体中抵抗力减低，感受产蓐热之病菌，乃成本病。

病理　本症之病理，中医学说谓因虚损而成，西医学说，谓由传染病菌而得，其立言虽似歧异，而用意实相同也。大抵病菌之得以滋生于体内，必其人身之能力薄弱，失却抵抗解毒排泄诸作用，病菌乃乘机暴发，始则为局部之创伤，继则为全身症候。此病菌毒素侵袭过程也。

症候　头晕昏沉，多卧少起，全身发热。或骨蒸潮热，自汗盗汗，骨节作痛，饮食减少，恶露停止，白带极多，脉象细数，口渴头痛，颜面潮红，精神不宁，不能安睡。或有子宫及卵巢发炎，腹中胀痛，手不能按者，或有因全腹膜发炎，腹部膨满，恶心呕吐，咳嗽气促者。

诊断　脉虚者宜强心，健肺，脉数宜清热消炎，脉小为顺，脉大为逆。

治法　宜和血行滞，强心清热，消毒止汗，和中诸法。

处方　全当归三钱　炒白芍三钱　桃仁泥三钱　川桂枝钱半　白茯苓三钱　炒建曲三钱　炙甘草一钱　炮姜炭八分　银花炭三钱　连翘壳三钱　川红花钱半　广陈皮钱半　上方水煎，连服二剂。（加味生化汤）

加减法　气分虚弱者，条参五钱。心脏衰弱者，加附片八分。内热重者，加酒炒黄芩一钱。头重而晕者，加川牛膝钱半。腰酸痛者，加生杜仲、骨碎补各三钱。自汗盗汗者，加山萸肉三钱，五味子八分。呕吐恶心者，加生赭石、灶心土各三钱。咳嗽气促者，加桑皮三钱，白前钱半。痰多加白芥子一钱，浙贝一钱。腹中胀痛者，加山甲片三钱，制乳没各钱半。

第二节 血晕

原因及病理　产后血晕之症，有脑贫血及脑充血二种，其有因难产之后，疲劳已极者，因血去过多，心脑乏血者，皆属于脑贫血病。其有因瘀血停滞，秽浊壅塞，及痰热内阻，神明蒙蔽，皆属于脑充血症。其受病之原理各异，发病之症候不同。兹分述之。

症候及诊断　（脑贫血证）忽然晕厥，不知人事，面白唇淡，患处气微，手足厥冷，脉微欲绝，下血不止，古称中气下陷。（脑充血证）忽然晕厥，不知人事，面赤唇红，口鼻气粗，牙关紧闭，脉数有力，恶露不行，古称瘀血冲心。

治法　脑贫血症，宜用补脑补气诸方法，使血液能输灌于脑。脑充血症，宜用降逆清脑诸方法，以减脑部之血压。

救急法　用烧红煤炭一大块，用砂钵一个，盛好陈醋一斤，将红炭投于醋内，用其气熏鼻，又用热手巾揩面部。（治脑贫血）

又法　用生石膏、牙皂、白芷各一分，冰片三厘各研末，次入鼻内取嚏，再用热手巾揩面。（治脑充血）

处方　炙黄芪五钱　吉林参五钱　上鹿茸五分冲　全当归五钱　炒白术三钱　白茯苓三钱　炙甘草一钱　陈皮钱半　炙升麻五分　炙柴胡五分　上川芎钱半　荆芥炭五分

上方水煎，加酒少许冲服，连服二剂。（加减补中益气汤治脑贫血）

又方　川牛膝三钱　生赭石三钱　桃仁泥三钱　川红花钱半　上陈皮钱半　法夏二钱　焦三仙三钱　赤苓三钱　粉丹皮钱半　炒白芍三钱　当归尾三钱　条沙参三钱

上方水煎，加童便少许温服（加味降逆清神汤治脑充血）。

第三节　产后风

原因及病理　古代医家，见产后有四肢抽掣，角弓反张等病状，概谓之为产后风。有疑其为外风传入者，唐宋医家多主张用小续命等方。有疑其为产时亡血伤津，为神经枯燥之现状者。其实本症发生之起点，多由临产之际，子宫阴道等破伤部分，感受破伤风病菌所致。病菌分泌毒素，蔓延全体，故现神经反常诸现象。若其为亡血伤津之神经枯燥之证候，而不关于破伤风病之者实居多数也。

症候　前驱期精神懊侬，睡眠不安，饮食减少，胸脘烦闷，创伤部分，肿胀疼痛，或化脓腐溃。发病期，先见咽下困难，咬筋紧张，继则牙关紧闭，头项强直，全身躯干，弯向后方，所谓角弓反张是也。四肢痉挛，胸腹肌肉，强硬如板，目光直视或斜视，急性者，发后数小时即死，慢性者，时发时止，时轻时重，有延至一二十日以上者。（详细症候参考传染病下卷破伤风证候）

诊断　在本病诊断上所当注意者，须与亡血伤津之神经枯燥症，详细判别，方不致误。（一）本证发生多属急性，与伤津证之慢性者不同。（二）本证多发生全身神经反常诸证候，与伤津者，单现手指抽掣瘛疭、筋惕肉瞤不同，基上二点，故本证不得与亡血伤津之病，并为一谈。

治法　拟内用驱风活血等方法，并于创伤部行严密之消毒。

处方　荆芥穗炒成炭三钱　全当归三钱　炒黑豆三钱酒淬　独

活钱半　上方水煎温服。（佛陀愈风散）

又方　当归须三钱　炒赤芍钱半　粉丹皮钱半　白茯苓三钱　橘络二钱　丝瓜络三钱　竹茹三钱　鸡血籐三钱

上方水煎服。（加味活络饮）

附记　《金匮》载新产妇人有三病，痉病居其一，盖指亡血伤津之神经枯燥，发生痉挛瘛疭等证状而言，宜用养血生津滋阴等方法，与破伤风之证候治法，各不相同，爰说明其大概如此。

第四节　气喘

原因及病理　产后气喘，有虚实二证。虚者因副肾内分泌素之变化，吸收沉降之机能减少，以致心肺之作用，不能维持正规之常态。实者因瘀血痰涎壅积在内，阻碍肺气下行之道路。兹分别述之。

症候　（虚喘）喘息抬肩，呼吸不利，咯稀痰，自汗食少，脉微弱，面脱色，头晕心悸，气弱不能言，足冷溺清，或有面赤娇艳者。

（实喘）喘息抬肩，呼吸不利，痰涎壅甚，大便秘，小便少，心烦恶热，胸满脘闷，恶露不行，腹胀满，脉弦数或滑数者。

诊断　在病之症候上，分别虚证、实证之界限，则用药自无大误。脉虚弱者，宜补气强心。脉细弱者，宜补肾固气。脉滑苔厚宜利痰，脉滞舌绛宜行血。

治法　虚喘宜用补气固气法，实喘宜用行血化痰法。

处方　西洋参五钱　钟乳石五分　川浙贝各钱半　五味子一钱　炒白芍三钱　全当归三钱　炒建曲三钱　白茯苓三钱

上方水煎温服。（加减补肺汤治虚喘）

加减法　内寒加附片五分、上安桂五分；热加马兜铃三钱、酒炒黄芩钱半，气不降加川牛膝钱半、灵磁石三钱、前胡钱半；痰不利加牛蒡子八分、白芥子五分、桔梗一钱；肾阴虚者加大熟地五钱、山萸肉四钱、送服黑锡丹二钱，如吞丸不便可用黑锡丹三钱，加入同煎。

又方　苏木三钱　台党参五钱　丹皮钱半　桃仁泥三钱　炒川朴钱半　甜杏仁三钱　法夏钱半　加白茯苓三钱　桂枝半钱　蒌皮三钱　炒枳壳钱半　五味子五钱　前胡钱半

上方水煎服，连服二剂。（加味定喘汤治实喘）

痰多加白芥子、附子各五分，骨热甚大便秘，加飞滑石、酒军各钱半。

附记　产后喘症，妇科书籍，多视为坏病。其因实而致气喘，有疑为败血冲肺者，其实瘀血停滞，循环障碍，致肺部功用为之壅塞耳，宜用疏通降泄之剂即可奏效。

第五节　脘痛与腹痛

原因及病理　脘痛之成因，多由于饮食之时，胃中分泌消化液体，忽遇精神上之刺激，则是项之分泌液中，含有毒素，胃神经受其刺激，故作疼痛。亦有痰饮宿食生冷停滞之为害者，腹痛之病理，有因宿食停滞，酿成肠壁之发炎者，有因血液衰少，神经拘急而作痛者，有因瘀血阻滞，压迫神经而作痛者，宜按其证候，分别治之。

症候　（脘痛）胃部发生痉挛样疼痛，时痛时止，与饮食无关，亦食入而疼痛较甚者。

（腹痛）初起少腹痛，膨满紧张，腹壁硬固，按之痛甚，消化力不强，饮食减少，其因血虚而痛者，则早宽暮急，痛处得按摩则稍止，其因宿食停积而痛者，多有秘结或泄泻，呕吐烦渴发热等现状。

诊断　脉迟弱者宜温补，脉滑数者宜清热，脉弦滞者宜消导，脉实苔厚者，宜通下。

治法　拟用和胃止痛，活血诸法。

处方　制香附钱半　良姜一钱　全当归三钱　炒白芍三钱　陈皮钱半　黄郁金钱半　花粉三钱　川楝子一钱　白茯苓三钱

上方水煎服。(加味良附汤治胃痛)

又方　广木香钱半　全当归三钱　陈皮钱半　炒白芍三钱　砂仁末钱半　桃仁泥三钱　白茯苓三钱　川红花钱半　炒川朴钱半　炒枳实钱半　台乌钱半　川楝子钱半

上方水煎服。(加味香砂枳朴汤治瘀停腹痛)

又方　炙甘草汤（见前）（治血虚腹痛）

又方　银花三钱　粉丹皮钱半　生赭石三钱　砂仁末钱半　连翘三钱　酒芩钱半　广木香钱半　陈皮钱半　炒山栀钱半　酒军钱半　炒川朴钱半　赤苓三钱　焦三仙四钱　大腹皮三钱　灶心土三钱　台乌钱半

上方水煎温服。(加味消胃化滞汤治宿食停积，腹痛。)

第六节　便秘与泄泻

原因及病理　《金匮》以大便难，为产后三病之一，诚以血液亏耗，大肠枯燥，而且胎儿产下，腹中宽空，推进之力，因而减少，故常觉便难，又产后体力未曾恢复，多脾胃虚弱，消化之能力不充，或因过饥过饱，或因食生冷油腻等难消化之物，遂致酿成泄泻者。

(1) 便秘

症候　大便秘结，三五日去一次，或六七日去一次，便而不畅，腹中并无胀痛之感觉者。(如有身热便秘，腹中胀痛诸症候，仍照伤寒阳明病之治法。)

诊断　脉涩宜养血，脉弱宜补气，脉弦滞宜疏通。

治法　拟用养血润肠法

处方　全当归五钱　大生地五钱　知母三钱　生白芍四钱　陈皮钱半　炒建曲三钱　炒枳实钱半　桃仁泥三钱

上方水煎温服。(加味清燥养荣汤治血虚便秘)

又方　台党参五钱　全当归五钱　甜苁蓉四钱　川牛膝二钱　炒枳实钱半　泽泻钱半

上方水煎温服。(加味济川煎，治气虚便秘)

(2) 泄泻

症候　腹痛腹鸣，泻出淡黄色之稀粪水，小便减少，或腹胀，久则精神困倦，饮食减少，身体日渐虚弱。

诊断　脉涩宜养血和胃，脉虚弱者宜补气。

治法　拟用和胃止泻法。

处方　炒苡米三钱　车前子三钱　台党参五钱　广木香钱半　陈皮钱半　砂仁末一钱　炒川朴钱半　酒芩钱半　焦三仙三钱　淡干姜一钱

上方水煎服。(加减平胃饮)

加减法　脾胃虚者加于术三钱、苍术炭二钱、黑豆五钱、肾阴虚者加大熟地五钱，炒山药五钱，下多者加煅龙骨、牡蛎各三钱，中气下陷者加升麻、柴胡各六分。

(见《医学杂志》1933)

95. 妇科调经证治

小引　余于民十八年暑假之际，草成调经证治。嗣因奉命至本会服务，故胎产各编尚未成完，由赵生公尚编入《上海卫生报》中名义为他人假借，逸亦未曾注意，嗣又将本编列为本会附设医校妇科讲义课本，索者甚多，特付刊于此，以彰流传。

叙言

古说之流传：《史记》载扁鹊过邯郸，闻贵妇人，好为带下医。说者谓妇女病症，以月经为主体。带下指裙带以下之病，非今之所谓赤白带下等证，是即研究女科病症之嚆矢。世传张仲景杂病方论三卷，妇女居其一，言月经病之治法甚详。近代已不可得见，识者惜焉。《千金方》论妇科，以月经病为首，谆谆然注重妇女之卫生，于斯可见。唐大中初年，昝殷之《产宝集》验方，宋代李师圣之《产论》，郭稽中之《产育宝庆集》，以月经病之症治，载于产育诸方之首，于此可见古人之注重月经病也。陈自明妇科《大全良方》出，月经病之症治乃大备。惜迷信风冷，方多温燥。薛新甫氏改正其说，又以补脾胃，和气血为主，古传禁方之真面，反致埋没。王肯堂氏辑为《女科准绳》，武叔卿氏辑为《济阴纲目》，不过于《妇科大全良方》中，依样涂附已。近世所通行者，傅青主之女科，张景岳之《妇人规》，沈尧封之辑要，陈修园之要旨，竹林寺之女科，王隐君之指南，叶天士之指掌，凌嘉六之折衷，张山雷之笺疏，及周越铭之《通俗妇科学》等，其于月经病症，非不各有发明，但或以次序之紊乱，或以体例之繁杂，学者苦之，故欲发挥光大之者，必须仿科学例，从新编辑。

中西学说之比较：中医妇科之学说，分列调经、种之、胎前、产后四门，而以杂症附焉。西医对于妇科之学说，列为生殖系之炎症、赘生物之障碍、发育不全、子宫异位、生产所致之伤害及分泌物之异常（经闭、经痛、崩漏）等症。若专究月经病之学说，则以中国医书为特详。除经痛，即西医之月经困难。经闭，即西医之月经闭止。月经过多，即西医之月经过度外，他如经期超前、经期落后、经来过少等，皆西医未经道及而亦无治法者。遑论其辨别原因而分条施治法，当以中说为经，西说为纬，至论其子宫、卵巢之解剖及生理等，则当以西说为主，方足以观其究竟。中西学说，互有得失，拘守一家之言，各就一偏之谈理，实非世界医学大同之佳象也。

编辑之大意：妇女月经，为胚胎之基础，人类之本源。保持经期循行之常，则有健全之母体，而后有健全之婴儿，有健全之卵子，而且有健全之胚胎。关系于人类之生殖，綦重若是。在昔日之妇女，密藏深闺，少通世故，故不知时势，而多执拗肝郁之病良深，运动废弛皆是。近代妇女，交际繁多，侈言解放，涉足市场，放纵之弊益深，月经之病症益显。或有贫苦之家，操劳动作之太过，或有家庭压迫，专制束缚之太深，游戏过度，则神弛于外，忧郁过度，则气滞于中。凡此种种、皆足以酿成月经之病。苟不询明，分别施治，鲜不致误。吾侪负整理旧学输进新知之责，爰举管见所及，不敢藏拙，就一得之愚，说明其大概，汇通其学说以资研究云尔。己巳之秋八月　时逸人氏志于上海旅次。

第一章　月经之来源

第一节　子宫与卵巢之解剖及生理

子宫位于腹腔之下，膀胱之上，骨盆之内。处女时期，前后扁平，如梨子状。已若生产之妇，则略形长大。子宫可分三部，曰底、曰体、曰颈。所谓子宫底者，即最上部之游离部分，两侧有输卵管与卵巢韧带，附着于其上。子宫体者，即底部之下面，渐下乃渐狭。子宫颈则在体之下部，尤狭小，呈圆柱形，半现膣中，于是名之曰子宫膣部，末端有横沟管，名之曰子宫外口，其末如唇状，即子宫唇。又有子宫腔者，为扁平三角形，基底两侧，直达输卵管，尖端而下，逐渐狭小，及至颈部，则又膨大，而呈圆形，谓之子宫颈管。子宫之构造，可分内层、中层、前层。前野曰浆液膜，与腹膜为一系，补覆于子宫外口。中层曰筋织层，甚肥厚，内层曰黏液膜，平滑于子宫腔，一至颈管，则呈树状皱襞。在子宫与颈管之上部，有毡毛上皮，颈部则有水泡液体，职在收容卵巢中受精卵子，而使其发育长成，分娩于体外，为一坚厚之脏器官，其功用一以排泄月经，一则容纳胎儿。卵巢者，形扁平而长圆，各有卵巢韧带，附着于子宫之外侧缘，可分内外端、上下缘。前后面，六部，内端尖锐，连着韧带，而系于子宫上。外端圆钝而对向骨盆，稍凸降者，即上缘，平坦而连腹膜囊者，即下缘。前后面、处女时则平滑，壮年时则卵大而凸凹不平，老妇则萎缩而变硬。卵巢之构造，系由固有膜、髓质、与皮质三者连合而成，皮质之内，含有大小无数之透明细胞。最巨者，其内容含水状之液质，满贮卵胞液，每四周发育成熟一次，突出于固有膜，胞之内壁，附有颗粒层，其中央有一大细胞，曰载卵，丘卵子之产生，即在其中。迨胞扩张，即吸收液质，至女子长成时，胞即充分成熟，而成富于血管之独立膜。于是卵子由卵巢之深部，向上进行，冲破胞膜，运入输卵管，而入子宫。子宫容纳多量之卵子及液质等，血管亦因而破裂，于是出血而至外阴部。卵子四周成熟一次，而子宫亦因以排出血液，此月经之所由来也。

第二节　输卵管与任脉之关系

子宫及卵巢为女性生殖器之主要部分。上节已经言明，而输卵管系卵巢与子宫相通之道路，在生殖器上尤为重要。幼龄时代，系紧相盘绕，迨年渐长，卵不甚纡曲，如曾经生产之妇，卵输卵管几作直形，因输卵管之逐渐伸直，故卵巢分泌和以输入经所谓任脉通者是也。古医之冲为血海，是冲即大动脉，任主胞胎，而以任为输卵管，征之于《千金》所谓儿生百日，任脉生，能反复，卵任主运动可知。近代医家以督脉属动物性神经，而主四肢躯壳之知觉运动。任脉为植物性神经，亦名交感神经。专司脏腑之知觉运动，此以任为输卵管者，言输卵管为任脉之一部分。举任脉可以概输卵管，不能执输卵管即任脉也。女子届成年时期，青春发育完全，卵细胞于卵巢中分泌含蛋白质之黄色液体，经输卵管达子宫，与子宫黏膜内静脉郁血之停滞，同时并下，此输卵管功用之大概也。

第三节　月经之生理

女子届成熟之年龄，其发育完全者，以行经为主要之特征，惟经水之行，根据于卵巢之分泌液，兹将二项功用，分条解释之。

一、行经

经水之色，较寻常之血色略稀而淡，因内为黏膜之分泌液及卵珠之故，亦有呈紫色者，因子宫内静脉郁血破裂外出之故。其原理，卵巢中酿生卵子，卵子既繁，其卵巢必发炎，因其所分泌之卵巢黄体容积太多，是时子宫内面之黏膜，亦直接受其影响，渐见涨大而软，最后则软至几如液体，惟于实质无损，但行经时则上皮脱落耳。迨卵巢中透明之巨细胞破裂之际，其黏膜中之血呈郁血，亦有同时破裂者，其支配黏膜面之黏液腺，亦起脂肪变化，而分泌过多之黏液，所谓月经者，即卵巢黄体与黏液及静脉郁血漏渗之血液三者混合而成。卵巢之分泌液，中医以天一之水名之。子宫静脉郁血破裂外出之血液，中医以冲任所化之血与水相应而至胞中名之。新陈代谢，四周一次，是曰经水，此月经之生理也。

（附记）昔西班牙格物学家，研究植物学，考得每月潮水涨落，与花草树木体质，大有相同之理。花木体质中之浆汁，每日与潮相应，潮涨则浆汁行，潮落则浆汁藏。凡花木删枝采叶，须别潮之涨落为之。然则女子胞室中之经水，每月与月相应亦可类推，故中医称此曰月经，又曰月信，又曰月潮，即此意欤。

二、产卵

女子月经，根据于卵巢中透明之巨细胞破裂之排泄，无卵巢之妇女，则终身无月经。卵巢之重要，由此可见，卵巢发育极盛之际，酿生卵子最夥。卵子太多，胞乃破裂，卵子遂溢出，喇叭管承受之，不使其散失。毡毛细胞输送之，不使其停滞，而输入子宫，其所分泌之卵巢黄体，中含蛋白质，子宫黏膜内所分泌之液体，中含极强之碱性，以及子宫黏膜中细血管之静脉郁血，同时排泄，是为月经。卵子之一小部分，随月经而排泄，其大多数，则藏于子宫内，俟经水过后，遇精子则成胎。苟不遇精虫，则旬日之后，便失其本性，而为废物。故女子受孕之时，多在经水尽后，七日之内，假使经净后，已逾十日之外，而若受孕者鲜矣。于是可知，因卵子之太多，而透明之巨细胞破裂，卵巢黄体于以漏下，此经水与卵子之关系也。

第四节　月经之性质

经水之最要特点，为不能凝固，因其中含有子宫黏膜之上皮细胞及多种液体之故。当卵子成熟时期，（即月经将至之时）子宫黏膜内充满极强之碱性液体，其卵巢中分泌卵巢黄体，含有蛋白质。故近代医家考察月经成分，谓：1. 是酸性反应。2. 当于蛋白质。3. 杂有黏膜之上皮细胞，皆为实地经验之谈。若所下为完全之血液，无此三种混合之成分，则子宫血管破裂成崩漏、下血诸证，非月经所宜有也。

第五节　月经之分量

经水初潮，色作淡红，量亦不多，迨渐行渐多，色变成红，或作紫暗，有腥臭气。至将净时仍还淡色，量亦减少，每次经来所排泄之分量，平均计之，未嫁者约二两，已嫁及曾经生产之妇则略多于此。又各随体质而异，或因运动太过，精神受重大之激刺等，皆能增加经水排泄之分量。

月经持续之日数，通常约自五日至七日，其有延至旬日以上者，则为病证，须经医治。行经以每届二十八日排泄一次为常例，古称按月行经，乃约计之词。

第六节　月经与年龄之关系

女子月经初来之时期，平均在十四岁之谱，或有早至十三岁，迟至十六岁者，大抵因身体之强弱而异，此乃正当之行期。昔人谓此为专指居住温带者而言。若寒带热带，因气候之关系必有不同。或疑寒带之人必较迟，热带之人必较早，据最近欧西医家之调查，知前此之论调不甚确实。

经水断绝之时期，平均自初来时经过三十年之谱，即在四十五岁时则经期断绝。间有早在四十岁以内而经水已止，迟至五十岁以上而经水仍来者，其所以有早迟之别，实缘境遇有苦乐，体质有强弱之故。有谓早期经停及晚期经停，皆病症发现之表示，其实有无病症，当以生活、居住及全体动作上辨别之。苟无其他疾苦，乃生理秉赋之异常，不能便谓之病也。月经将闭之现象，大抵先为排泄持续之时期减短，间歇延长，所下经水非常之少。如是半年或一二年，即行完全停止。

古医以女子七七任脉虚，故形坏而无子。此指输卵管与卵巢萎缩而言，子宫无卵子之刺激，则积血与分泌液自少，此经水所以断绝之原理也。至太冲脉衰少，乃老人性之血管变厚，血液循环迟缓，周身组织皆呈萎缩之现状，子宫何独不然。古医以为任脉虚，太冲脉衰少之结果，便成天癸竭，经水绝，地道不通之老境。与现代之生理学旨意相孚，或以冲作卵巢，误矣。冲为血海，主周身之血液，卵巢之功用，何足当之。

第七节　月经与内分泌之关系

体内有一种无管之腺体，其细胞分泌含有化学质之液体，名内分泌液，内分泌于人体生活，非常重要，设分泌之液体成分稍有变化，则体中必起绝大变动，于生理病理，皆有关系。故近代医家之研究，对此皆特别注重，惟其种类甚多，兹取其与月经有关系者，略述于下。

（一）卵巢　卵巢之功用与形状　一二节内，已经言明，兹所列者，证明其为内分泌器耳。除去卵巢之人，生殖器外形必日见萎缩，月经停止，欲性消失，生育之机能缺乏。其与月经之关系如此，所分泌液，一为卵子，即胚胎之基础。一为卵巢黄体，即月经之成分。

（二）大脑垂体　大脑垂体之前叶与生殖腺在官能上有最密切之关系，能促成生殖器之早熟。而大脑垂体之后叶，能催促乳腺之分泌，增加乳细胞之兴奋。故大脑垂体前叶之制剂，可促卵巢之分泌，大脑垂体后叶之制剂，可作催生催乳之作用。

（三）甲状腺　妇女行经时，甲状腺必增大，此为普通现状。以甲状腺之分泌液有制止月经过多之功能，使将甲状腺以手术除去之，必有经来过多之虑，治以甲状腺膏，便能有效。故凡患经闭症者甲状腺多肿大，在怀孕时期，尤为显著，因其分泌液停滞之故。

（四）肾上腺　卵巢萎缩之人，肾上腺必多肥大，此为一种代偿性之作用。又妊娠时期，肾上腺内外质（即皮质髓质）之组织皆变肥厚，行经时亦然，以其官能增加之故。

（五）松果体　松果体在脑腔之内，为腺体之一。昔时以松果体分泌液太多者，能妨碍生殖器之成熟。近代医家谓松果体之制剂能使生殖器之发育较早，似与前说相左，刻下尚未能确定。

（六）胎盘　胎盘亦为一种内分泌器，其制剂能增加子宫之组织，欧西医家已证明其有确实伟大之效果。中医用胎盘亦为补子宫之专剂，惜制不得法，故功力较逊。

第八节　月经与全体生理之关系

月经来潮，古人视为局部之问题，其实全体生理，皆有重大之关系，兹分别言之。

（一）乳腺　月经初潮，乳房增大，妊娠期内，乳房肥大而乳头呈黑色，四月以后，且有乳汁，至年老经绝之时，则乳房萎缩。

（二）皮肤　月经期中，皮肤有发现赤色之疹于胸腹股膝等部者，多属血热壅遏使然。

（三）眼鼻　月经来时，或有眼红赤肿，或有鼻干而燥，其原因亦如上条所述，有代偿性之月经而口鼻出血者，此乃生理之异常，宜镇逆导浊之剂治之。

（四）消化系　月经来时，致润滑脂系发生障碍者。如呕吐、恶心、胃痛、气胀、便秘、泄泻、味觉丧失、恶嫌肉食等类，其原因为月经之分泌排泄致妨碍肠胃之功用。又有因个人之特殊体质，足诱起此病症经来即发者，因经来之时，体中缺乏抵抗力之故。

（五）呼吸系　月经来时，声带略显生理上之改变。以歌唱为业者颇有妨碍，平素有肺病，或咯血者，当经来之时必加重。又凡感冒咳嗽鼻塞等症，遇经来之时必增剧。内生殖腺当新陈代谢排泄之际，致肺部之组织衰弱故也。

（六）血液　前人以为每月所排泄之经水为完全血液，故认月经与血液有重大之关系，不知月经之原质，为卵巢、黄体与黏膜之分泌液，及子宫黏膜内血管破裂之血液，三者混合而成，与血液之关系甚小，至卵巢萎缩，经水不行之萎黄病（属肾虚）。胶质太多，凝结力增加之血栓病（属血热）。血管太薄，易于出血之血友病（属肝虚）。前人皆以为与月经有关，但据病理而研究之，则知当分别论治。

（七）循环系　女子之心脏及血管，比男子较小而弱，且其血管舒缩之感应，特易受情绪之影响，甚至能令子宫出血。当经水行时，最易发现心悸、怔忡、头晕、眼跳，甚则心部疼痛，潮热盗汗、呼吸短促、自觉郁闷等症。于经行净后，则逐渐消除。中医所谓木旺侮土，水下涵木，肝阳上亢云云，其实因子宫排泄多种液体，致循环系发生变化而已。

（八）神经系　经来之时，其感觉敏锐，情绪易动，性情乖戾，无故反复，自制力较弱而易于郁闷，及才能与机敏较逊者，因经来之际，神经反射力妨害故也。故凡干法或自杀之趋向，多于经期中实行之。又有因精神受非常之振荡，易起暂时的经闭，月经与神经系之关系于此可知矣。

（九）泌尿器　生殖系与附近器官之关系，当以泌尿器为首要，在怀孕时易发现之，因孕妇之子宫扩张，压迫膀胱，可使小便频数。若子宫基底向后屈者，则子宫颈压迫膀胱颈，致碍及排泄之作用而致小便困难，其于输尿管之关系亦然，至于经水行时，则无甚变化。

第九节　经中之变化

妇女当经来之时，起居如常者固多，而发生变化者亦不少。质言之，有生理上之变化，有心理上之变化，兹分别言之。

一、生理上之变化

经水既来之时以及未来之前，自觉腰腹坠重，或作牵通，常欲小便，精神困倦，懒于动作，或有头痛、眩晕、身热等症者，皆表示其子宫充满经水将作排泄之候也。以子宫镜检查之，得见经前期之子宫内膜，中部之腺扩张，其上皮皱起，上皮细胞肿胀，而实行分泌黏液，间质细胞加大，色淡而肿胀，含有水肿性渗液，行经期之子宫内膜，表面上皮已脱，各腺之分泌物已排尽而塌陷，间质细胞仍有轻微之水肿，经期后之子宫内膜，黏膜之表面上皮开始复生，诸腺虽仍有扩张之形，惟不久即平复，血管皱缩比平常略小。所有滞于管外之血液，渐被吸收，暂现褐色之小点，此生理上变化之大概也。又经水未尽之时，易于欲性亢进，苟误犯房劳，必致酿生疾病，不可不戒。

二、心理上之变化

人当幼时，其饮食居处，皆无男女之别。然至六七岁时，虽同属天真烂漫。而女性必有一种幽静之气概，忽而思想，忽而懊恼。对行经时期，而心理上之变化至大，其态度、其思想，最敏锐而显着。间有发生剧烈之旨趣，悠然神往，如醉如痴，此乃青春腺发动之征兆。又中年妇女，当经来之先一二日，体中之血压脉搏温度，均超过平常二倍以上，因子宫内血液及黏液壅积故也。因其壅积，血液运行失常，故精神方面时而兴奋，时而忧郁，思想敏锐，常作仇怒，最易酿生头晕、怔忡、呕吐、肋痛、经来疼痛等症。欧西医家谓妇人犯法，多在经来之时，良有以也。故经水来时，生理上之变化，宜调摄之。而心理上变化，尤当注意休养，不可使精神受环境之刺激也。

经水排泄，每届四周一次，此其常也。惟其中含有卵巢黄体及黏膜分泌之碱性液，故臭气特甚，注重洗涤，自能清洁。前此东西各国，每以经水为有毒之物，女子当来潮之候，亦自信己身为不洁之身。凡祀神建筑制造修合药料等事，皆忌之，以防秽气之冲触也。甚或谓经来妇女之秽气，五谷草木，逢之即凋，铁触之则锈，犬嗅之则癫，蜂感之则毙，种种谬说，不胜枚举。现代人类，智育进化，早已纠正其谬妄，革除其迷信。反观吾国，尚有迷信旧说者，故言之以为世戒。

第十一节　经期之卫生

经水排泄之际，欲求心身之强健者，必须注重于卫生。其道有二，曰精神上之卫生，曰身体上之卫生，室女于行经时期，尤为重要，兹分别言之。

（一）室女初期行经时之卫生，室女初期行经，往往不知原因，深自骇异，为母若姑者，宜预为告其原委，并及其处置之方法，无使时时恐怖疑虑，致发生神经衰弱之病症。又处置手，续宜略为练，习不可听其散溢致污他处。

（二）行经时精神上之卫生，勿诵读伤气，勿思虑伤神，求其精神之安慰，宜摒除悲伤愤怒之刺激。

（三）行经时身体上之卫生，久坐久行，皆在禁例。登高负重，亦属非宜。家庭琐务，不可过劳，饮食眠睡，尤须注意。酸冷之物，切勿沾唇，房劳之事，更不可犯。

（附记）妇女每次经水将尽之际，欲念顿炽，苟不知禁而误犯之，男子易患下疳淋浊等症，妇女易患子宫炎、经漏、白带等症。市人以为花柳病之现证，不知误犯经水未尽之妇女有以致之者。酸冷之物为行经时所切忌，妇女嗜之者多，苟误食之，必成经痛、经停诸症。盖妇女病症多半因经而起，故行经时之卫生，实为首要。又经期所用之绷带，最宜清洁，因行经之际，子宫内黏膜血管破裂，新生组织，瘢痕纵横，最易宜侵入细菌而酿成病症。乡妇无知以破烂之坏布，作吸收经水之用，其不发生淋带等症者几希。有力者宜用曾经消毒之布制成，中嵌入药水棉花，时时换之，中下之宜多用布制。上铺棉纸或草纸，尤宜常换常洗，必使污垢不积，方合卫生之道。

第十二节　结论

不知生理病理，则诊断处方，形同虚设，此中医之所以见拙也。鄙也不敏，努力建设之途，尤必根据生理、病理基础之学说立论。妇女病症，既以月经为主体，则月经之来源，所当研究。知子宫卵巢之解剖及生理，方足以知其形迹及功用，将月经之生理与冲任之关系，以及其性质分量，详细而考察之，方足以成立月经正确之学说。无含混之词，无虚造之语，化神秘玄渺之医学，而纳于科学正轨之中，次考证月经与内分泌及全体生理之关系，知调经治疗之方法，不当专重局部之症状，必参究全体生活之常态，而内分泌尤为首要，知内分泌之重要，则月经之真理得矣。

内分泌腺之形，在外不可得而见，然其全体联合，共成一大统系。例如届发身年龄，而声音变换。昔时我国男子之被宫刑者，则其声不扬，此生殖腺与扁桃腺之关系也。妇女怀孕则乳头发黑而有乳汁，既产则乳汁增多，此生殖腺与乳腺之关系也。第七节内已详细言明，兹复重言于此者因内分泌之重要，与月经之关系最为密切，故当三致意焉。

至考证其法治，内分泌腺发生障碍时，用药疗治，亦非有特奇之可言也。譬如风热咽喉肿痛，用麻杏石甘以治之。恶寒汗出之心下痞，用附子泻心以治之。子宫卵巢之萎缩，用动物脏器制剂以治之。盖喉症之症结，在扁桃腺。而治愈之枢纽，在汗腺。扁桃腺肿则汗腺闭，则扁桃腺肿消。心下痞而恶寒汗出，其致病证结在脾腺，而治愈之枢纽，在副肾髓质之分泌液，故用附子以增加副肾髓质之分泌液，用三黄以泻其积滞。子宫、卵巢之萎缩，用紫河车、海狗肾等物，即脏器制剂之治疗以增加内分泌之用途者也。惟前人以为补先天、补命门等说，其意相同，不过名词之有别而已。

第二章　月经病总论

第一节　月经病之原因

女子当完全发育时期，经水按月而下，此其常也。惟因种种之关系，诱起其症状之发现，则经来之时或超前，或落后，或太多，或太少，或为不行，或为崩漏，失其生理自然之常，而为月经病矣。试一考其原因，不外七情、六淫、内脏虚弱（即卵巢萎缩）之三种，兹分别言之。

（一）七情内因袭吾人身体，以精神为主宰，而精神实受环境所支配，如悲哀太过，则心系急，肺焦叶举，而心肺之功用失职。忿怒太过，则肝气横逆，经络痉挛，而血液壅积于上，郁结不舒，则循环障碍，而致消化不良，惊则静脉扩张，血液无还流之力，恐则中气下陷，循环无鼓动之机，此精神与形体，交相为病。历时既久，则身中腺体分泌失常，卵巢之功用，或兴奋，或萎缩，此月经病原因于情志者也。

（二）六淫外因　身体之内，循环贯注，一气流通，感触外邪，乃生病症，此尽人所当知也。妇女按月行经，子宫之内，新陈代谢，运行不息，故最易发生局部之病症而影响于经期。如风冷之袭人致瘀血，败浊凝滞不行，发生少腹胀痛，经水不行之症间亦有之。惟唐宋以前方书，凡月经病，什九归之风冷，实不尽然，湿热之浸淫，致经水淋漓不断，或如豆汁，或如米泔，或下鲜红似血，其气腥臭特甚。脘闷胁痛，同时并发。月经病之原因，不外肝气湿气。清代诸医，尤乐道之。其实当以现状为衡，笼统立论，非所宜也。若因湿生痰，痰浊停滞，流入子宫，或为阻塞之经闭，或为下泄之浊滞，因燥生热，血液干枯，发为经闭经少症状。亦事之数见不鲜者，此月经病原因于六淫者也。

（三）卵巢萎缩　上述内伤外感之原因，一体病症影响于月经者也，兹惟卵巢自身萎缩，分泌功用失职，子宫因无卵子之产生，经水之来源断绝，俗称为干血痨。昔贤所称为肾虚及阴虚等是，治宜大补奇经，重用紫河车等品。西法亦有脏器制剂，以直接扶助卵巢之功用，可谓中外一揆矣。此月经病因于内脏虚弱也。

综上列三项原因而观之，属于情志者，宜心理疗法。属于六淫者，宜求其原因而治之，属于卵巢之萎缩者，宜扶助其功用，增加其组织，而后方可毕医家之能事，此原因之首宜讲求也。

第二节 月经病之病理

沈尧封曰：天癸是女精，由任脉而来，月事是经血，由冲脉而来。斯二语，已将月经来源，详细说出。惟古人认冲任为身中特别之机关，实属误会。输卵管为任脉之一部分，卵巢之分泌液，是曰天癸。子宫黏膜内毛细血管破裂外出之血液，皆直接由大动脉而来，冲为大动脉，故称曰冲脉。经水为卵巢黄体，黏膜分泌液，及子宫内静脉郁血之血液，三者混合而成，前章已经详细述明，兹复重言以申明之。子宫内膜之分泌液及破裂外出之血液，所以按时而下者，实以卵巢产生卵子，及卵巢黄体之输入，假使卵巢、子宫无卵子之输入，则为月事不行，卵巢功用失常，卵子时常输入，则月事淋漓不断。由是可知，其以有超前落后过多过少，皆由于卵巢功用发生变化，宜治其卵巢之疾患，使用原因的疗法，子宫内膜静脉血管破裂，则为漏下。动脉血管破裂，则为崩中，故所下为完全之血液。无黏膜分泌之碱性液体，及卵巢分泌之蛋白质液体，至若补经病症。古说以经前痛多实，经后痛多虚，其实静脉充血之疼痛，多痛在经前。黏膜脱落之疼痛，多痛在经后。此外带下之病理，乃属子宫内黏膜分泌碱性液体太多之故，治宜注重局部洗涤，兼用外治方法，以收直接治疗之效果，此月经病理之大概也。

第三节　月经病之诊断

月经病诊断之方法甚多，兹择其简要者五则分别言之于左。

（一）分寒热　世医以经至时期，超前为热，而退后为寒，稽之古说，亦皆相似。余以经病之寒热，当以现症衡之，假使怔忡少寐，骨蒸盗汗，经水先期而至，脉虚神倦，气怯懒言，症状为虚。岂可便断其为热，假使内热血枯，经水迟滞不来，心烦口渴，唇焦舌燥，症状属热，岂可便断其为寒，故欲求其寒热之真谛者，当于症状上，详细诊察之。

（二）辨虚实　古医学说，经水将行，腹痛拒按者，为气滞血凝之实症，经行以后，腹痛喜按者，为气血衰弱之虚症，又以阵痛为实，绞痛为虚。余尝究其实际，子宫静脉郁血之经前痛，谓为气滞血凝之实证，子宫内黏膜脱落之经后痛，谓为气血衰弱之虚症，理尚可通。于此可见中外学者，对于月经病之研究，同轨合辙矣。

（三）审体质　病症之发现，以体质为主，例如猝中质之易患中风，肺痨质之易生肺病等是。非必如新说所谓神经质、多血质之别。盖此乃根据于病理之学说而不纠缠于生理之说也。妇女经来之时，易于受病，当然以体质为其素因。例如痰湿素重、身体肥胖之人，易于经闭。古谓之痰湿阻经，宜化其湿痰；思想灵敏，精神时而忿怒，时而忧郁之人，易于经期不调，古谓之思虑伤脾。又曰：二阳之病发心脾，女子不月是也，治宜和中舒郁。血液虚弱，内热独旺，身体羸瘦，经期不调，古称阴虚则内热，其经水不行者，俗称干血痨。以上三种，乃分别体质之大概也。

（四）察苔脉　妇女当经水将来之时，其先一二日，体中温度增高，脉搏滑数有力，苔色干厚而黄，此乃血液温度增高之现象。迨经水既行之后，则温度减低，脉搏无力，苔色薄白，此乃常人应有之状态。惟经水既行之后，而苔色厚腻，此则湿痰凝滞所致。若脉搏仍滑数有力，则为血热壅遏使然。又脉象虚弱为贫血，滑数为实热，沉迟为寒，沉紧为痛，舌色赤而无苔为阴虚，舌多腐腻垢为湿浊，此在诊断上浅而易见者也。

（五）别经色　古医以经来之色，红者为正，鲜红为血热，紫为血瘀，淡红为虚弱。岂知经水之成分，为子宫内膜所分泌之碱性液体，卵巢所分泌之蛋白质液体，及子宫黏膜之上皮细胞等与毛细血管破裂外出之血液，混合而成。故其初来，色作淡红，因液质较血质略多之故，量亦甚少，迨后则渐行渐多，其色略现紫暗，其气亦稍带腥秽，至将尽时，仍还淡色，量亦减少，设所下经水，或作鲜红似血，以及或淡或黑，或多或少，皆为病症。我国妇科书籍，昔贤学说，以经来之时，如米泔水，如屋漏水，如豆汁之黄浊黏液者，谓为湿热痰浊流入胞中所互致。其实因湿热传入血分，使卵巢及黏膜之分泌液，成分变化使然，或以成块成片，其气腥臭特甚，谓为气滞血凝之故。唐宋以前，多归诸风冷袭人，其实因血中有热，胶质太多，故成块成片，以上皆月经发病之特殊症候。

又经来作白色者，古说概谓之虚寒，惟王孟英氏谓色淡竟有属热者，古人从未道及，须以脉证互勘自得。但不可作实热论，而泻以苦寒也。据王氏书云，曾治某妇，因生产后经色渐淡，数年后竟至几无赤色，所下完全作淡白色，平常亦无带下等症，身体日见羸瘦。诊其脉，数而有力，口苦身热，与青蒿、白微、川柏、龟板、鳖甲、芍药、乌贼、生地、知母、丹皮、地骨、女贞等类，数十帖后，方克收功。此可证明经淡亦有属于虚热者，与世俗所传经淡概属虚寒之说有别也。

第四节　月经病之治法

调经之道，以去病为首务，因受病而致经期不调者，去其病则经病自愈。所谓原因的疗法是也。如因七情而起者，或为悲哀之太过，或为忿怒之损伤，或为郁结之不舒，或为惊恐之失常，致气血归并。神经受其影响，俗称为神经病。古说包括于气病项下，以血随气行，气病则血病也。近代医家以神经系包括气之作用，知神经因环境之变化，而致发生病症，宜用心理疗法，舒畅其神志。如因六淫而起者，或为风冷之袭人，或为湿热之侵淫，或为痰浊之停滞，或为燥邪之感受，一经传于胞中，皆足使卵巢分泌发生障碍，经水乃致失常。治宜温散其风冷，清利其湿热，导其痰，润其燥，直接去病为先。间有经水不调之病，非七情六淫之为患者，乃属卵巢分泌失职，不能按时产生卵子。如卵巢萎缩，俗称干血痨，宜用直接培补之剂。如紫河车之类，惟我国现时之制剂方法，未臻完善，亦憾事也，此月经病治法之大要。

第三章　月经病各论

妇女当完全发育时期，经以时下，此其常也。惟因内伤外感之侵袭，致经期或超前或落后，或多或少或为经痛经闭，或为崩中漏下，病状不一，原因各异，兹分节论之。

第一节　经来先期

（原因）血热内蕴，致体中之血液运度失常。盖神经与细胞，得热则兴奋，故超过常度，使卵巢之分泌液早熟。

（病理）人体之内，有适当之温度，是曰体温。保持其之度者，则为常人。其太过不及，皆为病征。古说以命门属肾，一阳藏于二阴之内，少火生气，为体温之大源。近代医家知副肾髓质之分泌液，为碱性，有迫血上行之作用，设其分泌太过，则内热之症，因之而起。血液中含有铁质，吸收养气，化燃烧作用，体中热度太过者，必传于血分，故曰血热。

（诊断）每月经来，超前一二日，或三五日，或多或少，其多者，属阴虚。若超前而少者，属热甚。但虚与热之辨，仍当以脉证详之。有谓超前七八日以上者为气血俱热，或称为子宫热，其实全体之内，热则均热，不当如是分别，故血热并于上者，为目赤、口糜、鼻衄、烦渴等症。血热并入子宫，卵巢受其熏灼，必致经来先期矣。其脉多弦数，舌赤、尖有朱点，苔色微黄。

（症候）面赤口渴，渴喜冷饮，心中烦热，经色紫或鲜红，其气腐臭，或有少腹阵痛，腰膝酸软等症。

（治法）热甚者清其热，阴虚者滋其阴，选用傅氏方，清热宜清经散，滋阴宜两地汤。

（处方）地骨皮三钱　粉丹皮钱半　杭白芍四钱　大生地五钱　青蒿梗钱半　白茯苓三钱　川黄檗一钱　青子芩钱半

上方水煎服，连服二剂。(加减清经散)

大生地五钱　京玄参三钱　真阿胶三钱(后下，烊化地岑)　骨皮三钱　生白芍五钱　大麦冬三钱

上方水煎服，连服五剂。

(说明)方之于病　惟求其当而已，兹篇选用傅氏二方，分量药味皆略为加减。子芩清热，治经期超前有捷效，古方有一味子芩丸，其故可深思也。龟板、鳖甲能治子宫内膜发炎，盖寒以清热，重以达下，用以治经水先期由于内热者，必能获效也。

二、郁怒不舒之经事先期

(原因)精神受环境之感触，易其常态，或为忧郁，或为忿怒。吾国现时妇女，多半在旧礼教压迫之下，未受相当教育，故不通世故。而且执拗，稍有不如意之事，必作忧郁，甚则忿怒，历时既久，亦足使月经，受其影响而发生变化。

(病理)人当忧郁之时，则感觉运动诸能力同时减退，血行迟滞，静脉膹张，肺气不舒，时作太息，胸闷脘满。而郁极不舒，必有暴发之日，则忿怒是已怒，则肝气横逆，即肝细胞之分泌素，具迫血上行之作用。兴奋太过，刺激运动神经之中枢，发为头晕、胁痛、肢体拘急，血液发酸而腐败，及心烦躁急等症，俗说以为神经病，古说归之肝病。因郁怒之故，而肝脏易受病也。肝为体中最大腺体，分泌胆汁，制造肝糖，且营兴奋之作用，其工作较勤，故需要营养成分较多，其受病亦易。凡郁遏不舒及忿怒太过，血液不能运行常道，肝脏必发生变化，而为肝气横逆。

(诊断)经期超前之原因甚多，实不限于郁怒不舒之一

种。惟头晕胁痛、胸闷满、吞酸吐苦、脉弦苔白，为郁怒不舒者必有之现状。郁则血行迟缓而脑部贫血，怒则血行加速而脑部充血，皆足以使头部昏晕，两胁为肝脾之部，肝脾充血而肿大，故胁下痛，胸闷脘满，为肺胃不舒之现象。胃酸停滞则作酸，胆汁上溢则口苦，脉弦乃紧急之象，属经脉之强直，气郁之不舒，忿怒太过，神经运动中枢受肝细胞分泌液之刺激而兴奋过度者，多有此象。世俗以为木来克土，误矣。以斯意话别，则知郁怒不舒之经来先期，与他种不同也。

（症候）［甲］郁闷不舒者，精神困顿，感觉减退，懒于运动，静脉郁血，肺气不舒，时作太息，胸闷脘满，脉弦滞，舌赤苔白，饮食不畅等症。

［乙］忿怒太过者，头晕胁痛，肢体拘急，吞酸味苦，心烦躁急，胸闷脘满，脉弦而数等症。

（治法）因郁遏不舒者，舒其郁，忿怒太过，生津液以养肝，选用八味逍遥，及一贯煎二方，加减治之。

（处方）全当归二钱　青子芩钱半　青柴胡五分　白扁豆三钱　生白芍三钱　炒山栀钱半　怀山药三钱　白茯苓三钱

上方水煎服，连服三剂（加减八味逍遥散），治郁遏不舒。

当归身三钱　北沙参钱半　生牡蛎四钱　川楝子钱半　大生地三钱　生白芍三钱　女贞子三钱　小川连八分　吴萸二分同炒

上方水煎服，连服五剂（加减一贯煎），治忿怒太过。

（说明）古之医者，以逍遥散一方，统治诸郁，谓木郁达之，木郁解而诸郁皆解也。薛立斋、张景岳皆以此为惯伎。清代吴鞠通氏，谓逍遥散之主治，惟宜郁遏不舒者，以擅其升达之用。若忿怒太过之症，既已上升为病，复用逍遥。直是助纣为虐，惟吴氏拟用新绛旋覆花汤以疏通肝著，此专为痰浊瘀血凝滞者而设。若津液虚弱，肝阳独旺，发为心烦躁急，忿怒太过之病，新绛旋覆，亦非所宜，余故选用魏玉璜之一贯煎加减治之，庶几合拍。至郁遏不舒而兼有痰血食滞凝结者，以用六郁汤法，如香附、山栀、苍术、建曲、赤芍、滑石、通草等类，方足以化其滞而开其郁。

三、气血虚弱之经行先期

（原因）气血虚弱，血管薄弱，气血运行失常，致子宫内膜之血液，稍停积，即破裂外出。

（病理）动脉有注射力，静脉有吸收力，此尽人所知也。惟气血虚弱之人，动脉之注射力减少，而血行迟缓，静脉之吸收力减少，而毛细管郁血，子宫内膜之毛细管，因郁血而破裂，则血液不时漏下，而成为经来先期。我国古说，谓为心脾内虚，气血因而虚弱，冲任失职，不时漏下。盖古说以为心生血，脾统血，脾虚气弱，则不能统血，而血液于以漏下，且其来必多，此虚弱而为经行先期之原理也。

（诊断）舌苔虚白胖大，脉来虚软无力，足征其为气血虚弱之现象。

（症候）身体虚弱，精神困倦，少气不足以息，头昏目眩，心悸怔忡，饮食无味，或不思饮食，每月经期必超前而至，色多鲜红。

（治法）宜补心脾之气，益气血之虚，拟归脾汤加减治之。

（处方）炙壮芪三钱　炒于术钱半　炒白芍钱半　五味子五分　潞党参钱半　白茯苓三钱　炙甘草五分　大熟地二钱　当归

身钱半　广木香五分　兴化桂圆肉十枚，先煎代水。

上方煎服，连服三剂或五剂，以愈为度（加减归脾汤）。

第二节　经行后期

后期之至，与先期适成反比例，不过超前落后之不同耳。其原因病理，大略相同。其不同者，一为激动月经早期排泄，一为致月经排泄机能障碍，较平常略为迟缓，兹研究其不同之点，分别述之于下。

一、血室虚寒之经行后期

（原因）身体羸瘦，气血不足，卵巢之机能减退，不能按时产生卵子，或积有寒邪凝结，致血行障碍而经行后期者。

（病理）寒邪之凝结，即血液循环之涩滞，血液运行之能力减退，卵巢中所供给之营养成分不足，故不能按时产生卵子，发为经行后期，此乃因寒而致虚者。又有因虚而寒者，即身体素本气血虚弱，下部复感寒邪则虚寒相搏，发为经行后期，亦事之数见不鲜者。

（诊断）舌色淡，苔薄白，此血分不寒之征兆。或白而厚腻者，乃寒湿痰浊之凝滞。脉象两尺沉弱而迟，或沉紧者，甚或六部皆现沉弱、沉紧之象，大抵沉迟宜温补，沉紧宜散寒，经来色淡而少，亦有经色如常，排泄之量不减少者，惟以色淡而少，为血海虚寒之确证。若经色如常，其量亦不减少，苟为属于虚寒者，当以其全身证状诊断之

（症候）每月经来，迟三五日，或迟七八日，色淡而少，或作晦黯色，腰酸腹痛，头目昏眩，心悸怔忡，饮食减

少，间有身热自汗等症。

（治法）散其寒邪，补其虚弱，补虚用加减温经汤，散寒用坐药。

（处方）鹿角霜三钱　台乌药钱半　川桂枝一钱　炒川芎八分　巴戟肉三钱　全当归三钱　淡吴萸五分　杭白芍钱半

身热加炮姜五分，炙甘草五分，麦门冬钱半，自汗加浮小麦三钱，炙成芪二钱，饮食减少，加生熟谷芽各三钱。

上方水煎服，连服三剂。(加减温经汤)

蛇床子一两、研成细末，和入扑粉二钱，或加肉桂、吴萸、麝香、艾绒、小茴等更佳。

上药以绢袋盛之，大如指，长三四寸，纳入阴中，一日一夜，更换一次，下清冷黄水，自愈。外用艾汤熏洗，尤佳。(坐药方)

二、生冷寒滞之经行后期

（原因）经行之际，误服生冷寒滞之物，或行冷水浴及游泳等事，血液因寒而凝，故经行后期。

（病理）经水之源，为卵巢之分泌液流入子宫，及子宫黏膜之分泌液，子宫内膜之毛细血管破裂外出之血液，同时流下，设排泄之际，适遇寒冷之刺激，或误服生冷之寒凝，则血液循环失常，卵巢分泌力退减，发为经行后期。

（诊断）脉多弦紧，紧为寒搏之象，右关兼滑兼郁滞，如沉弦之脉有郁遏不舒之象者，为生冷宿食之停积，舌色白而苔腻，或有灰黑色，或大腹疼痛，为酸冷之物凝滞在胃，或少腹疼痛，为子宫内壁之血液因受寒凝结之故。

（症候）始则大腹或少腹疼痛，每月经来，后期三五日或六七日。或有身热不寐口渴头晕等症，亦有不觉其他困苦者。

（治法）宜温经散寒，宗乌药散加味。

（处方）台乌药钱半　制香附二钱　川桂枝一钱　制延胡钱半　广陈皮钱半　川楝子一钱　淡吴萸四分　全当归三钱

身热头晕加荆芥、苏叶各钱半。口渴不寐，加茯苓、苡米各三钱。因内有寒凝之故，宜分利淡渗之。

上方水煎服，连服二剂。

三、血热内炽之经行后期

（原因）热血内炽，津液干枯，络血燥结，发为经行后期。

（病理）昔贤学说，谓寒则血凝，热则血沸腾，故以前超为热，落后为寒，此其常也。然亦有因高度炎热之熏灼，血液浓厚而致干枯，子宫内膜血管之紫血积滞益甚而为瘀结。虽受卵子之冲激，暂时不能外出，必待卵巢分泌液充满子宫，方始破裂而下。此因热而致经行后期之病理，与因寒而致经行前期者适成反比例。

（诊断）脉沉数而郁滞，舌绛苔黄，足证其为血热潜伏之故。

（症候）清热导浊，拟加减芩连四物汤治之。

（处方）大生地五钱　赤白芍各二钱　京玄参三钱　吴萸炒小川连六分　泽兰叶钱半　青子芩二钱　川楝子钱半　肥知母二钱　赤茯苓三钱　飞滑石二钱

上方水煎服，连服三剂。（加减芩连四物汤）

（说明）因热而致经行后期，在学理上之研究亦当应有。在临症上之经验亦属常见，爰本实验之发挥，参入此条，以补妇科书之缺略。

四、痰浊阻滞之经行后期

（原因）膏粱自奉太过，脂肪阻滞，消化不良，积滞于内，乃生痰浊，因痰浊之阻滞，妨碍卵巢之分泌，发为经行后期。

（病理）思想与运动，乃吾人身中天然之能力，二者不可偏废。惟吾国妇女，解放者少而守旧者多，往往长于思想而短于运动，已成不可掩之事实。在贫寒之家，服务家事，以代运动，故于体质方面，较为强健。若在富贵之家，安闲好逸，运动废弛，加以膏粱自奉，脂肪阻滞，致成消化不良，饮食精华，不能运行，以营养全体。乃停滞而为痰浊，其壅于中者，显胸闷、脘胀、恶心、呕吐等症。滞于下者，显白带、白淫等症，使阻胞中，妨碍卵巢之分泌，则发为经行后期之症状。

（诊断）舌苔淡白而黏腻，脉软而滑，或沉而缓，此痰浊停滞，肺胃之气不宣。心脏及动脉受其影响之故，经行后期，色淡而少，或白带夹下，凡此皆痰湿为患之象。

（症候）每月经行后期，平素白带甚多，或经水白带杂下，身体肥胖，安闲好逸，不耐辛勤，故痰浊得以凝滞。

（治法）用辛温快脾，芳香化浊合剂。

（处方）制香附钱半　生茅术钱半　白茯苓三钱　砂仁末八分　新会皮钱半　香佩兰二钱　潞党参钱半　炒半夏钱半　炒苡米三钱

上方水煎服，连服五剂。（加减香砂六君子汤）

（附论）经行或先或后，或多或少，无定型者，多由肝气郁遏，肾阴内耗，或脾胃虚弱，中气受戕。以及思虑之太过，忿怒之不已，皆足令发生如是之症状。读者于前列各症，方法症候中，详细考察，则不至歧于路矣。

第三节　经行过多

（原因）血热本重，或邪热入于血分，或服食辛热之物，或相火妄动，致血液沸腾，经来之时，过多且久。

（病理）体中之温度，有一定之标准。方足以保持生活之常态，是为常人，究温度所以增高化为血之原理，不外饮食之辛热，忿怒之不时，相火之妄动，劳力之过度。凡此种种，皆足以使血液起最高之热度。妇女每月必行之经水，于是因热而致排泄之分量增多，为过其不止，为不时漏下。中医皆包括于血热妄行之病理，西医所谓两次月经作一次来者是也。

（诊断）舌绛苔黄者，为湿热入于血分，舌赤无苔者，多属阴虚内热。脉搏数大，宜清血热。脉弦而数，宜泻肝火。

（症候）心中烦热，口苦而渴，喜冷恶热，或为胁下刺痛，或为身热自汗，经来过多，有倾泻之势，色多鲜红，或作紫块，气极腥秽，或过期不止。

（治法）凉血固经，以清其热迫妄行之血。

（处方）大生地五钱　真阿胶三钱　生白芍四钱　侧柏炭三钱　青子芩三钱　炒山栀钱半　肥知母钱半　血余炭三钱

口渴加玄参、花粉各三钱；胁下痛加玄胡、川楝子各一钱；子宫热加地骨皮三钱，龟板六钱。

上方水煎服，连服三剂。（新订凉血固经汤）

二、气血虚弱之经行过多

（原因）心脏衰弱，中气下陷，或心脾亏损，气无摄纳之权，血有下行之势，经行多而且久。

（病理）心脏衰弱，则静脉郁血，腹壁腔及子宫内膜，皆血管最多之部。郁血既多，破裂堪虞，中气下陷，则气无鼓动之机。心脾亏损，则气无摄纳之权。血液顺行而下，致经水多而且久，此经水所以过多之原理也。西医谓此症，为两次月经作一次来，因子宫黏膜，或邻近筋纤维，充血太甚，致黏膜及子宫壁膜，皆肿坠之形，分泌液增多，而成其黏液性之内膜炎云云，此即因心脏衰弱而为子宫内膜充血之症也。至云气无鼓动之机，无摄纳之权，一则指各个细胞分裂动作之功用减少，一则指神经调节静脉吸收之能力不足，血液顺流而下，故经来过多，其经水中所含之成分，血液必较多，是可证明者也。甚或所下为完全之血液，则又为崩漏之渐矣。

（诊断）脉虚弱无力，或沉伏如无，最危则浮大无根，此皆气血虚弱之征兆。

（症候）精神困倦，奄然欲卧，懒于言语，少气不足以息，或头眩眼花，耳鸣唇白，经水过多不止。有凝固之胶性，因所下多属完全之血液故也。

（治法）急以扶阳摄阴，心脾双补之剂。

（处方）吉林参钱半　杭白芍三钱　大生地三钱　炙甘草八分　野于术钱半　云茯苓三钱　炒川芎一钱　十灰散二钱包煎　广木香八分　当归身二钱

腹痛加阿胶三钱，艾叶三钱；下多加煅龙骨、牡蛎各五钱，甚则加棕皮炭三钱。

上方水煎服，连服三剂。（加味八珍汤）

第四节　经行不利

经行不利，是专指过少而言。或平素身体虚弱，气血不

充，致卵巢分泌失职。或暂时感受病症，致生障碍，如寒湿之停滞，故排泄之量减少。而时间短促，当分别治之

一、血室虚寒之经行不利

（原因）血室为子宫之古称。虚寒，则输卵管萎缩，卵巢之分泌功用失职，产生卵子较少，而致经行不利。

（病理）子宫之所以虚寒者，不外心阳之不振，肾阳之不充，致体中造温机能低减。血液运行之力衰少，而成经络寒凝之循环障碍。子宫为下焦主要部分，亦因而感受虚寒，发生贫血之现状。卵巢排卵机能，极为薄弱，或竟无排卵之可能，故经水日见少，甚或月事不来。

（诊断）脉软无力，舌色淡而苔白，此全体虚寒之症状，或苔脉如常，而单属于局部之虚寒者，多因房劳过度，风寒侵袭而成。

（症候）每月经来，色淡而量渐减少，腰中及少腹隐隐发痛，不耐久坐，得热稍止，带下清冷，倦怠少气，消化障碍，饮食减少，或有肠鸣泄泻等症。

（治法）拟用温经扶阳，及调补子宫复剂。

（处方）淡吴萸五分　炒白芍钱半　川桂枝一钱　真阿胶二钱　白归身钱半　吉林参一钱　炒半夏钱半　粉丹皮钱半　炒川芎一钱　炙甘草八分　麦门冬二钱　淡干姜六分

上方水煎服，连服二剂。（古方温经汤）

鹿角胶二两　大熟地三两　白归身三两　巴戟肉三两　真阿胶二两　杭白芍两半　杜附片三钱　野白术一两　紫河车一具　炒川芎一两　炒党参一两　鸡血藤胶二两

上方共制为膏剂或丸剂均可，日服三钱，开水送下。甚者早晚两次，连服一料。（新订温补子宫方）

二、下焦寒湿之经行不利

（原因）寒湿之邪，凝滞于肾脏子宫之内，致血液凝滞，经络壅塞，而为经水不利。

（病理）下焦为肾脏、大肠、子宫、膀胱之总称。寒湿凝滞，则循环障碍，经络壅塞，究寒湿之因何而生，乃生冷瓜果之杂投，脾胃之阳为之衰弱，及纵欲输泄之无度，肾脏之阳为之耗伤。脾肾之阳既亏，则温度减低，循环障碍，津液凝滞，致生痰浊，斯即寒湿之症成矣。子宫受寒湿之妨害，致血行迟缓，卵细胞之生活机能，亦为寒湿所侵略而蜕化，故欲行不畅而卒至所下无多也。

（诊断）身体衰弱瘦削，少腹无胀痛等症者，为子宫虚寒，非属寒湿凝结，必少腹有胀痛之形，或胸闷脘满，脉弦滞而苔白腻者，方为寒湿凝滞之的候。

（症候）少腹胀痛，胸闷脘满，或肠鸣切痛，大便泄泻，稀薄清冷，脉弦滞，苔白腻，经来色白，量渐减少。

（治法）拟通阳气，和血液，化温浊。

（处方）台乌药钱半　川桂枝一钱　川楝子一钱　制延胡一钱　广木香八分　全当归钱半　云茯苓三钱　炒赤白芍各钱半

上方水煎服，连服三剂。（加减乌药散）

外用温罨法：用附子、肉桂、麝香、硫黄等，各少许，研，罨脐下，自温。熏洗法：用蛇床子、花椒、吴萸等，煎汤熏洗皆佳。

三、瘀热内积之经行不利

（原因）血热瘀积，停滞于内，发为经水不利，行而不畅，虽来无多。

（病理）热则通，寒则滞。此普通人之见解也。因瘀热内蓄而致经行不利者，少腹胀满，或作疼痛，其原理以热邪熏灼，津液干枯，使子宫内膜之静脉，郁血停滞，此定例也。

（诊断）脉弦数，或沉数，舌赤尖有朱点，皆热郁瘀停之现症。

（症候）经来无多，其色或紫或黑，经后白带频频，其质浓厚，有腥秽腐浊之气，其全身症状，内热少寐，唇焦喉干，心烦口渴，渴喜冷饮，腰酸腹胀等症。

（治法）清热活血行瘀。

（处方）鲜生地五钱　粉丹皮钱半　生蒲黄钱半　青子芩钱半　紫丹参三钱　生赤芍钱半　川牛膝钱半　川黄檗钱半　上方水煎服，连服三剂。

第五节　经闭不行

肝伤血枯，载于《素问》。恶血不去，著于《千金》。此经闭不行，有虚有瘀之别，所当首先考证也。推及于癥瘕之积聚，湿痰之阻滞，或为惊恐之扰，或为房痨之阻，存在皆是以发生经闭症状。因其原因症状之不同，故治法亦当有别也。

一、肝伤血枯之经闭不行

（原因）肝脏损伤，血液虚弱，致经水断绝，而为经闭不行。

（病理）古说以中焦受气取汁，变化而赤是为血。究血之所以枯，必因中焦受气取汁，供给变化材料之不足，而为血枯液涸，经水断绝。然必冠以肝伤者，昔人以肝为藏血之脏，血枯即是肝伤。据近代实地之考证，肝细胞吸收食物中糖分，藏于肝体之内，俟消化完竣，则肝中所储之糖，逐渐供给、传入于血内。其整然调节，无太过不及之弊者，是肝之功用也。设其吸收之能力薄弱，则糖质溢于上，为口甜；泻于下，为糖尿。因其藏糖之功，谓之藏血也亦宜。血枯液涸，则肝脏无糖可储，而致燥急。《内经》所谓肝为刚脏，又曰肝苦急，急食甘以缓之，西医所谓肝体变硬症，皆是类也，故曰肝伤。肝伤与血枯，实系两症，然肝伤未有不血枯者，而血枯亦未有不肝伤者，此互为因果者也。肝既伤矣，血既枯矣，经水焉得不断绝者哉。

（诊断）右胁痛，此肝体受病之故，脉弦细，因血少而脉管收缩，舌赤无苔，因血枯肝伤，中气不能鼓动。

（症候）胸胁支满，妨害饮食，鼻中时闻腥臊气，出清涕，或兼唾血，四肢清冷不暖，目眩头重，时时前后下血，而经水停闭不行。

（注）时时前后下血，指或溺血，或便血，为大小肠及肾盂等处之血管，因血枯液涸，胶质缺乏，血管变薄，时常破裂，而致下血。经水指卵巢所分泌之卵子，及卵巢黄体等。血枯液涸，卵巢萎缩，故经闭不行。

（治法）补肝养血增液。

（处方）乌骨白毛母鸡一只（约重二斤之谓，再重更佳。如太小恐发育不全，力量不及），用熟地黄四两　香附二两　当归身四两　川芎二两　鸡骨炙酥。同药共研极细末，再加后药。

吉林参二两　炙壮芪二两　白茯苓三两　粉丹皮两半　炒于术三两　杭白芍二两

上药共研细末，与鸡骨肉之细末和匀，蜜炼为丸，如龙眼大，俟干，外加蜡壳封固，服时破除蜡壳，每服一丸，早晚各一服。气虚，参汤下；阴虚，生地汤；大便秘，玄参知母汤下。咳嗽，川贝、橘络汤下；胸闷，砂仁汤下；吐血咳血，郁金、三七汤下；心烦盗汗，朱灯心、浮小麦汤下；心悸不寐，夜交藤、夜合花汤下。(新订乌骨鸡丸)

二、恶血不去之经闭不行

(原因）瘀血败浊，停滞子宫，致妨碍经水之排泄，发为少腹胀痛、拒按等症。

(病理）子宫为容纳卵子、精虫之区域，又为排泄经水之部分，使子宫痉挛排泄之功力减少，阴道闭锁，排泄之道路阻塞，此乃经水因阻碍而积存于阴道子宫及输卵管内，与卵巢萎缩、经水完全停止者不同。故少腹胀痛拒按，小便微难而不渴，此皆瘀血停滞之证。

(症候）经闭不行，腹中刺痛，少腹满如敦状，小便微难，大便色黑等症。

(诊断）脉沉实，苔黄腻，实滞之象显然。

(治法）通瘀血，化败浊。

(处方）土瓜根三钱　生大黄钱半　川桂枝二钱　赤白芍各二钱

上方水煎服（加减土瓜根散)。

生大黄二钱　桃仁泥三钱　炙水蛭二钱　炒虻虫二钱

上方水煎服。(抵当汤)

五灵脂炒三钱　粉丹皮三钱　炒川芎一钱　制香附三钱　全当归三钱　制玄胡二钱　桃仁泥三钱　赤芍药二钱　川红花八分　台乌药钱半　炒枳壳一钱　生甘草八分

上方水煎服。(膈下逐瘀汤)

（说明）《金匮》于经水不行之症，已著明攻下之文，如经水不利、少腹满痛者，用土瓜根散（土瓜以活血行瘀，佐以虻虫之臑动逐血，桂芍之调和营卫）。少腹满如敦状，小便微难，此水与血俱结在血室也，用大黄甘遂汤以逐其水，而下其血。推及于经水不利下者，用抵当汤；腹中血气刺痛者，用红蓝花酒，皆所以行其恶血之法也。瘀不去，则新不生，诸虚百损，尚可用大黄䗪虫以治之。瘀血停滞之经闭，岂不显然可见乎，爰辨明于此。

三、癥瘕积聚之经闭不行

（原因）癥瘕阻塞，经闭不行，少腹及脐旁必有硬块应手，或肚腹胀大。此因此癥瘕积聚者也。

（病理）《内经》谓石瘕生于胞中，寒气客于子门，子门闭塞，气不得通，恶血当泻不泻，衃以留止，日以益大，状如怀子，月事不以时下。此言寒气客于子门，为隋唐诸医侈谈风冷之嚆矢，子宫之内，寒凝血瘀，经水停滞，而为石瘕。或由于七情劳倦之伤，或由于生冷瓜果之积，湿热痰浊，气滞血凝，互结而生，其来也渐。始于局部之痞结，继则邻近之蔓延，终乃遍及满腹。或成经闭之膨胀，或成石瘕之盘踞，此经闭不行因于癥瘕积聚之病理也。

（症候）少腹或胁下及脐膀有硬块，可以手扪而得。或发剧烈之疼痛，不喜手按，有先经闭而后发硬块者，有先发硬块而后经闭者，面苦肌瘦。

（诊断）癥瘕积聚等症，与胃无关，故能饮食，然与胃病同时并发者，则不能饮食，腹有硬块，或胀满者，经停在一年以内可治，经停在一年以外，不易治。脉沉细而弱者可治，脉弦大急牢坚者不易治。又饮食不进，脉无和缓之态，舌剥无苔者危。

（治法）化癥结，破瘀血，舒滞气，和脾胃。

（处方）当归尾三钱　川牛膝钱半　炒莪术一钱　天台乌钱半　炒赤芍钱半　上安桂一钱　制香附三钱　小川芎钱半　生芪皮钱半　炙甘草五分　鸡内金三钱　桃仁泥三钱

上方水煎服，此为化癥结破瘀血之剂（或作丸剂亦可）。（新订通经汤）

制香附二钱　川芎一钱　山栀钱半　广陈皮钱半　生茅术三钱　砂仁米八分　白茯苓三钱　炒神曲三钱　焦山楂三钱　延胡索六分　炒谷芽三钱　秋桔梗七分

上方煎服，此为破滞气和脾胃之剂。

四、湿痰阻滞之经闭不行

（原因）肥盛之妇，喜啖油腻生冷，脂肪阻滞，湿痰壅积，妨害卵巢之分泌，发为经行后期，甚则经闭不行。

（病理）见第二节第四条痰浊阻滞之经行后期项下，惟彼则后期、其患尚轻。此则经闭为患已甚，故图治之不可缓也。

（症候及诊断）与第二节第四条相同，惟经闭不行为主要之症状。其腹胀而大，经水断绝，面黄食少，四肢瘦削，此名痰胀。

（治法）宜用辛香快脾之剂。惟痰胀以攻痰利便为主，而以补脾行气之剂辅之。

（处方）加减香砂六君子汤（见第二节第四条）

紫大戟二钱　煨甘遂钱半　炒黑丑钱半　广木香二钱　制牙皂三钱

上药共研细末，用红枣肉捣和为丸，分三次送服。每服三钱，隔五小时服一次。第一次葱白陈酒汤送，第二次莱菔子砂仁汤送，第三次牛膝木瓜汤送，专治痰胀，功效神速。

五、大惊恐惧之经闭不行

（原因）经闭不行之原因：不外癥瘕瘀血之停积，肝伤湿痰之阻滞，其来也渐，其发也缓。而最后乃致经闭不行。若骤然经闭者，其原因有二，大惊恐惧即其一也。

（病理）全体之内，皆有神经纤维以交感联络，而生殖腺与脑部尤有特别之关系。用脑太过之人，生殖器外形多见萎缩，是明证也。男女一至生殖腺成熟之后，则生殖器与神经系之感触尤为敏捷。惊则气乱，静脉膹张，神经无调节之能，故气乱矣。恐则气下，肾脏郁血，气机无鼓动之力，故气陷矣。当惊恐之时，神经受剧烈之刺激，于是平日之意志命令，尽失其常度。而生殖系亦发生特别之变化，卵细胞无排卵之可能，子宫壁之充血亦停顿而不下，于是经闭不行矣。

（诊断）因惊恐之故，神经受非常之震动，脉波故或浮或沉，且呈无力之状。

（治法）宜用心理疗法，舒畅其神志，兼以安神养心补益气血之剂。

（处方）西琥珀二钱　青龙齿一两　远志肉五钱　石菖蒲五钱　当归身三钱　川黄连三钱　柏子仁五钱　辰朱砂一钱　白茯神五钱　吉林参五钱　酸枣仁二钱　生地黄五钱　西牛黄一钱

上方共研细末，青果汁法丸，金箔为衣，灯心汤三钱，日服一次，专治心神不足，善惊善恐。（琥珀养心丹）

六、经来行房之经闭不行

（原因）经来行房而致经水闭止。

（病理）经来之时，则子宫内血管破裂，斑痕纵横，新生组织未曾结合，假使误犯房劳，震动太过，延成崩漏等症，所在皆是。惟更有败精瘀浊凝滞子宫，不能排泄外出，于是经水与精液相搏，里结而不解，则经水断绝，腹胀日大。

（症候）经水骤然停止，少腹刺痛不可忍，大便不通，腹胀日大。

（治法）须将瘀血败精通导而下，则经水可望复行，若疑为胎孕而用安胎之剂则误矣。

（处方）土牛膝一两　琥珀末（冲服）三分　生草梢八分　当门子（冲服）五厘　细木通一钱　茺蔚子三钱

上方水煎，空心服。（加味虎杖散合加减导赤散）

第六节　崩漏

崩者，忽然大下，如山岳之崩颓。漏者，淋漓无常，如屋中之漏水。或先崩而后漏，为崩症之久延。或先漏而后崩，为漏久之转重，无论为崩为漏，总属虚症，但有虚寒虚热之不同，兹分别如下。

一、虚寒之崩漏

（原因）体素虚寒，肾阳不充，因房劳之太过，或郁结之不舒，或用力勤劳，或感触风冷，致成崩漏病症。

（病理）崩漏病症，虽有缓急之殊，却无轻重之别。盖漏下则淋漓不断，血脉空虚，津液干涸，其所以有虚寒虚热之不同者，实以体质为主。譬如阴脏多寒之人，发现体中温度减低，四肢清冷，下痢清谷，肚腹胀起，饮食少纳，脉微欲绝。漏下不止等症。其致病之机枢，不外肾阳不振，中气衰陷之故耳。

（诊断）脉沉细欲绝，苔色白而口中和，方为有寒之据。

（症候）恶寒肢冷，或兼吐泻，口唇淡白，面无华色，上身冷汗自出，形脱气微，神识昏沉，有欲脱之状。五液注下，崩不止。若漏则淋漓不断无休止时，劳动后则漏下更甚，或汗多神倦，亦有胸腹胀满，下血虽多，而腹仍作痛者。

（治法）温经回阳，兼以止其崩漏。

（处方）炮姜炭钱半　山萸肉三钱　煅龙骨四钱　炒川芎钱半　炙甘草钱半　煅牡蛎四钱　当归身三钱　白芍三钱　炙黄芪三钱　潞党参钱半　真阿胶三钱　蕲艾叶二钱

上方水煎服，连服二剂。崩漏如仍未止，兼服十灰散，或冲服棕皮炭三钱。寒甚加猺桂五分；胸腹胀满加枳壳一钱，郁金钱半，砂仁七分。（加味圣愈胶艾合方）

二、虚热之崩漏

（原因）崩漏病症，寒者少而属热者多，气虚血热者尤多。是殆因妇女体质多有血热肝热之倾向。至古书言其原因，有谓肝不藏血者，有谓脾不摄血者，有谓元气太虚，不能收敛其血者。其实热在下焦，迫血妄行，有以致之。

（病理）中医以藏血者肝，统血者脾，而收敛其血者，元气为主使。故凡崩中漏下等症，皆谓为肝脾之损，元气之虚，其实崩症之所以成，缘生产之后，子宫内遗留胎儿组织之膜络片等，经静脉吸收，因其膜片过大不能溶解乃停滞于内。感受烦劳忿怒之伤，及寒热之扰，皆足以促成子宫内血管破裂，以排泄此膜片外出，斯即崩症之成因，在诊断上辨别，虽寒热皆有，惟妇女多肝热血热之体质，故热证较多，其漏下亦因热下焦，迫血妄行之故。

（诊断）脉弦细而数，舌赤，尖有朱点，为阴虚内热之象。

（症候）头晕心悸，腰酸腹胀，或两肋串痛，至暮发热，五心烦躁，夜不成寐，渐至津液干枯，精神委顿，形体瘦削，漏下淋漓不止。若延至半载一年之久，其势则危（此言漏）。血液注下，势如泉涌，必致厥脱，或噤口咬牙。

（治法）急止其崩为主，佐以育阴清热。

（处方）煅龙骨五钱　大生地四钱　生白芍三钱　生龟板一具　煅牡蛎五钱　炒山栀二钱　青子芩三钱　生鳖甲四钱　真阿胶四钱　棕皮炭三钱　地榆炭三钱　血余炭二钱

上方水煎服，连服二剂。

第七节　经前腹痛

经期疼痛，我国女科学说，多谓经来之痛，为气滞血凝，多属实症。经后之痛，为气血虚弱，多属虚证。西医学说，经来之痛，为本质痛，有梗阻性、充血性、神经性之分，经后之痛，为脱膜痛，乃黏膜之上皮脱落故耳，中西学说有殊途同归之妙，兹特述之如次。

一、气滞血凝之经前痛

（原因）忧思郁结，多食生冷，皆足令气滞血凝而为害。月经者，虽为紫血之破裂，黏膜之分泌，而实赖气血为之推荡，使气滞血凝，则焉得而不痛哉。

（病理）西医学说，有充血性之痛经，谓子宫内膜之肿厚，其黏膜于经期中大为增殖肥厚，乃生理上特殊之现象，卵巢之分泌液变易其成分，则黏膜内充满凝结之物，渗出后，压迫子宫神经而致作痛，与我国女科医家所谓气滞血凝之病理意义相仿。又云：痛经病症，皆子宫内静脉异常充血所致。凡房事过度，体力过劳，或便秘久坐手淫等，皆足以促成子宫内膜之充血，而发经来疼痛之症。

（诊断）脉弦滞，苔厚腻。此皆气滞血凝之证据。

（症候）每月经来，少腹之内必发剧烈之疼痛，而且拒按，或有为痉挛性者。连及腰部或腿部，历数小时及数日之久，期间略有间歇，痛经之症多见于少妇，且不易受孕，如能受孕而生产，其痛经大抵自愈。

（治法）行滞气，化瘀血。

（处方）膈下逐瘀汤（见第五切第二条）。

二、胞中积寒之经前痛

（原因）肾阳不充，胞中积寒，寒主收引，致经脉挛急而致疼痛。

（病理）西医以经来腹痛，谓之月经困难，又名月经性疝痛。其痛有剧烈者，有轻缓者，大概多因子宫颈狭窄所致，属梗阻性。子宫内口，有先天性狭窄者，是属特殊之体质。此种痛经，无法可治，即自有月经以来，每次必受痛苦是也。有后天性狭窄者，即风寒之袭入。生冷之戕伐，致经脉挛急，子宫内口狭窄，碍及经血之流出，致积于子宫腔内，凝结成块，其子宫内口痉挛作痛，盖由此凝块自内口逼出而起也。我国古说，以经来腹痛皆谓之疝，殆指此症而言欤。

（诊断）脉多沉紧，苔多厚腻。

（症候）腹中隐隐作痛，绵绵不绝，经来之时则更甚。

或有呕吐，喘促，冷汗，泄泻等症。痛发之时，数小时乃至数日期间或有间歇，其痛发甚者，不能操作，必须躺卧。

（治法）宜用温经散寒之剂。

（处方）乌药散方（见第四节第二条）。

三、下焦瘀热之经前痛

（原因）虚实寒热，为万病之总纲。经痛一症，何独不然，前言其为寒者，兹乃言其热。惟其所以蓄热之理，当不外淫欲之太过，辛辣之杂投，助阳之过剂，烟酒之嗜好，积时既久，热邪留恋，子宫受其熏灼，遂致瘀热作痛。

（病理）经行时，子宫有生理之收缩浪，在健康之妇女，不自觉察。苟热邪留恋，传入下焦，则此浪形动较著，有似阵痛，乃属于神经性之疼痛，西医谓为轻性神经痛是也。其瘀热较甚，子宫内膜有发炎之趋向，或有子宫颈肿疡者，此皆下部积有瘀热之征也。

（诊断）因热而致发炎，因发炎而致瘀积，治宜清热消瘀为首要。又寒痛者，多痛而缓，绵绵不绝，得热稍止，面青唇白。热痛者，多痛而暴，喜冷恶热，得热益甚。面赤唇燥，脉多弦数，苔多黏膜而舌质鲜红。

（症候）当经来之时，即作腹痛，痛之部位，骨盆为甚，不喜手按，有灼痛之感觉口渴神烦，唇焦舌燥，或有尿意频数者，至顽固便秘，又为常有之症候。

（治法）拟清热散瘀之法。

（处方）鲜生地五钱　全当归钱半　川楝子钱半　炒山栀钱半　粉丹皮钱半　炒白芍三钱　条子芩钱半　制香附钱半

上方水煎服，连服三剂。

第八节　经后腹痛

（原因）经水既尽之后，以及将尽之时，每届必发腹痛。我国古说，以经后之痛，多属气血虚弱所致。西说包括于脱膜性痛经项下，其意实同，皆虚之故也。

（病理）经后疼痛，中西医家皆以虚弱立说。其旨相同，惟究其实际，乃扁平三角形之子宫腔内黏膜之脱落耳。究此种黏膜所以脱落之原理，或以纤维蛋白性子宫内膜炎之故，或以剥脱性子宫内膜炎者，其实子宫颈之黏膜组织，因营养供给之不足，复受卵巢分泌液之异常刺激所起之反应，故变为大小不一之碎块而下。不知者且疑为赤白带，但以有疼痛为辨其疼痛于经尽时最为显著。其后则皮下组织渐次恢复，故其痛渐缓，必待下月经净之后，则一如前状，疼痛复生。

（诊断）凡病此者多属气血虚弱之体，或产后及流产，体气未曾复原之故，脉虚弱无力，舌剥无苔，虚象显然。

（症候）主要之症状，为经行净后及月经将净之时，骨盆作痛，系子宫颈之黏膜新生嫩皮及上皮外层脱落之故，痛或甚剧，或微痛，而感觉胀坠，视各人之感受性而异。

（治法）拟培补子宫之剂。

（处方）真阿胶一两　生熟地各二两　当归身二两　白茯苓二两　紫河车一具　怀山药二两　杭白芍一两　炙甘草三钱

上方共煎成浓汁，与紫河车别煎浓汁，和匀，加阿胶化收膏、每服三钱、空心时开水送下。（加味补肾膏）

（见《医学杂志》1933）

96. 胎产病之研究

第一篇　总论

胎产一事共分三期（一）为妊娠期　自受胎至发生阵痛是。（二）为临产期　自发生阵痛，至产出胎儿及胎盘（俗名胎胞）是。（三）为产褥期　自产事完毕，至身体复元是。其中经过平顺者为生理的胎产，无延医服药之必要，如发生病证，须用药以调治者。本篇分别述之。

（一）妊娠之来源

人类之生存，不能免于天地间新陈代谢之通例。故当生存之际，以传种为急务，此新体制造期中，通常谓之妊娠。妊娠之来源，据西籍胎生学之考察，乃卵子与精子相结而成之体，此种结合，通常以性交为媒介，即性交时射入膣内之精液，含有多数精子（据维特斯氏之计算谓一次之射精液，含有二万万二千六百余万之精子），该精子之一部分，虽遇酸性之膣液而死灭，其他则入子宫颈管内，次第上升而至喇叭管。因此二部，所分泌之液体，皆为碱性，是适于精子之生存，同时由卵巢内格拉夫斯滤胞破裂排出成熟之卵子，下行而相结合。

卵子，产生于卵巢实质中之滤胞，由喇叭管与子宫上皮之毡毛运动而输送，含有原形质之卵黄（即卵基），卵黄中有一个细胞核之小体，曰小种胞。小种胞之中，更有一个似细胞之仁，曰种班，又曰胚班，卵周围之柔膜，曰透明膜，当卵游离自滤胞时，有数层之细胞，为主线状，包围透明膜者，曰放线状。卵黄与卵膜之间，有一细隙，曰卵黄外围间隙，此为卵子之形状，必经过一定之变化，则为熟卵。在卵子中点之种胞，移近于卵子之周边，同时缩小其容积，且周围之被膜消失，仅存透明之小班。卵黄亦起变化，现微细之线条，在透明小班周围，为放线状之配置，是曰重放线。内容小种胞，亦分离为二，半出卵外，半为圆形，丘状膨隆，而存于中央，称为女性前核。

当精子达到成熟卵子周围时，卵黄之一部分，膨起如丘状以迎精子，是曰受精隆起，又曰受容丘。接触精子之头部，丘顶即陷没，精子遂入于丘内，次进于卵黄内，而占据其表层，于是卵黄收缩，与卵膜相隔离，俾他精子不得再行窜入，精子既至卵黄内，即失其尾部，头部徐徐向深部进行吸收液分，乃膨大如胞状，名男性前核，盖与女性前核对待而名之也。此核初发生透明晕于周围，继于明晕之外围，生配置方线状之线条，渐渐移向中心，而近于女性前核，以此线条，拥围女性前核，遂于卵之中心相融合而为一，曰分沟核，又曰受胎核，是为胎儿之基，此乃两精相搏合而成形之象也。

（二）

中国古代医家，论阴胜阳胜，奇日偶日，精裹血，血裹精，以及在子宫之左右，经期之前后，以为分别男妇之标准，固不足奉为定评。即西洋古医家，论身体之强弱，性交之胜负，性欲之高低等说，亦有不足恃也。近代学者，归本于精子本身之雌雄，实亦有相当之价值，但苦无法以证明耳。

（三）双胎之原理

按现代之胎生学，尚处于幼稚时代，未能明了之问题尚多，双胎即其一也。通常以卵子吸收精子，互相融合，为成胎之要素。每产一胎，最为普通。盖以卵子内穿入精子后，卵黄表面则生薄膜，以防他精子之侵入，故能维持一卵一胎之常态。有谓一个滤胞内，产生二卵，斯时精子直入，一入于此，一入于彼，而成双胎。一谓两滤胞内，各生一卵，而一精子直入，即成双胎。一谓一个滤胞内产生一卵，其卵中有两胚班，适逢精子直入，而产生双胎。其说颇与我国学说相近，盖曰：精气有余，歧而分之，血因分而摄之者，是即一个滤胞内，产生二卵。当精子直入，一入于此，一入于彼之说也。

（四）胚叶之发生（胎生初期之变化）

由受精现象，精子与卵子，相互结合为一分剖核，再由分剖核之分裂作用，其时之现象，与通常细胞之增殖无异，即一个分而为二，又分而为四个、八个、十六个、三十二个等，以渐增殖，颇与我国无极、太极、两仪、四象、八卦、六十四卦等之途径相合，集簇于一处，如桑椹然，名曰桑实期。继乃细胞偏集于周围，中成腔洞，名为胚胞期，其腔名为胚胞腔。胚胞更变化，而开胚叶，又分裂为内胚叶、外胚叶、中胚叶之三部，又经多次之变化，遂形成各器官之组织，由分剖核，经桑实期，乃发生内外二胚叶，由内外一两胚叶复生中胚叶，由内外中三胚叶，发生变化，乃构成全体诸组织与老子所云，一生二，二生三，三生成物，其旨趣途径颇相合也。

（五）胎儿之发育

胎儿之发育，初为胚胞，形成上下二叶，二叶中央，获生元线，而成中叶，此三叶即为胎儿成形之起点。上叶渐渐变化，构成脑髓、脊髓、神经、身体之表皮、及爪甲、毛发、汗腺、口内唾液腺等。下叶渐渐变化，构成肠之上皮及腺质、脏器、心、脾、胃等部之上皮。中叶渐渐变化，构成骨、筋、末梢神经、及血管、泌尿器、生殖器。由中叶而生之血管，构成脐带而连于胎盘。胎儿之血液，与母体之血液，因之流通，而营氧排碳之作用，恰如生后与肺脏之作用相同。胎儿一切之营养皆取于此，而发育焉。兹再将胎儿逐月变化，略记于下，第一月妊娠之卵子，大如鸠卵，胎儿之头，与体同大，眼为暗黑色之斑点，鼻在突出，四肢为阔叶状，脐带之初征，业已发现，全体之重，约只一钱。第二月胎儿如鸡卵，脐带延长，外阴部亦稍具形，可与其他动物胎儿稍相区别，四肢关节，略略分明。第三月胎儿如大鹅卵，重约五六钱，其时处处生柔软之骨，外阴部渐现男女之区别，口裂亦已成形。第四月男女之区别，已颇分明，重量骤增，至三四两许，毛发始生，身体稍能运动。第五月胎儿头生毛发，指甲硬固。第六月胎儿两眼已具，四肢可稍稍运动，重量增至一斤以上。第七月胎儿皮肤成赤色，重约二斤。于此月末，如分娩胎儿，虽长育不充，然调护得宜，间亦有能生者。第八月胎儿，重约三斤，皮肤尚呈赤色。第九月之末，胎儿约重三斤半，鼻耳之软骨，可以触知，于此时期分娩者甚多。至第十月，则为正规分娩之时期，胎儿之长，达于极度，重量约在四斤左右，此胎儿发育之大概也。

（六）妊娠与妇女年龄之关系

通常产科书籍，谓妊娠成立之时期，自青春腺发动期起，至月经终了期止，大约卅年至卅五年之谱。与吾国《内经》所载，女子二七天癸至，任脉通，太冲脉盛，月事以时下，故有子。七七任脉虚，太冲脉衰少，故形坏而无子，其意正同，惟编者所见妇女最易受孕之时期为廿岁至卅岁，然四十岁以上，间亦有能受孕者。

（七）妊娠与妇女全体之关系

因妊娠之故，使子宫扩张，周身之血行消化排泄等器官，皆有重大之变化。兹分别述之。

(甲）关于局部的

（1）子宫　子宫因容积胎儿之故，特别扩充，之肌纤维，约肥大十倍。子宫壁内血管淋巴管，皆呈强度充血，其形状及位置，皆较平时逐渐增大。

（2）阴部　外阴部及阴道，因子宫增大之压迫，常觉血液停滞而肿大，阴道内温度增高，分泌加盛，故常流稠黏之白带，因阴部充血之故，下肢静脉亦多郁血，而作浮肿，受孕三月后即可见之。

（3）泌尿器　因子宫扩大之故，膀胱感受压迫，亦多小便频数，若子宫基底向后屈者，则子宫颈压迫膀胱头，碍及排泄之作用，而致小便困难。

(4) 尿　尿量比平时加多，稀薄而分量轻，至五月以后间有尿含蛋白质者，是盖因肾脏郁血所致。又有时亦含有糖分，盖乳腺分泌之乳糖，为血液所吸收，而排泄于尿内故也

(5) 脐部　因腹壁强直伸展之故，以致脐窝渐至平坦，亦有成泡状隆起者，但不尽然耳。

(6) 乳房　受孕二月后，乳腺组织增殖肥大，分泌乳汁在乳房外可以触知其结硬，又乳头之颜色，多呈黑色。

(7) 皮肤　妊娠五六月后，腹部之皮肤，有黄赤色之线，是外妊娠线，此于下腹部为多，由白条及脐，向外方呈放线状，此名新妊娠线，盖因皮肤急速伸展，真皮、纤维层于其各部离开，或断裂之结果。

(乙) 关于全体的

(1) 心脏　因胎儿在内，子宫血管扩张，需用多量血液以资供给，心脏因代偿性机能旺盛（真性肥大），然其大部则因横隔膜上升而致转位（假性肥大）。

(2) 脉搏　妊娠期内，在三四月后，体温多增高一度至一度半，或二度，故脉搏亦随之增高，大约超过平人，七十二至十分之一至十分之一．五，又往往与心悸亢进，眩晕脑充血等证，同时并发云。

(3) 血液　据产科之研究，妊娠期中，赤血球、白血球、血色素、淋巴液等均多于平时，故分娩时，虽损失血液四百至七百格兰姆，不至成大害者，赖有余额以补充之也。又因混入胎儿排泄物之故，血液常不清洁云。

(4) 体温　妊娠之体温，比平时升高一度至一度半，

大约由于新陈代谢及胎盘酸化作用之亢进，中医亦以妊娠期中阳气潜藏于少腹之内，多阳旺灼阴之病云云。

（5）甲状腺　妊娠期稍稍肿胀，分娩后速行减缩，如在平素有甲状腺肿大之患者，盖以此期之肿胀则分娩后，颇不易愈云云。

（6）呼吸器　肺脏虽因隔横膜上升之故减其长径，介横径及深径口均略为增加，以为其代价。然在八九月之时期，仍有呼吸促迫，盖因子宫过于扩张之故也。

（7）消化器　肠胃因子宫增大，被其压迫而转位，然一经产后，即行恢复。又消化器机能上之变化。（一）二三月之间，多发恶心呕吐，俗名恶阻。（二）择食恶食，或嗜酸、嗜甜等类。（三）有食思缺损或唾液分泌过多者。（四）五六月后有食欲亢进者。

（8）神经系及精神之状态　神经系之变化其主要者，为头痛、腰痛、齿痛、四肢痛等。在精神方面，有以妊娠为喜者，或初产之妇，或有对于分娩恐怖者。

（八）胎儿之附属物

胎儿之附属物，指妊娠期中，与胎儿同时生长之物，谓卵膜羊水脐带及胎筋是。此在妊娠达三四月，随胎儿之完成以区别之。兹分述如下。

（1）卵膜　卵膜分为三部，在最外方者，为蜕膜。在中者为绒毛膜。内层包容羊水者，为羊膜（亦称内卵膜）。蜕膜，乃子宫内膜由妊娠呈肥厚之状态，而附生者，故一称为母体性膜，绒毛膜与羊膜，乃与胎儿同时由卵发生，故一称胎儿性膜。

（2）羊水　羊水，由羊膜上皮所分泌，充盈于羊膜内之液体，呈碱性反应有甘性之臭气。妊娠之初期，其色透明，后因混入胎儿排泄之皮垢，乃稍现溷浊。于妊娠时之效用，和缓胎儿之动作，和缓腹部压迫之影响，于临产时之效用，使子宫颈开大，防子宫之收缩。破水后由流出之羊水滑润产道，使胎儿易于产出。若假羊水，滞留于羊膜与绒毛膜之间，或绒毛膜与蜕膜之间，其分量不足羊水十分之一，世人往往以试产（指胎动腹痛之状）误为正产者，乃因假羊水之外出，而致误认也。

（3）脐带　脐带为连续胎儿与胎盘之用，其长径约与成熟儿之身长相等，为胶状结缔质而成，其内有血管三条，属于动脉二，属于静脉一，排泄废物，及吸收母体内之营养成分，皆由脐带输送之。

（4）胎盘　胎盘成自蜕膜绒毛膜，于妊娠四个月之终完成，其开关为扁平之圆盘，为胎儿之胞衣，其向儿面，以羊膜被之，呈青白色，附以脐带，血管由其附着部，向周围成多数之膜蜕，成放线状，以走行于外，母体面，作暗赤色，分剖为大小不正之胎盘叶，在胎盘叶之表面及其叶间，得其有附着遗留带灰白色之蜕膜。

（九）妊娠有无之诊断

妊娠征候，即母体与胎儿所发生变化之现象是。凡妇女于月经闭止之期间，皆有妊娠之疑似，欲解决此项问题，当于征候中作详细之探讨。兹分释如下。

（1）确实之征候（一）胎儿各部之触知。（二）妊妇自知胎动。（三）在脐部能闻胎儿之心音（须妊娠五月后方可闻知)。(四)子宫杂音之证明。以上四项,在诊断上,皆可为妊妇确实之征候也。

(2)疑征候(一)由血行殃及子宫疾患,而致月经停止。(二)由复膜疾病或肿疡,而致子宫增大,子宫肌肿,及卵巢囊肿。(三)由血行之停滞。而致乳腺肥大分泌乳汁,及乳头着色等。以上三项欲辨别是否妊娠者,尚在疑似之间,必须探究其胎儿之征候,方为妊娠之确据。

(3)不确征候(一)消化器疾患如恶心、呕吐、唾液分泌增加、便秘等。(二)血行器疾患,如心悸亢进,胸脘苦闷等。(三)神经系疾患,如头痛、不眠、齿痛、精神状态之变化等。以上三项皆不确之征候也。

附中医诊脉辨证审察妊娠与否之方法:

经曰,何以知妊子之且生也,身有病,而无邪脉也。(注)有病谓经闭呕吐等症,无邪脉,谓脉象如常。妇人手少阴脉动甚者,妊子也。(元启本作足字)(注)心主血,手少阴脉动甚,血液内充,故知妊子左尺动滑,亦为妊征。阴博阳别,谓之有子。(注)脉象寸为阳,而尺为阴,尺寸皆搏物动有神,此为有子之征兆。(仲景)妇人得平脉,阴脉小弱,无寒热,不能食,名曰妊娠。《脉经》曰:尺中肾脉,按之不绝,是妊子也。《难经》曰:三部浮沉正等,按之不绝者,孕子也。崔希范曰:尺脉滑利,妊孕可喜。《脉诀》曰:尺大而旺,有胎可庆。又曰,寸微关滑尺带数,往来流利并雀啄,皆孕脉也。冯楚瞻曰,体弱之妇,按尺不绝,与人病脉不病,皆为有子。不必动摇与滑疾,以体弱脉难显也。沈尧封曰:按尺坚实,即为有子。王孟英曰:尺脉滑疾,皆有孕。郭梧轩曰:沉涩而伏,乃气郁非孕也。曹仁伯曰：经闭有虚有实，实则少腹多痛，脉象非革即滞，虚则如绵，脉象非微即细。若论怀胎，少腹似属有形，按之不痛，脉滑且疾，搏而有神，加以择食恶食，恶心喜等，以意逆之，虽不中不远矣。史载云，肝脉涩而不绝，尺脉微陷，心脉滑是有子。俞鉴泉曰，尺寸之脉，稍搏滑，即为孕征。若弦而涩，洪而动，皆病脉也。《意园读医笔记》曰，肝脉涩而不绝，尺脉急长牢坚，为败血，为积血，宜攻下。

辨孕之法，以身有病而无邪脉，身无病而有病脉，最为切当。如经停之后，病吐逆而寸脉不浮，关脉不弦者，为孕。寸浮为痰，关弦为肝亢，皆为病也。病恶寒而人迎不盛，则非伤风。病恶食，而气口不盛，则非伤食，亦为有孕。此即身有病，而无邪脉也。又为经停之后，脉虽动摇，而心脏不悸，脉虽滑数，而身不发热，亦为有孕。此即为身无病而有脉病也。

［妊娠诊断附翼］民国八年，《绍兴医报》载王寿芝君，引证注君之言曰，妇女腹中有孕，则凡一切饮食起居，便须注意。故小儿身体之强弱，与其母怀孕期间之卫生状态，大有关系。惟预知之法极难，德国阿勃台儿哈登氏，取妇女血液化验，便知有孕无孕。日木本内氏，改良其法，只须用尿化验。凡妇女有孕，七日即可断定。十日后，更易化验。又怀孕三个月后，用尿化验，可立断定胎为男女。化验之法，极为简便，只须取受验者之尿一杯，用血碳提净尿中之蛋白质（须提六七次，所费血碳甚多），仅留胶素，乃入试验玻璃管中，加适当分量之妊在灵，及妊喜得灵等药，以管置酒精燃灯数分钟，视管中胶素反应之如何，凡现紫色或深或蓝色者，为有孕；现白色及淡黄色者，为无孕。而于受胎三个

月后，同法用尿试验，加遂克信，及派拉遂克信等药，亦视其反应之色，而分别男女。此等药品虽新，其实学理并不深奥。因小儿在胎内，口与肺均无作用，仅赖其母之血液，自脐带中输入，以养其生，所排泄之白色液体，渐入其母之血液及尿中，而不能融和。自以为化验者，即察别血液及尿中，有无小儿排泄物，立可断定是孕非孕也。其药品之原料，即系小儿之胎衣，漂清血质，俟干燥磨粉制成，惟化验之法，颇费手续，若蛋白质提取未净，则混浊不生反应，若提炼次数过多，胶素消失，亦属无效，故同一方法，同一药品，往往有灵有不灵，须由试验者之程度，及经验而殊也。前年日本木内氏，发明验尿断孕之法，公布后，全国医界群相效法，十之八九皆不灵验，于是大起风潮，投书质问。又该氏在东京特开大会，请各医生带来尿来验，当众分别有孕无孕，及男胎女胎，竟无一不合，众始信服，公认为大发明家，其制造之药品，不仅日本政府特许专卖，欧美各国亦公认为发明之新药，风行全球矣。

（十）妊娠各月母体之征候

（子）一月之末，子宫稍稍增大，厚径增加，成为球形，其壁柔软，腟部亦柔软而温，分泌物增多，孕妇胃脘不舒，恶心呕吐嗜食无常。

（丑）二月之末，子宫大如鹅卵，其前屈稍稍过度，柔软弛缓，子宫颈亦肥大，乳渐大，乳头及乳晕变色，或乳房感一时性之刺痛，其它尿意频数，晨间发恶心呕吐等。

（寅）三月之末，孕妇子宫大如儿头，盖呈球形，充盈于小骨盆之内，腹着前倾之度较着，胎大如鹅卵，孕妇乳渐胀，腹渐膨，下腿浮肿，尿数便秘，经脉不舒，腿部作痛，自是病状加甚。

（卯）四月之末，子宫如人头，子宫底升至骨盘上口，下腹部膨隆，听诊孕妇腹部，闻有胎动声音，孕妇腿肿，尿数便秘如前，得触知胎之所在。

（辰）五月之末，子宫底升至脐窝，闻得胎儿心音，孕妇呕吐渐次消散，乳房益大，乳头亦延长，乳晕深褐色，挤之有乳液少许，下腹外突渐甚，腹壁现赤褐色纹，又有白色纹稍稍显着，孕妇自觉胎动。

（巳）六月之末，子宫中部与脐平，孕妇腹壁赤褐色纹，及白色纹，即妊娠线较前益显，胎儿各部，亦可触知。

（午）七月之末，子宫底在脐上一寸至二寸之处，脐部殆成平坦，孕妇下腹膨胀，现红色纹，大腿乳房亦然

（未）八月之末，子宫底上升于心窝与脐窝中央，孕妇脐窝反向外突，胎动较前益甚，是月分娩者，多可长成。

（申）九月之末，子宫上升至心窝部其底适在胸骨之下，两旁则竖接助骨弓，腹部胀满，子宫外口哆开，内口仍紧闭，儿头入骨盆口，自觉子宫收缩，孕妇多呼吸促迫，胎动频频。

（酉）十月孕妇脐窝突出愈甚，阴部漏液，尿数便秘，胎下降，孕妇自觉呼吸舒畅，儿头靠定骨盆内。

（十一）胎儿生死之诊断

妊娠疾病中，有母病及胎者，有胎病及母体者，分别胎儿之生死，实为首要。兹分别解释如下。

1. 妊娠前半期（指五个月前）胎儿死亡之征候。（甲）

子宫内时有不正之出血，或污秽褐色之带下，自觉恶寒倦怠，食欲不振等。（乙）乳房渐渐弛缓。（丙）前此子宫之增大，反渐形缩小，而且作硬。（丁）无其他一切关于妊娠之征候。

2. 妊娠后半期（指五个月以后）胎儿死亡之征候。（甲）在自觉及他觉上胎动之消失。（乙）胎儿心音及脐带杂音之消失。（丙）妊娠子宫之缩小变硬。（丁）妊妇腹内有异物感或冷感。（戊）乳房弛缓分泌停止。

以上诊察胎儿生死之方法，有一次不能作决定之诊断，于次日作复行再诊，以决定之。

（十二）胎教

上古之世，最重胎教，故世多品德端正之人，降及近代，鲜有能遵而行之者。兹举其要，约略言之。妊娠三月，形像始化，未有定仪，因感而变，所以口谈正言，身行正事，生子端正庄严。欲生男者，观古文史鉴，执弓矢。欲生女者，观鸾凤牡丹，施环佩。欲子美好者，宜佩白玉，欲子贤能者，宜看诗书，此皆古传胎教方法之微言大意也。

（十三）妊娠之持续及分娩日期之预算

妊娠之持续日数，谓受胎至临产之时期，古今中外，通称为十个月。经水之排泄，以廿八日为一周，十个月，乃二百八十日也。然有不及此数者，约二百四五十日，亦有超过此数者，约三百一二十日，但以受胎精确之时日，类多不知之，大概以受胎后，月经分泌停止，乃以理想而推测之时日，故多约计之词，于分娩日期之预算，亦大概以二百八十日为标准云。

（附记）通常妇产书中，以不及期产者，则谓胎儿身体多不足。过期产者，胎儿身体多有余。亦有不尽然者，大抵妊妇营养丰足，胎儿得充分之供给，有不及期，而已长育完全，即产出者。妊妇因境遇贫苦，营养不充，胎儿构造之成分缺乏，虽过期产出，仍属身体之不足者。

（十四）正规之生产

胎儿成熟之期，约为十个月，即须生产，是为正产。若未满三月而产，谓之流产。未满六月而产，谓之小产。不特儿不能育，且于妊妇尤多危害。伤胎者，其险尤甚，其有八九月而生者，谓之未及期而产。婴儿间有能育者，然大都体弱耳。今言正产，正产者，乃瓜熟蒂落之候，本其自然，亦无危害。惟有种种关系，不免令人疑惧者，以儿将分娩，势必抚与母体脱离，当脱离之时，则蜕膜与子宫剥离，其中血管神经一齐牵动，剧痛至不可耐。有时产母难忍者，此其一。偌大之胎儿，通出于此些小之产门，频频作势，下垂如脱，有令产妇乏力者，此其二，然皆不足患也。所可患者，或母体骨盆狭小，或体弱交骨离开，则恒致难产，宜延请产科专家，施用手术，方为可恃。又或产后子宫收缩过迟，被细菌侵入，亦为危机。又或身体过弱，临产无力支持，又或子宫外妊娠，须剖腹取胎，皆属棘手，此外无所谓危事也。至生产之经过，初则孕妇达月。腹中随时有动意，此谓试胎，试胎逾日或逾旬之后，陡然腹中阵痛，愈痛愈剧，此胎儿方在欲离母体，尚非正真产候也。迨后剧痛或逾三小时，或逾十数小时，阴中有羊水下注，俗名曰胞浆破裂，忽觉阵阵作涨，腹痛较差，而腰痛增剧，儿即落地矣。胎儿去后，胎盘即与子宫壁分离，乃微有阵痛，即行下出，此时子宫内空虚，血管破裂之处，尚未曾收缩，最宜注意风寒之侵入，及细菌之传染。生产之后，真蜕落膜，与翻转蜕落之组织，逐渐恢复，则其分裂之组织细胞中，及白血球中，排出之液，呈乳白色，亦泄于体外，有名为白恶露者，此正规生产之大概也。

（十五）妊娠期内之卫生

妇女妊娠之时期，欲求身心之强健，必须注意于卫生，兹以精神上之卫生及身体上之卫生。分别言之如下。

（一）精神上之卫生　剧烈之精神感动，多有妨碍于妊娠，过度之快乐及悲伤，愤怒忧虑等之刺激，皆为有害。又初妊之妇，多有忧及分娩期中之困难者，宜善为解释，俾得充分之安慰。为要。

（二）身体上之卫生　1. 宜得充分之休养。2. 宜进富于营养成分之食物。3. 避免烟、酒、辣椒等，有刺激性之食物。4. 注重大小便之通利。5. 注意身体及衣服之清洁。6. 妊娠五月以后，须施以适宜之腹带。

（附记）在妊娠期中必须禁止，而又最易犯之者，厥为性交，因此而成流产（三月以前）、小产（六月以前）之患者甚多。如禁绝甚难，当以限制为是。又在六月以后之妊妇，则宜绝对禁止，以免产后产褥热之为害。

（附录）妊娠用药禁忌歌

按此歌各家医书皆载之，文字药品，亦各有不同。兹依照《济阴纲目》所载之歌附录于下。歌中诸药，有当忌用者，以其妨害胎儿之营养，亦有不忌者，所谓以证候为重，有故无损也。虽然歌中诸药，总以慎用为是。又牛膝、通草、苡粉、半夏、丹皮等药，最易引用，皆与胎儿有碍，不可不知。

蚖斑水蛭及虻虫　乌头附子配天雄　野葛水银并巴豆　牛膝苡粉与蜈蚣

三棱代赭芫花麝　大戟蛇蜕黄雌雄　朴硝牙硝丹皮桂　槐花牵牛皂角同

半夏南星与通草　瞿麦干姜桃仁通　硇砂干漆虾脚爪　地榆茅根切莫用

第二篇　各论

胎之生长，儿之产出，胥赖妊妇气血，为之运行，苟气血一有失调，或因寒热之扰，或为虚实之偏，则其胎中荣养排泄诸机能，必生障碍，或为因胎而致妊妇病，或为妊妇自生之病，或为胎儿自生之病，原因各别，病状不同，兹分别论之。

第一章　因胎而致妊妇之胎前病

因胎儿之故，障碍母体血液之循环，阻滞消化排泄之作用者，通称为因胎而致妊妇之胎前病。盖以因胎儿之故，连害于母体之病也。其发现证候之分别，阻于胃者为恶阻；阻于胞者为胞阻；阻于泌尿器，碍及排泄之作用者为转胞；阻于循环器，碍及神经之运行者为子痫；阻于呼吸器，碍于发音之动作者为子瘖。原因既不相同，证候各有分别。兹分节述之。

第一节　恶阻

妊妇受孕，发生呕吐，《金匮》谓之恶阻，后世多沿用其名称。盖以其有择食恶食，而又呕吐气逆之谓也，其原因有经血阻滞及湿痰停滞之不同。兹分别述之于下。

一、经血阻滞之恶阻

原因　受孕之后，月经停止，浊气不得随月经以排泄，而致呕吐。

病理　恶阻症成立之病理，在受孕后胎中排泄之老废之成分，从妊妇血液中外出（古称浊气不得随月经排泄所致，其意实同），其人体质强壮，自无所苦，如体质稍形柔脆，便有恶心呕吐等证之发现，其时间亦不能拘定，有早至受孕后二十余日，便觉呕吐者，有迟至二三月后，方始发觉者，大抵发生愈早者，为其人愈弱之证据。

证候　受孕之后，早则二十余日，迟至二三月，妊妇自觉心中愦闷，嗢嗢液液，胸中若有逆气上冲，食则吐食，饮则吐水，口干舌燥，择食恶食，头目眩晕，精神萎倦，四肢懈怠。

诊断　舌苔厚腻，脉弦或滑，足征内有停滞之现象。若体虚者，则舌形胖大者，苔色白嫩，脉多虚弱无力。

治法　宜疏通血液之循环，辅助排泄之作用，或体虚者，则宜培补脾胃之法，佐以降逆之品。

处方　全当归三钱　炒建曲三钱　炒白术二钱　炒白芍三钱　白苏子三钱　白茯苓三钱　广陈皮一钱　大麦冬三钱　炒枳壳八分　枇杷叶去毛布包三钱　上方水煎服，连服二剂。（加减傅氏

顺肝汤）

又方　台党参五钱　炒白术三钱　炒白芍三钱　全当归四钱　大熟地三钱　淡吴萸三分　青竹茹二钱　生代赭石三钱　上方水煎服。（加减归芍六君子汤）

二、胃火上冲之恶阻

原因　平素内热甚重，胃火本旺，受孕之后，热壅于胃，致起呕吐。

病理　受胎之后，血液壅于胎盘，以激子宫收缩，致反射于胃。胃火素旺之体质，必至胸膈扰乱，发生呕吐，胃气以下行为当，受孕之后，胎盘日渐扩大，阻碍下行之道路，故呕吐便秘等证，孕妇皆易患之。况因胃热之刺激，所以发生本证矣。《内经》所谓诸逆冲上，皆属于火是也。

证候　口干咽燥，目赤口糜，鼻衄，牙床肿痛，心中烦闷，胸膈扰乱，渴欲冷饮，饮即作吐，不能食，面赤，大便秘，小便赤。

诊断　舌赤无苔，尖有朱点，脉多弦数，皆胃热上冲之象也。

治法　宜用清胃泻火之法，佐以安胎之品。

处方　炒川连钱半　全当归三钱　竹茹三钱　酒军一钱　生石膏三钱　炒白芍三钱　木通钱半　酒芩钱半　肥知母钱半　淡吴萸三分　竹叶三钱　大生地二钱

上方水煎服。（加减三黄石膏汤）

三、虚阳上越之恶阻

原因　胎元初结，真阴凝聚，不得上承，而虚阳上越，故发本症。

原理　恶阻症候之所以成，皆缘子宫内胎盘扩大，阻碍胃气下行之道路，有以致之。其虚阳上越，属副肾皮质，内分泌之变化，因与恶阻，同时并发，故即混合命名云。

证候　头晕心悸，面赤，耳鸣作响，五心烦热，精神委顿，口干不思饮，食少许即呕吐不止，夜不成寐。

诊断　脉虚弱无力，或虚数，舌苔胖嫩，皆虚阳上越之象也。

治法　宜用补肾潜阳，佐以止呕之品。

处方　生牡蛎三钱　生白芍三钱　大生地五钱　甘杞子三钱　川牛膝钱半　台党参三钱　生赭石三钱　花粉三钱　全当归三钱　琥珀五分　上沉香二分　上方水煎服。加减法　不眠者加夜交藤三钱，熟枣仁三钱。

四、脾胃虚弱痰食停滞之恶阻

原因　妊妇脾胃虚弱，消化之力不足，痰饮宿食停滞，致生呕吐病证。

病理　胃主纳谷，脾主运行，古代医家，以脾胃二字，包括整个消化器之功用。举凡运行消化之能力减退，吸收分配之功用不足，故说所谓脾胃虚弱者以此，因运行消化力减退，则饮食减少，胸脘饱闷，中气虚弱，因吸收分配力不足，则痰涎凝积，饮食停滞，再加以受孕三个月间，血液停积子宫，反射于胃，呕吐骤起，遂成本症矣。

证候　饮食减少，甚或不思饮食，恶闻食臭，或有吞酸嗳腐者，胸脘满闷，痰涎壅盛，呕吐不已。

诊断　舌苔淡白而黏腻，脉软而滑，或沉而缓，此痰浊停滞，脾胃中气不宣之故。

治法　拟用辛温健胃，化痰导浊法。

处方　台党参三钱　白茯苓三钱　陈皮钱半　炒枳壳钱　炒

白术钱半　炒建曲三钱　法半夏钱半　砂仁末一钱　全当归三钱　炒白芍三钱　藿香钱半　生赭石三钱　右方水煎服，连服三剂。(加味香砂六君子汤)

说明　恶阻一症，有妊娠前半期及后半期之分，在四个月以前，谓之前半期。在五个月以后，谓之后半期。大抵前半期之恶阻，因胎中之排泄物，混入妊妇血液中所致，又有因胎元初结，血滞于中，及湿痰停滞者，其预后多良好。

第二节　胞　阻

《金匮》以妊娠腹中痛，称为胞阻。后世亦相沿引用其名称，其原因大别有二。(一)为胎盘充血，多因内热血凝而起。(一)为胎盘充水，多因受寒气滞而生，兹分述如下。

(一)胎盘因热之胞阻

原因　胎盘充血，多因血热内蕴而起。

病理　胎盘充血，其原因于血浆浓厚，血管变硬，血行阻滞，以致发生充血之现象。若研究其所以血浆浓厚血管变硬之原理，不外血热内蕴之故耳。妊妇平素体内热重，或居住火炕，饮食辛辣，服食温热补剂等，皆足促成血热内蕴之素因。若胞衣充血太过，每致下血及半产者，是当及早治疗，以预防之。

证候　妊妇自觉子宫膨大，腹中胀痛，腹内有热胀之感，大便多秘，小便色黄，或有小便不利及呕吐等证。

诊断　脉多弦数而滑，舌多紫赤，苔或黄厚。

治法　拟用清热凉血活血法

处方　炒川朴八分　条黄芩钱半　生白芍三钱　知母钱半

大腹皮三钱　炒枳壳钱半　木通钱半　黄柏钱半　竹茹叶各三钱　全当归三钱　侧柏叶钱半　小生地三钱　上方水煎服。（加减清胞饮治实热之胞阻）

又方　生地六钱　真阿胶四钱　全当归四钱　炒白芍四钱　炙草二钱　炒川芎二钱　蕲艾叶三钱　炒川朴一钱　水煎加白酒一小杯阿胶烊化冲入连服二剂

（二）胎盘因寒之胞阻

原因　胎盘充水，多因受寒侵袭而起。

病理　妊妇子宫，所以感受寒邪之原因，不外平素下元虚冷，肾阳不充，以及房事过度，入水游泳等。子宫受寒则血管收缩，静脉血行停滞，血中水分漏渗于血管壁之外，历时稍久，碍及胎盘新陈代谢之排泄作用，故成本症。

证候　腹症同前，惟无热感，且有寒痛之现症。

诊断　脉形多弦滞，苔多白腻，或有饮水欲呕，小便不利等症候。

治法　拟行气利水，佐以温暖子宫之法。

处方　台乌药钱半　炒川朴钱半　白茯苓三钱　泽泻钱半　川楝子一钱　炒枳实钱半　蕲艾叶三钱　木通钱半　全当归钱半　川桂枝一钱　上方水煎服。（加减五苓散）

（说明）按本证完全因胎病累及于妊妇母体之症候，若妊妇母体自生之病，气滞肠炎等，则为妊妇腹痛，详妊妇自生之胎病条下，与此不同，所当分别论之。

第三节　转　胞

说明　妊妇因子宫逐渐扩张之故，压迫膀胱，故在后半期中，多小便频数，惟子宫基底向后屈者，则子宫颈压迫膀胱颈，碍及排泄之作用，而致小便困难，必须用手术以去停积，古称转胞。云为胞系了戾，盖即气虚，而致小便不利也。

原因　气分虚弱，复因强忍小便之故。

病理　本症之发生，除因子宫颈压迫膀胱颈，致小便困难须用手术外，《金匮》所称胞系了戾之转胞，用肾气丸即可疗治者，不外气分虚弱，肾脏排泄之功用稍差，膀胱停积尿分之壅塞耳。其或强忍小便及饥饱内伤等，皆为一时之诱因而已。

症候　妊妇脐下急痛，小便不通，少腹膨胀欲裂，甚或腿脚肿，烦热不得卧。

诊断　脉虚涩者宜补气，脉虚涩者宜滋肾。

治法　气虚者，补气之中佐以利水，肾虚小便不利者，用肾气丸，此《金匮》古法也。

处方　炙升麻五分　柴胡五分　右党参四钱　生黄芪三钱　陈皮钱半　白茯苓三钱　福泽泻钱半　全当归三钱　木通钱半

上方水煎服，连服二剂。（加减补中益气汤）

又方　大熟地　山萸肉　怀山药　泽泻　粉丹皮　安桂心　淡附片　白茯苓

上方作丸，每服三钱，食前开水下。（八味肾气丸）

（附记）按小便不通，急证也，宜用手术通去停积，以资救急，再服上方，送下此丸亦可。如单服丸药，未免有缓不救急之弊，用者慎之。特说明于此。

第四节　子　痫

原因　胎儿排泄之组织异常，入于母体血液中，不能溶解排泄而生。

病理　子痫为妊妇最急之症，古名妊娠中风。西名妊妇惊厥。盖以此证骤然发作，眩仆倒地，其状等于脑出血及惊厥也。其成病之原理，以胎儿排泄之组织异常，含有毒素，入于母体血液中，母体因溶解此种毒素，起神经反射的障碍，遂发生本症。此种含有毒素不易溶解之异常组织，所以产生之原因，大概因母体血热内蕴，血浆浓厚之故，中医亦以心肝有热，热极生风而起，其立意盖相同也。

证候　妊妇骤然颈项强直，四肢挛急，神识昏迷，牙关紧闭，两目昏黑，眩晕卒倒，停数分或数十分钟清醒后，一如平人，时发时止，或有于发时，咬伤唇舌者。

诊断　脉息多停滞，或伏结，此属胎儿排泄物停滞在内之象，或有左脉弦数，右脉滑大者，此属血热痰涌之象。或以手撒口开，二便自遗，面赤，汗出者危。厥而不回者死。

治法　宜清神定痉，佐以清热活血。

处方　犀角钱半　大生地三钱　生白芍三钱　粉丹皮一钱　钩藤三钱　白茯苓三钱　广陈皮钱半　炒枳实钱半　川牛膝一钱　全当归三钱　大麦冬三钱　炒川朴八分　上方水煎服。（加味犀角地黄汤）

加减法　内热重加炒山栀、酒芩各钱半；痉挛甚，加羚羊片八分，郁李仁钱半；痰多加竹沥五分，川贝三钱；不寐加熟枣仁三钱；神不清加牛黄五厘冲，石葛蒲三钱。

第五节　子　瘖

说明　子瘖症即妊娠不语。《内经》云，人有重身，九有而瘖，此为何也。胞之络脉绝也，胞络者，系于肾少阴之脉，系肾贯舌本，故不能言也。惟此理求与解剖学对勘，尚未能得确实之证明。或西医未遇此证，故有曾研究其理耳。《内经》云无治也，当十日复。慎轩氏云，曾治此证用大补肾之药，未至产后，亦已痊愈，盖恐此病治法，昔时尚未发明耳。

原因　妊娠八九月，因胎盘扩大，肾气不足，以致音哑。

病理　据古书所载，谓胞之络脉，系于肾，肾之脉，贯舌本，肾气不足，故言语之音不扬，求之于近世学理，尚有未能强解者。

证候　饮食起居如常。惟声音渐渐低细，后竟虽言不能闻声，苔脉亦如常态，或有言语非常用力，而音仍不出者。

诊断　脉搏多数虚涩而弱，宜用滋补之剂。与风寒郁遏，痰火内闭之音哑，须详细辨明，慎勿误治。

治法　审其非因风寒及痰火，单属肾气虚弱者，宜用补肾之法。

处方　甘杞子五钱　山萸肉三钱　菟丝子四钱　全当归五钱　大熟地五钱　条沙参五钱　白茯苓三钱　炒杜仲三钱　炒白芍四钱　陈皮钱半　炒建曲三钱　上方水煎服。（加味补肾煎）

第二章　妊妇自生之胎前病

胎前病之种类甚多，因胎而致妊妇之胎前病，前章已分别述之。兹所述者，皆关于妊妇自生之疾病，其病发生之起点。不由于胎儿，而由于母体，但胎在母腹，与母体共安危，同休戚，既伤其母，必累其胎，故每有因母病而伤及胎儿，或有因胎而病益加重，权衡轻重，以分别缓急。治妇产科之医家，所应当注意，而审慎处理之者。兹分节述之。

（附记）按洁古老人，论胎前用药。有三种禁忌：指汗下及利小便，各家妇科书中皆载之，所以表示慎重，然此三法，皆法凼上应用之工具，是否宜用，须视病情病状以为衡，医者先存成见，以已意而定取舍，则治疗上必有不能合拍之憾，故以病情病状为主，可用者亦当用之。但须格外慎重，斯无误矣。又丹溪氏以黄芩、白术，为安胎圣药，后世医家多宗之。其实胎前调治方法，气实者宜清热养血，气滞者宜调气，虚者宜补，方为正当治法，初不必限定于黄芩、白术二药也。

第一节　气郁症

妇人性情执拗气郁最多，受孕之后，腹内为胎所阻，气机更不舒畅。若其人湿盛者，则气湿阻中而为胸胁胀痛之证，古名子悬。若其人内热重者，则气郁热蒸，而为胸闷神烦之症，古名子烦。此症候，发生之起点，多因妊妇气郁而生，非胎儿之为病也。

一、气郁湿浊阻中之子悬

原因　气分不舒，混浊阻中，腹壁坚逼，其诱因肝气暴动而发者居多，有胎渐上移之疑似，故名子悬。

病理　人当忧郁之时，则感觉运动诸能力同时减退，血行迟滞，静脉膹涨，肺气不舒，时作太息，胸脘满闷，再加以混浊之阻中，水饮停积，腹胀胁痛，即使未曾受孕之人，亦觉壅塞为害。况受孕之后，胎元子宫扩大，胸脘本受压迫，故古代医家疑为胎胞之上悬者。

证候　妊娠四五月后，自觉胎气上升，紧塞胸膈，脘腹痞满胀痛，呕吐气逆，或有咳嗽喘急，面部浮肿，头眩耳鸣，甚有因胸膈紧塞过甚，而胀闷欲死者。

诊断　脉搏多寸关弦滑而促，尺部沉绝，此为气郁湿阻之现象，亦有六脉弦盛，按之鼓指者，属湿热之内扰。脉见沉涩虚弱者，属气血之亏损。或有颜面青、舌青者，静脉血行停滞多危。

治法　拟用疏郁利湿降逆法

处方　全紫苏钱半　大腹皮三钱　全当归三钱　炒白芍三钱　炒枳实钱半　陈皮一钱　砂仁八分　制香附钱半　桑皮八分　生姜五分　葱心五分

上方水煎服。(加味紫苏饮)

加减法　气阻甚者，加生赭石三钱。

又方　黄芩钱半酒炒　桑皮钱半　炒山栀钱半　大腹皮三钱　陈皮钱　炒枳壳八分　竹茹三钱　杷叶三钱布包

上方水煎服。(加味枳壳饮，治湿热之子悬)

又方　人参钱　阿胶珠一钱　全当归三钱　炒白芍三钱　砂仁八分　枳壳五分　制香附一钱　云苓三钱　葱白一钱　上方水煎服。(加味参归汤，治虚弱之子悬)

说明　按《女科辑要笺正》云，子悬本非大盛之症，所以苏叶、葱白皆能有效。济生紫苏饮，治子悬症之原理，大要在疏通气道，使循环恢复自然，无胀满坚塞之感耳。其病在妊妇，而不在胎儿。名为子悬者，古人理想推测之误也。

二、气郁热蒸之子烦

原因　平素气滞不舒，内热素盛，则气滞与热，郁结而致烦闷。

病理　本病所以发生之原理有三（一）因胎元渐长，子宫扩充胸胁之部分，逐渐受其壅塞。（二）因气滞不舒，血行循环必受障碍，常有胸脘满闷，胁下作痛之感觉。（三）因热郁于内，致发生心中烦闷之现象，故名子烦。

证候　气郁有舒，心中烦闷，吐涎沫，甚则胎动不安，胸中满闷，或有心惊胆怯，烦躁不眠者。

诊断　脉多弦数，或滑大，舌赤苔白腻或黄腻，皆属气郁夹内热兼痰之象也。

治法　拟用清热舒气化痰法。

处方　鲜竹叶三钱　橘络钱半　麦冬三钱　小生地三钱　全橘叶钱半　酒芩钱半　木通钱半　炒白芍三钱　全当归三钱　川楝子钱　花粉二钱　上方水煎服，连服二剂。（加味竹叶汤）

加减法：痰多加浙贝、云苓各二钱。胸闷加川郁金、枳壳各八分。烦甚加炒山栀钱半，香豉一钱。不眠加知母钱半，熟枣仁三钱。心惊胆怯者加琥珀一钱，辰砂一分。气虚加条沙参三钱。

又方　柏子仁三钱　白茯神三钱　琥珀一钱　全当归三钱　五味子八分　麦冬三钱　台党参五钱　炒白芍三钱　炒川连五分　上方水煎服。（柏子养心汤治虚烦）

第二节　食滞症

原因　因饮食不节，过食及多食所致。

病理　受孕之后，胎元日长，子宫扩大，腹内既狭，气机既滞，肠胃消化之能力，每形衰弱。如饮食减少，大便困难等症，最易发现。然因胎儿需用多量组织材料之故，妊妇每多喜食异物，或偏嗜酸咸，一得所喜之物，任意多食，或因此而嗳腐吞酸，呕吐腹痛，皆食滞之为害也。病从口入，所当慎之。

证候　胸脘饱闷，吞酸嗳腐，恶闻食臭，腹痛肠鸣，大便泻而不畅，或有呕吐痰涎等证。

诊断　脉弦滑者，宜消导。脉弦滞者宜疏利，舌赤苔黄，宜清胃利肠。舌赤苔白，宜消导化浊。

治法　拟用清胃消导法。

处方　酒芩一钱　炒川连五分　酒军一钱　炒建曲三钱　鸡内金二钱　谷芽三钱　炒山楂钱半　白茯苓三钱　陈皮钱半　莱菔子一钱　呕吐加生赭石、生姜、法半夏。上方水煎服。（三黄保和汤）

说明　本症完全因饮食停滞而起，治宜疏通胃肠之停滞。然本症既成，胃肠中必有发炎部分，西名胃炎、肠炎者以此。仲景治呕吐便泻等证，常用芩、连、大黄等清热消炎之品，法至良方至当也。至宋以后，多喜用木香、砂仁、川朴等温燥之品，仅可作防腐之用，必须与消炎剂配合，其效始确，其由始当。又本症完全属胃肠病，或有因腹痛而妄投安胎之品，因食积而过用攻下之法，反致增病，不可不慎。

第三节　痰饮症

原因　妇人素有痰饮，受孕之后，乃至增剧。

病理　痰饮酿生之病理，不外吸液管中所吸收之津液，不能分配运行，停滞于内，以及呼吸器所吸入之灰尘，与气管中津液混合之故。中国古代医家，所谓肺为生痰之源，脾为贮痰之器者以此。壅于肺则为咳喘，壅于胃则为呕吐（其他变证虽多，但非常见之症，兹从略）。因受孕之后，子宫扩大，肺胃部分感受压迫，故喘咳呕吐等证，发生为最易云。

证候　胸脘胀闷，咳嗽气喘，呕吐恶心，头眩心悸，四肢懈惰，精神困倦，痰涎壅甚，吐咯不尽。

诊断　脉弦滑苔白腻者，宜疏化停饮。脉弦滞苔黄厚者，宜消导积痰。

治法　拟用涤痰汤，以疏化停饮，茯苓煎，以消导积痰。

处方　蒌皮三钱　苏子钱半　川贝钱半　法夏钱半　川郁金钱半　光杏仁三钱去皮尖　黄芩钱半　沉香五分　枇杷叶三钱去毛包　生草五分　陈皮一钱　白茯苓三钱

上方水煎服。（加减涤痰汤）

又方　白茯苓三钱　炒枳壳八分　芒硝八分　法夏钱半　浙贝母二钱　酒军八分

上方水煎服。（加味茯苓煎）

说明　本证在通常妇科书中，谓之子喘、子嗽兼呕吐等证。《古今验方》用川贝、蒌皮、黄芩、香附等以治子喘。用百合、紫菀、川贝、前胡、桔梗、白芍、茯苓等以治子嗽。其用寒药与热药之标准，当以病情病状为衡，不必限定于黄芩、蒌皮等药，如确系有寒者，则温肺、温胃诸药，亦当取用。至其呕吐证治，宜参考治恶阻方法。但此症因痰而生，化痰降浊之药，实不可少。其喘嗽呕吐甚者，降泄之药，不必过于禁忌。所谓有病则病当之，但须适可而止，不能过剂耳。山雷氏云荆人在光绪年间，两度发生子嗽、子喘，寒水上溢，喘促极危，用真武合旋覆、代赭，俱胎堕而后即安。如为病家处方，必须说明其理，编者按降泄重镇之品，示必即能坠胎，然气虚之人，服此而致坠胎者甚多，且有胎坠之后，妊妇随之气脱而亡者，苟不预言明，则事后必致追究，不可不慎。

第四节　水气症

说明　考妇科诸书，有子肿、子气、子满、脆脚、皱脚等名称。以头面遍身浮肿，为子肿，腿脚肿大为子气，大腹胀满为子满，两足肿而皮肤薄者为脆脚，两脚肿而破厚者，为皱脚。其实皆由子气为病，不必多分名目，且虽以子名，实由妊娠水气停积为病，故本编即以水气命名云。

原因　水气素盛，停滞于皮下组织间，行于外则头面遍身肿，聚于内则肚腹胀大，滞于下则腿脚作肿，皆水气之为。

病理　生理上自毛细管，内皮细胞，分泌液状成分，名淋巴液。渗润组织，设其分泌太多，淋巴管不能尽量吸收者，则停滞于组织内，而成肿症。此普通水肿病生成之原理也。妊妇水肿之成因，胎盘日长，子宫扩大，下部静脉必多郁血，水分停滞，自血管壁渗漏，乃成肿症。妊妇五个月之后，多有下肢浮肿者，即此之故，苟水分停滞过多，旁流四溢，则肿势日盛，致成因胎而肿之证矣。

证候　第一期，面部微浮，目下有卧蚕形，小便清白略短。第二期，口渴不欲饮，少气，腹满微咳，颈脉动，头眩，背微恶寒，小便少，脚胫膝肿股中寒，甚则脚趾出黄水。第三期，气逆不安，胸满连及两胁，肚腹胀大，上气喘急，体肢困倦，饮食无味，小便艰涩，大便溏泄，子迫产门，坐卧不安，全体无处不肿，处处按之不起，甚或子死腹中。

诊断　脉多弦滞，苔多白腻，此属水湿停积之故。

治法　拟用分消利水，佐以健脾祛湿之法。

处方　白术三钱土炒　白茯苓五钱　陈皮二钱　生姜皮钱　制香附钱半　紫苏叶一钱　大腹皮三钱　肿甚加桑皮二钱

上方水煎服。（加味苓术汤治第一期头面浮肿）

又方　防己钱半　茯苓皮三钱　陈皮一钱　大腹皮三钱　桑皮钱半　苏梗二钱

木瓜二钱　车前草钱半

上方水煎服。（加味防己茯苓汤治第二期腿脚肿）

又方　天仙藤、木瓜、乌药、茵陈、车前草各三钱。

上方水煎汤，熏腿脚肿处。（天仙藤散治腿脚肿及单脚肿）

又方　木通钱半　苏叶钱半　桑皮钱半　槟榔一钱　枳壳一钱　条芩一钱　木香五分　上方水煎服。（木通汤治第三期子满）

又方　陈皮钱半　条芩钱半　苏梗一钱　枳壳一钱　大腹皮钱半　砂仁五分　云苓二钱　上方水煎服。（束胎调气饮治胎胞发育太大者）

附记　中医书籍，论肿胀病症，有寒热之辨别，其诊断之方法甚多，大概以身恶热、舌赤、脉数、心烦、口燥、咽干、喜饮者为热，身恶寒、舌淡、脉迟、心不烦、口不渴者为寒，妊妇水气症，诊断寒热之方法，亦当以此为准。妇科书中，有谓本证专属脾肾阳气衰弱，而为寒证者。有谓专属血热湿热内蕴，而为热证者。编者意见：寒证热证，当以病之证候上诊断之，方不致误。

第五节　劳怯症

原因　劳怯之体质，已患初期肺病，迨受孕后，症势增进。

病理　或疑已染肺痨之人，必难受孕，则妊妇当无肺痨之症，然往往有已患第一期之肺痨，因其津液不足，内热偏盛反易受孕，既孕之后，病势必增，有既产即死者，有未及产而即死者，唐容川谓之抱儿痨，实难治之证也。

证候　初起咳嗽胸痛，咯出黏厚而稠有臭气之墨色球形痰（其中有含结核菌者），体温微觉上升，运动时呼吸促迫，全身违和，羸瘦日甚，兼以贫血。二期，上期之证候较前益甚，咳痰中，有夹血丝血块者，气喘胸痛较剧，其全身症状，骨蒸内热，颧红盗汗，少眠心悸，食量减少等，预后多不良。

诊断　脉细数舌赤者，危期甚速，脉和缓，苔色如常者，短期内尚无危险，不能食者死，全身大肉脱者死。

治法　勉拟清肺止血化痰法。

处方　川贝二钱　青蒿三钱　生山药五钱　白茯苓三钱　酒芩钱半　川郁金钱半　全当归三钱　炒白芍三钱　生草一钱　桔梗钱半　蒌皮钱半　炒建曲三钱

上方水煎服（加味甘桔汤），热甚者可加马兜铃、地骨等。

又方　川贝一钱　钟乳石五分　白及一钱　白芍一钱　西洋参五分　制乳没各五分　麝香一分　犀角五分　珍珠五分

各研细末，每服一分，生山药一两煎汤送下。咯血者加阿胶一钱，烊化冲同服。

附记　治肺痨之方法，注重在肺中结核菌侵蚀部分，周围成一结缔质壁垒，围绕结核病灶，则其病有逐渐向愈之可能。白及、钟乳、山药等，在直接间接上皆有增加肺部结缔质之效力。洋参、白芍、珍珠以填补组织，犀角清热，麝香通结，乳没行滞，川贝涤痰，合而用之，使结核病灶，有缩小之期望耳。因胎之故，乳没、麝香均须慎用。又苡米汤送服极佳。因苡米伤胎，故不敢用。

第六节　失血症

说明　受孕之后，多偏啖酸咸，或喜食椒姜等物，致有血管破裂，成失血之证者，伤于肺则为鼻衄咳血，伤于胃则为吐血、呕血，伤在肠及肛门，则为粪前血及粪后血，伤在子宫膀胱，则为小便下血及胎漏，本篇概以失血定名，以次概括云。

原因　有因内热刺激，血管破裂而出血者，有因静脉血液之凝滞，成渗滤性而外出者，大概渗滤性之出血，其势轻，破裂性之出血，其势重。

病理　血管破裂而出血者，因体内温度增高，全身血压亦因之而增高。其毛细血管及小静脉，因血压亢进之结果，往往破裂，而起小出血症，如破裂部位，在大血管者，则出血既多，且甚危急。渗滤性出血，乃由于局部静脉郁血，停积甚多，血管因而膨胀，全体血液循环，至郁血部，不能通过。遂自管壁渗滤而漏出，又或该部有持久之栓塞或贫血，血管失却营养，而致薄弱，亦易成渗滤性之出血，或亦有血管破裂者。妇女受孕之后，体内温度增高，又或嗜食椒姜等物，此因热而致出血者，子宫胎盘，日见扩大，压迫邻近脏器，致成渗滤性之出血者。

证候　有鼻衄、咳血、呕血、吐血或小便带血、胎漏下血，或粪前血、粪后血之辨别等，大抵胎前下血最多之证有二：一吐血，二胎漏下血。

一、吐血　心闷胸满，呕哕不宁，烦躁胁痛，血液随呕吐而外出，或有随咳嗽咯痰而出者，多因过食椒姜热物，血热内蕴而起。

二、胎漏　受孕五六月忽然下血，形似行经，其热者，有心烦、恶热、腹痛、便秘、口渴、咽干等证候。其虚者，有头目昏花四肢倦怠，精神短少，腰酸气弱等证候。

诊断　属热者，舌赤、脉弦数有力。属虚者，脉搏虚涩无力。虚甚者，则舌形胖大，以腰酸、腹痛、胎动等征候，则有堕胎之虞。

溺时便出血者为小便下血。其血自下者为胎漏。间有受孕之后，仍按月行经者，但甚少耳。

治法　吐血证，宜清热凉血止吐，拟用黄连四物加赭石汤。胎漏证，热者宜清热止血，用加减凉血固经汤。虚者宜补气摄血，加减归脾汤。其胎已动者用加味安胎饮。

处方　生赭石三钱　炒山栀炭钱半　全当归三钱　小生地三钱　生白芍二钱　炒川连八分　条芩炭钱半　大麦冬三钱　法半夏钱半　淡吴萸四分　地骨皮二钱　橘络钱半　上方水煎服，连服二剂。（加味芩连四物汤）

加减法　气喘加苏子、蒌皮各钱半，痰多加竹沥四钱，浙贝钱半。

又方　炒山栀炭钱半　天花粉三钱　生白芍三钱　阿胶珠三钱　大生地三钱　侧柏炭三钱　条黄芩二钱　酒军二分　生龟板

四钱　地骨皮二钱

上方水煎服，连服二剂。（加味凉血固经汤）

加减法：下血过多者，加棕皮炭三钱，地榆炭三钱。

又方　大生熟地各三钱　真人参钱半　土炒白术钱半　全当归三钱　真阿胶三钱烊　烊化冲入　熟枣仁三钱　酒炒白芍三钱　白茯神三钱　炙甘草钱　木香三分　酒炒黄芩钱半　蕲艾叶三钱

上方水煎服（加减黑归脾汤）。加减法同第二方。

又方　当归身五分　炒白芍三钱　川杜仲三钱　桑寄生三钱　川续断钱半　真阿胶三钱烊化冲入　大熟地五钱　台党参五钱　炙黄芪三钱　炒于术二钱　黑山栀一钱　蕲艾叶钱半

上方水煎服（加味安胎饮），或加酒少许，粳米一百粒同煎。

加减法　气虚下陷者，加升麻、柴胡各三分。腹胀者，加川朴六分，大腹皮三钱。下血过多者，加棕皮炭三钱。内热者，加地榆、侧柏叶各三钱。

第七节　淋带症

说明　淋病之范围有三：（一）小便夹砂石者，谓矿物质，凝结于输尿管、膀胱而起，须用手术除去为要。（二）小便热痛，世俗通称为淋，多由热结膀胱之故，宜用清热利水之药，即可治愈。（三）由淋病菌传染而起，急性者，膀胱尿道发炎肿痛，小便点滴作痛，是为淋病，古称子淋。病在阴道子宫者，则分泌多量黏液，或夹有蜕膜，是为白带，古名带下。兹分别论之。

一、淋病（古名子淋）

原因　由不洁之性交，淋病菌传染而起。

病理　淋病菌侵袭于内，腐蚀尿道及阴道、子宫等部之组织，破坏固有之生理机能，故排泄有脓样液，呈黄绿色，夹有黏膜上皮脱落细胞之液体。其经过良好，迅速治愈，上皮得以再生，其经过缓慢者，上皮脱落过多，不易恢复。尿道之瘢痕性狭窄，虽较少于男子，然在妊娠期之淋病，胎儿产出后，必侵袭邻近脏器，子宫、卵巢、输卵管等部，皆最易受其疾患，甚且有发腹膜炎者，实危险之重证也。

证候　新传染者，多属急性。由尿道及阴道，发炎肿痛，流出脓性分泌液，小便时疼痛较剧，带下赤白，少腹刺痛等证。如妊娠前已有淋病，在妊娠期中，仅带下及脓性分泌液增加，小便时，间或作痛而已。

诊断　脉弦数，舌赤苔厚腻者，此湿热壅遏之象，新传染之急性证，多有此证候。若慢性证，舌苔脉搏，多无甚变化。

治法　急性者，宜清热消炎，导浊行瘀，宜龙胆泻肝。慢性者，宜用加味萆薢地黄煎等方。

处方　龙胆草钱半　炒山栀钱半　酒条芩钱半　柴胡一钱　小生地三钱　车前草钱半　泽泻钱半　木通钱半　生草梢一钱　全当归三钱　竹叶三钱　生白芍三钱

上方水煎服。（龙胆泻肝汤）

编者按：用本方治急性淋病，日本渡边熙氏，于和汉处方，学津梁中，曾竭力推许，谓有奇效。妊娠急性淋病，真人活命饮方碍于妊娠，所不敢用者，宜用本方，较为妥当，免至冒险。普通妇科书中，其治子淋方法，概用八正散、冬葵子散等方，功专利水，而不注重消炎，皆缘认证不真，用药故不能合拍，伊等以小便微觉热痛，便谓之淋，所以专用利水之剂耳。

又方　琥珀　黄柏　酒大军　海金沙　木通　川牛膝　生草梢各一钱

上方水煎服。(加味琥珀治淋方)

编者按：本方研成细末，鸡子清量加白蜜和丸，如梧桐子大，每服钱。食前空心淡盐汤下，治一切淋病，无论急性慢性皆效，洵备用之良方也。

又方　甘杞子三钱　川萆薢钱半　木通钱半　生草梢一钱　川黄柏钱半　台乌药钱半　生白芍三钱　大生地三钱　生龟板三钱　生牡蛎五钱　赤苓三钱　全当归三钱

上方水煎服，连服二剂。(加味萆薢地黄煎)

编者按：本方治慢性淋及白带等证皆有效。

二、白带（古名带下）

原因　由子宫分泌稠黏之液体，夹有黏膜上皮脱落之细胞，淋漓而下。

病理　白带由下部发炎，分泌多量之液体而生，子宫、卵巢、输卵管、阴道等部，不必论其内膜外膜及实质，凡有发炎部分，皆可分泌稠黏液，而成其所谓白带也。其发炎肿痛甚者，血管破裂，则成赤带，或赤带白带杂下，亦侵袭邻近黏膜，酿成肿胀腐溃，成黄绿之带。与白带杂下者，其子宫等部，所以发炎之原因，中说疑为湿热下注，及房事过度，或久旷房事等项，皆有相当之关系。

证候　阴内流出黏液，似水似脓，又似鼻涕。其色或白，或黄，或绿，其量或多或少，其质或稀或稠，常常自阴内流出，故外阴部及两股间，有生湿疹而发痒，其黏液注于裤间，显有黄白色之斑，亦有阴道温度增高，子宫颈作痛，尿意频数者。

诊断　少腹刺痛，脉弦滞者，宜疏利。少腹胀痛，脉弦数者，宜清热。带下多，体弱液枯者，宜滋阴固涩。舌赤宜清火。苔厚腻者，宜导浊。

治法　因热者，宜用加减清胞饮。热甚者，龙胆泻肝汤亦可用。因寒者，宜用加减萆薢分清饮。阴分及气分虚弱者，宜用加减既济煎。又本症宜注重外部洗涤，用蛇床子散。

处方　川黄柏钱半　条黄芩钱半　车前子三钱　生草梢五分　炒山栀钱半　地骨皮二钱　条沙参钱半　知母钱半　全当归三钱　炒白芍三钱　陈皮钱半　白茯苓三钱

上方水煎服。（加减清胞饮）

加减法　少腹痛加川楝子一钱，乌药八分，腰痛加杜仲三钱，桑寄生三钱。小便不利加木通钱半，灯心五分。气虚甚者，去沙参，加西洋参二钱。身热加青蒿三钱，银花三钱。

又方　川萆薢钱半　炒白芍三钱　银杏十粒打烂同煎　上方水煎服。（加味萆薢分清饮）

又方　蛇床子五钱　地骨皮三钱　川椒二钱

各研末，和匀布包，每用时加明矾一钱，水煎，温洗阴部。加味蛇床子散，功能消炎止痒，去湿收水，但不可入口，切忌。

附记　白带为妇女最普通之病症，古有“十女九带”之谚。王孟英氏，疑带下女子生而即有，津津常润，本非为病之说，其实不然，带下，乃由子宫黏膜等部，所分泌稠黏之液体，并夹有上皮脱落之细胞，与津津常润者，原有不同。清代医家叶氏香岩治带，必用黄柏、知母、龟板等药，已有清热消炎之大旨。竹林妇女科，谓胎前有白带，必有难产之患，即产后亦有血晕之忧云云。其实胎儿在子宫内发育，外阴部及阴道皆受压迫，常觉血液停滞而肿大，子宫颈及阴道温度增高，分泌加盛，故常流稠黏之白带，此乃生理上自然之现象，不足为怪。竹林书中不知此理，故作骇人之笔，读者勿为所惑。又血晕病见产后病篇，其发生之理由，亦不关于白带之有无也。

第八节　癥瘕症

原因　因子宫基底及外膜，静脉血液，郁结凝滞而生。

病理　妇人素有癥病，在卵巢子宫之外，故仍能行经受孕，即《内经》所谓肠覃之类是也。惟受孕之后，颇受其累，一因养胎之血，为癥所阻滞，必致漏下。一因胎居之地位，为癥所妨碍，必难发育，因此而致小产者甚多。古代医家，对此症颇为注重，岐伯有治妇人重身积聚之论。仲景有妊娠癥痼为害之治，诚以妊娠有癥，辨识既难，治疗不易，所以后世医书，于此多畏难而不讲也。

证候　少腹作痛（亦有连及脐上者），或左或右，或两个皆痛有硬块状，有跳动应手，或大或小，一经受孕之后，则硬痛较甚，不喜手按。或有小便不畅，大便秘结等证。

诊断　脉多弦滞，舌多厚腻，证属湿凝血清之征象。

治法　拟用行气活血，疏通凝滞之法。

（附记）按癥瘕本非易治之证，在妊娠尤为难治。盖活血疏利之药，皆与胎有碍也。《内经》载有故无殒之训，因其凝滞为害，消导之药，实不可少。但以妊娠之故，消导行血之剂，总与胎有碍，不可不慎，或在未妊之先，或在既产之后，再行调治其症，恐无顾虑，较为易治。

处方　桂枝一钱　白茯苓一钱　丹皮一钱　桃仁一钱　赤白芍各一钱　上药各研细末，和匀，蜜丸如小豆大，每服一钱，食前空心开水下。（金匮桂枝茯苓丸，方治血滞证）

又方　木香　丁香　茴香　川楝子　橘核　青皮　茯苓　三棱　吴萸　山楂核　荔核各钱　上药各研细末，炼蜜为丸，如小豆大，每服一钱，食前开水下。（加味橘核丸治寒温凝滞之肠覃）

又方　巴霜五分　三棱一钱　莪术一钱　青皮钱半　陈皮钱半　炒川连三钱　法半夏三钱　木香二钱　赤苓三钱　丁香一钱　上药各研细末，和匀炼蜜为丸，如小豆大，每服二分至三分，食前空心下。用此药仅可服一二次，不可多服。

当归　党参　白芍　生地　花粉　白茯苓　炒建曲各三钱　煎汤送下。（化滞丸）

第三章　胎儿自生之胎前病

其病发生之起点，不由于母体，而由于胎儿，虽病生于胎，因胎在母腹，妊妇亦感痛苦。兹分述如下。

（一）胎水过多症

原因及病理　胎水分泌过多，而致停滞为害。

胎胞内之水分，中医名为胞水，西医名为羊水，其重量约一磅至二磅之谱。过多过少，皆能成病。如胞水过少者，能使胎体难以发育，每致小产，或兼畸形等之变态。胞水过多，其害有二：妨碍胎儿之发育一也；使子宫及腹部，过于胀大，令其组织更变，往往于产时，有多出血之危险，二也。间有因胞水过多，使胎之位置不正者，但甚少耳。

症候　受孕三四月后，苔多白腻，此水湿停滞之象也。

治法　拟用行水利湿导浊法。

处方　防己一钱　白术二钱　白茯苓三钱　泽泻钱半　全当归三钱　陈皮钱半　炒枳壳一钱　生姜钱半连皮　大腹皮三钱　桑皮三钱　建曲三钱炒　槟榔一钱

上方水煎服。(加味苓术汤)

附记　又有胞水早破之症，古人谓受孕六七月，暴下水斗余，或黄稠而黏，或如豆汁，其胎必堕，又谓非时浆下，属气血皆虚之故。据现代产科家之研究，谓孕时羊膜虽破，其胎有为绒毛膜所保全者。慎轩氏云，曾见一妇人，怀孕六月，因劳动之故，胞水大下，投以大补气血之剂，如加味安胎饮之方法，即无恙。后至足月产下，甚强健，由是可知羊膜因羊水过多而早破，但须调治得宜，其胎亦有能保全者。

(二) 鬼胎

原因　中医古说，谓由妊妇妄想妄见，致精神上起异物样之感触，故成鬼胎。西医学说，谓由胎中组织物异于平常所致。

病理　胎体异常之病理，一因羊膜粘连成片，而使胎变为险恶之畸形。一因胎体皮下之结缔组织，均发育过多，变成畸形，而为早产，多致死亡。一因绒毛膜之绒毛过长，变为泡囊，而胎亦同时沦亡，及至绒毛泡囊产出时状似葡萄，西名葡萄状鬼胎，盖即此也。

症候　妊妇先发不眠症，或心有所思，或目睹异物，其经水分泌停止，腹中胀大，择食恶食，呕吐等证候，等于受孕。惟面青黄不泽，精神上有异物样之感触，此不同也。

诊断　脉搏与舌苔，均与通常妊妇不同，此则脉多乍大乍小，或弦硬有力，无和缓悠扬之态，舌色或青或赤或无苔。

治法　宜用手术除去为安，古医虽有下鬼胎之方法，恐不足持。

（三）死胎

原因　子死腹中，原因甚多，有因精卵之构造，不甚健全，致未能长成，即死于胞中。有因妊妇患病而致胎死者，有因跌仆而致胎死者，有因产难而致胎死者。

病理　胎儿之营养，资生于母体之血液，苟妊妇患重笃之病症，则血液中必含有病之毒素，传达于内，胎儿因以致死，古称热病伤胎是也。有因跌仆，震伤胎盘脐带，必致小产，胎儿已伤，产下即死。或有未产出即死者，产难者，羊水漏尽，胞内干涸，胎难转动，尤为子死腹中之最多数。间有因精子、卵子之不健全，致成死胎者，但不多见耳。

症候　急性者，寒战高热谵语，胎动停止，少腹硬坠，或有冷感，或有热感，呕吐不能食，口中有秽气，如是者数日至数十日，如未用正当疗法，妊妇多死（腐化）。

慢性者，胎动停止，少腹渐感不快，或发闷痛，牵引季胁，腰痛作重，深呼吸时，则少腹似有痛感，形寒萎缩，精神困倦，间有面部、舌部、爪甲部，因血液之凝滞，呈青色者（枯化）。

诊断　脉搏或弦数有力，或迟滞有力，失却和缓悠扬之态，皆为妊妇所不宜见之征象。舌有黑有红，或现青暗色，无苔者多，以脉搏有和缓悠扬之态，舌有薄白苔，能饮食者，尚有生存之希望，反是者多致妊妇随胎儿死亡。

治法　拟用手术，除去死胎，内服活血行滞之剂。

处方　当归尾三钱　桃仁三钱　川红花八分　台乌一钱　川朴一钱　炒枳实钱半　砂仁八分　木香八分　赤茯苓三钱　飞滑石二钱　炮姜炭五分　炙草五分

上方水煎服。(加味生化汤)

又方　炒苍术钱半　陈皮钱半　朴硝钱半冲　炒川朴钱半　生草五分

上方水煎服。(加味平胃散)

附记　平胃散加朴硝，古代医家视为下死胎之专方。其实平胃之效用，在健胃与消导，加朴硝，有通泄大便之力，便疑其能下死胎，恐未必然，须辅以西医下死胎手术等方法为妥。

第四章　小产病

妊妇受孕之后，气血充足，经脉循环自然，依时生长，十月产出，此造化自然之功用也。苟未及期，先现腹痛出血等证，便为小产。因子宫收缩，牵引与胎盘，所连络之血管神经故作痛，因胎盘与子宫接连之血管破裂，故下血，此为胎将下堕之证候也。中西医家，为小产所立之名目甚多，大概通常未满四月产下者，谓之流产。未满六月者，谓之小产。七月以后间有能活，但不如足十个月产生强健充足也。又小产之危险有二：（一）胎儿未曾长成，即行随下。妊妇体中流血必多，损伤甚大。(二）堕胎后已成习惯，每致下次受孕，届期堕胎者。

尝考小产之原因，有属于母体者，有属于胎儿者。兹分述之。

第一节　属母之小产

胎之生存，惟赖其母，如母体虚弱，或母体有病，皆有小产之虑。兹分别述之。

一、母虚之小产

原因　凡母体气血不充，脾肾虚弱，皆有小产之虞。

病理　气虚者，则气分衰弱，心脏无鼓动之力，宗气有下陷之势，自虚者，血液虚涸，发生重笃性之全身贫血症，母体气血皆虚，自顾不暇，焉能生育其胎，必致发生小产。脾虚者，大便稀泻，消化不良，肾虚，肾上腺内分泌之变性，因此而至胎堕者，亦甚易易。

症候　气虚证，面白，少气不足以息，心跳，头晕。血虚证，心悸怔忡，烦躁少眠。脾虚者，吐泻腹痛，大便清白。肾虚者，腰痛足冷，颧红骨蒸等证（编者按：此属身体虚弱症候，其堕胎之症候见下）。

诊断　脉虚苔白舌胖大者，属气虚脾虚，脉小或细，舌赤属血虚肾虚。

治法　拟用补气养血安胎之法。

处方　见妊妇自生之胎前病。第六节失血证处方之安胎饮。

二、母病之小产

原因及病理　凡母体有病，病轻者，尚无碍胎之虞。病之重者，每有小产之患，凡外感时令病传染病，及内伤气郁，食滞、痰饮、水湿、劳怯、失血、癥瘕、淋带等，其病势沉重，及体内维持生活之能力不充者，皆有堕胎之危险。又凡跌仆打击等伤，其伤胎致堕，尤为最易。

症候　两腰酸痛，少腹拘急，或腹痛如坠，或漏血不止，时欲小便，不思饮食，稍行动即心跳汗出，倦怠思卧等症。

诊断　脉搏和缓滞利，虽下血亦无堕胎之虞，若一见沉细微弱虚涩等脉，气血虚弱太甚，必致堕胎，手足温者生，厥逆者死。

治法　病势进行猛烈者，宜先治病，随其病之症候而治之，胎堕之劳紧急者，宜先安其胎，用安胎饮。

（一）胎动与母病之相反，治病宜去胎者。（二）胎动小产与母病相合，安胎即所以治病者。（三）母中毒折伤将死，胎已有八月者，可以破腹取胎，此单救胎儿之法也。

处方　安胎饮　见妊妇自生之胎前病，第六节失血证候处方。

加减法　因热者，去黄芪、白术、艾叶，加酒芩、山栀、石斛、知母。因寒者，加炮姜炭、补骨脂。因痰者，加陈皮、浙贝、白茯苓。

附记　母体因虚之小产，当以补虚为主，因病之小产，当以去病为先，此项疗法，为一般人之所共知，但以其胎已动，小产之患难免。在腹痛、腰痛下血，其势紧张之时，安胎方法，必须急用，不可延误。

三、暗产

说明　六月以前之小产，四月以前之流产，皆有形象可征。若在一二月之间，随结随堕者，谓之暗产，以无形象之可征也。暗产之成因，胚胎初结，发育未完，或因房劳之太过，或因郁怒之不舒，皆足致堕。既堕之后，下次受孕，亦有仍如期而堕者，不孕之妇女，暗产居多。预防方法，性交之后，最宜静养，勿郁怒，勿运动，勿洗子宫，在一月之内，尤当戒绝性交，庶无暗产之患矣。

第二节　属胎之小产

说明　小产之病，有属于胎者，若父之精子不足，母之卵珠不健，胎难结合，终必难成。是以未届产期，即行堕落。此属精卵之成分不足，乃因虚而致小产也。又有因病而致小产者，如胎水过多，压迫为害，或染有梅毒，以致伤胎等类。在现代医学研究之经验，胎水过多证，可以用健脾利水之法，有效与否，尚难确定。先天梅毒，在妊娠期内，尚无妥当之治疗。若因精卵成分不足之小产，现在尚无治法也。

第五章　难产

生产一事，乃造化自然之机能，譬之瓜果，长熟自落。试观一切动物之生产，并无相当设备，从未闻有难产之患，是可知生产之机，原无阻碍，世有难产、逆产等患，皆缘胎前之调护失宜，临产之慌忙失当，有以致之耳。有属于胎位不正而难产者，有属于胎胞异常而难产者，此因胎前不善调护之故。有因未届产期，偶觉试痛，便尔疑为将产，迨历时稍久，便又疑为难产，此皆过于慌忙之害。在医学上认为真正难产者。（一）已届二百八十日之时期。（二）腰腹皆痛。一阵紧似一阵，此因子宫收缩，逼迫胎胞而痛也。（三）二便皆频，一次方解，一次又急，此因子宫颈张开，压迫膀胱及直肠也，其时因子宫颈张开，必有黏液下流，胎膜渐离，必有血液下出，如有此现状经过二三日尚未产下，或则倒生、横生等项者，方可谓为难产也。

第一节　属母之难产

难产之属于母者，有虚实之分。虚则气分衰弱，子宫无力；实则气机壅滞，产道阻窒，兹分述如下。

一、母虚之难产

说明　母体虚者，每有难产之患，大抵血分虚者，则子宫颈不开，气分虚者，则子宫无力，子宫颈不开，古书中谓之交骨不开。

因其羊膜已破，羊水下流，阵痛频频，但子宫颈开张不大，儿头不能通过，似属血分不足。津液亏耗，或有蛮血停滞者，宜用大剂川芎、当归、龟板、血余炭等有效，或加柞木、川牛膝、桃仁等亦佳。子宫无力，古书中谓之阵痛缓慢，因子宫收缩无力，不能逼胎外出。亦西医书中，所谓难产之一端。中医谓之气虚，盖因人体内脏之自动能力，如心肺之动作，肠胃之运行，子宫之收缩，莫不赖胸中之气，为之主持。此气一虚，激动乏力，有时似觉收缩已甚，痛阵已紧，然稍停数秒，便又缓慢，以致儿顶甫露而缩回，子宫颈方开而又闭，子宫欲收缩，而不得收缩，胎儿欲产出而不得产出，皆由气虚不能激动之所致也。慎轩氏云，此等难产，重用参芪，其效立见，足征其为气虚之故也。

二、母病之难产

说明　母病之难产，不外气机壅塞，及产道阻滞之二项。气道壅塞者，因受孕之后，安闲太过，忧郁过甚，以致神经郁遏，血液循环不能舒畅，迨至临产之际，多有不能安然产出者，宜预服调理气机之药，如保产无忧饮等方即妥。产道阻滞者，因子宫及阴道，曾受损伤，或患疮疡，虽又痊愈，尚有瘢痕，必致强硬不利，闭锁难开。又或子宫颈生癌，或子宫肌肿瘤，以致胎儿受阻，产下困难，宜用逐瘀活血之品，以疏化其瘀结，或有因肌肉丰肥之妇人，阴道肥满，出路狭窄，会阴坚硬，出口艰难，或阴道水肿，出中被阻，使临产发生困难，宜用化痰利水消导等法，此皆治因母病而致难产之方法也。

第二节　属胎之难产

难产之因有属于母体者，前节已分别述明。然亦有属于胎儿者，如胎体过大，胎位不正，及胎胞中之水血干少等。兹分别述之。

一、胎体过大之难产

说明　妇女之骨盆，本有一定之尺度，其内口径围，必能容胎儿之产出。设有胎儿过大，则觉骨盆口太小，其实非有骨盆之不合度，实因胎儿过大之故也。胎儿过大之病理，除脑水肿、畸形、双联怪胎等，不能产下外，胎儿肥胖过度，多因孕后恣啖肥甘之故，其胎发育过大，骨盆内口不能通过。必须用手术，破腹取胎，除此以外，实无别法。

二、胎位不正之难产

临产，有手先出者，名曰横生。足先出者，名曰倒产。面先露或后枕先露者，名曰偏产。肾先露者，名曰坐产。此四项，皆由重心不正之人。普通儿在胎中，头颅最重，故重心向下，头得先出，故易产也。若其胎位不正，势必重心偏向，头难先露，故觉难产。又或脐带先出，阻滞产道，亦致难产。或脐带过长，缠绕胎颈，亦致难产。难产之病理虽多，胎位不正，实为其首要也。

附记　古医书中，有名盘肠生者，为临产肠先出，然后产子，且有种种治法，其言似属莫确，然此种学说，与解剖学极不合，盖由产户而上，内有子宫，子宫四周有壁膜，无论大肠小肠，皆无从子宫内产出之可能，谅系脐带先出，误传为母肠先出，后人以讹传讹，附会其说，遂疑肠产出矣。

三、胎水干少之难产

胞中之血液水分，与生产之关系颇大，当临产之际，羊膜破后，则胞水从胎儿先露之四周，冲激而下，能使子宫颈，浸软而滑润，浸软则易于扩张，滑润则易于产下，其内所留之水，代作压送胎儿之用。若此水因虚乏而短少，或胞破太早，因沥尽干枯，则临产之时，既乏扩子宫颈之能，又乏压送胎儿之力，其经过之困难，必难避免，所谓难产是也。

附记　沥胞生水液与血液，因沥尽而干枯，则胎儿产出，必然不易，宜备麻油一大碗，用新棉花蘸搽产道，以资滑润，多有能安然产出者。

（见《医学杂志》1935）

97. 大堪研究之节育问题

世界各国，皆甚注意于避孕之一问题。近顷我国士女，对于此问题，亦甚重视。尝考避孕法之所以邀人注意而成为严重之问题者，此亦有故。其因不外乎下列二则。

（1）经济的　世界愈进化，人类愈繁殖，生活力愈提高，于是经济上乃发生巨大之恐慌。我国乡僻之地，溺儿等悲惨事常有所闻，此避孕法之必须研究者也。

（2）生理的　例如肺痨、梅毒、糖尿病、心脏病、精神病等症。防遗传于子孙或生殖器与骨盆先天呈异状，而艰于生育者，又不得不施行避孕之法也。

本来产生子女，育成后继，而维持家族，为结婚最大目的，可是因健康和财力的关系，因有随意调节产儿的必要，即所谓“避孕”者是。此法并不妨碍正规性交，并不伤害两性健康，但可避去受孕，候定男子廿五岁，女子二十龄举行结婚，双方身体既强壮，生殖机能又良好，两年生育一次，则廿五年后，可得子女十二。即三年生育一次，可得子女八。女子适于生育的时期，自二十岁至四十岁之间，但就个人卫生的风俗看来，屡屡妊娠，分娩和哺乳，对于母体健康上大有妨害。尤其产妇，常要发生子宫癌症，医学家苏拉乃斯氏以妊娠、分娩和哺乳三者，算为女子的特殊疾患，在这时期内，身体常受苦痛，官能要起障害，并表体内的抵抗力，也要减退，所以为了预防母体健康的障碍，子女体质的退化，必须节制生育，这是很应当的一回事，兹特节录万全避孕法数条于后。

（1）在经后半月交合，卵球已排出子宫，虽有精虫，不能受孕。

（2）每次逢月经将尽时，煎服四物汤加芸苔子一剂，即不受孕。

（3）交合后，随即用五十倍之规泥涅水，以洗涤腔内，使精液无留。

（4）交合后，以酸性溶液，如硼酸之类，洗涤膣腔内，以杀精虫。

(5) 交合后，女子俯伏咳嗽几声，精虫即出，亦可免孕。

(6) 交合时，男性生殖器，套以树胶所制之薄膜套(俗名如意袋)，俾精液不得直接注入膣内，但用时必须清洁消毒。又女性用子宫轮将子宫闭塞亦可。

(7) 交接后，按脐下三寸，精液即出。其法即以自己手指之中节作一寸，处脐下量起，在三寸处按之。

(8) 若欲永远绝孕无子，用蚕子故纸一尺，烧为末，酒调，于每月经净后服之。

(见《大众医药月刊》1933)

98. 噤口痢虚证治法

忆民国廿七年夏间，余旅居重庆时，有汪浩然医生之戚(汪氏曾在沪上办中西院者)，患痢已经数月，由汪医生诊治，已认为无法可施，转荐余治，为推诿之地步耳。患者男性，年已六十余，痢经三月余，饮食不下，呕吐不止，痢仍赤白相兼，里急后重，脉沉细如丝，似有若无，惟以吸食鸦片，为救亡工具。症势已至最高危之候，余用和中健胃止痢之法。如北沙参、白芍、陈仓米、灶心土、砂壳、木香、乌梅、粟壳、半夏、陈皮等，随服随吐，不得已筹得一法，用建莲子、山药、苡米、陈仓米、山楂、谷芽等，炒焦研末，每用少许，打糊如膏状，食之。调养一二月后，方能稍进稀粥，再用治痢之法，痢亦渐止，足见治病之难，非粗心人所能得其万一也。过一二月后焦易堂氏，患泻下不止，张简斋问治于余，乃于本方告之，经用此法，泻下旋止，附载于此。足见虚痢泻治法之一斑。

（见《复兴中医》1941）

99. 关于无传染性之痢证

［小引］关于急性传染病之赤痢，余既编入急性传染病篇，其无传染性之痢证，尚有数种。证候治法，各不相同。兹略举于后，聊供研究之助云尔。

（一）证候

（1）兼风寒者　初起头痛怯寒，身热无汗，或发恶心及呕吐，舌尖不甚红赤，苔微厚淡白，腹痛喜按，胸膈不满闷，痢下之色，白多赤少，或带褐色，其量颇多，与稀粪杂下，西名浆液性赤痢。其全作白色者，西名化脓性赤痢，其经过中，与泄泻证并发者。西名加答儿性下痢（古名陷邪）。《伤寒论》云：太阳阳明合病，必自下痢。

（2）兼暑热者　身热烦渴，不恶寒，但发热，面色滞腻，唇赤舌赤，脉数。苔黄腻而厚，小便赤，滞下不爽，肛门热痛，里急后重，腹痛不喜手按。

（3）兼停滞者　吞酸嗳腐，脘腹饱闷，腹痛拒按，不思食，恶闻食臭，滞下不爽，其气甚臭，古名积滞。

（4）兼虚脱者　精神困倦，身体虚羸，脱肛下坠，滞下或赤或白，与溏粪相兼，便而不爽，腹中绵绵作痛。喜热手按，四肢厥冷，脉缓大无力，两尺尤弱，或沉细无力，时出冷汗，舌白不渴，古名滑脱。

（二）治法兼风寒，头痛怯寒，身热无汗，用藿香正气汤送下香连丸。兼有停滞者，送下枳实导滞丸，或木香和槟榔丸。兼暑热者，身热烦渴，唇红舌赤，苔黄腻而厚，腹痛后重，不喜手按，用白虎承气汤，加银花、连翘、当归、白芍治之。兼停滞者，吞酸、嗳腐、脱腹、满闷，用保和汤送下朴黄丸。兼虚脱者，身体虚羸，脱肛下坠，腹中绵绵作痛，得按稍减，脉缓大无力，时出冷汗，苔白不渴，用加味黄芪建中汤送下四神丸。

（三）处方

藿香正气汤

藿香叶钱半　苏梗钱半　六曲三钱　陈皮钱半　佩兰叶二钱　砂仁钱半　法夏钱半　赤苓三钱

香连丸

广木香　川黄连各等分　研末为丸，每服一钱，食前开水下。

枳实导滞丸

枳实三钱　六曲三钱　黄芩三钱　泽泻二钱　生茅术钱半　酒军二钱　赤苓三钱　川连钱半

共研末曲糊为丸，每服三钱，食前开水下，日服二次，可连服三日。

木香槟榔丸

木香钱半　青陈皮各钱半　黄柏钱半　三棱八分　槟榔钱半　枳壳钱半　黄连钱半　莪术八分　大黄二钱　黑丑钱半　香附钱半

芒硝一钱

水化和丸，每服八分至三钱，量身体之强弱服之。

按香连丸止痢之功较捷，枳实导滞丸，有疏通停滞之效。木香、槟榔，若服少量，则止泻痢，功效甚著，殆因其清热消炎化滞之故耳。

加味白虎承气汤

生石膏一钱　炒川朴钱半　银花三钱　全当归三钱　知母三钱　炒枳实钱半　连翘三钱　生白芍三钱　酒大黄三钱　炒川连钱半

保和汤

六曲三钱　白茯苓三钱　陈皮钱半　萝卜子三钱　生山楂三钱　法半夏钱半　连翘三钱　麦芽三钱

按此方即保和丸作汤，宜加清热水火之药，如黄芩、黄连等味。

朴黄丸

厚朴二钱　木香钱半　陈皮钱半　黄芩钱半　黄连钱半　大黄五钱

共研末，蜜丸如小豆大，每服三钱，食前开水下。

黄芪建中汤加味

潞党参钱半　炒白芍三钱　生姜钱半　炙黄芪钱半　炙草钱半　大枣二个　安桂心钱半　饴糖三钱　全当归二钱

四神丸

破故纸四钱　肉豆蔻二钱　五味子二钱　吴萸八分

共研末，蜜丸，每服二钱。

按：痢证尚有数种，兹因便于研究计特附列之（1）血痢　痢下纯属血，与赤痢不同。（2）冷痢　痢如胶冻鼻涕鱼脑。（3）烟痢　平素嗜烟成瘾之人，如发生痢证尤觉难治。(4)噤口痢　痢证已成之后呕吐不能食者，其症有二：一为初起之噤口，一为误治之噤口。（5）妇人胎前产后痢　痢证之诊断治法虽同，惟因胎前产后之故，所当顾虑宜加兼治之药。(6)休息痢　痢疾之久延不愈者。(7)五色痢　痢下作五色者，各列主治药方分述如下。

白头翁汤　治血痢。

白头翁三钱　川连二钱　黄柏二钱　秦皮一钱

按下纯血者，宜加阿胶、丹皮、生地、地榆、旱莲草、全当归、生白芍等。

当归黄芩汤　治同前。

全当归半两　生白芍三钱　黄芩三钱　黄连二钱　阿胶三钱　干姜五分　侧柏叶三钱　槐花三钱

温脾汤　治寒痢。

党参钱半　淡干姜八分　全当归三钱　川朴一钱　附片　鲜桂心各钱半　酒大黄钱半　生白芍钱半

附子理中加归芍汤　治同前。

附子理中汤加当归、白芍、大黄。

按痢症，忌鸭肉，尤忌白术及苍术，误服永无愈期。虽云寒证，亦以去术为妥，又咳嗽及痰饮证忌参，误服之，皆无益有害，不可不知。

滋阴润肠汤　治烟后痢。

全当归五钱　银花三钱　阿胶三钱　大生地五钱　生白芍五钱　连翘三钱　麻仁三钱　川连钱半　白蜜五钱（与水和匀煎药）蓖麻油五钱（另服）

嗜烟之人肠中燥结，此方不过立一润肠之标准耳。

开噤汤　治噤口痢之虚证。

北沙参钱半　石菖蒲钱半　陈皮一钱　川郁金钱半　炒川连钱　石莲二钱去壳　白茯苓三钱　丹参钱半

按噤口痢之重证，属肠膜发炎，延及胃膜，宜加消炎化滞之剂。如芩、连、硝黄、银翘、丹皮、延胡等类皆可酌加量，其虚实随证选用。

四炭阿胶汤

银花炭三钱　地榆炭三钱　真阿胶三钱　炒川连八分　条芩炭三钱　全当归三钱　广皮钱半　淡干姜四分　生地炭三钱　生白芍三钱　酒大黄八分　北潞党参三钱

按：胎前宜清热，产后去血过多，宜顾虑其血分，胶质缺乏致生血管之破裂，故胎前之芩连，产后之胶地，均为上选。此指通常而言，若受病之后当以病证为主，不可作过分之顾虑，反致贻误。

苦参子方　治休息痢。

苦参子四十粒至六十粒，龙眼肉为衣，白糖开水送服，日服二次，食前服。

按：苦参子功能清血热，化瘀滞，连皮研末，醋调，能消疔肿，其仁捣泥，可以点痣。张寿甫氏极赞其化瘀攻毒之功，确为治休息痢之上品。

硫黄蜡矾丸　治休息痢之寒者。

白蜡两　明矾五钱　石硫黄五钱

共研末，面糊为丸如小豆大，每服钱，食前空心开水下。

按：矾蜡丸本治滑脱之痢，加入硫黄一治久痢，因寒非常相合。友人洪济，溱氏曾服此方得效。

猪肤合黄连阿胶汤　治阴虚之五色痢。

花粉三钱　酒芩钱半　生白芍三钱　全当归三钱　川连一钱

阿胶三钱　槟榔钱半　淡干姜五分　猪肤一两　白蜜一两（先煎代水）

附录：痢疾验方一束

姜茶饮　见《苏沈良方》东坡传。

生姜　细茶叶各三钱　微炒煎汤服，治一切痢证均效。

萝卜缨方　永禅老僧。

方用白萝卜缨数十斤摊在屋上，任凭风霜雨雪，至次年春季检收，洗净吹干，收藏。遇有痢疾，用六七钱加生姜钱煎服。小儿减半，无论何种痢疾均见奇效。

当归导滞汤

当归五钱　白芍五钱　莱菔子二钱　车前子二钱　枳壳二钱　槟榔二钱　桃仁二钱　白蜜五分（热加黄连、黄芩各三钱）

百顺丸（又名三圣救苦丹）　治一切积滞成痢。

大黄一两　牙皂一钱　共研末，蜜丸食前空心开水下。

郁金散　治一切热毒痢。

川郁金　槐花各五钱水煎服。

诃子散

诃子皮一钱　粟壳钱半　陈皮一钱　姜炭五分

研细末，米饮或党参汤调下钱，日三服。

伏龙肝汤　治一切痢有效。

焦山楂肉三钱　红糖钱半（共为末和匀）伏龙肝五钱

煎汤送服。

一、治久痢不愈者，用萝卜生汁一盅，白蜜一盅煎，温服。

一、方用白砂糖一两　鸡蛋清一个　烧酒一盅，蜜煎至八分温服，立止（治痢不拘赤白）。

一、方治噤口痢，用独子肥皂（一枝去核实盐，其中火烧存性研细）入白粥内少许食之。

一、方用干萝卜花煎汤服。一方加陈马齿，同煎服，治痢不拘赤白。

一、方治久痢暴泻不止，用石榴皮烧存性研末，米汤饮下二钱。

一、方治热痢不止，用车前叶捣烂，取水一盅，入蜜一盅，煎服自愈。

一、方治赤白痢，用韭菜取汁一盅，酒一盅，煎温服（并治妇人心气痛，亦散气行血故也）。

一、方治噤口痢，用火梨一枚挖去心，入蜜一匙，姜汁少许，煨过食之。

一、方治下血热痢，用苦参炭为末，每服二三钱，米汤下。

一、方治肠气血痢，用大鲫鱼一个，破腹去肠胆，纳白矾二两，烧存性，服二钱，米汤调下。

一、方治痢，用陈细茶三钱，同盐炒，去盐，槟榔二钱，红糖生姜煎服。

一、方名香参丸，用木香（四两），苦参（六两），同酒炒甘草（一斤），糊丸梧子大，每服三钱，白红痢，姜白汤下。噤口痢，砂仁莲肉汤下。水泻，猪苓泽泻汤下。

一、方治食积痢，日久不愈，腹胀痛，有硬块，攻补两难者，用化积滞药贴脐上，自愈。

一、方治产后痢不止，用柿饼二枚，焙焦存性，乌梅炭十枚，红枣廿个，粟壳五钱，红糖一两，生姜三钱，煎汤下。

一、方治血痢不止，用生刺儿菜，即大小蓟捣汁一碗，入白糖一两生服。

一、方治泻痢下重，用薤白一二钱水煎服（金匮加入四逆散，内治同四逆散、柴胡、炒白芍、枳实、炙甘草）。

一、方治小儿热痢，用嫩黄瓜一条切片，入白糖蜜五钱，水煎。

一、方治血痢及肠风下血，用木耳（五钱）炒研细，或用水酒煎，或用新汲水冲。

一、方治夏秋感冒初起之痢，不分赤白，用四时正气散钱半，滑石姜汤调下，屡试屡验。

一、方治烟后痢疾良方：白术三钱，醋炒薤白钱半，当归三钱，地榆二钱，炒黑，鲜椿白皮二钱，炒炭红花钱半，槐花钱半，酒芩炭二钱，木香八分，白糖一两

此方百发百中，经验多年，病重，二剂，轻一剂即愈。椿树白皮必须新鲜的，诚治痢之良方也。

（见《医学杂志》1934）

100. 鼠疫之研究

（一）略史　鼠疫，西人名为黑死病，日本译其音为百斯笃。其疫之发源地，为印度及热带地方，继传及欧洲，至前清乾隆间传至中国。因此疫发生，鼠先感受，故名鼠疫。同治光绪时代，云南鼠疫大作，斯时西人始知此疫，即百斯笃。回匪乱时，流行尤盛，渐延至东京湾北海各地。光绪九年，愈传愈广，各处咸遭波及。光绪二十年，广东省垣，鼠疫发生，颇为猛烈，其死亡达至六万之谱，由香港而汕头，

而厦门，而福州，势若燎原。嗣后香港无岁不有，施复延及台湾。然此仅及热带地方，至光绪二十五年，牛庄曾有鼠疫发生。宣统季世，满洲暨东三省寒带之区亦有是疫。民国纪元，上海城厢内外亦有鼠疫流行。民国七年，山西发生此疫，甚为猛烈，幸防御有方，未至蔓延，现在寒带各地，虽渐稀减，而热带仍继续侵袭。近年以来陕西鼠疫流行甚厉，晋省亦遭波及，吾侪忝列医界，责任所关，谨贡献研究所得之意见如下。

（二）症候　初期：恶寒发热，头痛而晕，精神颓败，昏昏欲睡，咽喉肿痛，干燥，舌干无津，胸部烦闷如啖蒜状。气逆干咳，颈部腺肿，或腋下、胯下，亦有腺肿。内热重者，但热不寒，面赤气粗，亦有协热便泻者。二期：肺燥愈甚，身热口渴，喉痛渐剧，腺肿渐大，咳逆气喘，胸闷而痛，或痰中带血，或吐紫血，或鼻衄，或发瘢疹。三期：肺已发炎，液枯唇焦，舌燥开裂，气喘不得卧，呕吐淡红，或腐烂血水，或有吐血、衄血，吐青黄水，及大便下浊秽物者。四期：疫毒内陷，身热反去，腺肿反消，瘢疹自化，胸痛及喉痛反缓，惟吐脓血、声瘖、耳聋，目无神光或陷塌，鼻鼾如拽锯，精神恍惚，此为肺脏已坏。

按　凡中医指为病气分。西医为肺炎性。亦有直入血分，血液凝滞，面色青黄（血不上荣），四肢厥冷（血凝于内不行于外），身现紫瘢，腹膨气闷，西医则谓为败血性。凡气分受病毒之侵袭，终必传入血分，故当参合研究之。腺肿，俗名结核，淋巴停滞，则白而软，血液凝结，则紫而坚，皆为鼠疫必有之现象。西医将肺炎性、败血性、腺肿性，三纲并立，专泥解剖之实际，不明气分、血分之源流，宜其不能于治疗上得完善之方法。

（三）病理　鼠疫之种类。据西医实质之考察，为肺炎性、腺肿性、败血性之三种。其肺炎性，以咳嗽吐痰，痰中带血，呼吸困难为主。腺肿性以全身之淋巴腺，如颈腺、腋腺、窝腺等部之红赤肿痛为主。败血性（又名血毒性）以皮肤及黏膜常常出血为主。中医方面之观察，以鼠疫之感受，起点在气分，终必传入血分，故肺炎疫，死后解剖上所见，血液中必含有毒菌。是肺炎性与败血性在病理上不过有先后之分耳。至于腺体肿胀坚硬，又为必有之事实，则腺肿名义，能否成立，尚待商榷。若夫恶寒发热，头痛如劈，心烦口渴，脉搏弦数，或作呕吐，意识蒙蔽，昏睡谵妄。脾脏肿大，颈项、腋上、胯骨间之腺体，起剧烈之肿胀，灼热疼痛，皆为必有之现状。惟其病毒传入血液，侵犯心脏，使心力衰弱，与伤暑症之脉虚心烦，其意相同，故脉转沉细如丝，即为疫毒侵犯心脏唯一之确据。间有初得脉洪数者，乃其最轻之症。疫邪之传袭，必以口鼻为道路，肺热重者，肺脏先病。内热重者，凝结于内为腺肿，血管破裂则出血，因疫毒之气，具腐蚀之性，能使心脏麻痹，肺脏溃烂，脾胃肿疡，呕吐血水，或咳吐脓血，侵入神经系，故意识昏蒙，侵入淋巴液，故腺体肿胀，此鼠疫病理之大概。在医学古书中，亦有与此相类者。如《千金方》曰："恶核病者，肉中忽有核粒，大如梅李核，皮肉惨痛，壮热恶寒，与诸疮根瘰疬经筋相似，其疮根瘰疬，因疮而生，故发缓而无毒。恶核病，猝然而起，有毒，若不治，入腹烦闷杀人，皆由冬受温风，至春夏有暴寒相搏，气结成此毒也。云云。"观此论，所谓恶核症状，实即鼠疫之病症。其所谓冬受温气，至春夏有暴寒相搏，实即指非时之气，而为疫疠之原因。于此可知鼠疫之病，唐时已有，特名称之不同耳。

【病理附翼】按　克潜氏云：中鼠疫者，初则倦怠拘束，亦有骤起，即恶寒发热，脉数异常，及毒入脉络，则眼球发红，而胯间及两腋窝颈项等处，发为肿胀，由肿胀至内溃脓时，恒有热极而狂，由病榻奔出室外者，毒入血分则呕吐出血，两便下血，或痰中带血，此症以曾有肺病，及曾患梅毒者，为最易死亡。盖一则肺部早损，一则营分不清，疫毒一入，遂无从抵抗，以至于溃败。病人在染疫发热之后，经过关节肿胀，能得大汗而解，是为佳象。显见已融化外出，正气尚能抵抗，若肿胀历久不退，渐至晕迷，则其毒漫延，难以挽救。死后周身发黑，血分全溃，故谓黑死病也。

（四）诊断　一曰当审其脉象也，凡时令病症，感冒初起，其脉浮躁，经过三五日后，内热重者，其脉或洪或数，淋巴液停，往来寒热者，其脉则弦，皆有一定之形象可证。惟鼠疫身虽发热，而脉则或沉或浮，或微细或代止，或模糊不清，或紧急而乱，不但微细，且兼迟象（间有初得脉洪数者，乃鼠疫之轻证）。遇此脉象，可用黄豆或黑豆令生嚼之，外感证则腥，鼠疫证则甜，且脉象之大可异者，一日之间，有时沉重，有时清爽。诊脉于沉重时期，则败象毕现。诊脉于清爽时期，则脉象又顺，如出两人，颇难下断语也。二曰初病即昏迷也，时令病症，必三五日后，方有谵语搐搦，及热深、厥甚、昏厥等候。惟鼠疫一得病，即人事昏迷，或多沉睡，或夜寐发惊，或谵语如狂，或目珠忽然不顺，或面白如纸，或面黑如炭，一言而决之曰：总有昏昏沉沉气象，且杂症发热轻而缓，鼠疫发热重而急，此可以会而得者。尤可异者，人虽昏迷，遇清醒时又极清醒，令人难以摸捉，与他种发热，渐渐而来，实有分别。三曰当察看身体也，凡鼠疫之朝病暮死，不及延医，尚可委之天命。至于三日五日方死者，于核未发时，不误作他病未尝无法调治。中医治病，半凭诊脉，半凭问症，手足胸腹，未曾验看，不免简略。凡鼠疫症，核虽未起，亦藏皮肉之内。凡察看发热症候，心有疑难者，必将其两胁、胸腹及手罅足罅，用力按之，间有生颈上者，不按不知。若有长匾形式，隐在皮肉内者，约一二日即行将核发出，累试不爽。至其辨别之法，核之发现处，如颈部、腋部、胯部、大膀、大腿处，未发见核之前，则其处必较周身之热更甚，此之谓局部更热也。伤寒表热甚，腹内不甚热，且无胸闷欲呕之症，见于未发寒热之前，虽伏邪温热，由里达表，亦无局所更热之别，似宜以胸闷头晕咽阻，为报信之使。恶寒内热，夜热气粗，为第二辨别局所之特别热，为第三铁证。

（五）治法　初起在气分，身发寒热，咽喉肿痛，咽干舌燥，脉微神昏者，用辟秽驱毒饮，或用清芳辟疫汤。送下解毒万病丹，如寒热无汗者，参用麻杏石甘汤法，如协热下痢，热结旁流，或痞满腹痛，大便秘结者，参用承气汤法。口渴喉痛，腺肿渐大，胸闷气喘，吐血呕血，身发癍疹者，用清瘟败毒饮，加牛蒡、大青叶、杏仁、枳壳。喘不得卧者，参用葶苈大枣泻肺汤法，腹痛肠肿者，参用大黄牡丹皮汤法。若竹叶石膏汤，及麦门冬汤，皆可供清热生津辅助之用，其神糊气喘，面赤如醉，用苇茎汤，送下紫雪丹五分，或牛黄膏一钱。

在血分，壮热神迷，形如尸厥，面青肢厥，身发青紫色瘢，痛如被杖，唇紫舌燥，用加减血府逐瘀汤。如腺肿紫赤灼热，疔疮瘢疹者，用加味解毒活血汤。如腺体肿大，疼痛剧烈者，用王孟英治结核方合神犀丹，外用经验涂核散。

（六）处方

辟秽驱毒饮　见《辨症求真》

西牛黄八分研冲　人中黄三钱　石菖蒲三钱　忍冬蕊五钱　野郁金钱半　水煎温服。

清芳辟疫汤加味　原方载《洄溪医案方》

鲜芦根一两　鲜茅根一两　鲜薄荷三钱　鲜青蒿三钱　佩兰叶三钱　石菖蒲三钱　鲜桑叶三钱　杭菊花三钱　萝卜汁一两冲　水煎汤服，送下解毒万病丹一钱。

解毒万病丹　方载《兰台轨范》

雄黄精五钱　山慈姑二两　川文蛤一两　千金霜二两　红芽大戟一钱　当门子三钱　飞辰砂三钱　上七味，各研细末，糯米粥为丸，每丸约重一钱。

麻杏石甘汤

麻黄一钱　生石膏三钱　生草一钱　杏仁三钱

调胃承气汤

大黄二钱　生草一钱　芒硝钱半冲

清瘟败毒散　余师方

生石膏一两　酒黄芩三钱　粉丹皮三钱　苦桔梗钱半　真犀角钱半　赤芍药二钱　小生地三钱　白知母三钱　炒山栀三钱　青连翘三钱　炒川连钱半　大玄参三钱　生甘草一钱　鲜竹叶五钱

葶苈大枣泻肺汤

苦葶苈二钱　黑大枣四钱

大黄牡丹皮汤

生大黄二钱　粉丹皮三钱　桃仁泥三钱　冬瓜仁三钱　芒硝钱半

竹叶石膏汤

鲜竹叶五钱　生石膏五钱　大麦冬三钱　北沙参三钱　制半夏钱半　甘草八分　粳米三钱　方中去竹叶、石膏，即麦门冬汤。

苇茎汤　《金匮方》

苇茎三钱　苡仁三钱　桃仁二钱　冬瓜仁三钱

紫雪丹　方载《和济局方》　药品制法太繁　著名大药铺有制成出售。

牛黄膏　刘河间《伤寒六书》方

西牛黄二钱　广郁金三钱　梅片五分　朱砂二钱　丹皮三钱　生草一钱

共研细末，每服一钱，水调成膏服之，日服二次。

加减血府逐瘀汤　方载《遇安斋症治丛录》

青蒿三钱　桃仁三钱　赤芍三钱　生草一钱　大黄二钱　紫花地丁三钱　王不留行三钱　丹皮三钱　小蓟三钱　紫背天葵三钱　鲜蓝根五钱

另用蝉蜕一两　皂角刺一两　僵蚕一两　滑石五钱　先煎代水。

加味解毒活血汤　《鼠疫约编》

桃仁泥八钱　川红花五钱　当归尾三钱　赤芍三钱　银花八钱　连翘八钱　丹皮三钱　生草一钱　玄参三钱　小生地三钱

王孟英治结核方　方载《王氏医案》

银花二两　蒲公英二两　皂角刺钱半　生草节钱半

呕者去甘草，加竹茹一两。大便秘，加大黄三钱。身热甚，加生石膏三钱。送服神犀丹一片，如核不消，用藏红花二钱煎汤，送服真熊胆二分。若白泡疔，粗皂刺加白菊花一两。兼黑痘，用神犀丹、解毒万病丹，间服。

神犀丹（照原方分量减至二十分之一） 温热论方

犀角尖三钱 条黄芩三钱 银花八钱 大玄参三钱 石菖蒲三钱 大生地八钱 连翘八钱 花粉三钱 紫草三钱 淡豆豉四钱 金汁八钱

上药各生晒研末，忌用火炒，用莹白金汁蒸豆豉、生地，捣成膏，和药末为片。每片重三钱，每用一片，微温开水化服。日服二次，小儿减半。如无金汁，用人中黄四钱亦可。

经验涂核散

辰砂 明雄黄 生大黄 紫花地丁各五钱 冰片 蟾酥各二钱 山慈姑 番木鳖各八钱

上药各研细末，贮磁瓶内蜡封，每用一两，如意油调敷。

郑肖岩云：凡小儿不能服药，于结核四面，先以轻针微刺，再涂此药尤妙。

（七）附列经验各方

吴子存经验方

生大黄 炒川朴 炒枳实 芒硝 真犀角 羚羊角 川黄连 黄芩 车前子 滑石粉 牛蒡子 连翘 桃仁泥 川红花 紫花地丁 紫草 紫背天葵 粉丹皮 忍冬藤 知母

上列各药均可随症选用，少则三五钱，重则一两八钱，不必迟疑。

鼠疫毒核消毒散 鼠疫约编

银花三钱 连翘三钱 玄参三钱 桔梗二钱 僵蚕三钱 板

蓝根五钱　生草钱半　马勃三钱　牛蒡二钱　薄荷叶钱半　射干五钱　芦根一两同煎

鼠疫验方　《鼠疫约编》

大青叶三钱　青黛二钱　黄芩三钱　花粉三钱　人中黄三钱　紫草三钱　连翘三钱　忍冬藤三钱　炒山栀三钱　水煎温服

鼠疫验方　《鼠疫约编》

紫花地丁三钱　紫背天葵三钱　甘草节二钱　象贝二钱　山甲片三钱　忍冬藤二钱　牙皂钱半　丝瓜三钱　藏红花一钱　白菊花三钱　熊胆五分冲　水煎温服

经验化核散　约编

山慈姑二钱　真青黛二钱　生黄柏二钱　浙贝母三钱　赤小豆二钱　共研末，香油调敷

经验敷核方　汇编

蒲公英二钱　柏树叶二钱　浮萍二钱　雄黄二钱　上梅片五分

共研末和匀，白蜜和敷，或用梅花点舌丹调旱烟膏（俗名烟油）敷之。

善消鼠疫结核方　朱钵文附

生大黄五钱　甘草五钱　生牡蛎八钱　瓜蒌仁五钱　连翘三钱　煎服甚效

清热辟疫汤　周氏验方

鲜菖蒲三钱　芒硝二钱　山慈姑一钱　人中黄三钱　生大黄二钱　续随子一钱　生石膏五钱　车前子三钱　细木通二钱　犀角尖三钱

另加萝卜汁八两　西黄五分　麝香五厘　分二次或三四次冲服。

通络活血汤加减　周氏验方

藏红花一钱　粉丹皮三钱　紫草三钱　天仙藤三钱　犀角尖二钱　鲜生地五钱　丝瓜络三钱　络石藤三钱　鸡血藤三钱　水煎服，连服三剂有效

（见《医界春秋》1932）

其他论文

101. 本报三年之书感言

丙寅之夏，五月既望，乃本报三周之纪念，名誉撰述，小子既滥竽充数，际兹纪念也。不禁百感之纷来，爰泚笔记之。谫陋无文，敬呈　裘吉翁哂正。

医会之团结也，医报之发行也，负有发明医学、指导社会之责任。本报当三周纪元以前，在绍发行者，为《绍兴医药学报》，年出十二期，外加增刊一册。三年前，迁杭改组，为《三三医报》。年出三十三期，外加出三三医书，三十三册，和范围之扩充，规模之远大，前后相较，相去远矣，不有以前之雏形，曷克昌大于后。

裘吉翁提倡医学之苦心，永垂不朽，若牺牲金钱，耗费时光，犹其余事也。人谓本报三周，宜纪念也。吾谓裘吉翁维持绝学，继往开来，宜纪念之，以志勿忘。

至若四川邹趾翁，发起中医御敌团，正式与西医宣战，短兵相接，优劣自知。中医界受排挤之刺激而觉悟，因觉悟而图存，中医御敌团之创设，实为中国医界，图存之嚆矢也。凡我同志，均当负弩前驱，为该团效力，即为本报生色，维持医学，服务社会之责任，所当如是也。丁此时艰，端赖众志成城，以御外侮，是可为纪念者一。

上海徐相宸君，发起中国医药书籍编辑社，合中外古今之医药书籍，融炉共冶，翻陈出新，删芜秽，去荆棘，改造医学，轩岐复起，不易吾言。中国医学之所以一蹶不振者固由于行术者之非人，亦由于学说之紊乱，不扩清而整理之，不足以生存于今日世界，独惜该社，自辛亥年发起，迄今十五年来，毫无动作，将与中华民国，同为衰败之国运耶，抑无人扶助之耶。比者内务部颁管理中医条件，教育部以中国医学不合教育原理，不准列入学校系统，全国医界，群起力争。因鉴于学说之荒芜，识见之幼稚，非编辑各科讲义不可。徐君刻正收罗人才，为编辑讲义之预备。吾同志中，学识兼优者，果有几人，应如何群策群力，从事进行，吾将乐观厥成焉，乃此中医界之存亡生死关头，可为纪念者二。

内部 师日本消灭汉医之故智，管理医士，苛则施行，幸各地同侪，群起觉悟，一致力争，方成悬案。然未经明令撤销，死灰犹恐复炽，故各地医会，联络进行，检定资格，考察方案，整顿医风。正式与内部对抗，然果能坚持到底否耶，全赖吾医界之热心毅力者，能力何如耳。外人之协以谋我，实逼处此，耽耽逐逐，可不惧哉。此可为纪念者三。阅报诸君，对于本报三周纪念，其感慨若何，对于以上三种纪念，其感慨若何，祈各为充分之发挥，以光本报。若夫拙作全体论书稿，成于戊午年二月，寄于己未年二月，今岁已完全出版，搁置十载，与世相遗之废籍，又见于爱我诸公之前矣。初学步者，就正方家，斯则了一私人之纪念也，爰连类及之。

（见《三三医报》1926）

102. 本社一周年之书感

一国之文明，及民族之强弱，民生之荣枯，与其国内医药进化之程度，适成正比例。我国医药事业，发明远在上古，递嬗至今，学说之无限宝藏，药材之丰富产量，功效卓著，冠于世界。惜乎国人因循保守，固步自封，乐于苟安，惮于改革，遂致中医学说之表观，日以退化，中药事业之实际，日以堕落。识者谓，中医药将来之趋势，不亡于中医阴阳五行之神秘，而亡于中药破产。全体沦亡，非过论也。甚或有疑中医中药为无用者，不知实际上，无论何种学术，须经彻底研究，彻底辨别，始可针对现实，估计其价值。论列其是非，表彰淘汰，不失真理，废除改进，有裨实际。若不加以研究，或研究不知方法，研究不顾事实，研究不能彻底，仅就一孔之见，武断抹杀。非特于学术上，徒留无限之遗憾。即事实上，亦终不能只手遮天。是非由我，故吾人对于中医中药，须先研究彻底，辨析明白，然后将其精粹者，表彰之。荒谬者，淘汰之。作整个彻底之甄别，方不失实际改进之精神。下走不敏，不自量力，抱复兴中医之宏愿，力谋整理中医学说，以发扬固有文化，改良精制药品，以杜塞经济漏卮。使中国医药，达到改进兴自立之途径，想亦为有识者所乐闻也。

本社创设，已经一载，虽能力有限，未获有充分之建树。然处此非常时期，汇兑不便，邮寄为难，辱荷各地同志，声应气求，或则订阅本刊，或则加入为社员，并不因种种之困难而减少，足见复兴中医，已为医界唯一之目标，故能于此万分困难之际，得以树立巩固之基础。然据管见所及，吾医界同仁，尚有两种心理，应当纠正者。（1）迷信古人。中国凡百事业，所以不能进步之最大原因，在崇古而薄今，以为古人为天生上智，企不可及，不知人类进化，后来者胜。故凡政治、交通、军事、法律诸项，从未有近世不及远古，及发生古今不同之争执者。惟于医学方面，有古方、今方争执之成见，横亘于胸中，一成不变，宁非怪事。（2）中西医之争执。以为中医尚气化，西医重物宝，可以鸿沟自划，不知医生以病症为对象，治疗为目的，中医注重兼症，西医注重本症，参合研究，原无冲突，亦惟如此，方可以窥医学全豹。定改进之方针，否则各拘一偏之谈理，不特非医学大同之佳象，尤失正当研究之途径，下走以整理医学为主张，以汇通中西为职志，以融贯古方今方，俾恰合实用，为惟一之目的。望全体同志，本此目标，共同迈进。

（见《复兴中医》1941）

103. 向中央国医馆建议书

建议一　国医亦应称医师。

理由：国医古称医师，读韩文者，类能征其实在。现代内政部，沿用前北内务部之废律，以医师二字，为西医之专称，中医降称医士，此种名义，实不公允。

办法：应由　钧馆函达内政部，据理力争，务达到平等待遇之目的为止。

建议二　国医药学校，宜加入教育系统，则中医学生方有出路。

理由：学校二字，在现代已一般引用，无尊严之可言，如汽车夫、理发匠等。在沪上均有专门学校之设立，何独于国医学术，绝对摒诸教育系统之外，其用意何在，殊不可解。中国未亡，国医先亡国奴之待遇，钧馆如不力争，何以慰国医界同人之渴望。

办法：钧馆职责所在，所当奋然兴起，据理力争。

建议三　钧馆应开始审订医书，佳良者，通令提倡，一致采用。不良者，宜设法纠正，以免误人。

理由：现代交通便利，印刷进步，又得报纸介绍，故书籍之发行翻印，极形便利。国医古代学术，非陈陈相因陈腐之玄谈，即囿于见闻，自矜自炫之臆说。现代又多翻印贩卖，或假易名称，或互相剽窃。几有流为医书愈多，医学愈乱之趋势。

办法：钧馆应组织审查委员会，开始审查。凡国医界出版之书籍，均须加以详细之甄别。佳良者，通令提倡，不良者，设法纠正。

建议四　钧馆应开始编订课本，化验国药，树改进国药之基础。

理由：国医国药之特长，完全以经验为主体，虽理论有因时代之不同，其见解与近今未能一致。然经验为事实所在，谁也不能否认，奈因为不合时代性之理论所连累，致最精微、最实用之国医国药，为对方捏造不合科学原理所摧残，欲挽此弊，惟有准备相当之代价，作彻底之牺牲，庶国医国药，有改进之希望。

办法：组织医书编订委员会，开始编订国医课本，另设化验部，化验国药，其编书办法及体制，经费等项，另订之。

建议五　钧馆应附设国医学院或国药专校。

理由：学校为学员出身之唯一途径，苟无学校培植，使学员自身潜心学习，窃恐用力多而成效少，况值中央提倡国医国药之际，允宜创设大规模之国医学院，或国药专校以作提倡，而资训练。

办法：由钧馆广事捐募，创设国医学院及国药专校。

建议六　钧馆应赠送国医药界有声望著作者之学位及奖证。

理由：世人之心理，好利者半，好名者亦半。现今国药界所以无振作气象，虽由于帝国主义者，经济侵略之压迫，而我国政府无相当之鼓励，亦与有关系。

办法：择其于国医药界，用人力补救或用财力帮助，或用脑力贡献者，均由钧馆审核后，赠送学位，转咨主管官署备案。

建议七　钧馆应审定医药学专门名词。

理由：国医药界学术之紊乱，名词之庞杂，于今为烈，不加审订，无所折衷。

办法：由钧馆组织专门委员会，审核办理之。

附中央国医馆复书

逸人先生大鉴：接读大函及建议书均经览，悉所陈各节具见研究有得，语多扼要，足备采择，已将建议书汇案核办。其中数项有与学术整委会工作计划书互相出入之处，亦可为参考之资。嗣后对改进国医意见，仍盼随时见示，共策进行。特复即颂　公祺

弟　焦易堂　陈郁　启　六月十五日

（见《医学杂志》1935）

104. 答疑难问题九则

中医以阴阳精血为主，故分先后左右等说，纯属理想空谈，不能成立，西医以精虫，食胚珠中之卵巢水，而成人形，实亦妄语，当根据以下三种理由以驳之。（一）精虫食水，等于乳儿食乳，乳儿排泄尿屎甚多，精虫处于胞内，胞处于子宫内，将何以排泄尿屎耶，此可疑者一。（二）卵珠迸裂，岂仾限于一枚，虫入卵珠，岂仾于一数，谁能限之，骈生者，世不常见，怪产者，世不多有，则虫与卵珠之说，亦属理想云尔，此可疑者二。（三）虫食卵水，为虫时尚可，已成人形时，抑仍食卵水耶，抑不食卵水耶，如谓仍食卵水，则呼吸器不用，而消化器，能擅其功能者，未之有也，如谓不食卵水，则将何以生长，岂为虫之口能食，而为人之口，反不能食耶，此可疑者三。故余以人之生也，本诸先天真一之气之作用，所谓天地氤氲，万物化醇，男女构精，万物生化，此先天真一之气，隳落后大情欲之中，观世人虽隳欲海，而未尝不思返本还原，以复其初也，无如孽根深锢，难见曙光，故曰：滔滔者，天下皆是也，而谁易之。

至于成男成女之理由，合于乾之阳道，则成男，合于坤之阴道，则成女，经曰：先大而天弗违，天且弗违，而况于人乎，欲以人工制造婴儿者，能得此先天真一之气，否耶。

奇经八脉，其主病，其运行，即中医知之者亦少，何况西医。盖人当初成形时，其全身周转，全属八脉用事，由脐带出入，与母氏全体，息息相关，殆至出胞以后，堕落后天，由口鼻王政，先天诸窍，概行闭塞矣。此意，惟修养家知之最精，故欲知八脉之真谛者，宜访诸道学家言，自能参悟。如以男子生须，女子何以不生，考证于西学，然男子有喉结，女子何以无喉结，质诸西学，宗教家，当以神话掺入矣。

人生寿命，本有定数，如问人何以老，何以死者？孔子曰：未知生，焉知死。盖至生于情欲，而死于情欲是也，人得先天真一之气，阴阳相结而生，乃为情欲纠缠，至死不脱，是亦大可哀矣。如能脱离情欲，则谷神之死，老子所云，夫能与虚空同体者，方能与虚空同寿。吾真曰：要得谷神常不死，须凭玄牝立根基，可为明证。《内经》云：寿蔽天地，无有终时，岂只百岁而已哉。孟子曰：尽其道而死者，正命也，桎梏死者，非正命也。今人之所以死者，不外戕贼横夭之途，欲求六十之中寿，行且将杳不可得矣。道云：欲求长生，须先短死。释云放下屠刀，立地成佛。用快刀斩麻手段，将一切烦扰思虑丢下，与我救世主，同登天国，岂不快哉。肉身之存亡，不足较耳，不然，哀莫大于心死，彼行尸走肉，其存亡曷足道哉。

心里之究竟。经曰：天命之谓性，是天与之者，如问天何以与之。佛说，一切众生，皆有佛果，是一切众生，何以能有佛果欤。盖即与天命谓性一句，互相发明。人之生也，得父母精血而生，抑思精血，乃渣滓耳。得其先天真一气耳，真气交，则一合而成孕，真气不交，虽百合，亦劳而无功。

（见《三三医报》1926）

105. 医贵心得说

中医之所以一蹶不振者，古学之荒废多矣。各科学说，专门秘授，经水火刀兵之余劫，概湮没而无闻，即有幸存于世者，而大半夹杂荒芜之内，沙之在泥，未有不与之具黑者，谁具慧眼，能为燃犀之照耶。所以庸碌之辈，举世滔之，良可概矣。问有庸中佼佼者，晓晓然，自号于众曰：气虚者，吾宗洁古、东垣；阴虚者，吾宗丹溪；实证，吾宗子和；热证，吾宗河间、立斋；景岳、石顽，吾宗其温补；香岩、虚谷、孟英，吾宗其轻灵；上焉者，惯用伤寒方，自命为南阳学派，诩诩名医，间足以欺人而惑世者，为衣食计则可耳，若欲发明医学之真理，犹缘木之求鱼。盖医学之真传基础与至道，饮上池之水，洞见垣一方人，非可以形迹求之。明道而不知医者，有已夫，未有不明道，而能名医者也。然则今世明道而知医者，其语所，各承家技，百喙争鸟。语曰：群言淆乱，衷于圣。但无识之辈，目迷五色，不别风尘，何去何从，毫无主见，此中医专门教授之讲义，永难产出也。鄙人敢贡一词，与医界诸言子，心得乎道学之本源，而为出世之所圣，其于医学也，曰何有，而不然者，一得之愚，奉为枕日师以传弟，父以援子，视如古董，居为奇货，则中国医学永无复兴之望矣，可不哀哉。然则振兴中医之道奈何？人人公其心，以为国用，竭群力，未有不能济耳。

（见《三三医报》1926）

106. 复如皋陈霭堂先生书

霭堂先生道鉴，手书敬悉，古今来医学书籍，充栋汗牛，求其纲举目张，眉目清楚者，不易观也。弟不敏，常思有以整理之，故自丙辰春二月念日，习医以来，日对荒芜之废籍，无日不思扩清之。中外古今之医学，融炉共冶，为我医界，放一奇观。全体论之编纂，即本此旨也。此书成于戊午春二月，牺牲个月时光，此册遂观厥成，其时仅习医二载，援笔直书，仓促立就，初成之草稿如斯，未曾增减一字，如有妄言，天诛地灭，非特此也。益人堂丛书，共念四种，皆成于戊午年间，率尔操觚，信口雌黄之咎，诚无可逭，然区区表彰医学之苦心，亦不可没也。己未年春，前中华卫生公会会长，徐友丞君，与弟通函论医学，尝言中国医学之坏，生理一科，漫无统系，弟不肖，不敢藏拙，乃以拙编全体论原稿，内分六章：曰总论，曰躯壳，曰脏腑，曰机能，曰阴阳，曰经络，论凡四十有六。短篇念有二，清浅了当，颇便初学，虽不敢谓有统系之著作，实可为初习医者之筌蹄而已。蒙友丞君不弃，专函索阅，书数至矣，乃将此稿，寄交宁波卫生公会，友丞君因专力刊行验方，此书无方案，不合该会体裁。友丞君之意，欲寄交上海徐相宸君，互相商推，编辑医书进行之办法，弟以初学步者，胡可便见方家，岂不贻笑。乃嘱友丞君，将此书稿，寄绍兴医学报社，交裘吉翁收。请其按期刊载报端，藉供初学之研究，如蒙各地同志，诸大方家，纠谬指瑕，无任铭感，区区之初意，如是而已。既不敢作全体学之课本，复不敢作正式之书籍，序例具在，覆按可知（序例载绍兴医药学报，百期纪念增刊，文苑栏中请查核）。此书如能早日进载报端，则杜撰之益人堂丛书，早已尽情披露完全出版，供诸君覆瓿之用矣。实因该稿久延之故，意懒心灰，无复有问世之望，岂竟今岁，蒙裘吉翁赏识，披露于《三三医报》中，按期刊载，完全出版，遂使与世相遗之废籍，又见于爱我诸公之前矣。学说幼稚，乃困于识见未充，初学涂鸦，固应如是也。学随年进，道以日增，行年五十，而知四十九年之非，吾知之矣。使今日重行编定旧日之书，应删改者，十之七八，所存者，十之二三而已。孟子曰：吾于武成，取二三策而已矣。不图今日见之，弟实因此之故。对于拙编“益人堂丛书”，不增一字，不减一字，为保存陈迹起见，留此庐山面目，将来拟以石印付刊，仿潜斋丛书式，印成全函，分赠各界。庶天下同志，闻风兴起，知我罪我，非敢闻也。然限于财力，俟经济稍充时，当勉力图之，弟从甲子年后所杜撰之稿件，已订入“四友斋丛书”，行将逐件问世，非敢自夸博识，实乃率意妄言，覆瓿糊壁，还以质之当世之诸君子，专复即颂　道安

折背叟，按世变沧桑，捷于转瞬，庚申年春友丞作古，

卫生公会，无形消灭，兹因拙作全体论之故，旧话重提，不禁感慨系之矣。

（见《三三医报》1928）

107. 复姚斗山先生书

斗山先生执事，径复者，历读本报，知执事研究道学，志切心坚，具此百折不挠之大毅力，夫何往而不济，乃虚怀若谷，询于刍荛，爰书管见之臆说，唯智者察焉。悟真曰：古云入室下工，岂谓蒲团空坐，才说三丰采战，便教九祖沉沦。前二句，意极明了，人皆易晓，后二句，人多误会，道学中顿生魔障，慧饶颜闵，断难自悟，不遇真师，切莫强猜，千古来一脉相传，未闻有无师自通之人也。据来书所云，知执事近阅《参同契》、《金丹传》、《悟真篇》、《试金石》等书，一家之言，不足以范围全体。习医之士，执一家之言，人必嗤其见之隘矣。求道者，求之于今人，不苦求之于古圣，典籍具在，充栋汗牛，进而求之，寐食与共，濡染既久，必另有一番心领神悟之景象矣。虽真诀不在书中，而真意决不出书外，心诚求之，虽不中不远矣。《悟真》曰：先把乾坤为鼎器，次搏乌兔药来烹，夫药之为物也，视之不见，求之不得，杳杳冥冥，其中有精，不曰药，不曰大药，而曰乌兔药，其故可深思矣。太乙精华宗旨，与此意参看自明，鄙人因执事慕道心诚，故将至道，尽情泄漏。敲爻歌曰：心肾原来非坎离，此乃道门至宝，后人误读金丹传者，实因此言，为先人之见也。古圣立言，欲以道学，昌明后世，挽正世道人心，如果能详细直说，尽情披露，使人可探骊能索骥，岂不痛快。无如道者，上天所宝，溲露真道及，误传匪人，皆罪在不赦。故凡道学之书，皆两可之词。或比譬隐语，实不得已而为之者，如尽情真说，非道也。满纸妄言，非道也。先天后天，元阴、元阳之说，乃丹道基础，顺则生人生物，逆而成佛成仙，询历劫不磨之论。男女丹道，皆不脱天癸范围，尊见可称卓识，唯此语使人易于误会也。故道书云，才说三丰采战，便教九祖沉沦。此意与西藏塑欢喜佛之模型，同一欲海情天，永垂例禁。执事试思之，岂不然耶。若谓临崖勒马，逆流挽舟，肉欲之身，断无如此能力，鄙人敢断言者。静坐孤修，顾名思义，无容解释。古云：入室下工，岂谓蒲团空坐，静坐孤修以求道，直等缘木之求鱼。君子之道，造端夫妇，及其至也，察乎天地。易曰：一阴一阳之谓道，正此意也。明乎此性命双修之道，了如指掌。古诗云：无欲何愁体似酥，色空便是大丈夫，春色满园花不落，一已孤修气转枯，此正性命双修之大道。古云：只修性，不修命，此是修行第一病。只修性命，不修丹，万劫轮回难入圣。易曰：不远之复，以修身也，中行独复，以从道也，故君子不远复，七日来复，复见天心。天心可得而复见，斯内丹已成之景象乎。悟真曰：姤复自兹能运用，金丹谁道不成功，丹道之本原，是耶非耶。得后天中先天之炁者，名曰得药。得先天中先天之炁者，名曰大药。古仙云：胸藏无价明珠在，谁道吾家不富华。又曰：一粒金丹吞入腹，始知我命不由天。老子曰：圣人之治，虚其心实其腹。道云：敲竹唤龟天玉芝。释云：发无上乘等正觉。又云：如露亦如电，应作如是观。如来者，一无从来，一无从去，故名如来。不以三十二相，则弥勒下生，见我如来。儒曰：首明道之本原。出于天，而不可易，其实体备于己，而不可离。次言存养省察之要，终言神圣功化之极。盖欲学者，反求诸身，而自得之，以去夫外诱之私而充其得然之善。言道之明且详者，莫过于儒书清醒切当也。鄙人幼年失学，壮不如人，伤年华之易去，憾马齿之徒加，奔走于名利之场，潦倒于市井之内。盖念八年于兹矣，愚好自用，妄肆雌黄，乃承各地同侪，不以鄙陋见弃，加以赏识，荣幸多矣。自问对于道学真传，实属毫无所得，虽有一知半解，而雕虫小技，为世所羞，有识者，唾而弃之。俾藏拙如卫收，则拜赐多矣。附赠古诗一绝，以寄道情，端复即颂

道安

天理人欲两纷然，除去人为即是天，有人问我真消息，渴饮饥飧卧则眠。

附记　本报二十三期　朱松君　请益性命之学　道得真传　学宗同社　虽不中　不远矣（附答）

附记二　西藏塑欢喜佛，为种种淫欲之像，为世传画春宫之标本。

附记三　台造　丙寅　甲午　辛巳　癸巳　安命己宫，小限到巳，用食神制杀格，官杀混杂，心绪纷烦，火炽金熔，性刚固执，一岁行运，现交子运尾，子为台造，日主长生文昌加临之地，访道心诚，实子运为原动力也。思想发达，识见增高，此后辛丑运十年，学识尤饶进步有修道之缘，及能遇真师者，以人之心志所趋向，诚笃而已矣。曩读东华帝君宝诰，以好道之心，十载不易，自有真师感召，如

若作辍无常，必待念年之久，方有感悟。故君子求其在我者，执事知邱长春袁了凡之事乎。命数可拘俗人，而不可拘出世之至圣，仰祈精神专一，猛力前修，顽石可以点头，众生皆成佛果，鄙人有厚望焉。

（见《三三医报》1928）

108. 致徐相宸先生函

相宸先生大鉴，前荷不弃。惠赐　教书，顿开茅塞，心感莫铭。于夏历二月二十日，复上芜函。讬徐友丞先生转交。谅邀　浏览，至以为念。顷见绍报九年三月份，足下致裘君吉生一函，论改革药品事，当与药界热心者，竭方提倡，扶掖进行。期限数年之内，有确实可用之新药贡献于社会，以药学之说，屹然立定，而后医学始可措手矣。逸闻命之下，极表同情，明知人微言轻，哆口妄谈，徒贻陨越，但事关大局，中医改革之成败兴衰，在兹一举，医界诸公，当共负完全之责任，理所然也。不肖如逸，忝属医界之一分子，于羹墙之见，拜前辈之光，略识端倪，得明道岸，爰不敢自藏鸠拙。而效喋喋之啬夫，扪虱之风，颖端先假，倘三生缘订，当约践平原，作他年之十日游，而共话衷曲焉。改良药学，绍报七年一号，曹赤电君已说论之，其编辑体例，分释名、产别、采制、形态、气味、成分、效能、主治、辅助、禁忌、发明、用量、备考、处方等十四门，一一以实验为依归。无事乎虚浮之套语，倘实事求是，为中药之第一巨观，逸敢预言也。惟时已隔二年之久，疑曹君已编辑完全，屡欲修函致问，奈为俗冗所羁，未克一偿所愿。今因足下提议，故连类及之。然曹君之初议固佳，而待夫研究商榷者，尚有数端。一曰成分，化学之实验虽工，遇植物诚难措手。西法取金石，故化验尚多可凭。若吾国之用药，惟取根升梢降、叶散梗通之特性而已。足下有《中华药物学》类性出版之预告，逸素表同情者也。但吾国药物，若不取成分，西人必笑为理想之陈腐，而专尚成分，其碍又若是。大抵姑妄言之，姑妄置之可耳。一曰性质，如半夏性主降而质滑润之类，亦为吾国理想之论，所不能少也。曹君未言，兹物补之，未审足下以为何如。再此帙若成，当资为宝鉴，宜定名为《中华药物学》。此外若足下之药物学类性，曹赤电君之规定药品之商榷二书，亦皆当兼资参考，所不可偏废。然更有急者，吾国近年通商大埠，西药盛行，天津卢君抑甫，慨利权之外溢，有以中药仿西药制剂以代之提议，逸亦素所赞同。编辑《中华药物学》、《调剂学》，决不容稍缓者此也。苏州张叔鹏君创设中华制药所，提精择粹，遵古法而形西式，乃吾国药肆改良先导也。常熟张汝伟君曾为序其仿单，逸尝欲修函往索，以素不相识，碍难冒昧。年来拟创办制药所，以中药仿西药之泡制而代之。兼设药品陈列所、药品化验所，以资考究学识之地，皆独立经营，决不仰人鼻息。盖因吾国之真同志者，寥若晨星也。奈鞅掌公廷，服劳家务，终朝碌碌，暇晷毫无，力所不逮，材所不通，有不得不姑搁置者。凡此数端，皆区区之意，尚希足下以研究而开导者也。书不尽言，余音续复，再此函本拟直接寄奉，因为通告起见，故由报社发表转呈，诸希原谅。再大著有订正鼠疫良方，徐友丞君，曾言此书已经售罄，而敝友某君急欲一阅，尊处如有旧藏善本，可否赐我一阅，阅毕即还，决无讹误，忝叨爱末，谅不至却拂也，专此致意，敬颂。着安。

（见《绍兴医药学报汇刊》1919）

109. 改良医报之我见

（缘起）吉翁先生，办理报务，十载于兹，阅历既深，经验宏富，何待鄙人之喋喋，然千虑之得，敢贡刍荛，报务进行，吉翁主政，羽翼辅导，责在吾侪。爰记数则，略述于下。藉博　吉翁晒政

（一）报中宜添设时评，评论医药界时事，使阅者眼光方能趋于正轨。

（二）校刊误字表似可删去。亥豕鲁鱼，千古虽难免，明者自知，无须辨白，姑妄听之可耳，为节省金钱、节省目力计，皆应有删去此项之必要。

（三）一稿两投，代为声明。

（四）新颖之稿，及阐扬真理者，酌酬，以资鼓励。

（五）断句处，加以圈点，以清眉目。

（六）每逢三期九期之本报，宜列试题，中式者，酌酬社中之书籍，方足以增本报材料，而博阅者之兴趣。

（七）请从本报四卷一号起实行。

（八）挝鼓雷门，是所望于抛砖引玉，阅者谅之。

（见《三三医报》1926）

110. 致何廉臣先生讨论同善社静坐之设并商榷编订讲义之手续

廉臣前辈著席，（上略）同善社静坐之误，诚有如杜君所言者，未空四相，私欲弥天，迷误极矣。而流弊所至，必使全国之人群为风谈而后已，岂胜慨哉。惟杜君以性功为升，命功为降，亦属画蛇添足，盖道本无为一而已矣。先天一气，同虚无中来而虚无实有，所在断不可视为死坐之空文。若形体之内气机自能升降，何假人工制作，此《西游记》中车迟国之搬运，所以戒其多事也。余详《三三报》答庐君育和函中。鄙人访道多年，迭遇名师，略知一二，心所未能安者，故妄呈管见，挝鼓雷门之诮所不敢辞，倘抛砖引玉，是所厚望于吾公也。

读大作，感言仰见保存国粹，挽回利权之盛意，罄折无已，编订讲义。以期月为入手，初步以三年期满限制，乃鄙人宿所主张之论调，曾披露于《三三报》十九期，答任伯和君函中。吾公亦有此同意，足征千里神交。至于编订手续，将鄙意所有者伸论于下，非敢谓刍荛之贡献，实出至诚，以求吾公之诲正耳。书籍浩如烟海，博访诹咨则繁不胜繁，拟仿四库提要例，将家弦户诵之精本及先哲遗著之其意为之收罗审定，编为医学提要，纲举目张，一了百当。此为入手之初步办法，次则考证历代沿流之改革医学，分诠释家、发明家。“诠释家”如注《内经》、注《伤寒》等类，不下百余人，宜考证其大意，审定其得失。“发明家”自仲景而后金元四大家，及明清八大家等类，不无有一得之发明，片长之足，录宜考证其微言大意，编为历代医学之沿流药学。入编纂家、发明家。“编纂家”如李东壁、汪昂、程洛仪等人，“发明家”如陶弘景、赵恕轩等人，似此分类编纂，有医学史之美备，无医学史之繁难，此为第二步办法；其次则编订各科讲义，为全体学、病理学、诊断学、症治学等，类历代名医类案之考证，又其次焉。鄙人私意，初以为研究医学者，必以生理为基础。于戊午年春，编《全体论》一部，当即寄裘君吉生付刊（至今尚未出版，嗣因多有未惬之处，容当索回修改，以劳讹误）。迄今思之，历代医学之变迁，以症治学范围为最广，编订者宜尽先研究考证，汗牛充栋之典籍，以折衷百家，而择流寻源，方无遗误。否则非为门户派别所缚束，即濒于捉影捕风之杜撰，伪言乱道则有之矣，何医学之足云。至症治学，区别以瘟疫为第一（六气伪甚，皆能成疫，非可以一种杂气杂质祷之也）。四时外感次之，名器官之杂病又次之，儿科、妇科、外科又次之，至于症治篇章法，如每病各列脉因症治四项，似为一症说法，且失之繁。鄙意以从《伤寒》、《金匮》条例，分条以论症注释，以发明病理，较为清晰，且便于学者之诵读。如病源、病理、诊断、看护诸项，可另著专论以发明之。温热、湿温条辨以开先例，此宜待商権者一。各项瘟疫治疗，收罗美备研究，公开编订成书，遍送各医院中实地试验，以收精确之效果，当联名呈请内务教育各部，收回中医防疫主权，免受外人之蹂躏，此宜待商榷者二。症治书籍编订就绪后，则考证历代验案，以征其实。盖临床实习为世界所公认，若中国历来案，多属个人私意鼓吹之性质，无识者阅之，徒乱心意，有识者不过为之捧腹喷饭而已。故必考证之、删改之，以去其妄，而存其真，其心思独到之处，未尝不足为症治学之羽翼，但不可喧宾夺主耳，此宜待商榷者三。病理诊断诸项，必待症治学编订后，而后始可措手，方不涉于无据之空谈。若全体生理一项，在医学中资格最浅者，姑存之，聊备初学之参考而已。盖吾辈所编之讲义，使学习者得正轨之，遵循业医者，得充分之援助，与东西医相较，能成一有统系之学说，故侧重症治之经验，此宜待商榷者四。至于编辑着手办法，曩读医报大作云，“少数人私意不足以代表全国”。鄙人窃论不然，人心不同，各如其面，研究医学者，焉能强途人而同之，连络多人，则言语不通，性情各异，徒增纷扰而已。鄙人最初主张，于最短之期限内，扫除数千年之陈腐，吸取中外古今之精华，重发明我神圣之医学，为全国言论界负弩前驱。非敢谓个人之心思材力，足代表全国之公意，盖因凡人心理，难于图始，而乐于观成。事前之参赞劻扶之人，鲜而事后之吹毛求疵者，则大有人在，古今中外事固无往而不然也。使余为方中行遇一喻氏，窃其议论反攻抵之，亦鄙人所愿闻也。何则糖粺前驱，荣幸多矣。此上云云，乃鄙人改革医学之妄言，已成过去之往绩，近年以来，徒以困折生活职业，劳人心方几何，岂能双方兼顾，故置之高阁久矣，其不得已之苦衷，当为世人所共谅吾。

公为医界泰斗，望重中华，宿具改造医学之宏愿，以编辑讲义为前提，谅必有成竹在胸，指挥之间立能就绪，江海

岂择细流，故妄呈管见，倘不以驽骀见弃，加以鞭策，附骥尾以效驰驱，是素所欣望者也。专呈鄙悃，敬请道安

（见《三三医报》1924）

111. 致陈爱棠书

爱棠先生大鉴，迭接　大报并来函示悉吾　兄荣膺如皋医学公会会长，仰见吁谟硕画，大展鸿猷，以欣以贺。弟滥竽医界，十有余年，处中西竞争之潮流，遇风雨飘摇之时势，念医学前途之患难方殷，益觉杞忧之不已。兹值我兄就职纪念，各地诸同志贺柬盈篇，弟独不言贺而言希望，盱衡现今医风岌岌可危，若不加以整顿则及溺沦胥，言之心栗。望　兄奋臂而起，以砥柱中流自任，设立中国医院，以中为主，以西为辅，可以言保存国粹，可以言新旧合参，继往开来，创兹盛业，若挽回利权，尤其余事，此弟所希望者一。国医旧学，百喙争鸣，是非淆乱，若不折衷诸家，重行编订，则将来之医学，恐愈趋愈下，愈衍愈杂，则编辑各科之正当讲义，为弟所希望者二。创设国医专校，垂一正当之学说系统，于斯时也，人人有向学之殷，如饥者易为食，渴者易为饮，事半功倍，效果可期，乃弟希望者三。以上三端，弟之力不足以举行者，今兄为贵县医学领袖，力足以行之矣，弟所以有望于吾兄也。愿君勉之，医学幸甚。

（见《如皋医学报》1930）

112. 制药厂创设之我见

中药制造方法之陈腐，必须仿改西学方法，以资改进，在现代社会上，已为一般人所共认。

但采取科学方法以改进中药，是整个问题，非各个问题，故必须创设有组织、有计划，资本雄厚，规模远大之制造厂，方足以资提倡。

其创设制药厂之所在地有二：一为便于营业计，宜择津沪等商埠创设之。对国内外推广贸易，因其交通便利易于推行。一为便于生产计，中国产药之区域，以四川、广东、山西等省为大宗，以其出产所在地就各药之特长，制成精细之品类。由前之说，则嫌其往返搬运之不便。由后之说，是则嫌其出产地道之分歧，其中困难问题，仍须由多数专家，会商解决之。

以编者所见，重要症结之所在，仍为经费问题。中央高唱节制资本之际，微论非私人之力所能办。即使能之，处此过渡时代，亦无人肯贸然尝试。势必有待于我当轴诸公之提倡者矣。

或疑分析成分，属学者所研究范围，不必需要于制药厂之创设，但学者研究之结果，仅足供编简上之陈列，欲求普及一般社会，必须有大规制药厂之创设，方足以推行尽利也。

（见《医学杂志》1934）

113. 中医学校改称学社

中医学校，是否应当列入教育系统，已成近今中医界，拥护者与攻击者，争执唯一之焦点。编者以为任何学科，其诣造精密，绝非一蹴可就，譬如中小学校，其课之支配，科目之编制，以现在状况，与三十年前中国初设学校之时相比，昔疏而今密，决无疑义。盖随时改正，进步必多，推及于专门大学理化文法各科，今日之设备较佳，科目支配恰当，皆以前历次修正改进之成绩，若欲求其最初之组织，恐亦不外因陋就简之粗具雏形而已。何以中医学校，于立案之初，即横加于涉，于组织之始，即责备求全（如指摘教授无资格，课本不完全之类）。谓非教部当局之别有用意，孰能谅之。苟能于三十年前，中医学校与其他学校，同时成立，则中医一科，必有相当之进步，决不致如今日形呈特别落后之畸形，最近因行政院宋代院长训令国医馆，将章程中凡有关于国医馆附设国医学校、国医学院字样，一律改为学社。区区一学校、学院名称，亦且靳而不予，其将视中国医学，为毋须改进之医学，抑视从事中医人员，为不堪造就之人员，故不惜徇于情面，直接维持教部摧残中医之乱令，间接助长帝国主义消灭中医国学之阴谋，无怪各地中医学界同人，群起责难也。

（见《医学杂志》1933）

114. 向毕业同学说几句

丁卯之秋，下走自港返沪小住，岁暮时，张兄赞臣，余兄无言，以合办医校相邀，略知方术，不敢不勉力附骥，滥竽充数，兹际本校第一班同学毕业，谨申所见，以作赠言。

四时之序，功成者退，人类进化，后来者胜，研究医学进化之历程，当知昔时，苦于方法之不充，而后世苦于学说之紊乱，有志振兴者，必须以整理为前提。

人生观，人各不同，对于中国医药，倘以整理为职志，改进为事业，发扬光大为目的，使中国医药，从半开化被压迫中，得到争取平等自由的努力奋斗，达到完成世界医学上占一自立之地位为归宿。退一步言，使中国医学改进成功，进一步言，使世界医学，互相提携，共证进步，而底于完善。前途之工作甚多，必须吾党同志，负起伟大使命，群策群力，向此目标，共同迈进，下走虽愚，窃愿执鞭从事，负弩前驱，不敢放弃本位之职责。

整理学说，改进技术，已成全国医界唯一之目标，而英法德日之医家，尤多致力于此，我不改进，他人将越俎代谋，处此过渡时代，有改进中医之必要，而失此过渡时代，亦再无改进之机会，敬告同志，勉之而已。

（见《复兴中医》1940）

115. 国医御敌团刍议
中医一律改称国医

丙寅七月十四日，接国医御敌团简章一份，征函一纸。邹趾翁全力御敌，以竞生存。国医成败关头，在兹一举。并承不弃封菲，以鄙人贱名，次于发起之列。自愿驽骀，敢云附骥，而同仇谊切，效死毋忘。念前途患难方殷，益觉杞忧之不已。爰书刍议廿一则，聊作切磋。此呈国医御敌团，全体同志公鉴。

（一）刷新医学，与宣战对垒，截然两事，迥乎不同。对内宜励精图治，讲求学说，真理昌明，俗医自少。鄙组织国医讲习所，并草拟中华全国医药书编辑社简章，非敢自居发起之列，实欲敬求全国同志，共同研究之，此乃谋对内之方，为刷新医学设也。国医迭受东西医之打击，政府之摧残，其间所以不为日本汉医之续者，盖赖本团发起诸公真诚实学有以制之耳，故能坐镇雍容，不为扑灭。然长此悠悠汶汶，不加振作，而老成凋谢，哲人其萎，歌大风而思战士，悔之晚矣。本团之御敌而宣战也，正式接触，抵砺有加，不为意气之争，而为学理之战，他山攻错，其斯之谓夫。

（二）本团正式成立后，总部设在北京，为中外瞻观所在之地，创设大规模之中国医院于本团总部中。即名“本团第一医院”上海广益医院，杭州三三医院，沧州立达医院，山西中医改进会之附设医院，皆其先导。故筹设医院，乃当务之急也。

（三）本团先由筹备处及交际处，函商本团各发起人，及各团员，修正详章。磋商进行办法，分列团务发起人为五组，以期轮流应战，复由五组团职员（每团抽出二人，为总事务所评议员）。公举评议员十人，正副主任各一人，办理本团一切事件，其有对付外界，及进行手续，由评议会公断之。

（四）本团团员，其未降罢免，以及优待处罚等项目，皆由评议会议决后，请正副主任核准施行。

（五）本团总事务所限三个月成立后，筹备处即行撤销，以一事权，而专责任。

（六）四川邹趾翁、周禹翁，拟公推为总事务所正副主任，周禹翁兼理事长。杭州裘吉翁为交际主任。因本团中华全国医药卫生协会合作且假三三医报为征集之机关。

（七）总事务所成立后，将本团详章，及进行手续，宣战办法，印送各地报馆，刊登广告，以便周知，各地行政长官，皆当呈请立案。

（八）总事务所成立后，召集团员，聘请团职员，开始募捐，筹措经费，为积极之进步。

（九）凡中华全国医药卫生协会会员，概为本团团员，各地中医，学优识锐贤才硕彦，以及本团发起诸君，概由总事务所，按名发给聘书，请其担任本团御敌职务，俟原人呈报到所，述其所长，愿任某项事务，本团录用其长，发给团职员之证书，俾便正式视事。

（十）本团各地团员及团职员，行于就近地址，设立本团各地办事处，分别活动，羽翼进行，但不得违背本团章程，且须服从总事务所之指挥。

（十一）各地本团办事处，倘或办事不力，办理不善，违背图章等情，总事务所得随时勒令撤销，不准延误。

（十二）本团办理医院，筹备御敌事务，经费先征集二万元，以一万元为开办费，以一万元为准备金，筹款办法。以百元为一股，有股票一张，十元为一条，无论本团团员及团外惠助，不拘多寡，均所欢迎，惟最少限制，以十元为度，当由本团总事务所发给收据，及维持员之证书，以昭信守。

（十三）本团助款诸公，以本团所发之收据为凭，俟本团经费充足，发出通告，收回收据，还给助款，且认周年六厘之息金，为五年还本之期约。

（十四）本团收入支出账目，年终由事务所报告之。

（十五）本团团员、团职员、主任理事、交际等职务，概不给俸。

（十六）团职员分列五组，轮流应战，例如第一组团职员共十人由总事务所发出通告，先在汉口集合。第一路以北京为发展地，第二路以上海为发展地，第三路以汉口为根据地，第四路以广东为发展地，第五路以天津为发展地，各随其团职员，自愿担任者，分别支配。本团北京医院，已预为布置，开诊之时，地方各法团，军警当局，行政长官皆预为邀请，来院参观，且邀请该地方之西医学会，请其派学识精深，实验宏富之西医十人，来院协同诊治，例如病人来院，国医西医，拈阄先治。凡国医治之不愈者，限期无效，送归西医诊。西医治之不愈者，限期无效，送归国医诊治。方案有表，诊断有书，病人住院者，可实地练习，无尚空言，所谓短兵接战者是也。非但我之学识，大有进步，即彼之学识，亦可增加，俟三月之后，比较双方成绩之良窳，而定优劣之胜负。

（十七）例如第一组团职员十人，已齐至北京本团医院，与西医直接激战矣（已经激战，为战斗员）。第二组团职员，即日移装北上，限二星期内，齐至北京本团医院（为预备队），参观第一组团职员，与西医激战之情形，且研究出奇制胜之计划，俟一月后，第一组团职员已经战胜。第二组团职员得再住院一月，以观后效，如再大获全胜。此预备队住院二月，实验已深，当由总事务所，发给开办费。或汉口，或上海，开设本团第二医院，至召集三四五组职员，其办法亦同此例。

（十八）第一组战斗员，倘或战败。第二组预备队，俟一月后，即行加入战争，其已败之战斗员，不准卸责，仍由总事务所加委，任为指导，以资熟手，冀其立功赎罪，且召集三四五组团职员，限期集合本团医院，为公开式之讨论，磋商御敌之办法。似此轮流备战，不达目的不止。

（十九）团职员支配，内科三人（复古派、叶派、折衷派各一人），幼科兼痘症，妇产科、外科、伤科、眼科、喉齿科、针灸科各一人，共十人。至多能增加至十二人为限，公推一人为总代表，负指挥之全责，复公举一人，为副总代表，协理一切事务。

（二十）本团总事务所，正副主任，及交际主任，理事长，经济监督等职务以三年为一任，评议员以一年为一任，期满改选，联举得连任。战斗员以一年为一任，成绩优良，信用卓著，得永远任用，不得妄行便调。

（廿一）月俸。（临时办法）战斗员四十元，预备队二十元，俟三年后，本团经济充足（正式办法），战斗员一百元，预备队四十元，至往来因公之旅费，得每次多付月俸之半数。

（廿二）本团俟经费筹足即行办设医院，正式宣战。

七月廿九日，始接到三三报四卷一号，内载邹趾翁之筹备简章，字字着实，先获我心。惟愚好自用，不避续貂，妄议廿一条。邹祈邵趾翁、周禹翁，哂正是幸，倘不弃鄙陋，愿效余勇，或则指挥疆场，独当一路，或则设谋帷幄，兼顾统筹，凡有委任，无不努力，倘或贻误戎机，愿以军法从事。先此寄言，以伸衷悃，如蒙赐复。贮候　玉音

（见《三三医报》1926）

116. 复张寿甫先生函

寿甫先生道鉴，敬复者，手书敬悉，辱承藻饰，愧何如之。弟于星命之学，略知一二。愚好自用，不安藏拙，因贫之故，急于问世，冀觅蝇头，乃蒙各地同侪，不以葑菲见弃，轻千里而来，贻书讨论，获盗已多，感激无已。复蒙吾兄盛意，嘉惠揄扬，更增纫感，吾兄医学文章，道学真旨，四方共仰，薄海同钦。盖苦心孤诣，精研探讨之深，不觉言之恳切，其中于人也，深入脑筋，其神明变化，与人之神明相切合，所谓同类者。孟子曰：猝然现于面，盎于背，施于四体，四体不言而喻。盖理义之悦人心，犹刍豢之悦我口，

事无巨细，其揆一也。佛氏有大医王之手法，其吾兄之谓乎。弟素性反对医案者，然见吾兄之验案经验之宏，识见之优，为之击节叹赏，谓为奇遇。顽石可使点头，吾兄之立功大矣。编辑医学各科之讲义，吾兄如有心得之发明，望披露本刊，以彰绝学，倘余勇可贾，请投袂而起，为同志倡，弟虽不才，愿效驰驱，以伸附骥。

按此稿在丙寅七月间答复，因夹在他稿内，一并寄函如皋，蒙陈霭堂先生刊载该报十一期，今特复在该报，转抄奉上。谨此声明。迟复之咎，抱歉之至。再本报前数期，载尊着大稿内，云将各地医报，所刊载之零稿，一并汇聚，集成大观，装订全帙。从此全豹可窥，窃为之曲踊三百，不我遐弃，祈预示知，如未付刊，则将拙序寄奉，管窥蠡测，以志罄折之忱，如已付刊，则竭力推销，以效驰驱之役，鞭长可及。贮候方针。

（见《三三医报》1926）

117. 又寄张寿甫先生函

寿甫先生道鉴，新闻纸载，医士登簿办法，沪淞一隅，已将举办，实行不远矣。弟未悉详情，未加审察。但因卫生局以神州医药总会及中医联合会，未经政府批准，不能执医界主权，不能得官厅信任云云。弟以中医团体，若山西中医改进研究会，为阎会长创设，似可得政府批准，能执医界主权矣。独惜该会仅足支配山西医学，未能向外发展，吾兄为医界泰斗，薄海同钦，陆晋翁、张相翁，亦皆国医巨子，倘能投袂而起，独任巨肩，向政府请愿，组织中央高等医事机关，统一全国医界主权，为力谋对外发展之预备，则御侮长城，中流砥柱，再造医学，惠及民生。弟虽驽骀，敢辞附骥。

118. 三三医书评

《丹溪脉诀指掌》，国医脉学，自《内》、《难》而下，不乏专书，即如症治学中，列脉因症治者，必脉居其首，诚以诊断学上，占重要之位置，惟脉而已。《脉经》、《脉诀》、《四言脉法》、《玉函经》等书，言脉之体者，不足以尽其变，为初学之诵读则可，若夫触类引申者，则固将有待也。《濒湖脉诀》言脉之体用详明矣。《脉学辑要》斯即扩而充之，然论误之处，仍瑜不掩瑕。世医莫不知有《濒湖脉诀》者，而不知本书实为其先导也。书为丹溪翁原本，由刘吉人校正选录，明其体辨其用，无美不备，吾无间言。中国医学最大惑障，在作茧自缚，以五脏纠缠五行，以六经拘泥六气，守旧者自鸣得意，而不知违反天演公例，为世所唾弃久矣。即如五志之脉，怒则脉见弦涩，此气并于上，而临外强中干，故脉见弦涩，理本极明，而伊乃不之此说，反以涩者，金也，木腾侮土，土之子为金，金来克木，子复母仇，是侮反邪。犹吴王夫差，黄池争雄，越乘其虚而伐之，遂以破吴，侮反受邪，即此义也。折背叟按：此类邪说，当根据下列三项理以驳之。侮反受邪者，是气血归并，偏胜者绝之义，妄谓木来侮土，金来克木，孰胜孰负，孰能知之。头上按头，梦中说梦，国学之不昌，此类妄言害之也（此其一）。夫差与晋争盟，阖闾破楚，前后两事，相去廿余年，今乃混而一之。医者，岂尽皆不学无术者耶，虽丹溪在所不免，可胜浩叹。夫差争雄山东，潢池角逐，国中为越所袭，几至瓦解（此后三年，吴国方亡），列强竞争，无往而不如是。肺肝脾胃，脏腑也。岂可有时亦互相残杀，竭力奋斗。等于吴、越、楚、晋诸国，纷扰争雄。谚曰：蜗牛角上，二族争竟残杀不已，伏尸百万，不图于脏腑之内，肺肝二脏，已实行之，岂非笑话。余初医时，曰对此类妄言，皆为之裂，发为之指。邪说厉阶，于今为烈，辟之患其不早耳。传曰：删芟蕴丛之，勿使能殖则善者信矣（信音伸）。余谓医学改良，亦当如是，此其二。《诊脉二十二辨》本书内容，实属编辑性质，毫无辨白，不当名辨，前半部概行抄套，后半部整抄《医宗必读》、《脉学心参》原文，是类书籍吾无取焉。医学之程度上下不齐，相去过远，夫《医宗必读》、《医宗金鉴》、《本章备要》、《医学心悟》、《明医指掌》、《陈修园医书全集》、《临证指南》等书，有识者，方且鄙而弃之。概学说庸浅，金玉泥沙，实为中人以下说法。乃不料近今出版之书籍，且有以上数书之不若者。医学变迁，每况逾下，提倡医学，增高智识，而结果适得其反，瞻望前途，不禁抱无涯之悲痛也已。

（见《三三医报》1925）

119. 三三医书评

小引

岁在乙廿之冬，蒙裘吉生先生，惠赠《三三医书》第一集，并蒙格外优待，二集、三集，皆以廉价发售，同时得九十九种之奇书，获益良非浅鲜，书此志感，以表谢忱。仆本驽骀，赋性鲁钝，比年来困于生活，职业劳人，于医学著作前途，坐荒久矣，乃承吉翁先生，不以不肖见弃，委充《三三医书》校评之任，自顾荒芜，原思藏拙，而感恩知己，义不容辞，谨就管见所及者，妄参末议如下，原拟每集分评，各归门类，使阅者便于检查，奈限于时间，仓猝立就，所谓率尔操觚者是也。凡我同志，进而教之，则幸甚，乙丑腊月朔日，了一山人，志于真州之四友斋。

《肯堂医论》王肯堂氏，一国医中之编纂家也，其收罗之宏富，识见之广博，有目共赏，无待赘言。前见王氏《医学津梁》，已见精湛，今医论出版，洵相得而益彰，医论内容，属医话其名，而医案其实者，案虽不见精深，尚属清浅平易，间有重复之处，实亦白璧微瑕，神水制法，自夸神效，惜余未之试也，惟真头疼与真心痛者，他书多言不法，未免阙略，此言明症状方剂，效果与否，虽不敢必然，亦足以称发明一症之治疗，后世研究有得者，则此书不无篪蹄之助云。

《外科学讲义》、《经历杂论》、《伏邪新书》、《丹溪脉诀指掌》，此四书皆为镇江刘吉人先生之遗著，先生在《神州医报》、《中国医报》、《绍兴医报》等撰述界之老前辈也。忆己未之夏，霍乱盛行，余与先生，曾通函研究，赏奇析异，交谊日隆，嗣后余因饥趋奔走，音问久疏。顷闻已归道山，为之喟然伤悼，书此志感。外科讲义，足供研究外科参考之用，与山雷氏《疡科纲要》相辅而行，可称善本，惜辞甚于意者多，遂致瑜为瑕掩。此书校之，尤觉此胜于彼，上半卷统论，嫌其太泛，使学者按图索骥，果能收肩指之效耶。疔疮宜刺背俞，功宏而效速，万一生脓出头，虽竭力图全，已成焦头烂额之客。拔疔诸方，功罪参半也可。疥疮宜用托法，实属特见。忆余初行医时，治湿热疥疮，用凉膈泻肝等方，以清道之，疥疮愈，旋发痉瘟而死者，是未曾用托法之过也。经历杂论，用蟹以治疥疮，虽云言之成理，余以识见未充，未敢阿私所好，望各地同志者，一研究之。伏邪新书，论伏邪之治法之尚觉详明，候余暇时，取叶氏伏气解，以及伏温、伏暑、伏燥等病，与本书一研究之。

120. 三三医书评

《咳论经旨》、《专治麻痧初编》二书皆一手编成，概行抄录，一字不易，可谓名副其实。《咳论经旨》，专抄经言，除王氏脉经，采择三十一条外，余则概无取焉。咳嗽症治，唐宋迄有清，数百家，岂无一长之足录，乃力排众议，用以尊经耶，如能再出续集，采择唐宋及明清，诸家学说，咨诹博访，细大不捐，所谓集流成河，聚沙成塔，如《麻痧初编》是，吾将于咳嗽症治，叹观止矣，敢以质之哲嗣永言先生，克绍裘，箕古志所载，曷速起而图之。

《麻痧初编》内分四编：曰崇正、曰述古、曰征今、曰方论。搜采古今医集，七十四家之著述，抄其全文者，列入三十四家，考证源流，不为不博矣。惜其不加辨别，无所不收，故瑕瑜互见，然大纯而小疵，不足为本书病也。使国医编纂之书，皆能如本书搜采渊博，学者得此一册，胜读他书十卷。编辑讲义，取材于此，不致有翻书难之叹矣。余因之重有慨焉，世之著书者众，假托而鸣高，剽窃以自诩，其藏头露尾，依样葫芦之伎俩，令人喷饭。读本书罗列清楚，标明抄录，直决痛快之为愈也。使各地医报，收罗稿件，皆本此书体例为征求，不事空谈高论。例如以一病为标准，其原因、病理、论断、症候、经过转变、疗法处方、预防、善后诸项，学说无分新旧，方所不论东西，请各地社友，竭其所知，举其所能，分别应征。其有心得之发明，足资考证者，尤当格外优待。即使毫无心得，完全抄录旧书原文，字句之间，不得任意增减，庶保全庐山真面，集腋成裘，订成全帙，百川汇海，岂不蔚然大观。国医专校成立后，此类书籍既可作编辑讲义，取材之范本，又可作教员及学生参考之用书，一举而数善备也。负医界之言责者，望速起而图之，盖个人之知识有限，而个人之财力，所购置之书籍，尤属有限。以有限之知识学说，而欲包括古今中外事事物物之理，扪烛扣盘，不待智者，而已知其妄也。集全国医界之知识财力，互相辅助，互相发明，俾成大观，订成全帙，廉价发售，阅者之眼光，必放大百倍。不待正式讲义之编纂，而医界已有正轨可循，岂非快事。各地医报，分别征求，各行其道，相得而益彰。则医报之声价自高，抄袭家，无所用其伎俩，一稿两投，可不复见，各地诸同志不卜感想如何，请各发抒伟论，以光本报。

本书既名初编，必有续编，内容如何，永言兄如有珍藏，请割爱付刊，以公同好。

折背叟妄言丙寅七月望日

《马培之医案》书籍之传流有二：书以人传者，因其人名高望重，后人因其负盛名，受时望，遂不辨稷麦，一例服后，甚或阿私所好，以曲为直，以直为曲，所谓文场如剧，颠倒是非，然公论自在人间，真理终难磨灭，历时既久，未有不一败涂地者。人以书传者，下里巴人，乡井曲士，名不出乡，足不出户。而精神独到之处，足可铭金石，贯日月，与天地并垂不朽，发为文章，精华蕴蓄，受百世瞻仰，而不能得其绪余，历来神圣仙佛，固无往而不能也。盖金玉其外，败絮其中，乃天地间之定例，若本书者，乃书以人传也。

（以上二篇见《三三医报》1926）

121. 整理针灸感言书后

本刊第七期王理事鸣盛整理针灸感言，发生两种疑问：一、对于武当派、达摩派之名称。二、希望将罗哲初之流注方法公开实验。下走对于针灸毫无研究，本不敢妄参末议，惟接到李名兴理事菊荪稿辩论，文长数千言，对于上述两点，颇有发挥，惜为手民遗误，将原稿遗失，为补充计，特将管见赘述如下，是否有当，还望针灸家研究与批评。一、武当派、达摩派，据邵生仲衡云，当闻针灸家言似乎有此派别。相传武当与少林，皆为昔时修道家之集中点。武当以张三丰为主，少林以达摩为祖，后世遂有达摩派与武当派之名称。原修道于深山旷野之中，必须练习武术以自卫。后世反将修道本旨埋没，于是寻师访友，专攻武术，点穴、摩按、针灸、伤科四者，往往为武术上之附属技能。针灸之有如是派别云云，似与此不无相当之关系。二、广西罗哲初氏，系中央国医馆编审委员会编审委员。下走于民国二十四年春，因母丧返里营葬。道出南京，便至国医馆，与罗哲初、黄竹斋、周柳亭、陈逊斋、杨伯雅、随翰英、郭受天诸医友（皆供职于中央国医馆者），盘桓数日，晤谈甚欢，彼时因不知罗氏独得流注真传，致有失之交臂之憾，容当访问京中诸友，留心考罗氏在针灸治疗上，所得到之经验，或径访问罗氏，请其担任本刊撰述，想亦可能也。

（见《复兴中医》1941）

122. 折背叟医学漫笔

初编

五行与医学

中国医学自黄帝创始，与上古之道统本无形迹之分，此后道统失传，舞文弄墨之辈自号曰儒。而见病用药之徒，则自号曰医。其实医与儒皆大失先圣之本旨，不能明其道统，接上古之真传，则行尸走肉有惭人道者多矣。吾见儒学于孟子，而后无人焉。吾见医学于仲景，而后无人焉。小子不敏究心有年，试举所知为阅者告，五行生克问题，久为世人之魔障，世之所谓儒者，医者，皆不能明其一二。废弃者与保存者率皆隔墙猜物，依样葫芦，而于五行之真义实未曾得见也。究天地间之一切事物纳于五行之中，虽云持之有故，言之成理，而质诸真正之五行实无丝毫之关系，然虽善无证，不足去除数千年之疑窦，言五行之书所最先者莫如黄帝阴符（载《参同契》下卷中）。中经曰，天有五贼，见之者昌。又曰，五贼在天，施行在手，夫五贼即五行也。五行为道，体之完全，人所不得见，不得知之物，知之者不过五教圣人而已。孔子曰，吾无隐乎，尔是孔子之道无隐言也（后世传道皆用隐言得毋为孔子之罪人）。见浅者以鲁论，未言五行，遂以为五行乃孔子所摈斥，殊不知孔子所言五行，具在易经，后人不明，其大体用以卜着，浅矣。易曰，黄中通里正位居体，美在其中而畅于四肢，盖即执中央以运四旁土之道也。入药镜云，戊土为情，巳土正性，推情合性，金木乃并。此意即后人所谓中官结丹，黄婆媒合，圣人旨义本自明言，奈后人罪孽根深，竟不能解，妄以人之脾脏为土，牵合黄婆头上安头，梦中说梦，而邪说乱世误尽苍生，行见万劫耕犁，永不准赎，足为不知而妄言者戒然。则中宫为土之义何在，曰至于止善。孟子释曰，可欲之谓善，物格而后知至。易曰精气为物，子思曰不诚，无物悟一，子曰：物从牛坤为牛土也。孔子曰，中庸之道民鲜能久矣。老子曰：玄之又玄，众妙之门。黄帝曰：夏有奇器是生万象。悟真曰：三五都成一个字。《道德经》曰：玄牝之门，是为天地根。《心印经》曰：存亡守有，顷刻而成。邵子曰：巽人乾宫知月窟，雷从地下见天根，天根月窟常来往，三十六宫都是春。此皆指二土同宫之义也。余言止此，泄漏之罪所不敢辞，若再进即明言则不敢妄对阅者。如有不知自求道德可也，易以震为长男，兑为少女。悟真曰：男乍饮东方酒，少女初开北地花，金木水火之义于此了然。易曰东北丧朋，西南得朋。《内经》曰：重阴必阳，重阳必阴。悟真曰：金公本是东家子，送在西邻寄体生。佛曰：四大皆空五蕴非有。耶稣曰：圣父圣子。又曰：我为生命之灵三位一体。若能明此理者，则知丈六金身所谓仁者人也，合而言之道也。根本筑基二八得居西方胜境，正所谓西南得朋，无我无人，非空非色，未去过来现在（此乃是三尊大佛），皆属乌有之名词。上清正清，一清有何真境之可睹，不以三十二相自得见我如来。故孟子曰：人皆可以为尧舜。而释迦牟尼以若有情若无情，一切众生皆成佛果。古人遗言岂欺我哉。征之古籍，曰太极，曰无极，曰舍利，曰金丹，曰真乙，曰先天，而天弗违，曰有物混成，先天地生，曰有名天地之始，无名万物之母，曰君子上达，曰必有事焉，曰元实之谓美，充实而有光辉之谓大，皆此物此志也。

悟真曰：内有天然真火候，不须柴炭及呼嘘。盖以火候之用及入道之门。孔子曰：时之为用大矣哉。传道者于此无不秘之又秘，然以《易经》一书始于屯蒙，终于未济。爻例变换运用，抽添论火候之详，无出其右，三教圣人无不出身于此。斯吾国历圣相传之心法，而为大道之本原。不过发明五行之糟粕，而精义尚在其中，学者深造自得，慨自后世

《内经》真理久诲医界，无人格物至知，竟致遗失，而儒教无人，大道沦亡，盖二千年于此矣。历代以来间有南五祖，北七真，及释门之五祖、六祖等，虽云大成奈未能直接轩岐之心印。宋代儒林号称极盛，而考其实际不过窃番僧之余唾，辗转抄传标榜门户，酿成朱陆异同之争辩至今不已名曰理学派，而以攻击汉儒为能事，其实唯之与阿相去几何。程朱以静坐之风传，遂酿成近今普济、同善等教以邪说诬民，大为吾儒门之孽障。然则欲谈至道者势必以八百里之荆棘岭一扫而空之，吾必推为出世伟人矣。

要而言之，五行乃大道之真谛，非可以为俗人之口头禅，世有谈医者知医学不可以不研究，而五行实不容扯杂也，更不能废弃也。盖大道寓于五行之中，道统自是一事；舞笔弄墨，拘文牵义，寻章择句之腐儒又是一事；见病用药笼统冒昧，敷衍骗人之庸医又是一事。三者各不相混可耳。如以明道为亟而医儒皆包括其中，是乃为开辟天地之至圣，吾不敢有望于今世之人矣。

续编

用方与用药

伊尹造汤液，仲景编伤寒，此为吾国用方医者之嚆矢。自是而后，医道日渝，思邈著《千金》，焘集《外台》，此为吾国用药医者之嚆矢，用方者探究原因，因病而立方，执方以治病，药味虽少而全体大用，灿然毕备，故能万举万全。一剂知二剂已。用药者，惟凭现症汇药成方，头痛固宜救头，而脚痛尤宜救脚，欲求泛应曲当，故药味必多，虑其有顾此碍彼也。每味加以监制，或炒或炙，本性荡然，所谓缚其手足而使之战斗，不亦谬之甚哉。后世妄人承流扬波，变本加厉，辗转描摹，邪说横行，酿成今日议药不议病之世界。仆尝为历代诸名人惜焉。间有一二英奇特达之士，恪遵圣训，采用经方，无如积习相沿，终难免为世人所汩没，考其结果浸成，如同流合污之乡，原所设为善不终卒为世笑，历代诸家之遗籍具在可复按而知也。仆以为欲振兴医道，改良颓风者，必先自尊，用古方始知之真，故言之切，愿同志一商榷之。

甘草

国产药材为数至伙，市医不明真理，不敢试用者比比皆是，至可惜也。若夫甘草一物本非常用之品。《伤寒》、《金匮》诸方所用甘草，不过假以调和药性而已。单用甘草以治病，伤寒少阴论有甘草汤、甘桔汤，《千金》有一物甘草汤。用以治病分量必重，用以和药分量必轻，此定理也。汪讱庵氏以甘草气味和平概宜重用，不知用药以治病，当以病情为标准。苟合病情不畏其猛烈，苟非其道即和平之药，亦不能浪施。致误病机之经过，夫邪说乃暴行之渐，余不得不急起正之。

陈药

古谚有之曰：旧谷既没新谷既升，钻木取火期已久矣。是以一年为期，已可称其久。若吾国之药业则大谬不然，一药制造费数十番之手续，试问药之本性何存？一方制成，藏之数十年之久，父以传子，师以授徒，视如古董，居为奇货，仆尝考其实际已如朽木，如死灰，而庸流无识用以为救急之需，真所谓尘饭土羹，充人饥饿，自误误人，接踵相望，目击心伤，有不能已于言耳。

草头方

康子馈药拜而受之曰，丘未达不敢尝，是因不知其名不敢误食。若今世则草头方尚矣（西药亦草头方之类），医家随手乱用，以为炫奇，病家盲目夜行，是非颠倒，于不知不觉之中误人性命，不可胜数，可慨也夫。

药铺

吾国古时医者采药㕮咀以应用，嗣后流弊极多，以采药挑夫冒充医士，遂致误人。前清同治年间浙绅胡雪岩振兴庆余堂药号，以改良饮片为己任。同时并有广东之腊丸，北京之膏药，均皆名播全国药业。由此一兴，各地效法，接踵而起，不料曾几何时，而流弊不堪设想。今试诸公详之，药肆之药材贩自药行，霉朽蛀烂不问也。药行之药材收自庄客，货物之真假不问也。堆积而后悬牌定价，时间之久暂不问也。盖彼等为牟利而已，遑问其他药肆。制药切之不便也，洗之、泡之、煮之、煨之。磨不易也，烘之、炒之、吹之、晒之，试问草木之余枝受百般之磨折，岂其有圣贤之大毅力，永远不变其永性者哉。无怪谓服中药者成事不足败事有余，药岂能任其咎哉。近有粹华制药厂力革此弊，从事改良，果能实事求是否耶，姑拭目观其后云。

（未完）

123. 折背叟医学漫笔（续一）

续编

医道医学医术

医书中有三种之鉴别焉。一曰医道，医之发源实为道之支派，而道统所在，断不敢清浅明言。征之道门中之书籍及《易经》、《内经》可为明证。古人有金匮石室之藏，盖即至精之真理，杂于污秽冗文之内，学者深造自得而不然者，即见智见仁，各随所见，誉之不可得，而誉即誉之无益也；毁之不可得，而毁即毁之无损也。而至道之在人间，如日月经天亘古不灭，世人之盲于目者，不知有日月，而盲于心者，则不知有至道也。可惜孰甚《内经》一书言道之体至为完全，其不能见知于世，又何足怪。二曰医学，发明真理演道绪余，节比句梭无一言之虚设，无一字之假借，《伤寒》、《金匮》可鉴也。盖医学之仲景，犹儒学之孔孟。孔孟发明先王之道，而儒学赖以流传；仲景发明先圣遗言，而医林赖以不坠。承先启后，特此一脉相传耳。三曰医术，唐宋而后真道失传，习医者人人皆效法仲景，趋步轩岐，无如古圣之面目不可复睹，辗转抄传标榜门户，盈庭聚讼百喙争鸣，酿成惑世欺人之邪说，谁作历阶至今为梗，此医林之所以愈趋愈下也。研究医事者必先明道，学术之本原庶不至有多歧，亡羊之悮故详术之。

医书发明家及学生派与鼓吹派之鉴别

医书中之发明家前有轩岐后有仲景，此外则绝无而仅有者矣。盖轩岐发明天地之至道，推及于疾病之真理，仲景演轩岐之道统，发明治病之准绳，称之曰发明家，洵无愧者。若此后则下流所归，不堪闻问。《千金》、《外台》、《圣济》以抄录为能事，自夸渊博，此学生派而兼鼓吹家也。金元四子刘、李、朱、张各以一得争胜，而究其实际失之于隘，强分门户，荆棘横生，然尚以谨慎自持，犹不失学生派之面目。薛立斋、赵养葵辈，大言欺世自炫英奇，不惜颠倒是非，溷乱黑白，以遂其温补之私意，真无知妄作之鼓吹手也。越医景岳、石顽于全书类经、医通中虽间有发明，名之曰学生派足矣。此外若黄坤载之妄，喻嘉言之愦，徐灵胎之狂，陈修园之浅，吴鞠通之庸，张隐庵、高士宗之拘执，陈言、巢元之高古，考共指归不过一鼓吹家而已。至若叶香岩、薛生白、章虚谷、王孟英辈聪明颖悟，较胜前人，究不能外鼓吹家之范围，未达道统之本原故耳。其外则碎玉零金不可胜数，若夫医案之书，尤为画蛇添足，无中生有，平地风波，终归于作茧自缚，徒存荆棘而已。余曾究其实际，论其博不足以尽药之变，论其精不足以明方之理，而桴鼓应效，连篇皆是欺人之语，到处宣传，徒乱人之心志而已，无一真理之足云。虽曰个人经验不忍抛弃，然书明其意则可，何必东拉西扯，以夸博识哉。至若编书之体例，尤足供人喷饭，以抄录为事，以标窃为功，如前列《内经》之成语，继之以仲景之学识，继之以唐宋各家之意见后，乃汇集诸方，千篇一律毫无移易，岂足为永远之法程，实不值识者之一笑。然则何而可曰《内经》与《伤寒》具在，贤者识其大者，不贤者识其小者，莫不有真意存焉，夫子焉不学而亦何常师之有。

医学不可不知而医事不可为。

医学不可不知也。经曰：诵而未能别，别而未能明，明而未能彰，足以治群僚，不足以治侯王。张仲景曰：但逐荣利企踵权豪，卒遇非常身居死地，委命凡庸恣其所措，岂不哀哉。能知医药，则上疗君父之疾，而中以保身，故医学不可不知。政变非常，江河日下，医事俗习犹不堪闻，著作家以依托自诩，临症者以逢迎为能，敷衍骗人，触目皆是，揆诸优胜劣败之公例，有何生存之足云，故曰医事实不可为也。

传书传诀之不同

三教之经典书籍尚矣，而真诀尚在言外，虽书中一字一句不离此诀，而此诀断不明言，然亦未尝不言，不过暗在意中，学者深造自得。今试以孔孟之学详之，曰止于至善，曰在明明德，曰物格而后知至，曰率性之谓道，曰不诚无物，曰笃躬而天下平，曰克已复礼为仁，曰君子上达，曰必有事焉，曰可欲之为善，有诸已之谓信，充实之为美，曰是集义所生者，以上云云究属何所指乎。在同善社观之，无不指为十字阶前而已。而不知圣人之立意，实有至道存焉。不经师授决不明了，慧饶颜闵断难自悟，古人束发授书白首而不得其要者，固比比相望也。徒在书本用功终归梦梦，不过自误误人而已。儒教如是，三教学理无不如是，医学亦何独不然，故读书宜得其诀也。不明真诀徒读死书，则井底观天，永无贯通之日。《内经》一书动辄为世人之诟病，适所以成其世人而已。古语云得诀，归来好看书，良有以也。余于近年以来略治三教经典，传书传诀双轮并进，自觉另有传神，即推而至于医卜星相命理堪舆，诵其书亦当传其诀，虽云雕虫小技壮夫不为，然群居饱食之余，聊以自遣，历时久觉亦有真意存焉。小道如是，亦必有所可观，泛而他求，无往而不如是，学者阅此谅必知所务矣。

124. 折背叟医学漫笔（续二）

催眠术与医学

今世有所谓催眠术者，美其名曰精神学。进而求之，则名灵子。灵魂诸学，以向壁虚造之谈，作影响骗人之事。施术者，等于鬼蛊之含沙，受术者，真同麻醉之中毒。一度之后，两败俱伤，心力交困。仆之论调，乃有得于实地之试验者，及今思之，犹为胆寒不已。编书者已自知所说不能正式成立也，乃将古今中外之科学哲学一并拉入，以自炫其奇，藉以欺人耳目。三教圣人乃亦为其所利用，岂不冤哉。殊不知真理自在人心，孰是孰非难逃公论也。世有治催眠术者，其亦知所误乎。然虽善无微，不足以塞文过饰非之口，试详论之。《道德经》曰：圣人之治，虚其心实其腹，夫虚其心者即明善。复初率性之谓道。实其腹者即有诸已之谓信，充实之谓美，充实而有光辉之谓大，乃格物之真理。催眠术家窃圣人之言，行欺人之技，以虚其心为死坐之不二法门，实其腹则强纳呼吸之气，堕落于少腹之下。似此无知妄作，自误误人，而奉其教者，徒促其寿命，于医学无丝毫之关系，余敢断言。盖道以恬愉为务，以自得为功，催眠术不足以卫道，而适以败道，不足以养道，而适以叛道。欧洲地土薄弱，稍有蕴藏转眼即发泄殆尽。昙花一现，枯败随之，无识者炫其新奇，抑亦愚矣，永无圣人之出产是其明证。盖因其锐志逐物，私欲弥空。著名大哲学家，且不识天命为何物，更有何催眠术之足云。

通俗伤寒论

曩读中国医学报，有某氏持伤寒之论调，以犹在湿之伤寒，《贯珠集》贯通真理，戈氏之《伤寒补天石》，收罗美备，合二书而一之允称巨著。余读《通俗伤寒论》，有类乎是爰笔记之，但未卜俞根初著。此书时果怀此意否耶？何廉臣先生复将三代之经验为之表彰，洵可谓医门之全录，作为初学，教授永远之法程则可。知独惜者，因伤寒之名致为书累，而经济困竭，致不能迅速出版，此亦吾医界同人之隐忧也。

营卫气血

有清一代医界中名人倍出，而最膺盛名者，厥为叶氏香岩，章虚谷、王孟英、吴鞠通辈为之大捧其场，竭力鼓吹，尊为后世崛起之圣，与轩岐、仲景并列，斯言也，得毋亡乎。夫叶氏精华之所萃，温热论，其杰出者，详论营卫气血，为治温之准绳，发明《伤寒论》中，治温部分所未尽言之意，不可谓非仲景之功臣，然与张凤达之暑、喻嘉言之燥，齐驱并列可也，等而上之，与金元四子各有发明一得之义，相形见较庶无愧焉。盖营卫气血，为人生之机枢，为《内经》之主宰，为《伤寒论》之本原。世有研究，全体生理学者，能舍营卫气血，而他求之乎。考证病理证治学者，能离营卫气血而别有说明乎。《内经》发其端，《伤寒》演其绪，汗牛充栋之医籍，无往而非，营卫气血之滥觞，世有疑吾言乎，请加详细考证，而后方能见信于古人也。独惜历代名流，未列精确之论调，徒存门户之见，争辩不休，所谓习焉而不察者著矣，终身由之而不知其道者众也，良可慨夫。注伤寒者类多死于句下，以风则伤卫，寒则伤营，为麻桂二方之铁板注脚，盈庭聚讼，争辩不休。唐容川力反其说，以风能伤营，而寒能伤卫，自谓已得真理，而五十步笑百步，有识者当评其无分高下也。昧却营卫气血之真理，执五行而论《内经》，此黄元御之妄诞，而五行无生存地步矣。抛弃营卫气血之机枢，执六经而究伤寒，此历来注伤寒家之妄作，而六经永为世人之魔障矣。昧者纠缠六气，以解六经，且增入标本中见，司天在泉，诸气化一，并拉杂于伤寒之中，此伤寒所以不能见知于世也。伪言乱道于此，见之叶氏天资颖悟远过前人，知治温病者，宜注重营卫气血，何不知六经有伤寒之现症，独非为营卫气血之病耶，即一切外感内伤之为病，其能脱离营卫气血者其谁耶。余为医学前途惜，犹为叶氏惜焉。

自述本编之意见

癸亥之冬腊月，既望折背叟所漫笔之医学、药学于斯告竣，编订成帙，乃郑重为阅者告曰：

诸君阅吾书，能知吾用意之所在乎，或者曰障百川而东之，挽狂澜于既倒，今世中国之医学，颓堕极矣。赖叟以道阐扬，功垂不朽，叟曰非是之说也。或又曰：尊经崇圣，人有同心。唐宋以来，典籍具在，黄坤载、张隐庵之俦皆呼声之最高者。今叟以尊经以前题，得毋类是，叟曰非是之说也。人心之不同各如其面，研究医学者，焉能强途人而同之。吾于医界无事功之可言，无成绩之可观，而愚好自用，妄肆雌黄，强以为知所知，何在强而后成者。《道德经》已开先例，五千言之秘，无往而非强也，知其强，而后可与共学，可与适道，吾滥迹医林，瞬将十载，私衷改革，奢愿徒存，行年五十，而知四十九年之非，此所以成其强也。拨冗之暇意，之所有信笔而书，不知有所谓道，不知有所谓学，不知有所谓人，不知有所谓我，知之者，不以形迹见我，不以文字见我，则漫笔之意得矣。或曰道学之分，奈何叟曰言道之文，类多美玉与泥沙相半，见知见仁，各随所见，无识者按剑而诧不详，亦事理人情之所必至者，盖不如是。无以为金匮玉版之兰台石室之秘，后之人曷从而知道足贵哉。若言学之书则清浅，切当无一言之虚设，无一字之假借，盖不如是，不足以为初学之法程。黄坤载知有五行之升降浮沉，而不知有所谓《内经》。张隐庵知有六经之标本之见，而不知有所谓伤寒，所恶执一者，为其赋道也，举一而废百也，一得自封，无往而不凿枘，此岂能作言学之书耶。而黄氏直欲以五行二字包尽世间之医学，究其实际无一言之可行，作茧自缚殊不可解。尊经者，果如是乎，何子言之过也，或无言而退，特附记于此。

邪教与正传

杨墨之道不息，孔子之道不著，是邪说诬民，充塞仁义也，仁义充塞，则率兽食人，人将相食，今之与杨墨辩者，如追放豚既入其笠也。又从招之，岂好辩者，余不得已也。能言拒杨墨者，圣人之徒也，余于医道邪正混乱之处，不惮苦口烦言，痛下针砭，盖亦体孟氏之意云尔，岂有他哉，岂有他哉。

理论与经验

理论为事实之母，而经验为事实之子。其始也，必先有充分之理论，而后有正当之事实，其结果乃得精确之经验，余敢断言者也。今世治医学者，创所谓经验学派，惟注重实质之经验，而理论则弃如弁髦。曾亦思不揣其本，而齐其末，则平素所精研保持之经验，无往而非，无根之弱草也，莘莘学子，负笈从师所探求者，不过个人私见，浮光泡影之经验而已。试问为此之图，则精深之医道、渊博之医学，何从而窥其崖岸哉。善夫和田氏有言，曰古今来羡慕名医之奇术，而卒之杳无所得，终于俗医者甚多。呜呼，氏之所言，可为市医之借镜矣。盖古今之医籍，虽有充栋之誉，而究其实际，不过偶然与当然，及所以然三者而已。举市医之所操持者，偶然之经验也。论家以著作自豪，挟偶然之经验，窃伤寒金匮中少数当然之道而已，能推阐其所以然者，余则未之前闻也。有云则《内经》是轩岐以天地之道，明疾病之本源，此医学所以然之究竟，后人则因其理论也，无经验之可取，世之妄人不善读经者，举一废百而经意反晦，如黄坤载之徒，余已另著专论，详言其误矣。《伤寒》、《金匮》于病理诊断症治，三项包罗殆尽，此医学之事实也。后世虽有万能之医学，不能出其范围，讲西学者，亦未能或之先也，举今世所有东西、今古之医学，为之互相发明，适成完美，当然之医学双轮并进相得益彰，此医学大成之盛境也。而不然者则人自为学家、自为道，各描其偶为之丑态而已，于医学有何益哉。呜呼！世有持偶然之经验者，心醉而为神秘者也，其亦知所悔耶。

答问道书

大道本无言，无中生有，此传道者之所以难也。故非言不足，以明道，而多言适足以晦道。孔子曰：予欲无言可为铁证。陈希夷作一圆圈，谓道即在是，盖无极之真传不过是也。若欲究其极诣，则淮南子造豆腐，抱朴子炼秋石，亦皆为道之寓意。推而言之，盈天地间一切事事物物之理，无德而非大道之滥觞。书曰：永言配命自求多福，祸福无不自己求之者。夫道若大路，然岂难知者，子归而求之有余师。

125. 折背叟医学漫笔（续三）

制药之流弊

用药治病，惟取其偏，甚之性质，气味雄厚，则功专力大，斯为正当药铺。售药不免有霉朽蛀烂，蒙混之弊，故制药厂之建设，良善多矣。而流弊所至，贻害尤多。试举其大略者，言之化验之成绩，惟气味可得，而本性荡然，即如石膏一物，中医所用者，为天然矿产，功效良宏，西人以为无用者，乃人工制造，有质无性故也。据此意而绳之，以化学手续提精炼质气味虽全，而本性丧失，中医数千年来试验之成绩，将完全破产矣。盖中华发生药学，惟顺其性之特禀，所味各有偏甚，据此为治病之方针。自神农、轩岐而下代有传人，典籍具在不难覆按。而知今化其质变，其气乱，其味丧，夫其本性，此物质，医派所优为者也，与精神气化之医学相去远矣。盲从者，多特详述之。若夫龙胆泻肝，可为清血片、麻黄汤，可为杏仁精、救苦丹，之为痢疾药，十补丸之为补精片。改头换面，重价是图，此又市侩之尤者，于制药无与焉。

入肺入肝之至理

《本经》发明药学，有专长、主治之特性，无专入某经之理，由执简御繁，效能正确，为中国药学开辟之始祖。后世言药学者类牵强附会，以捕风捉影之谈，作向壁虚造之语，究其实际，不过自误误人而已。但药学家不能遵本经之正轨，是误入歧途。考证者以经意为依归，已足为之纠正，持东西医说者，于入肺，入肝之处，及食肺补肺，食肾补肾等说，任意攻击，实无成立之理由。盖入肺入肝，无非或取其形，或取其色，或取其气，或取其味，或取所生之时，或取其生长之地，本性具在实质，自为其所变迁。用原料药材，自当以我为主，彼盲从西说，知实质，而不知本性者，固未能或之梦见也。食铁质则能补铁，食蛋白质者则补蛋白质。在泰西已成公认，各脏腑、各器官之组织，迴不相同。食本脏组织之纤维素，本性具在，同情相感，同气相求，岂有扞格不同之理，在彼则为是，在此则为非，世间不公不平之事，孰有过于此者，是不可以不辨。

升提与温补

用药者，知其性，辨其情，用得其当，效如桴鼓。而不然者，则利未见，而害已生，固无往而不如。观今市医派，大方脉，不敢用升提。凡补中益气、升阳益胃、普济消毒、清暑益气等方，用其法者类多，皆将升麻、柴胡，弃而不用，岂今时无气陷之病耶，咄咄怪事。若儿科之于温补，更为谈虎色变，不敢置喙，致令夭枉者多，良堪浩叹。

知母通大便

辛酉岁冬，余族中有某氏者，患诸气膹、郁痰，饮积于肺，中医有用易氏治郁法者，而郁不为之少舒。有用局方，攻痰法者，而痰不为之便下。彼待余至，症已兼旬矣。余因其病在肺，肺气为之闭塞，于原方中，重加知母，须臾便下其病良已。

126. 折背叟医学漫笔（续四）

医学与哲学

凡人所不可知议之究竟，哲人则视为自然界之现象，泰西列哲学为专科，囊括宇宙间事事物物之理说者，谓泰西之哲学，即中国之道学，斯说也，似是而非。盖中国之道学，言道之体，泰西之哲学，言道之用。体明则用无不备，寻源自知，其流用明，而不知其体者，则知其流，而自觉自愿，其源千流万派，徒乱人意而已。中国之医学，发源于道，故曰医道。泰西之医学，为科学之滥觞，所谓实质的学派，于哲学无关系者。

医学与科学

科学重实地之试验，医学亦然。故医学与科学不能离也。西法一侧重实质之解剖，及理化之试验。伊之科学乃独显中医以经验为依归，成绩卓著，是亦有科学分析之原理。可惜者，神话空谈纠缠玄学，是所强生荆棘者矣。然删芟蕴除之，勿使能值安见不能与泰西之科学殊途同归，

医学与玄学

中国俗习之社会，实为玄学所包围，以予所知者，若卜筮，若星相，若命理，若堪舆，无往而不如是，医学尤其甚者，曾究其理矣。真道失传，师资缺乏，庸俗者流，假空谈为糊口之具，酿成百犬吠声之恶习，看碧成朱，是丹非素，

有识者略加思索之，捧腹喷饭而已，有何生存之足云。然欲挽救颓风，改良恶习，抉择精义，重行发明，俾至道昭彰，历劫不磨之声价，不至为五行生克所搬弄矣。

今日之医学观

观维何观历代之沿革，及将来之进化，试详述之。中国医学积数千年之经验，历代数百人之考证，发挥其旨意，汗牛充栋，洵足喻之，独惜学说之流传，浩如江海，而个人之心思、材力，断难囊括靡遗，因陋就简，久已成为风俗，后世师承各别衣钵，是资所谓各承家技是也。欲革此弊者，流通其常说斯以可矣。甲午维新，而衙一切朝野制度无不讲求新政，流弊所至，举国若狂。彼西医者，挟科学制造之淫威，随潮流趋势，以浸漫我神州大陆。市井之徒，无不助其威，而扬其焰，为之大捧其场如神圣。若中国旧法，吹毛求疵，任意攻击，几土苴之不若。于是一般之旧医派，已自知其学说之破产，或为改进之研究，或为汇通之切磋。历卅年之久，矢志靡他其，结果之良窳，不难下精确之论断。操西法者，惟有冒昧孟浪之成绩而已，其他则未之见也。于是新旧学派皆濒于破产之地步，有志研究者，必以汇通中外，考证百家，重行编订讲义，垂永远之法程，为惟一之方针。而工程浩大，事机困难，人材既鲜，专长经费尤无着落，嚆目时艰，为之惶惶然，瞻顾徘徊而莫知所措。于斯时也，可以欧西之学潮，倒之历三百年之进化，始维持现今物质之文明，以助长资本家掠夺为主义，以精进杀人为能事，以物竞天择为平等自由之方针，训至物与物竞，人与人竞，五洲纷扰，一弱肉强食之世界，酿成空前大战。民命伤残六千余万，物质损伤莫可记极，德人某痛定思痛，已自其文化之破产，而吸取东方圣人之学以补救之。一般学子为之惶惶然，徘徊歧路，大起无趋向之恐慌。科学之穷于此为极，而吾国学子专以腐臭为神奇，科学已成破产无识者，尚心醉为神秘无政府主义，他人试而辄困。无识者视新俄为天堂，弃瑜录瑕盲从邪说，是亦拙于作伪者矣。研究医学者无世界之观念，宁能免瓮里醯鸡之诮乎。

医学进化与复古运动

现今社会之思想，奔腾澎湃，有不向迩之势，各科学然，医学亦何独不然。是思想进化已成铁证，由思想进化推及于经验进化，而抵于学识进化，鄙人斯不敢妄断是非，但以思想如是，而学识乃职是，两者若风马牛之不相及，斯则于医学前途怀杞忧矣。后人之思想未必不如前人，而前人之思想亦未必胜于后人，是复古运动之问题，永无成功之一日。而余以研究医学者，必以复古为先决之条件，何哉？盖因根本攸关，舍此则茫无定见。百喙争鸣，莫衷一是，未有不误人歧途者，复古考证云耳，未尝印定眼目以死于句下也。研究医学，宜注意及之。（未完）

（以上五篇见《三三医报》1924）

127. 折背叟诊余漫录

“小引”谚以三折肱九折臂，而为良医。世之所谓良医者，果皆三折肱九折臂之流耶。史载越人遇变，折肱折臂而死，长桑君哀之，施以神方，使其复活，遂成良医云云。要其言，虽不脱神话性质，近于无稽，然折肱折臂，为扁鹊临终之惨剧，可断言者。鄙人一介愚氓，幼年失学，壮不如人，伤年华之易老，憾马齿之徒加，岁月催人，时不我待，略知方术，率尔操觚。既不敢假祖传、师传、世传之头衔，复不敢攫良医之假面具，糊口其实，敢昧本衷。惟历年潦倒，颠沛流离，草草劳人，长此终古。折背叟以自命，十载于兹。考古人以折字名书者，明沈忱有《折肱漫录》，清之黄履素、程永培，率由旧章，各标己帜。《折肱漫录》之行于世者，已鼎立而三矣。秦景明有《痘疹折衷》，凌嘉六之《折衷纂要》，皆所以表彰医学，因折而显，若夫得所折衷，圣人之言也。折节下士，贤人之行也。面折廷诤，谏臣之职也。司农折俎而共食，武臣折动以御侮，折之义着，其用实广。鄙人萤囊雪案，已历三十年，既已切磋，复经磨琢，穷途日暮，盖不觉其背之折矣。佛氏支解其体而不觉，鄙人以腰驼背曲，而觉其折，大失老氏亡身之旨。鄙本俗人，敢援先天至道，以自砺耶，充斯意也，先后成折背叟诸书，有折背叟《医学漫笔》初二集，及《药学漫笔》初编，折背叟《通函论症》业编一帙，折背叟三十年之言行录一帙，本编折背叟《诊余漫录》一册，折背盈编，腐气满册，滥竽溷食，东施效颦，将历年来诊余之足录者，漫笔纪存，姑妄言之，姑妄听之可耳。他书名折衷者，衷折圣言也。名折肱者，步趋良医也。鄙人愚陋，非所愿闻，折背而记其言，乃以折背名其书。丙寅菊月望日自记。

自患心脏病

鄙人自患心脏衰弱，血液停滞，吸气闷窒，已历念年。平素强壮心房药剂不绝于口，起初服桂枝汤大效，继则以黄芪建中汤为救急之剂，非此则吸气不入，困苦万状。前年服附子理中，极为相宜，嗣后单服桂附，大着卓效。因其性太暖之故，倏服倏停，不敢多进。服樟脑精，暂时有效，不能持久。热性行入血络，口舌易于生疮，服毛地黄少许即佳。不敢久服，恐中毒也。补中益气汤及《衷中参西录》之升陷汤，服均少效，且增呕逆，因升柴上升之故耳，惟静坐养性片刻，即见效果。无如俗事纷烦，迄无宁暇，徙唤奈何而已。

经一月再见治验

里戚贾子仪之室人，年二十九岁，患行经一月再见，已经半载。扬镇诸大名医，遍诊无效。因戚谊关系，来商于余，诊其脉象弦急有力，且兼数象，苔色如常，经一月两见，淋漓不断，间有紫块，胸闷胁胀，腹痛腿酸，头疼，精神困倦，饮食少思，拣阅前方，概属破瘀之品。余曰是矣，误攻伤正，气血妄行，故脉象弦急，用沙参、赤白芍、牡蛎、橘络、川芎、元参、小生地、郁金、旱莲草等一剂后，血分邪清，脉象较平，复诊用一贯煎，加顺气活血之品迭进数剂而愈。（未完）

（见《三三医报》1924）

128. 折背叟通函论症丛编

“小引”鄙人自庚申年春，由中华卫生公会，代刊通函论症规则。绍兴医药学报星期增刊，复刊载通函论症启事，历蒙各地同志，不以鄙陋见弃，惠函下询，研究医理，鄙人不敏，竭一得之愚，聊以互相质证，兹将整理旧稿刊载本报，敬请各地同志，诸大方家，纠谬指瑕，无任欣感，古人以一字之师，感且不朽，鄙虽无识，敢不勉旃。丙寅九月望日　谨识。

湖州双林叶君向伏暑壤症

病者　男　学界　十八岁　病历分四期共念四日（第一期）七日　其症微（第二期）七日“病”（第三期）六日　重而险（第四期）　四日即死。

“第一期”病轻微，病者自以为无事，医治不注重，始因事故，夜欠睡眠五六夜，寒热两度，便痢六七番，不药自愈，愈后二三日，又作夜疟三度。热甚，鼻衄两次，自服金鸡纳霜，疟止热不退。斯时脉小弦，苔薄白，溲赤，拟清暑利湿之剂四服。

“第二期”身微热，不食，食即痞闷，苔脉如前，夜安眠，即昼间即嗜卧疲倦（想因先少睡之故），投轻清透达，如鲜斛、牛蒡、青蒿、扁豆、香豉、枳壳、赤苓、滑石等，三剂后，胸现白痦，溲长，因不食痞满，四五日不更衣，投元明粉、楂曲平胃等，得便解三次，满略减，逾二日又胀满，又投疏通如前方，便通胀减。

“第三期”热渴，喜热饮，痞胀，腹部按之和软，脉弦有力，苔仍薄白，大便欲解不解，投开泄伏邪，如杏、藿、姜、夏、朴、蒿、陈皮、羚羊、川连等，寒热忽又作，汗出遍体，但热渴痞满，不能食，欲便不得，投泻丸，便通而爽，其色如酱，臭秽不堪，便共三次，此期共发寒热五度，热势颇壮，红疹稠密如麻，耳聋，苔转黄仍白，痞胀满闷，按之和软，夜仍安眠，第眠中梦呓，清醒如故。

“第四期”痞满不食，饮多亦胀，黄苔渐退而底又生微白，澼泄一点，其色如血，即投桃仁承气，加杏蒌仁、银花、青蒿等。第二日略和，是夜忽谵语惊恐如失魂，投犀角地黄、神犀丹等，大剂两服，不效，后又加之撮空理线，苔黄根燥，前畔退去，底光如镜，下痢红紫胶物，臭秽异常，气息宽和，后竟不起。

问者：按此病究气分不达，抑营分不清，还是阳明里证耶，厥阴热症耶，蓄血耶，用药不当耶，死于病耶，死于药耶？请明白论断，以释生之疑团，乃恳。

答案

细究此病之来因，实属阴阳两虚之见症，使立斋、景岳之学派，见知于世，则补阴补阳之说，不致群起攻之矣。是病第二期，服轻清透达三剂后，胸现白瘖，溲长，因不能食，痞满，骤投平胃承气，未免孟浪，六府固以通为用，而脾胃之阴，尤宜兼顾也。若下而再下，气阴太伤，病在肠胃中糟粕，得解立通。若因气分为病，胃伤脾钝，而作痞满，岂攻下所能了事。殆至红疹稠密如麻，耳聋，苔黄，宜用沙参、燕窝、元参、生地、赤白芍等品，以益其阴，滋其液，清其血热可也。若因澼血之故，再投桃仁承气，焉得不速其危亡。犀角地黄方，独惜其用之不早，坏症已形，故难获效，病家知医不真，任医不专，杂药乱投，谁引其咎。中医用药立方，服与不服，且待病家自主，或多服，或少服，或增或减，病家与药肆中人，皆可置喙。以参议其间，中医主权，逊诸西医远甚，西医孟浪误人，常有所见，若中医之误，大半皆病家自误之耳。

（附复函）橘园同志兄鉴，来函已悉，承询各节，兹以鄙见所及者，略答于下。医学之派别极烦，非彻底改造不能统一，各家之学说，囿于见闻，是丹非素，所谓管窥蠡测是已。后世学者，涉海问津，鲜不误入歧途。鄙人近拟国医讲习所简章（载本报四卷三号），非敢独任巨肩，实愿竭个人之力，在医学历史上，为巨大之牺牲耳。尚望各地同志，众志成城，共襄盛举。谅蒙不弃，敢请维持，来函云，愿以师事一节，鄙以非才，何敢当师资之选。惟台驾好学心诚，窃愿玉成其美，如有疑义下询，自当竭忱报答。赏奇析异，互相研究则可耳。孟英生平所学，不出叶派范围，现今医学潮流，任谁一派，不能包办。雷氏《时病论》识见太浅，《通俗伤寒论》分门别类，论治颇详，可为圭臬。《疫疹草》、《寒温条辨》、《松峰说疫》、《订正鼠疫良方》、《广瘟疫论》、《感证宝筏》诸书，皆可为治疫进绳。治杂病之书，以《金匮》、《病源》、《千金》、《外台》为主，参考唐宋诸家之说，拙作诊断学，奉上请览。是书著作大意，乃推广喻氏先议病之成规，而作诊察上实用之手续，若视如诊断学全书则误矣。知念附闻，现今医学，误于叶派清浅平常之药，明见其虚，不敢用补，可胜浩叹。此病始则阳虚，继则阴虚，迨至痞与疹先后并出，津液阴分大伤，转投桃仁承气，乌得不谵语失魂，苔光如镜。此病论治，宜用滋阴透邪法（宗孟英意）。管见如斯，未知当否。此复。

（附来函）逸人先生道鉴，顷接命单两纸，读之不胜惊叹，所见各节不爽毫厘，先生真神人也。钦倒钦倒。第鄙人医学粗具，济人难言，虽承一般所信任，腮诊不虚，而鄙人兢兢业业，每虑有负初衷，殊不敢稍离医籍，奈何医学书籍，浩如烟海，而先贤又有偏寒热攻补之派别，学说未免紊乱，初学涉猎殊憾莫衷，鄙意孟英医案，究嫌偏凉。雷氏《时病论》之论治，颇属可靠。专以经方，未免应付不周，专以时方，又嫌学无根源。先生为当代医贤，洞了一切，既蒙不弃，伏祈有以指教，俾所遵循。先生所著诊断学，鸿誉久耳，惜迄未一睹为憾，如蒙不吝，乞为一示，当即惠寄书资。鄙人近见一伏暑病，经数医治，后竟失败，迄未明其失败之故。另书病历一纸，祈为指正，掷下乃祷，不嫌烦渎。愿以师事，事关医药济世，谅不我弃。肃此奉复即请

绛安　后学叶橘园顿启

（见《三三医报》1926）

129. 益人医话自序

余先叔曾祖雨人公，中年避杨洪之乱，徙居淮上，肆力于医学，凡三十余载，各科学识，无不有深思至理，惟妇幼一项，尤有专长。晚岁以医名噪于淮扬间，全活者甚众，惜后世无人继之，道遂中断，此先祖紫庭公亲口对余言之也。义先三叔祖、四叔祖，及家伯家父继族中世伯诸父等，亦皆略识医书，率未成就。比年来迭遭世故，丧亡过半矣。余素多疾病，惟药是依，感往昔之沦丧，伤横夭之莫救，锐志习医，始基于此，于是乎求学于校，实习于院，观摩于社，研究于会者，于兹五年矣。自恨见异思迁，恒心未立，朝学御，夕学射，纷纷终日，未免贻笑通人。而愚好自用，肆口

妄言，上凡百家，近兼世界，于医学上，有一言词组，足资话柄者，无不对友人话而道之，话已则笔于简末，积之久败簏满焉。盖一千八百余日之口舌债，笔墨债也。己未夏，家父患目疾历七十余日，方克痊可，余于侍药之暇，因检阅之，删其烦杂者，约十之八，取其有一得者，约十之二，乃抄录成章，汇成一帙。颜曰《益人医话》，夫益人者，为有益于人，今余既窃名为益人，是益人乃余之自述也。焉可涸乎，录既竣，有感于斯意。为之序曰。

欧风东渐，吾国为之一变，去腐败为文明，化空谈为实验，医林改革，名士蔚兴，编书译书，声浪正盛，余独努努为话医事，得毋有背时之过乎。且历代医话，著者众矣。兹惟择通行本言之，如《诸氏遗书》、《医语纂要论》、《医旨绪余》、《折肱漫录》、《医林集腋》、《慎疾刍言》、《言医选评》、《重庆堂随笔》、《潜斋医话》、《归砚录》、《读书记》、《惜余医话》、《柳州医话》、《愿体医话》、《冷庐医话》、《友渔斋医话》、《存存斋医话》、《素食医话》、《东源医话》、《醽塘医话》、《医话丛存初续编》、《研经言》、《伏气解》、《琉球百问》、《市隐庐医学杂著》、《塔涯轩医药漫录》、《医林稗录》、并《汇讲管见附经心法》及各医报之医药杂著等，博大精微，不可胜数。奚事余之骈拇枝指为，然有说焉。《益人医话》，乃余谈医之话，恐他人之医话，未必若是也。话其言，即可证其实。正改革文明必不少之要道，何以过之，是为序。甲子纪元第七十七，五十六年闰七月朔日。逸人氏识

（见《绍兴医药学报汇刊》1919）

130. 益人堂医药丛书第一集自序

不佞杜撰之书极夥，未告成者固多，已脱稿者，亦复不少，然皆前二年在仪征时所编，少年逞意气之谈，实不能免。纠正中医之处，多有失之过激者，攻抵诸家之误，多有失之过当者，及今思之，宜加修改，殆将居其半矣。近拟编辑江左益人医社丛书，厘定第一集为十种（附在《医学演义》书后）已成者亦有五六种，多为纠正东西医之误谬而设，容当一一录刊，以供同道者先睹之快。《益人堂医学丛书》，原厘定为二十五种，已脱稿者十四种，寄至绍兴医报社付刊者，一为《全体论》，丁巳年春之旧作也；一为《湿温三字诀》，戊午夏季分送之稿也；一为《医学演义》，乃最近所编成者也。裘吉生先生见而善之，许刊《益人堂医学丛书》。仿国医百家式，用白连史纸装订，以符国医之旧学，且附于流通医药学籍公司发行，以供同仁之采择。卢育和先生，复愿将手抄前哲遗著、医源、医方诗要、温病条辨方合温疫明辨方歌诀等，共三书，纳入拙著《益人堂医药丛书》，与《全体论》、《湿温三字诀》、《医学演义》等，合成六部，先刊为《益人堂医学丛书第一集》。已函促裘吉生君，尽先会印，出版在即，行见扬江野人之俚言，呈我博雅诸公之前矣。惭感私衷，殊难言喻，惟是拙著丛书，荷徐友丞先生赞赏于前，复蒙裘吉生卢育和二先生，如以表彰之，刊行之。不佞之私幸，亦中国医学前途之幸也。所著固不止此，容当续出。不弃鄙陋者，敢请教之，爰赘数言，以志岁月，作他年之纪念云耳。词之式拙，所不计也。黄帝甲子纪元四千六百七十六年十二月朔日，江左时逸人氏序。

（见《绍兴医药学报汇刊》1919）

131. 校正医源序

洄溪老人曰：经学之不讲久矣，惟知溯流以寻源，源不得则中道而止，未尝有从源以及流也，不佞校正医源竣矣。不禁心有感焉，医源者，医学之源也，谓医学之源，仅在夫是，岂其然乎？且生理、病理、症治方法、药物诸科，各有天然范围之限制，若笼统混而言之，果为可耶。说者谓市井乡闾之间，以医鸣者众矣，往往得一方，明一法，辄矜为枕秘，虽骨肉不相告。故业医者虽多，而著书者甚鲜也。浅焉者，无论已，等而上之。叶天士、费伯雄、王九峰辈，名高天下，声盛一时，其所遗著，果何如也。子独斤斤乎是，毋乃过矣，不佞有惑斯意，遂缺者补之，讹者正之，字句文义之间略为修饰之。若其立论初意，未尝稍有移易也。承育和君来命，重加编订，加以批按，不佞以俗务羁縻，未遑细辨，而自惭学识浅陋，故敬谢不敏，附述于此，以志愧疚。鸣呼！晋国医学一科，为理想之医学也，哲学之医学也，故注重天时也，阴阳也，五行也，八卦也，所谓形上之道，迥非形下之器也。然以讲气化，谈神志则可。若症治方药诸项，而全混乎此，恐多窒碍也。保存国粹诸君，其各慎之。

不佞于是书中略见一斑，爰不辞而为之序，以就正于天下有道之士云。

孔子纪元二千四百七十年夏历八月廿二日逸人氏识于江左之研究医事社

（见《绍兴医药学报汇刊》1919）

132. 灵素生理新论序

引言：泰兴杨如侯先生，以通儒而博医，历念余年之经验学识，宏通经验卓著，山西兼座阎公百川，创设中医改进研究会。以先生深素孚众，望延充该会理事，兼编辑主任及校教员，数年来改进立功甚伟。所著有温病讲义、家庭医学须知，及辨症比较表、五色诊钩玄等书，皆足补前贤所未发，为医学之南针。近复著有《灵素生理新论》一书，内容广博，持论精凿。凡人受生之始，以及有生之后，全体之构造，及机能罔不发挥，尽致纤悉，靡遗其说。则一本《内经》而推演处，亦悉宗经旨，或旁采历代名医学说，暨诸哲理说明之，绝不参经私见。其引而未发之旨，并历举西图、西说以互相印证，萃中西医籍一炉，而冶之初裨益医林，厥功尤伟。书凡廿四章三百一节，图凡三百三十四则，洋洋廿余万言，诚近世医籍中极有统系，极有价值之杰作也。书既成，不以“逸”为不肖千里，驰书惠示以编辑之大意，“逸”不敏，爰就管见所及者，伸论于下。

《内经》之讹误：彬之王氏曰，《内经》一书，虽三坟之一，然世远年湮几，更传写又经兵燹，不无脱略舛误之处，所以致之者，厥有三端。传曰，圣人之言，贤人译之，而失其旨。贤人之言，众人译之，而失其旨。夫《内经》各篇虽出于开天明道之诸圣，而其文未必成于轩岐之手，犹六韬之作本乎。周史即鲁论周礼，诸书亦非素王所手订，此其故一也。书籍自五代而后，如杜诗、韩集之类，家弦户诵，且有历代名人为之考证，尚难免脱误之处。况《内经》一书，曲高和寡，其存其佚，文人学士大都袖手旁观，熟视无睹。惟医学家明敏博习，潜心古志者，始保持之尊贵之，湮没之日，既深阐扬之举，益鲜历四千余年之久，欲其字字完全无抱残守阙之憾，宇宙之间殊无是理，此其故二也。夫古圣贤之微言，经蠹鱼之剥触，兵火之摧残，而遗文坠典，犹得留于人间者，必其语之平易近人，便于诵习，故本文虽佚，而他书载之，若汤盘之已泯而铭词尚存于大学。韶乐之亡已久而熏风一曲，家语与诸古史犹志之也。《内经》之在医家，虽咸推之为鼻祖，然后圣有作，颇鲜参赞和缓二公名炳史乘书，无片帙者，微论矣，等而上之伊尹之汤液，越人之《难经》，仲景之《伤寒》、《金匮》虽藕断丝连，径径相应，皆本于此书之一。胍而与古维新别开生面，已同汤武之易，揖让而为征诛者，厥后孙处士、王司马之流，皆分门别类，随时祖述。然片玉零珠，未窥全体，惟实应中启玄子，出始苦孤诣，编订诠释，此后空谷足间，寥寥莫续。至北宋时，命医臣孙奇、林亿、高保衡等，重加校正，而去古既远，无从下手，虽拾遗补阙，引为己任，然得半遣全徒，抚卷太息而已。前清一代考古之士，甚多其于此书，亦知推重，而一时明哲，如黄叶徐陈等，尤着意揄扬，不遗余力，无如简策甚繁，而文词古奥，诸书别录，既难胜载。好学深思之士，进退无所依据，纵效前人之取，“阴阳大论”以补《素问》，亦不可得，此其故三也。有此三因，其脱略舛误之处，诚所不免，然挹彼注此比例而观，师其意，不师其词，自可得其大概矣。

节要之方法：夫《内经》一书，卷帙浩繁，文词古奥，而汉而下真理久侮，作者供时势之需，要分门类，纲举目张，则握要钩玄永称杰作。如全元起之《训解》，刘完素之《要旨》，王冰之《玄珠》，龙吉之《拾遗》，滑伯仁之《译钞》，马莳之《发微》，介宾之《类经》，柳宝诒之《说意》，胡文焕之《心得》，黄坤载之《微蕴》，汪昂之《约注》，修园之《节要》，一瓢之《原旨》，士材之《知要》，韵伯之《合璧》等，类非不各在心得之发明，足为圣经之羽翼。无如庚子维新，而后欧化东来，社会潮流之趋向，迥非昔时可比矣。故今日亟谋图存之道，必以重行编订《汇通东西学说》为惟一之方针。

汇通之真理：中医长于气化，而短于实质，西医明其实质，而昧于气化，以彼之长，助我之短，是汇通其说，则相得而益彰，实事理之所必至者。苟明其意，而证其实，则捕风捉影之空谈，固无成立之余地，而为武断之妄言者，亦当明其误矣。于此有人焉，互相考证，互相发明，则医学大同之盛境不过是耳。

结论：泰兴杨如侯先生，以东西学说之精义，发明“灵素生理”之论调，为汇通之研究，树改革之先声，阐扬绝学大道，维光将来，推及于病理症治诸项，此编乃研究之初步，于保存国粹前途，尤其嚆矢也，是为序。

（见《绍兴医药学报》1924）

133. 四友斋医话稿自序

三代以上，道在君相，三代以下，道在师儒，降及近代，道在庶人，呜呼。庶人者，果足以言道耶，肩挑贸易，贩夫走卒，以及妇人孺子，纷纷扰扰，求道之众，何明道之难也。故曰：才难，不其然乎，孟轲死，而儒宗断，六祖去，而释教亡，自南五祖，北七真以下，知道者，尠矣，间有邵康节、陈希夷辈，于昏浊世道中，能独放光明，譬如麟角凤毛，亦云仅见矣。了一生性愚鲁，虽访道多年，杳无头绪，既不敢负先知先觉之责，尤不敢存悲天悯人之心，何哉？孽海茫茫，杳无着落，自悲自悯之不暇，何敢舍己芸人，以多歧亡羊哉。甲子仲冬，移砚于仪征之振扬公司，空屋数十间，独身居处，于庄严净土，观自在菩提，愧未能臻此盛境，未免虚度良辰，屋移植松竹梅各一，所谓岁寒三友是也。天气严寒，北风凛冽，霜雪即降，木落草枯，三友各显其节慨，不屈不挠，挺然独立，青红争胜，其色鲜妍，了一以忧患之身，奔走于名利之场，潦倒于市井之内。盖二十七年于兹矣，饱经困厄，备受风霜。传曰：夫子降大任于斯人也，必先苦其心志，劳其筋骨，饿其肌肤，空乏其身，行拂乱其所为，所以忍心动性，增益其所不能。若夫了一，下愚不移，铅刀岂能一试，顽石决不点头，然则天之播弄我者，独何与，怀随遇而安之意，任其所之，心境澄然，不为世俗所颠倒。语云：能受天磨真铁汉，其是之谓乎，絜矩之志，终古不渝，傲骨数根，皓然自得，行将与三友，而并为四矣。因颜其斋，曰四友斋，愚好自用，性喜涂鸦，随手涂抹之纸，杠之成帙。颜曰：《四友斋医话稿初集》，以了一之愚，非敢以四方英贤为友，乃以松竹梅为友也，内容以道学为上编，儒、释、道、耶、回属焉，哲学、心理学、同善社、道德会等，附辨之。医学为中编，中医、西医、东医之真理属焉，器械化学手术等门辨之。玄学为下编，天文（附仪器测行度表）、地理（三元地理、三合地理、九宫、换星、二十八宿附焉），相术中命理（五行批命五星批命，紫薇批命），卜筮，六壬，奇门等属也。杂学为末编，治国，用兵，言语，拳术，击艺，商场，工务，农业，市政，科学，自治，卫生等属之，而以催眠及长生术殿焉。详考诸家，参以心得，辨其源流，别其旨归，考其功用，晰其讹误，非敢谓泄天地之秘，聊存千虑之得云尔，世有博雅之君子，进而辱教之，则幸甚。二集容为续出，当勉力图之。虽然，四友之义，窃有义也。松树盘根错节，气慨参天，贯四时不雕其青，历千岁不改其节，了一以蒲柳之质，相形而自愧，是不能与松树为友也。梅形芳影洁，为林和靖所赏识，花色清奇，骚客素所戏弄，了一性不通方，识杂偕俗，为世人所弃，久矣，是不能与梅为友也。若夫竹者，为宣传八音之用，载之周礼春官，汉志，竹帛，书勋，藏之盟府，了一生性下愚，于音律素属门外，半生潦倒，无事业可言，是不能与竹为友也。嗟夫，我负此生，并负三友欤，抑此身负我，三友负我欤，本性圆明，慧光普照，唤龟敲竹，实腹虚心，知我者，其在前川之彼岸者耶，乙丑，元月既望，了一山人，折背叟自志。

（见《三三医报》1925）

134. 育和诗集序言

天地间之学术，犹海洋之水也，个人研究之所得，量腹之所饮焉耳。以肉体之身，虽毕生之精力，欲穷天地间真理之究竟，窃未见其可也，了一生性愚鲁，百学而无一能，虽嗜学有志，而洞彻无方，年来由科学而医学、哲学，近且专攻玄学，非敢以博学为掠美，实亦剽窃前人之余唾而已，浅尝自得，固步自封，斯乃了一生平之大患也，知我者，将何以教之。

卢育和先生，乡学中之前哲也，中国医学，经验与学识兼优，国医保障，实利赖之，年来以诊治余晷，宣传心意，着为诗词，旨意高深，直追雅颂，几驾汉唐而上之，且承盛意，不以曾巩不能诗，委充鉴定之任，了一于词章之学素属门外，何敢率而操觚，爰书了一之愚，以视先生之哲学，反比例者，相得而益彰，庶世之读者，知先生精通医学外，尤精通词章之学云，乙丑五月既望，了一山人折背叟漫笔。

（见《三三医报》1926）

135. 序六

中国医学，现今衰惫极矣，其在外之可见者，迭受西医之攻击，政府之摧残。其在内之隐伏者，学说之紊乱，门户之争执，考其团结，满盘散沙，不相连合。考其统系也，人自为学，家自君教。考其方法也，因循敷衍，依样葫芦，举世同风，必致丧失其传，式微道统而后已。忧时之士，立会结社，发刊报章，贯穿百家，融会中外，合群研究，联络进行。昌黎所谓，障百川而东之，挽狂澜于既倒是也。独惜觉悟者少，以全国之地面统计之，已立医会者，不到百分之一。已有医会之区域，以全市之医生统计之，则入会研究者，实不到百分之一。于此可见中医学说之未能普及，而医学报纸之流传，洵难能可贵者矣。然近今各地医报之多为历来所仅见，试一考其究竟，其真为学说之研究，而不含私人之宣传者实不多觏。如皋医报，既其一也。出版五载，风行一时，拙稿亦多列入，附骥尾而名益显，拜下风而叨荣光，逸有余幸也。兹际五周纪念重加汇订，以择精华，爰书其管见如此，还以质之主编陈爱棠君以为何如。

己巳季夏时逸人氏识于海上寄庐

（见《如皋医学报》1930）

136. 刘君泗桥译述之皇汉医学叙

己巳之秋，鄙自沪赴晋，经同乡章君次公之介绍，得亲教范，君为浙之名士，精邃行医，尤多心得。近译皇汉医学一书，以东邻汉医之菁华，为吾国中医学界之资助。他山之石，可以攻玉，且著者，为日本新医之健者。钻研古学，发挥奥旨，以裨之研究，证明伤寒精义，处此中西激争之际，足为吾党增色不少，是与国医前途，有绝大之关系者也。辱承不弃，面委命序。爰书管见之所及，以作与研究伤寒者一谈。

1. 伤寒之正名：伤寒二字，顾名思义，可知究竟。不过因寒冷空气之压迫，有伤皮肤之温度耳。后世学者，因《内经》载热病皆伤寒之类，《难经》载伤寒有五之说，惑于多歧，亡羊致误，遂谓伤寒经有广义、狭义之分。广义之伤寒，为一切外感病之总称。狭义伤寒，指感寒成病之一种。鄙于此项尝以私意衡之，觉伤寒与热病之分，在寒重与热重之间，其寒重而热轻者，皆可谓之伤寒。其寒轻而热重者，皆可谓之温病。试征之仲景曰：太阳病，发热而渴，不恶寒者，曰温病。其温病与伤寒之判别，惟以恶寒与不恶寒、渴与不渴断之，直接痛快。较胜后人依样葫芦者远矣，推此意也，凡外感病症，在恶寒甚重之时，所当谓之伤寒。若在恶寒已罢，热势正炽之候，则为温病。《难经》所谓伤寒有五者，指温热、暑湿等候。初起时皆恶寒之感觉，非谓温热、暑湿者，证治疗方药统纳于伤寒之中，致温病、伤寒之治法，纠缠不清，后人不善读书之误也。至东西医家之译本，谓小肠坏热证，肠窒扶斯，即中医之伤寒。非但病状不同，即发病之时期，亦相差甚远。中医之伤寒，发于冬令；西医之小肠坏热证，肠窒扶斯，多发于八九月之间。其病情传变，悉与湿温、伏暑同，而译者指为伤寒，市医亦多以为肠窒扶斯，即伤寒，可见医者钻古书治学问之难也。

2. 伤寒论对于医学上之价值：徐洄溪曰：医者之学问，全在明伤寒之理，则万病皆通。仲景之书有二：伤寒论，治感证之法也。金匮，治杂证之法也。金匮之方多半从伤寒中来，故伤寒乃医学者第一步功夫，编中所列一百十三方，为治一切外感之总诀，明其理，则六淫之病，无不贯通。陆氏九芝云，伤寒无问全不全，苟能用其法，以治今人之病，取给已足，后学能识病，全赖此书。王秉衡曰：伤寒外感之总名也。《伤寒论》统论外感之书也。杨明黎曰：注伤寒者，无虑数十家，皆以为专论伤寒之书，故恒支离傅会，不适于用。王秉衡先生，指为统论外感之书，觉伤寒之全体俱现，此与沈尧封之见相同者。鄙友裘吉生君，由近今浙绍之医学家，尝以伤寒论，为内科感证全书，以张凤达之伤暑，喻西昌之伤燥，叶天士之温热，叶子雨之伏气，皆为发明《伤寒论》中一部分之学说，能羽翼夫仲景，即为有功于医学。此以伤寒为治感证之全书，然尚有视《伤寒论》，为内科（包括内伤外感而言）之全书，试节录西医阮其煜君之言如下。

仲景《伤寒论》，辨证特详，对于诊断，详其浮大沉弱之种种脉象，对于病状，详其发热，头痛，汗出，恶寒之种种症候。对于预后，详述其辨别死生吉凶诸法。对于治疗，详述其汗吐下和清温诸法。不知者，疑其范围甚小，仅论伤寒而已。其实明理显明，本末兼医，直可谓“中医内科全书”云云。阅此可知《伤寒论》原本之价值，宜为识者取法矣。

3. 伤寒论注释家之大概：俞东扶曰，伤寒为大病，治法为最繁，必熟读仲景书，再遍读后贤书，临症方有把握。书为叔和编次，或有差误，而聊摄注解，殊觉稳当，续注者张卿子、王三阳、唐不岩、沈亮宸、张兼善、张隐庵、林北海数人，总不越其范围。程扶生体注，又为明白易晓。然亦不敢直删原文之误，自方程喻三家，各以己意布置，而仲景原文，遂无定局，至柯氏《来苏集》，始放胆删改，而以方名编次，又是一局。徐徊溪《伤寒类方》，实宗其式，然余细绎柯氏删改处，万不若金匮之精当。先刊仲景原文，另立存疑、正误二篇，应改者注小字于旁，可删者择诸条于后，是非判然，智愚皆晓。他如舒驰远《伤寒集注》，大半斥为伪撰，并取数方，痛加诋毁，别拟方以换之，以视汪琥将阴阳二候，分为二编，各补后贤之方，其意均欲使初学者，不泥古以害人。而汪犹拘谨，舒则放纵矣。惟吴授之《蕴要》，节庵之《六书》，王宇泰之《准绳》，张路玉之《绪论》，俱于伤寒有所发明。陆定圃曰：研究伤寒方法，如喻西昌之《尚论》，柯韵伯之《来苏》，王晋三之《选注》，俱独出手眼，直抉心源，伤寒六经兼证，柯氏发其端，温热病究三焦，叶氏竟其旨，吴坤安荟萃群言，辑为《伤寒指掌》，陈载安更名《感证宝筏》，研究伤寒之学，无余蕴矣。

逸按伤寒注释家之不下一百二十余种，清医朱绍溪氏，谓伤寒注解之精，以《金鉴》为主，辅以聿修堂《伤寒辑义》，旁搜博引，独得其多。鄙以《金鉴》所编注伤寒释，对于正误存疑，颇有研究，至三纲之鼎立，讹误亦多，责备求全，实不完善。余若郭雍之《补亡论》，戈氏之《补天石》，尤怡之《贯珠集》，修园之《直诀串解》，秦涵之《大白》，合刻之百家注，宋道方之《全生集》，郭治之《要论》，吴仪洛之《分经》，韩祗和之《微旨》，学和之《心镜》，刘河间之《直解》，汪友苓之《辨注》，徐周道之答问诸书，皆以伤寒名其编，亦皆有发明之处。至于近代注释伤寒，有何廉臣、邹趾痕、包识生、张书勋、王和安、恽铁樵、陆渊雷诸家，鄙皆略见一班，惟未曾以归纳统计之耳。

4. 论先贤对于伤寒之钻仰：孙思邈曰：伤寒热病自古有之，名贤圣哲，多所防御，至于仲景，特有神功，寻思旨趣，莫测其旨，所以医人未钻仰。尝见太医疗伤寒，惟以大青、知母等冷物投之，极与仲景本意相反，汤药虽行，百无一效，伤其如此，遂披伤寒大论，鸠集要妙，以为其方行之由来，未有不验，旧法方证，意义幽隐，乃今近知所述，览之者造次难悟。中庸之士，绝而不思，故使闾里之中，岁旧致夭桂之痛，远想令人慨然无已，合以方证同条，比类相附，须有检讨，仓猝易知。夫寻易知，夫寻方之大义不过三种：一则桂枝，二则麻黄，三则青龙，此之三方，凡疗伤寒不出之也。其柴胡等诸方，皆是吐下汗后不解之事，非是正治之法，术数其深，而天下名贤，止而不学，诚可悲夫。又有奴隶卑下，冒犯风寒，天下疫疠，先被其毒，悯之心酸，聊述此意，为之救法。方虽是旧，弘之惟新，好古君子嘉其博济之功，无嗤诮焉，于此可知，先贤钻研伤寒之功深矣。

5. 后贤对于伤寒之研究：吾乡莫枚士先生，于《研经言》中载云，研究仲景伤寒，尤多兼资脉经，以稽其异同，披《证类本草》，以观其方法。盖临病之舟楫在焉，然伤寒之理，未许其遽通也，又必浸淫乎《肘后》、《千金附翼》、《外台》、《四书》，斟酌乎《本事方》、《百证歌》、《明理论》等说，参考互订，以徐其悟机，殆别有一境矣。大抵医者之于伤寒其致力，每在杂症未究之先，其心得转在杂证悉通后，不亲历者不知也，鄙于是有慨焉。仓公得黄帝五诊等书，揣摩至五年之久，而后方能问世。越医陈勉亭氏，对于伤寒一书，推崇备至，终其身手不释卷，故能善用经方。迭起大症，视今世之研究伤寒者，果如何哉。基年耳，匝月耳，剽窃以鸣高，假托以炫世，恃若辈之研究真理，真所谓缘木而求鱼。

6.《伤寒论》多救误之处置：徐灵胎曰：《伤寒论》，当时已无成书，乃叔和之所搜集者，虽分定六经，而语无伦次，阳经中多阴经治法，阴经中多阳经治法，参错不一，后人各生议论，每成一书，前后必互易数条，互相訾诋，各是其是，愈更愈乱，终如定论，不知此书非仲景依经立方之书，乃救误之书。盖因误治之后，变证杂错，又无循经现证之理，当时著书不过随证立方，本无一定之次序。周征之曰：伤寒非奇症也，《伤寒论》论非奇书也，仲景据其所见，笔之于书，非既有此书，而后天下人依书而病也。读者每读一段，即设一病者于此，以揣摩其病机治法，而后借证于书，不专在文字上安排，只当涵咏白文，注家虽有数十，以余所见多种，皆不免穿凿附会，言似新奇，莫能见之。鄙见只当分作四层：（一）伤寒初起本症治法。（二）伤寒初起兼症治法。（三）伤寒日久化寒，并误治化寒治法。（四）伤寒日久化热，并误治化热治法。其霍乱、风湿、食复、劳复等，以杂症附之，再参之陶节庵书，并诸家论温热书，互相考证，庶几读书有条理，而临证亦有途径。盖经脉部位，与夫表里，形层，浅深之事，固不可不讲，而亦不可过执。著力仍在气化上推求，不得专在部位上拘泥。此书在唐以前，已非一本，其章节离合，本无深意，论中叙证，有极繁者，有极简者，有方证不合者，有上下文意不贯者，一经设身处境，实在虽以遵行，安知非错简脱简耶。读者，但各就本方思量，不必扯入上下文，积久自能融会贯通，此真善读伤寒之活法，实足证明伤寒原文，多救误之处置，昔人□己意布置之争执，诚为多事。

7. 伤寒六经所传之误会：自《内经》载一日太阳，二日阳明之文。华佗有一日在皮，二日在肤，三日在肌，四日有胸，五日在胃之说。后世医者，于伤寒原文中有一日、二日字句，遂即定为太阳，或阳明之辨别。鄙以六经之名称，乃论中著病之症状，而名其界限之符号，试证之于日人喜多村氏之言曰，《伤寒论》中所谓三阳之病症，不过假以标表里、寒热、虚实之义，非脏腑经络相配之谓也。阳刚阴柔，阳动阴静，阳热阴寒，阳寒阴虚。凡病属阴属热实者，谓之三阳，属阴属寒虚者谓之三阴。细而析之，则邪在表而热实者太阳也，邪在半表半里而热实者少阳也，邪入胃而热实者阳明也，又在表而虚寒者少阴也，邪在半表半里而虚寒者厥阴也，邪入胃而虚寒者太阴也。若表热甚而里亦化热，里虽热而病未入胃，尚属太阳。表寒甚而里亦化寒，里虽寒而病未入胃，尚属少阴。究少阳与厥阴共病，羁留于半表半里间之代名词也。不论表里寒热，病入于胃者，谓之太阴阳明。盖六经为病之总括，阳则太阳、阳明、少阳，阴则少阴、厥阴、太阴。但阳则动而相传，阴则静而不传。至于传变，则太阳与少阴为表里，少阳与厥阴为表里，阳明与太阴为表里，是以太阳虚则是少阴，少阴实则是太阳，少阳虚则是厥阴，厥阴实则是少阳，阳明虚则是太阴，太阴实则是阳明，现传变化之定理，三阴三阳之大略也云云。于此可知柯氏篇分六经，每篇首之第一节，谓为标题之总纲，实非确论。盖全书原文，皆为救误而设，无一定分篇之必要。其篇首乃发端之词，不得指为提纲而概其余也。

8. 论旧时注释之差误：读古人书，不得其精髓，而弃其糟粕，独不思风寒之感，营卫之伤病证犹是。在太阳则可分，在他经则何以不可分耶。有以升降浮沉之气化解释者，有以开合枢转之神机解释者，有以五运六气之传变解释者，近代有以生理细胞之功用解释者，有以病理细胞之变性解释者，皆在形迹上注重，其失维均。由前之说，则病其空泛，由后之说，则病敷浅。鄙见以为治伤寒者，宜将其症候诊断、治疗、方药四项，分别考证而发挥之。方药以实地试用为主，治疗以恰合病情为主，诊断以预测其病情传变为主，症候以探讨其病情病灶为主，分析伤寒原文，均须以切实之经验，发挥而整理之。鄙向著有伤寒笔记，本此旨以进行，容当整理旧稿，付印问世，以质诸近世所谓伤寒学者。

9. 论汉医学家之可贵：和田启氏，愤汉医精义之毁弃，真理之云亡，故大声疾呼，以唤醒梦梦。虽有言之过激者，亦当谅其苦心。大抵以西医治病之方法，注重在一部分行迹，本症间有可愈，遗患必多。汉医治病方法，注重在全体之变化，药效虽缓，可使本症、副症、兼症、夹症完全解除，毫无遗患，是真所谓原因疗法。夫日本之汉医，奉《伤寒论》为金科玉律，只知一部伤寒之汉医，据日人考察其成绩，已超过西医数倍，使能整理数千年之经验，而蔚为大观。则将来此实行原因疗法之经验学派，必能发挥所学，以救济世界医学之穷，可断言者，废弃云乎哉。

10. 本书对于中国医学上之补助：汤本求真氏，毕业于金泽医学专门。非世人标为新医者乎，供职医院，间或应诊，经过十载时间，尤自恨医术之浅薄。此为学者应有之态度，无殊古人求己之训。视妒业竞争者，所当愧死。现今高医之通病，不咎学识之荒疏，图亡羊补牢之挽救，惟以妒嫉排挤为事，甚或假官厅之干涉，以遂其侵略之阴谋。以鄙之私见衡之，实学不受摧残，真是终难磨灭，医学将来之真谛，不关乎口笔之竞争。汤氏又云，偶读故师和田启十郎先生所著《医界之铁椎》为之感奋兴起，于是治修习皇汉医学。迩来既十有八年矣，其间虽奔走四方，遭遇困乏，未尝稍变其初志，努力研究之结果，渐明此学之真谛。窃以为虽属旧时代之医学，苟能达其蕴奥而活用之，足以凌驾现代日新之医学。今举世方趋于欧美医学之下，无复有顾及此者，致此学日濒于绝灭，斯则余所日夜痛惜，而不忍坐视者也。市医睹汤氏之著，不知其感想如何？刘君泗桥，医界之有心人也，重行译述，以飨国人。因东人学说之输入，以促国人之觉悟，然则此，其发扬医学之嚆矢欤，爰不敢藏拙，妄皇管见，而为之序。

己巳年冬至前一日时逸人氏记于太原旅次

编者按：此稿成于民国十八年，冬至前一日，十九年夏间，皇汉医学，方行出版。距刘君赴校对之役，殉覆车之难，已归道山数月矣。近因该书所载原稿，误字甚多，特重加校刊于此，以志鸿泥。（壬申双十节志）

（见《医学杂志》1937）

137. 脉话序

生理上之脉学：生理学家，谓人体血液，由心之左房，输于大动脉干，以及于微细血管，分布全身，回复于静脉微细血管，汇归于大静脉，复入心脏，周而复始。《内经》所谓“壅遏营气，令无所避，是为脉”。脉即为动脉血管之微，最为明确。血管之功用，在使血液通过，循环周身，据解剖学家言，解剖两手脉位，见其管大如鹅翕之管，循臂而上，渐上渐大，上至头项，即与颈中脉管通连，直达至心脏而止，心脏常一张一缩，输血波于动脉管，动脉管应心脏之张缩，而起波动，此波动，即诊断学上，所应当诊察之“脉”。医者常诊此，以察心脏之强弱，血液之盛衰，血管壁之性质（薄弱或强硬），而为判断病证之标准。心脏波动之次数，有男女老幼动静之异，大抵幼时一分钟126次，十岁前后，减为98次，在康健之男人，为72次，女人常多于男人，老人常多于成人。或运动后，或氧气不足，或感情兴奋之时，亦常增加其数（据此诊脉方法），宜为吾侪中医所重视。迟数以察心脏注射力快慢，紧缓以察脉管壁之收缩与扩张，大小以察血液循环之分量。凡生理上所起之变化，皆可脉搏之诊察而断之。

病理上之脉学：病在表者，脉必浮，病在里者，脉必沉。轻按显然，重按反坚，如木浮于水面为浮，重按始得，轻按不见，如物沉于水下，为沉。据生理学家言，脉管下肌肉，互相固定，何能因病而变其位置，此不可解者。然余以实际参之，表病脉浮，里病脉沉，此定理决无疑义。譬如恶寒发热，头痛汗出等症，此表病也；心腹疼痛，滑泻脘闷等症，此里病也。病在表者，气血抵抗外邪，多浮于躯壳之表，故脉应而浮；病在里者，气血凝滞于里，故脉应之而沉。

张景岳谓表病脉沉、里病脉浮者，指表病在恶寒之时期，气血郁遏未伸，脉有沉伏或郁遏之象。里病谓郁热上蒸，目红面赤，或痰浊挟胃热上逆，发为呕吐气喘等症，气血未能宁静，脉形多浮滑而数，其实非数，特躁耳。躁与静成为反比例，静则多沉，躁则多浮。究脉形所以有躁静之别，仍当以心脏所运行血液之行度为比例。明此理，则能明浮沉脉象之本源。或以缓急迟数为躁静之互词，其实缓急脉象与躁与静之解释，微有不同，但躁者多急，古人误以数脉呼之，惟缓与静实有分别。古人训缓脉之义有二，一为弛缓、松大之象，其解释见辨紧缓条。一为迟缓，即壅滞不能流利之象，因气血运行发生障碍之故，宜直接除去其障碍，方为根本疗法。与迟脉宜用强心剂者不同，是当以躁静为纲，浮沉迟数缓急为目，惟躁之形，有类于浮数耳。

中医习惯，用呼吸以计脉搏之次数，三至为迟，六至为数，脉之迟数，与心脏之缩张为比列，自以迟为寒，以数为热。盖胞与细神经，得热则兴奋，得寒则沉静，血液感受热邪最高之温度，直接作用于心脏，则张缩加疾而脉数，甚则心悸怔忡，故热病之程度，当与脉数之程度为比例。然亦有热度虽高，而脉反迟缓，则因其热入脑底，刺激迷走神经之中枢，使迷走神经兴奋，致心脏之张缩力徐缓，若是则每易成痉，为危急之险证。患脑膜炎者，热高而脉迟，濒死则脉数，因迷走神经，始而兴奋，终乃麻痹故也。迷走神经，与其他神经，其功用适成反比例，其他神经工作照常者，迷走神经，则退处于无用之地，使迷走神经兴奋，则其他神经，皆受其影响，故心脏迟缓，神识昏糊，此热病而脉迟，为脉体之变。脉之洪微与心脏张缩力之强弱为比例，心脏机能亢盛则脉洪，衰弱则脉微，洪则脉波大起大落，微则起落不大。热性病之极期脉搏多洪，杂病虚损末期，脉搏多微。脉之紧缓，与动脉血压之高低为比例，由于小动脉管之张缩，而心脏张缩力之强弱，亦有关系。紧缓与迟数，是两事，初学者之心理，往往混同，即古医脉书，亦以为缓脉，小驶于迟，一息四至，其实非也。太阳中风桂枝证，因肌表小动脉扩张，而动脉血压低减，又因自汗出，而毛细管血压不高，则小动脉血压，亦即不高，故脉缓。伤寒麻黄证，因小动脉管收缩，而血压高，故脉紧。凡紧脉虽指下有力而任按，其波动却不高。凡缓脉指下软弱，其波动即有起落，此等波动，不全系于力强弱，脉缓者，血管扩张而血压低减，则波动自有回旋余地，故有起落。脉紧者，波动不得回旋，故起落不宽。《内经》言左右弹人手，仲景言如转索无常，皆形容波动不得回旋之状也。

脉之迟数不均齐者，为涩脉，精神受刺激，每见暂时的涩脉。又凡神经性，及多忧郁之人，其脉常涩，神经性人每营深呼吸，吸气时脉即数，呼吸定息时脉即迟，迟数之差，指下显然。此其故，殆由随意神经，响于小随意神经，由大脑影响于延髓，古医以涩为气盛血少，乃恰合事实。须知古医所谓气，多指神经而言，凡神经过敏之人，耗血必多，故气盛与血少常相连，犹肝旺者与阴虚也。涩之对为滑，波滑脉匀整而流利，是气血调和，常人脉也。然滑者甚者又主宿食停饮等候，涩之甚为促结代，皆是脉波不匀整之极，显然有歇止之谓，古医以数中有歇止为促，缓中有歇止为结，其实歇止与迟数，是两事。又以歇止有定律者为代，无定律者为促结。代为死脉，促结则不死。然按之实验，促结代皆非死脉，歇止之故，不外二端，一在心脏，一在血液。在心脏者，更有二种，一因心张缩自有歇止；一因大动脉口之瓣膜闭锁不全，心室弛张时，血能退入左心室之故。若是者，其人必觉心荡，炙甘草汤证之脉结代，心动悸，是其例也。在血液者，因血管中有凝瘀之小饼，随血流行，至小动脉管则受阻塞，谓之栓塞，抵当汤证之脉沉结，是其例也。

脉之细大与血液之多寡为比例，细谓脉管细小，大谓脉管粗大，皆指脉管之形状，非言脉液波之起落。血液充实，则脉管膨大，阳明经病心肌亢盛，津液未伤，故脉洪而大。少阴病心肌衰弱，津液不继，故脉微而细。细与紧皆是脉管收缩，然细脉因脉血液虚少，欲维持血压，而收缩血管，紧脉因毛细血管收缩，致小动脉血压增高，此其别也。不因血液衰少，故紧脉不细脉不紧。大与缓，皆是脉管扩张，然大脉因心机充盛，动脉充血扩张之主动在血液，脉搏管反居被动地位，缓脉因毛细管充血，故小动脉扩张，扩张之主动脉在脉管。又凡血旺者脉大，贫血者脉小，此指平人之身体而言，若久病以脉小为顺，若脉反大，即为正虚邪实之象，古医以大则病进，征于实际具有充分确实经验之谈也。

脉话之编订

《脉话》二卷，为陈先生著，其壶口山人，乃别暑也。编中论脉之资始及资生，归本于精气神之作用，是以证明近代化生理学家迷信血管之谜。而资生一篇，尤为吾中医国体精神之所在，其对于中西医家论脉，有言神而遗神经，有言神经而遗神，详气而略血，详血而略气，各据一偏之谈理，皆有所蔽也云云。洵脉学上折衷之论，足为近代之倡导与发明者。脉在诊断上之位置篇，论病证之诊断，以生理上所查变化为主体，脉搏之脉查，即为测验生理上是否发生变化之工具，为先得我心之所同然。其分脉男女老少、左右大小之异同，体相病相寸口身之各别，均有准确之诊断，不同流俗。卷下各脉之体象篇，详述脉搏之形状，及主病之理微，用笔之工，参考之富，足与日丹波元简之《脉学辑要》、近人张山雷之《脉学正义》，分道扬镳，中外辉映。而分析浮、沉、迟、数、滑、涩、虚、实、大、小、长、短、紧、缓、芤、弦、结等十七脉为单独发现之脉，濡、弱、牢、革、促、代、散、伏、细、动等十脉，为复脉，尤为独标心得，另辟蹊径，洵中医脉学上别开生面之作也。管见主张诊脉之法，宜别其血液流动之波澜，为动脉跳动之次数，脉管壁之扩张与收缩，及脉管位置浮沉等，其分辨之处，与本书论脉宗旨，实相同也。溯十八年春，因中央卫生会议，有禁锢中医之议案，于是上海市医药团体，招集全国医药代表，三月十七日开大会于上海，奔走呼号，为中医前途争一线生机。其时余适在沪，担任中医专校及中国医学院教务，并主持中一医院诊务，暨卫生报国医讲习所等事务，代表中国医学院，及杭州三三医社出席于全国代表大会，与先生晤于途次，辱荷不弃，加以赏识，倾盖论交，其商医学，复蒙代表为推毂，秋季遂获函嘱赴晋。二十年冬，医会改组，复蒙推荐，诗所谓成人之有德者。书成付梓，命余序之，乃书管见对于脉学之认识与印象，暨摩揣《脉话》之所见，因时间匆促，只草成生理上及病理上之脉学二则，一管所窥，聊资涂附，并以附鸿泥之印爪，藉留纪念焉。

二十一年冬月既望江左时逸人，谨序于太原旅次

（见《医学杂志》1933）

138. 国药新典序

治疗上主要之工具，厥为药物是赖。医学之职责，不过解释病机之作用，病证之经过，研究适当处置之方法而已。《东垣十书》、《汤液本草》序云，“世皆知《素问》为医之祖，而不知轩岐之书实出于神农本草。伊尹用本草为汤液，张仲景广汤液为方法，此医家之正学。虽后之明哲有作，皆不越此。”论医家之适派正宗，以所传神农本草，为肇始之首创者。隋唐梁宋，代有增益，至明代孝宗御纂《本草品汇精要》，共四十二卷，内分玉石、草木、人、兽、禽、虫、鱼、果、米、谷、菜等为十部，已集历代本草之大成。历七十年后，复有时珍之辑《纲目》，分为五十二卷，部分十六，类别六十，采新旧药物，凡一千

八百余种，增补八千一百六十方，其渊博实超过《本草品汇》，而精当逊之，然亦可见明代研究药物学者，努力于进步探索之途径。

药物学，既为研究医学者之基本工作，复为临证治疗上之主要工具，故必须有长时间专门考证，而后方能明其究竟，近代多数学者，公认研究药学之方法，在产别、科类、基本、色味、效能、主治、成分、医疗应用等项为范围，在前代药学专书，求其与此项条符合，实难其选。于《纲目》则见其杂乱，于《品汇》则见其缺略，于三家注百种录等，则病其迷信古人，于近世译本，则病其将中医历史上经验，全然截断。当兹过渡时代，欲供研究药物学之需要，而无缺憾，非另创体例，从新编订，所谓参证科学之实验，罗列古人之记载，于保存固有，吸取新知，两大原则，毫不相悖，方足以便利研究，启迪后学。吾友叶子橘泉，博雅好学之士也。基于上述之原理，物参考东西洋药物新著，及植物、矿物、博物、动物等科新说，分别基本、科别、形态、性质、化验成分、实验功效、药理作用，制剂处方、用量用法、品类禁忌等，增纂于各该药原文之后者，共计一千二百二十余条，辑成《国药新辞典》一书。以飨吾医林，而资为提倡国药之范本，吾知其于国药界，必有极大之新贡献，而为改进国药之先导也。微序于下走，爰书所见而记之。

民国二十二年七月六日江左时逸人草拟一太原旅次。

（见《医学杂志》1935）

139. 审查征集验方第五集序

子瞻氏云，药虽进于医，方多传自古人。盖药品繁多，病证复杂，欲求药与症丝丝入扣，配合适当，则方法尚矣。上古医界有禁方之传授，重其道不轻以示人。后世沿其意而失其真，乃有秘方之名目，秘之又秘，遂终于失传。

本会会长阎，因鉴于民间有效验方，易于丧失，在世医之家，视专术为传家之珍，挟秘方为欲财之具以致至宝贵之医学，不能发扬光大，任其自生自灭，固为可惜。又民众疾苦，因验方之不能保存，本可医治而不及医治者，尤为可惜也。乃苦心孤诣，滴泪提倡。令本会悬奖征集秘方，与以相当之代价（名誉或现金），更派验方征集组干事张玠、范国义、单生文、相作良等，分赴各县，深入乡间，向各地医家及民众，普遍征集。下走为慎重起见，曾谆谆告诫各该员等，必须苦口婆心，多方劝导，使人民了解我会长伟大之博爱精神，与中医生灭于国家之关系。至重且大，幸各地同人仰体，会长复兴中医之至意，努力赞助，踊跃应征，计经历五台、定襄、忻县、阳曲等十余县，所获得验方，已逾万数。除去重复不计外，选其精粹实用者，共得四千数百则。当即交付验方审查委员会（由本会理事会组织），分别门类，详细审查。讹者正之，缺者補之，方意不明者補充之。主治不确者，则增订其主治。并于每方之后，附以审查意见，说明应用之方针，药方不全，无法订正者，则存疑以待。不敢以私意妄为评判也。本会理事，为张君子仁，赵君图南，下走忝任常务，每周开会一次，审查数十方，或百余方。又因征集及审查之事务太忙，本会职员参加工作者，有张文元、李澍桢、武星瑶、张玠、范国义、相作良、单生文等，共同努力，幸克竣事，除分别编为第三集、第四集等书，已于二十四年二月份及十月份先后出版外，兹第五集，又编订完竣，即行付印。爰志其原起于此。

民国二十五年三月一日时逸人敬序

（见《医学杂志》1936）

140. 自然科学研究本草学序

中国医学，发源最古，医家临床应用之药物，尤视列邦为最多。其中特效之品，供医家临床采用，以奏覆杯之效者，擢发难数。然亦间杂毫无治疗作用之物，以为点缀之品者。复有后人记载失实，验之临床，不能副其主治者。更有古人曾经试用之品，而其功效可疑，后世竟弃不用者。凡此种种，往昔学者，俱无精确深切之研究，著作虽夥，金砂夹混之憾，终无可讳。降及晚近，西学东渐，沟通改进之说，油然云起。坊间新式本草，五光十色，层出不穷，惜多剽窃杂凑，堆砌成篇，体例非不崭新，实质依然陈腐，以此而谓沟通改进，宁非南辕北辙，自迷其向。友人黄君劳逸，深见及此，特本其精研化学之心得，编著自然科学研究本草学一书。广搜博采，中西兼收，所集药物，虽仅二百余味，然皆切合实用，功效卓著者。点缀无用之品，概弃不录。每药之下，必举其有效成分，动物测验，治病确效，以及用量畏反等，剥茧抽丝，逐层析解。览之者，对于中国特效之药物，固能洞悉奥蕴，增加临床之效用，而于前此记载失实者得此亦可确定之。功效可疑者，亦得从而纠正之，以视初识皮毛，徒尚形式之作者，固难同日而语也。愚于药物一科，自惭无所创获，略抒管见，以报黄君。其亦谓为知者言也，是为序。

民国二十五年十月十五日时逸人序于太原旅次

（见《医学杂志》1937）

141. 医界之警铎序

余于民国二十年间，是气化为细菌之每一篇及气化生菌气化杀菌诸说，知近代岳阳吴汉仙先生鉴于国人民族自信力之丧失，欲恢复固有，必须从提倡国粹做起，并于二十年秋刊行所著《医界之警铎》一书。上编为西医正误录，以著者观察有得而云之。中编为中医《破疑录》，发挥心得，多见道语。下编为国医存亡之理，保卫中医之精诚溢于言表，余读之既竟，不禁重有慨焉。沪上某日医假略识中医之名，作倒戈内乱之计，隳突叫号，于兹有年。君与二三同志，竭所知以纠其谬，方之和田启十郎之医界铁椎，殊无多让。询近今中医界之有心人也，初版已经售罄，兹特重加整理，并附以临证实验谈一卷于版付印之际，问序于余。爰举所知，以介绍于阅者。

民国二十五年八月二十日时逸人志于太原旅次

（见《医学杂志》1937）

142. 武进张伯熙先生医案序

医案者，医家临症之记录也。贵乎精审，不尚奇特。清医徐灵胎氏，昧于此理，谓为“凡述医案，必择大症及疑难症，人所不能治者数则，以立法度，以启心思，为后学之津梁”。岂亦知夫疑难大症，果否为悬壶者遭最多，日不暇给者乎。抑所谓非疑难大症者，果不足以立案乘法，而庸工之草菅人命，亦可得以杜绝乎。奈之何举其一隅，即欲以囊括全体，且以之立法度，启心思，为后学之津梁哉。窃尝旷观古今中外之疾病统计，知所谓传染病与时令病，为人类最易感染之疾患，且为人间最广流行之疾患，而人类之死亡率，亦以斯等疾患为最高。推厥死亡之因，固非一端，而医家之疏于辨证，昧于处方之过，殆亦不无关系也。诚以斯等疾患，固非所谓疑难大症者，而医家对之，亦遂以漫不加察之态度，虚与委蛇，以资搪塞。宁知病情万变，体质环境，亦人人殊，且也病机转变，顷刻千里。吾人对此，虽聚精会神，为之详晰精审，犹或不免千虑之一失。遑言虚与委蛇者而无毫厘之差耶，以此而不草菅人命者几希。是故吾人对于最大多数之普通疾患，允宜审慎将事，决不应等闲视之，其理明矣。而选择医案之标准，更非以最大多数之疾患，同中求异，异中求同，务使后之览者，无刻舟求剑之弊，有随机应变之妙。庶乎临症者获此一编，不啻常年之顾问，而社会之疾病率骇人耳目，而成全其所谓名医者，得失之差，诚不可以道里计矣。

抑吾人犹有进者，从来垂医案者，每喜选择显贵病人，以自高其身价。且喜以生花之笔，铺张扬厉。明明常见之病，一经作者铺张，顿成疑难大症，淆乱观听，最是可耻。更有好奇之士，崇经卫道，滥用古方，以为已得轩岐之三昧，仲景之薪传。以是非经书不读，非经方不用。当其述医案也，更不惜捏造事实，凭空结构。论症处方，尤必引经据典，加重用量，减少药味。至于病人体质之强弱，以及病情之虚实寒热，有无其他兼症等，未遑问也。是等医案，千百年来，不胜枚举，流传社会，获益至鲜。要在阅者为之慎思明辨，当不至误人歧途耳。武进张伯熙先生，近有编录医案之举，顷由先生哲嗣赞臣兄。寄来先生医案凡例一篇，征序于予。予本不文，曷敢方序，顾生平研究之所得，对于医案之见解，略述如上。今观先生之医案，共九百余条，分为时病、杂病、妇科、儿科四大类，之数类者，皆社会流行最广，医家最所常见之疾患。先生以此选入医案，诚与吾人所述选择医案之标准有不谋而合者。抑斯书之善，并不止此，既经谢陈宋诸君等为之鉴定审阅，加以眉按，更由先生之哲嗣，分门别类，列以标题，着以总论。其精审之程度为何如哉，斯真深得医案之神髓，极尽医案之能事，而又先获我心者，用是自忘谫陋，略述所见，以资涂附，是为序。

民国二十四年夏至日世愚侄时逸人拜序于太原旅次

（见《医学杂志》1938）

143. 伯熙张先生暨德配朱夫人六秩双寿序

己卯之秋，余自港返沪，得晤老友张赞臣兄，并悉尊翁伯熙老伯暨伯母朱夫人，于本年春间，六秩双寿，同仁等征集诗文，以志其盛。爰书所见而记之。

古云：仁者寿。又云：大德者，必得其寿，五福以寿为先。克享高龄之人，多为存心忠厚，秉性仁慈，汲汲焉以福利同胞为职志，此古今中外之所同也。武进张伯熙先生，于辛亥之秋，在乡办理施诊给药，全活甚众。民八来沪设诊，并分期至沪东及沪西两区，以救护劳工为急务。历年来著有医案十二卷，用药寓奇巧于平淡之中，足为医界典型，早具立德之基，复宏立言之业，世人所谓三不朽，已具其二矣。赞臣兄，创办《医界春秋》，独力支持，已逾十载，卓然为吾道中坚。仲勋兄，肄业于中国医学院。花萼联辉，皆渊源于家传之衣钵者。于滋扰攘不宁，河山破碎之秋，独全五福之备，克享美满家庭之乐事，何真非修德获福之明证耶。今先生以国难方殷，不举家庆，他日河山光复，国庆增辉，由杖乡而杖国、杖朝。愚侄随诸君子之后，执爵进质，贺当预为左券也。是为序。

民国廿八年秋月世愚侄时逸人拜书于上海旅次

（见《复兴中医》1940）

144. 时氏诊断学序

药物效用，与病理证候，发生联络，必赖诊断学之居间配合，虽有良法秘方，无明确之诊断，不能显其用，虽知病之外表，无明确之诊断，不能得其情。故云，善诊断者，善治病，治疗之与诊断，有不可须臾离也。近历年来，译本充斥，谈诊断者，罔不群宗西法，以检查物质为事，自炫新奇，遂谓中医无诊断学之可言，不知中国有四千余年之医史，汗牛充栋之典籍，岂无卓识之经验？正确之诊查，物沉埋于残篇短简之故纸堆中，未经好学深思之士，为之搜讨耳。秦汉时代，医师诊病方法，大率注重于气色、脉候、听声、写形，详见于《灵枢》、《素问》，及“八十一难”中。迨后汉张仲景，望诊鼻部、目部之外，更注意语言、呼吸，以资参合。至唐代如褚彦道、孙思邈辈，则又重在明症候，询嗜好，察致疾之由来，辨脏腑之虚实，相其老壮，酌其浅深。归本于博涉多诊，屡用三端，此秦汉以及晋唐诊断学之大如此。厥后金元四大家，暨明之韩天爵、陶节庵等，则又兼审风土时令，以决病之阴阳燥湿，且兼施腹诊之法，以佐望、闻、问、切之不逮，视昔时略详矣。清初喻嘉言氏，主张先议病，后用药，取古人诊病之法，融会贯通之。与门人议定病方，说详载于《寓意草》，规则谨严，有条不紊，盖至是医家诊病，乃有一定之准绳，诚诊断学上一大进步也。近世西医诊断，多借助于物质，及尿、粪、痰、涎、血液之检查，体重、体温之外貌，惟重器械上诊察之所得，与中医诊断，凭精神上之灵辨，别虚实寒热，分气血表里，大相径庭。敬能衷中参西，于精神灵辨之外，再辅以物质检查，则诊断上必能得更大之收获也。

余于诊断学，究心有年矣，回意民五之春，养疴白沙城内，悉必研究诊断，知四诊方法，容有未尽，觉《医宗金鉴》，虽具有四诊名目，而考其实际，殊鲜精义。民六年春，研究脉学，以《濒湖脉学》为蓝本，而删其讹误者。夫濒湖著本书时，虽广征博引，《四库提要》甚称之。以余之所见，觉其与轩岐、仲景所言脉学之意，悖谬者尚多，删之正所以为李氏藏拙也。民八年冬，乃编各科实用诊断学，以供通信治疗之用，盖通信治疗，窒碍甚多，叙事未明，碍难悬拟。今庚首春，因以研究数年，毫无心得，以供于社会，深愧赧焉。且诊断学理，与治疗上有密切之关系，非可以苟焉而止者，浅学之士，有废弃中国诊断学之妄议，殊不知诊断不凭精神上灵辨，而求物质中检查，乃末节也。吾国固有之学说，实有发挥光大之价值，爰整理旧著，先行编成诊病之法程一篇，内分普通诊查法，经过之诊查，现在症诊查，自觉的症候，断病之定式，以供学者研习之用或足以启迪灵机，俾中国诊断学说，克臻进步，则是书其为死马之骨也欤。

民国九年庚申春二月时逸人志于白沙旅次

（见《复兴中医》1940）

145. 中国妇科学序

医学十三科，妇科、产科，各具其一。盖以妇人为人类之母，研究调经胎产等病，减轻疾苦，保障康健，乃提倡民族主义之基础也。然而古代医家，有云宁医十男子，莫医一妇人，盖鉴于经期胎产后病证之多端，与夫调理施治之困难耳。以妇人胎产职任之重要，病症之复杂，吾侪研究医学者，所当深思详考，以明究竟。余自民国五年春，执行医务以来，对于妇产科等病，亦曾略为研究，得以略见一斑。考《史记》载扁鹊过邯郸，闻贵妇人，即为带下医，说者谓妇女病症，以行经为主体，带下指裙带以下之病，非今之所谓赤白带下，是为研究妇科病症之嚆矢。世传张仲景杂病方论三卷，妇女病症居其一，言行经胎产之病症治法甚详，近代已不可得见，识者惜焉。《金匮》列胎产之门类凡三，为妊娠之诊断，产后之调理，及杂症之治疗。妊娠篇以去病为主，如桂枝茯苓丸、附子汤等类，化症温脏，其力颇专。产后篇，论妇人产后有三病，一病痉，二郁冒，三大便难，注重津液消亡，孤阳独旺之现证。或为痉挛，或为眩晕，或为便燥，是为产病学之首先发明者。杂病篇中，行瘀治病，面面周到，调经诸法，足为后世所采用者尚多，胶艾汤、温经汤，其尤著者。《千金方》以妇科列为卷首，胎产各方，尤多经验。《外台》收罗胎产各病之秘方，较《千金》尤详，注意妇科病症之疗治，古今一辙也。惜方药非失之简，即失之杂，立意太深，为后世医者所罕识，且病症亦有古今不同之慨，无怪古方之难用矣。唐大中初年，昝殷之《产宝集验方》，宋代李师圣之《产论》，至郭稽中撰《产育宝庆集方》，以方法附于产论之后，遂成宋代产科专书。陈自明撰《妇科大全良方》，妇科产科诸证，治法乃臻全备，惜迷信风冷，方多温燥。薛新甫氏改正其说，又以补脾胃，和气血为主，古传禁方之真面，反致埋没不彰。王肯堂氏，编为《女科准绳》，武叔卿氏，辑为《济阴纲目》，不过于妇科大全良方中，略为修改增加而已。永乐大典，载产宝诸方一帙，赖四库全书以传，著作者之姓氏，已不可复考，惟于保产诸法，颇为赅备。其中所用方法，多为近代奉为典型，如胎产病之枳壳汤，药品为枳壳、白术二味，方下注明，热者以黄芩易枳壳，此方即束胎饮之始祖。丹溪氏谓黄芩、白术二药，为安胎圣药，盖亦本此而言。又举卿古拜散之治产后血风，传流至今，脍炙人口。人参饮子一方，丹溪加味为达生散，虽药味略多，然以大腹皮为君，人参为辅，命意无异，惟多味辛温香燥之药，近世所不可浪用者。又卜氏之《产家要诀》，任喆之《产科心法》，日本片仓片子《产科发蒙》，清医张曜孙之《产孕集》诸书，各有见道之处。惟有《产孕集》之内容，搜罗完备，王节斋之《胎产指南》，论调经胎产等病，亦多扼要。余若竹林寺之女科，周越铭之通俗妇科学，金鉴之妇科，傅青主之女科，沈尧封之《女科辑要》，张山雷之笺疏，陈修园之《女科要旨》，叶天士之《女科指掌》，凌嘉六之《女科折衷》诸书，于调经产后病症，皆有深切之发挥，足资纪录，惟以体例之繁杂，学者苦之，故欲发挥广大之者，必须仿科学例，从新编辑。

中医妇科之学说，分列调经、种子、胎前、产后四门，而以杂症附焉。西医对于妇科之学说，列为生殖器之炎症，赘生物之障碍，发育不全，子宫异位，生产所致之伤害，及分泌物之异常（经闭经痛崩漏）等症。若专究调经之学说，则以中国医书为特详，除经痛即西医之月经困难，经闭即西医之月经闭止，月经过多即西医之月经过度外，他如经期超前，经期落后，经来过少等，皆西医未经道及，而亦无治法者，遑论其辨别原因，而分条治耶。故当以中说为经，西医为纬，若论其子宫卵巢解剖生理，及临产各项之手术措置等，则当以西说为主，方足以知其实质。至于产科病证，恶露不下、恶露不绝等症，为西医书中所未有，中医处方，亦颇有经验独到之处，足补西医所未逮。褥劳血晕等症，治疗方法之周到，亦迥非西医所能及。虽血晕症，有疑为中医之产科方法不良所致，然经西医接产，仍有发生血晕者，在安然静卧，注射强心之剂，所不能奏效之时，参用中法，其效立见，是中医经验，所不可忽略也明矣。中西学说，互有得失，拘守一家之言，各就一编之谈理，实非世界医学大同之佳象也。

行经，为胚胎之基础，胎产为人类之来源，于民族之盛衰，有密切之关系。在昔日之妇女，密藏深闺，少通世故，故不知时势，而多执拗，肝郁之病良深，运动废弛皆是。近代妇女，交际繁多，侈言解放，涉足市场，放纵之弊益深，子宫之病症益显。或有贫苦之家，操劳动作之太过。或有家庭压迫，专制束缚之太深。游戏过度，则神弛于外。忧郁过多，则气滞于中。凡此种种，皆足以酿成行经、胎产诸病症，苟不详细询明，分别施治，鲜不致误。本编卢列古今各家学说经验，冶于一炉，足供研究治疗之需要，惟编者自惭识浅，复困于俗务猬集，时间匆促，参考之材料不多，深望妇科专家，加以指导，俾臻完善，则幸甚矣。

民国十八年春时逸人氏志于上海旅馆次

（见《医学杂志》 88期 1940）

146. 重订验方新编序

《验方新编》一书，传世已百有余年，流行甚广，乡里平民，奉为枕中鸿秘。其中收罗方药虽多，然用之有效、有不效。何也？盖知其当然，而不知其所以然，即使获效，亦无非碰彩式侥幸偶中而已。

田生尔康，为山西医学专校之高材生。愚在医校任职时，见其家学渊源，用力勤修，即深为嘉许。毕业后，留会服务，审订良方汇一书，说理精到，得其襄助之力至多。此囊悬壶津沽，诊治全活甚众，颇能不负所学，为世称道。鉴于《验方新编》，为民众所赏用，而内容荒芜，必须编订整理，方能完善。乃参考诸家之经验，而折衷一己之心得，确定症候，说明药理，兼探病理诊断，详加考证。一方能治数病，必有其同一之原因。一病而有数方，必各有其不同之兼症、夹症等。一一说明其所以然之理，用方者一目了然，俯拾即得，不致有以药试病之诮矣。一举手之间，化陈腐为新奇，事在人为。中国医学界，应进行之工作尚多也，愚曩所倡导，整理中医学说，应当先从实用之处着手。田生兹编。能衽愚之主张者，爰书所见而志之。

中华民国廿九年秋孔诞纪念日时逸人氏志于上海旅次

（见《医学杂志》1940）

147. 秦颂尧寿序

己卯秋，秦颂尧先生，六旬志庆。下走奔走四方，未获趋候，无一面缘，本无作序之资格。惟因周兄逢儒之介绍，嘱为一言，以留纪念。兹于来件中，择其原意，略述于下，是否有当，还以质之颂尧先生。

秦颂尧先生，别署春江医隐。敏而好学，藏书万卷，天后傲骨，不屑随世浮沉，淡于功名，以医自隐，晚年深自韬晦，孤芳自赏，与人无争，逐物随缘。已不知有所谓世态炎凉者矣。令子克绍箕裘，渊源衣钵。驰誉春申，更值太夫人健在，四世同堂。于兹扰攘不宵之秋，独全五福，其幸福为如何哉。因国难未已，不举家庭，藉诗文唱和，以资纪念。询盛事也。下走既不能文，复不能诗，书所知而志之。

庚辰夏时逸人氏志于上海旅次

（见《复兴中医》1941）

148. 汤头歌诀范氏增批本序

《汤头歌诀》一书，为清代康熙甲戌年，休宁汪讱庵编纂。汪氏为典当商，家富有，性慈善，但好虚名，惧身后而名不彰。乃聘请当地富于经验之医家多人，组成私人主持之研究集团，为之编订医书数种，《医方集解》即该集团得意之代表作。嗣因卷帙浩繁，携带为难，复因散文体不便记忆，乃撮其大要，编以韵言，即为本书。又恐未能普及，乃捐资购印数万本，以慈善名义，普遍分送，故流传之广，为清代各家医书中所仅见。（注一）凡长江黄河流域，乡里医家多有借本书者，其流传普遍可见一斑。本书中方药，搜罗甚为平允，《伤寒》、《金匮》、《千金》、《外台》及宋明医家各方，一律选择，毫无门户之见横亘于中。今世中医，有奉为鸿实者，有目为庸俗者，见仁见智，各有不同。至于汪氏编纂本书，对于中国医学上，是否有功，抑或有过，乃另一问题，兹所论者，惟本书之源流而已。

前乎此者，李梴《医学入门》，载歌三百，东垣方歌二百八十首，惜不分门类，搜拣为难。本书歌止二百，而列方三百有几，分为二十类，搜拣较便，或者妄议其为庸俗，不知其中尚有一种扩清改进与整理之工作也。

现代医家，认中医学理过于荒疏，惟中药多可用之材，群趋向研究中药之途径，但中药功用，因中医而显著，中医经验以虚实寒热等为辨别之方针。苟废除中医，而专谈化学动物试验之药理，势必将数千年之经验，完全截断矣。日本废除汉医，改用西医。日医尾藻城氏，著《和汉医药与科学的研究》，有云："倘将和汉医药，按于科学上，而为科学的研究，则所获必有出人意外者。"夫日本之于中医，乃由中国转译所得，现今日本西医学术，在世界医学上，已占有相当地位。而由后思前，尚不胜其追悔，中医真价值之所有，于以证明。

近来日本新药，发明甚多，在世界医学上，占有相当之位置。试一改其内容，《本草纲目》所载之药品，认为彼所发明者甚多。吾国医药界，苟不急起直追，再过数年后，中药之为日医改装发明，完全贡献于世界医药之列，恐所余无几矣。本书为信谊药厂化学师范凤源氏，取中医通行之汤头歌诀，用科学方法证明之。规定主治，增加批语，并附以化学试验及动物试验，证明其功效主治。西医界得此，可知中医方剂之应用。中医界得此，可知化学及动物之证明。倘更有进一步，与中医经验学说，混合研究，则必能更增收获也。兹举下走所知者略述一二，以资印证。人参功效，在恢复神经疲劳，促进新陈代谢，故有大补元气之称。但又有堵塞淋巴液之副作用，误服之，或致胸闷。白术有促进乳糜管吸收之效力，中医以补脾目之，《内经》载脾为胃行其津液，中医术语，胃代表整个消化器，则大便泄泻，能吸收不能分配，则致胀满。白术有治泄泻之正作用，又有反增腹胀之副作用。可以知矣，是可为研究中医，多一参改材料也。中国医学院教授谢斐氏，持范批汤头歌诀一帙，嘱余留一言，以为纪念。查著书者之通例，与著者有深切之关系。为之作序表彰之，赞扬之。余与范氏，素昧平生，本无作序之资格，惟因斐之嘱，不愿以不敏辞。

中华民国二十九年双十节时逸人氏志于上海旅次

（注）见山西中医会出版清代名医学案。

（见《复兴中医》1941）

149. 中国麻风病学序

吾国发现本病，始于周之末季，《论语》载伯牛有疾。孔子有斯人斯疾之叹，先儒以为癞，因当时之治法不充，竟至无法挽救。《论语》为孔子及门人之记录，距今二千四五百年，录西历纪元前五百余年。较耶稣圣书所载，耶稣生存时代发现本病，尚觉提前五百余年，近人有以病原细菌体，从未有最初发生于中国者，得吾说而考证之，知本病实以吾国发现为最早，亦可以自豪矣。《本经》有癞疾及大麻风。《内经》有疠风及大风。周秦时代医家，能知本病传染及经过之顽固，已成不可掩之事实。《巢氏病原》有白癞及乌癞之称，后世医家，悉宗巢氏，此后又有天刑、恶癞、疠疡等。《金鉴》名为大麻风，沈之问“风癞论”，又有十四种癞之别，但只推阐本病经过之转变而已。西历一八七四年汉森氏，发现本病杆菌，常存于患者之口涎鼻涕、乳液尿液、溃疡和组织内，侵入门户，多由皮肤脱落，及皮肤黏膜之小创伤，以青年时代最多感染，高年及乳儿，感染之机会较少。往昔欧洲各国，亦曾蔓延，嗣以防范得法，近几绝迹，我国则以闽粤两省，流行颇烈，黄河流域传播略少。

我国古代医家，叙述本颊骨之诱因：1. 色欲当风。2. 乘热脱衣。3. 醉卧湿地。4. 汗出入水。5. 饥饿山行，感山岚瘴气。6. 劳役奔走，冒风雨露。统观上述，由于内伤之后，复受外感，体中抗毒之能力不足，故本病菌得以侵袭肆虐，停积腠理，则汗腺闭塞，郁结不散，在内则生虫（即酝酿本病菌），在外则生疮，即结节溃疡之类。继则蔓延筋骨脏腑。如眉毛脱落（毒在肺），面发紫泡（毒在肝），脚先痛穿（毒在肾），遍身如癣（毒在皮），目先损（毒在心），总由本病菌毒素侵入血中，蔓延全身之现象。古人妄以五脏分别包括之，又毒素侵及血管，血行发生障碍，故有斑纹及结节之外观。其有赤白之分者，因有瘀血停滞，与色素沉着之不同，犯于神经，故觉麻痹。侵及毛根，故现脱毛。其他腐烂组织，变象毁形等，皆因直接间接，受毒素之侵袭使然。至于《鉴别》本病之方法，（1）令病人站立打铜铁之风炉火旁，及黑暗处，烯酒精灯照之，验其面色红者，即是本病，他色则否。（2）手心部搔之，必痒不可忍，按其指甲，红色历久不退，皆是本病。（3）令其站立榕树下，必瘙痒不止。此外如能利用细菌学的检查，则诊断尤为明确。又古人谓本病有五死。（一）皮死，麻木不仁。（二）脉死，血溃成脓。（三）肉死，切割不痛。（四）筋死，手足缓纵。（五）骨死，鼻柱崩坏等是。薛立斋谓，声哑目盲，尤为难治。宋洞灵谓，黑色不治。此皆于诊断本病预后所得之经验也。昔孙思邈，谓尝治数百人，无一人免于死，可见本病治法之难。现代对于本病，以大枫子油，为最常用之良剂，能使病状减轻，不知中医治疗，久已采用，惜内服外涂，均不能直接扑灭本病杆菌，且其中含有脂酸，服之过久，有障碍消化之副作用。故不若麦克杜氏制成注射剂后，每星期注射肌肉或皮下，奏效较为确实。惟查菲律宾、朝鲜等麻风院治疗成绩，经十八个月之后，渐次奏效者，有十分之八，尚有衰弱之人，十分之二，仍无转机，此系血液不能荣养肌肉。故横纹肌之收缩力，亦无形消灭。虽注入杀菌之药，肌肉无反应作用，故不能利用药力以杀菌也。愚意宜先补血，俟血液充盈后，再注入大枫子油，或能有效。此外松脂与蛇类，皆为中医治疗本病之专药。若能加以严格之化学试验、动物试验证明后，参以临床实验之报告，则治疗本病，必多收获。深望医化学专家急起研究，为中医界放一异彩也。

俞慎初向在福清主办现代医药月刊有年，发挥医学，颇多心得。余主办《山西医药杂志》时，曾通音问，订为神交。二十八年冬在沪聚首，辱承不弃，时相过从，质疑问难，以求进益，虚心好学，于以益显。今年春，余办复兴中医得其襄助之力至多，热忱扶助社会事业，洵近今之有心人也。因鉴于麻疯传染之惨酷，罹之者多因无法施治，或不能耐心长守禁忌，以求根治，类多得不良之转归。用是搜集各家经验，辑为巨著，考证源流、原因病理、症状诊断、治疗预防、摄生方剂，以及私家传授之验方医药等，皆本经验之发挥，足供专门治疗之参考。嘉惠医林，有足多者（余于二十年间，出版中国传染病学，麻风亦曾列入，顷于本年再版时，以麻疯为慢性传染病，乃将其割爱。今以俞同志麻风专著出版，则余旧著麻疯病稿，不必急急付印矣）。爰略述昔日之所见，附载于此，以印鸿泥。书成付梓，问叙于余，略述缔交之经过，及本书之内容。为阅者告，并留纪念焉。

中华民国三十年一月时逸人氏志于海上旅次

（见《复兴中医》1941）

150. 结膜炎之诊断与治疗序

中国眼科学术，发达最迟。《内经》只有目盲、目黄、目赤、目瞑（羞明）、戴眼（目上视）、目动等。关于眼之生理，“金匮真言论”，载“东方色青，入通于肝，开窍于目，藏精于肝”。《灵枢·大或》论载“五脏六腑之精气，皆上注于目，而为之精，精之窠为眼，骨之精为瞳子，筋之精为黑眼，血之精为络，气之精为白眼，肉之精为约束”。此种说法，为后世五轮八廓之起源。《伤寒》、《金匮》中，更有目黯（因营养不良之无光）、目眩、目泣、目不识人、直视目如脱、目不了了等。《巢氏病源》作于隋代，始列目病一门，是为目病分科之嚆矢。唐制教授诸生，耳目齿并列为一科。宋立医学九科，眼科居其一。眼科之独立，当自宋代始，《银海精微》题孙思邈撰，《四库提要》考据，已证明其为宋以后人所伪托，唐宋艺文志，皆不著录。思邈本传，亦言有是书，其曰银海者，盖取目为银海之义，考东坡雪诗，有“冻合玉楼寒起栗，光摇银海眩生花”之句。瀛奎律髓引王安石之说，谓道书以肩为玉楼，目为银海。然迄今尚未有人指出王安石所引，出于何种道书者，则安石以前，决无此说，其为宋以后之著作明矣。

眼科最多病症，为结膜红肿，古称天行赤目。又曰暴风客热，至若椒疮粟疮，为砂眼之滥觞，漏脓眼。又为淋毒性结膜炎之病症，惜预防卫生之方法，未臻完善，而治疗及手术，又未能改良，此中医眼科未能进步之一大原因也。己卯之秋，余自港返沪。千顷堂书局徐鸿经先生，赠余结膜炎诊断与治疗一册，嘱为序言，以资介绍，余既受之。书为石原忍氏讲述，顾宗余氏注释。对于结膜炎之原因、类症、诊断、治法等项，有详细之研究，有经验之发挥。以西医学术为主，兼采中医古说，治疗方法，尤为美备，足供一般治疗眼疾之参考，洵有出版价值之杰作也。书中曾疑及《银海精微》为赝品，余特为之改证充之。

查著书者之通例，与著者有深切之认识，为之作序表彰之。或于些项学术，有深切之研究，为之作序赞扬之。余于眼科学术，素未研究，对于石氏、顾氏，素昧平生。本无作序之资格，惟因徐先生之托，不愿以不敏辞。

中华民国二十八年十月下浣时逸人于上海

（见《复兴中医》1941）

151. 温热类编序

近世有识者之论调曰：两艺兼长，上智所难，才学兼优，举世有几，鸣呼，才难不其然乎。今之滔滔者，何庸碌之众也，吾因之有慨焉。世有凌氏嘉六者，有清归安之名医也，学说精深，著作丰富，其他之遗籍之久矣。《温热类编》尤为杰出者也，书共六册，分原始、温病、热病、暑病、时疫诸编，内容系采述诸家之学说，而以己意取舍，洋洋洒洒，累千万言，洵感症之科律者矣。稿凡三易，时阅十稳，书成之后，复经新阳赵元益先生，加以校阅。赵氏系丁福保之业师，既精中理，更擅西学，一积学能医之先哲也。之二先生者，其两艺兼长，才学兼优之士者耶。沈子仲圭，余曩日之共学友也，学力精深，识见高远，年来为裘吉生君校阅订正，未刊先贤遗著，如《女科折衷纂要》、《凌临灵方》二辑等书。其学识之增进，与时俱积矣，其古之所谓好学不倦之士者耶。校阅既竣，丐序于余，愧余不文，书沈君之意以塞责，聊存纪念云尔。时在乙丑之春，三月既望，折背叟温笔，于真州振扬公司。

（见《三三医报》1925）

152. 咽喉特刊序言

医家十三科，咽喉居其一。诚以气之出入，生死之关，所当首宜讲求者也。《内经》曰：喉主天气，咽主地气。“咳论篇”曰：心咳之状咳则介介如梗状，甚则咽肿喉痹。“厥论篇”曰：手阳明、少阳厥逆，发喉痹，嗌肿痓。“脉解篇”曰：厥阴所谓，甚则嗌干热中者，阴阳相薄而热，故嗌干。“骨空论”曰：督脉生病，治督脉，治在骨上。甚者在脐下营，其上气有音者，治在喉中央。在缺盆中者，其病上冲喉，治其渐。渐者，上侠颐也。“谬刺论篇”曰：邪客于手少阳之脉，令人喉痹。邪客于足少阴之络，令人嗌痛，不可内食。又曰嗌中肿，不能内唾，时不能出唾。此皆咽喉之为病也。《灵枢·痈疽篇》岐伯曰：痈发于嗌中，名曰猛疽。猛疽不治，化为脓，脓不泻，塞喉，半日死。此则喉科所谓喉痈缠喉之类也。仲景于《伤寒论》中，列咽喉症之治法，曰：少阴病，咽中痛，半夏散及汤主之。用半夏、桂枝、甘草，此后世用辛温发散之嚆矢。治少阴咽痛，用甘草汤，不瘥，用桔梗汤，此后世用辛平利咽之典型。辛温、辛平二法，已开喉症诸方之祖。咽中伤生疮，声不出者，苦酒汤主之。苦酸涌泄，所以去其痰涎。下痢咽痛，胸满心烦者，猪肤汤主之。用猪肤、白蜜、花粉，甘凉清润，又后世养阴清肺汤之先导也。花粉，古书白粉，注家疑作米粉。胸满心烦，而用米粉，何不思之甚耶。宗此四法，治咽诸症，了无剩义。自此以降，《千金》、《外台》诸方书，所列方药，间有美备，间有剥杂，视人之学力，自为选择可耳。河间、东垣，为金元巨手，于斯症也，语焉不精。朱丹溪氏论喉痹以脏腑为主，分经施治，实具只眼。至论咽喉之症，有专书者，宋异僧传《咽喉脉证通论》，内容实为粗浅。破头黄真人有《喉科秘诀》，用法太为峻削。薛己有《口齿类要》，方多庸俗。陈耕道之《疫痧草》，专治火郁之疫喉。曹心怡之《喉痧正的》，维扬张氏之《喉痧正义》，于喉痧皆有发明，与陈耕道之论，可称对峙。此外有顾玉峰之《喉痧经验阐解》，张善吾之《白喉丹痧述要》，搜集而已，耐修传洞天之旨，而作《白喉抉微》，于白喉与缠喉不分。故包衡村氏于喉症家室中，攻之最力。《白喉证治通考》，为张孟劬氏所编，论白喉多简要。《重楼玉钥》初续编，皆歙县郑氏所编订，治法平妥，方皆扼要。《喉科家训》四卷，乃时贤刁君质明所编，学本家传，方皆经验。杨龙九之《囊秘喉书》、黄梅溪秘藏之《紫珍集》方多秘授，语有折衷。余如曹侠僧之《咽喉证治指南》、张若霞之《通俗喉科学》，坊印本之《急救喉痧要法》、《喉科指掌》、《喉科秘旨》亦皆各有心得，但不足以窥全豹耳。时贤刘华封之《烂喉痧证治辨异》辨症颇精，时贤曹炳章之《喉痧证治要略》，收罗美备，取材精博。丁氏所译之《喉痧新论》血清疗法，理论详明，治疗简要。前哲于斯症也，不惮穷搜博访，孜孜矻矻，以成一家之言，传流后世。余尝平情论之，中医方法失之杂，西医方法失之简，求治疗之完全，而无缺憾者，宜中西并用焉。白喉与喉痧之治，有天渊之别。风热时行之喉，与阴虚及阳虚之喉，以及瘟疫传染之疫喉，大相径庭。辨别不清，生死反掌，治之之治，以《伤寒论》中四纲，最为详备，学者所当宗之。吾友张君赞臣以渊源之学，怀物我之心，居恒虑斯道之不彰，愤国学之将坠，召集同志组织医界春秋社，编辑月刊，品论古今，淘融中外，阐旧采新，大道弥光。张君又有《咽喉特刊》之辑，以医药之专门常识宣传于社会，欲使人人能得未病前之预防，已病后之治疗也。内容分咽喉之病理、症状，以及原因、预防、治疗、表解等等，设词清浅，一目了然，足为普通人说法，而理论正确，方药实验，又业医者所当奉为圭臬也。与诸家之论喉症分道扬镳，后先辉映，然兹编采集近代海内医家之长，弥觉难能而可贵也。张君征文于余，遂陈管见而记之，戊辰冬月，仪征时逸人谨序。

（见《医界春秋》1929）

153. 寿石居诊余释疑序

医案者，医家临症之记录也。证候经过，贵乎详明。诊断方法，贵乎精审。清医徐灵胎氏，昧于此理，谓“凡述医案，必择大症及疑难症，人所不能治者数则，以立法度，以启心思，为后学之津梁”。曾亦知大症及疑难症，果为业医者遭遇最多，日不暇给者乎。抑所谓非疑难大症，果不屑注意研究以立案垂法者乎。旷观古今中外之疾病统计，知所谓传染病与时令病，为人类最易感染之疾患。且为人间流行最广之疾患，而人类之死亡率，亦以斯等疾患为最高。推厥死亡之因，固非一端，而医家疏于辨证，昧于处方之过，殆亦不无关系。诚以斯等疾患，固非所谓疑难大症。医家对之，亦遂以慢不加察之态度，虚与委蛇，以资搪塞。宁知病情万变，体质环境，亦人人殊，虽积精全神，详晰精审，犹或不免千虑之一失，虚与委蛇者，能无毫厘千里之误耶。是故吾人对于最大多数之普通疾患，允宜审慎将事，决不应等闲视之，其理明矣。故选择医案之标准，当以大多数之疾患，同中求异，异中求同，务使后之览者，无刻舟求剑之弊，有随机应变之妙。庶获此一编，不啻常年之顾问，而社会之疾病率与死亡率，亦可藉此减少矣。以视徐氏之蹈高骛奇，沽名钓誉，必择大症及疑难症，以骇人之耳目，成全其所谓名医者，得失之差，诚不可以道里计矣。

抑尤有进者，从来撰医案者之通弊。（一）喜选择贵显病人，以自高其身价。（二）用生花之笔，铺张扬厉，借为邀名工具，明明常见之病，一经作者铺张，顿成疑难大症，淆乱视听，最是可耻。（三）或为学生侍诊抄录之所得，病情记载既不完全，前后经过，又不叙述，所谓流水账簿而已。（四）好古之士，以崇经卫道自任，非经书不读，非经方不用，当其记录医案，更不惜捏造病状，凭空结构，论症处方，必加重用量，减少药味，以为不如是，不足以得古医之薪传。至于病人体质之强弱，以及病情之虚实寒热，经过之转变，有无其他兼病夹症等，未遑问也。是等医案，千百年来，不胜枚举，流传社会，获益至鲜，要在阅者为之慎思明辨，当不至误入歧途耳。

张汝伟兄，为余二十余年前，在《绍兴医报》、宁波《卫生公报》、杭州《三三医报》等，神交之契友也，由医学辨难，而互通音信。余忆伟兄少年时，豪于为文，著有《医学决微》、《医林稗录》、增批杨龙九《囊秘喉书》、曹仁伯《琉球百问》等。杨氏喉书，方多秘传，药有捷效。余所爱阅者，在《医林稗录》。盖以《稗官野史》所载有关医学之材料，为之考证说明之。十余年前，在沪滨聚首，把晤言欢，嗣后余因衣食奔走，远赴晋垣，书翰往返，神交犹昔。己卯秋，余自滇返沪，遂获重逢，复兴中医社之组织，辱荷参加，至深荣幸，比出其所著《寿石居诊余释疑》一帙。盖记十余年间之验案，足资记录者，随笔记之。国难后，虽竭力披罗，已遗失散佚四分之三，仅得四分之一。吉光片羽，弥足珍贵，且案中病情病状，详细记载，前后经过，次序井然，多普通习见之病，并非所谓疑难大症者。有立法垂案之必要，因劝其付梓，公诸同好，爰志数言，以介绍于简端。

中华民国三十年一月朔江左时逸人氏志于海上旅次

（见《复兴中医》1941）

154. 遇安斋证治丛录再版书跋

事不躬亲试验，而以意为之说者，考其结果，流弊所至，亦必杜撰臆说，以惑世欺人云尔。各科学说，何尽皆然，若医药学尤其显然者。神农尝药辨性，一日而遇七十二毒，是必身试，而后方可以知之。黄帝与岐伯、鬼臾区、雷公等，上穷天纪，辨别阴阳，发明受病之本原，故方只十二而理论万端，因其理而悟其性法，此后人之能事也，阐理以立教，先圣之苦心也。是则《内经》有论无方之处，概亦可见矣。仲景宗族病伤寒死者，十之七八，感往昔之沉沦，伤横夭之莫救，故撰用古书为《伤寒论》，作方书之始祖，开后学之津梁。此目睹实验，而后方可能之，原夫闭户造车，而欲合出门之辙，亦戛戛乎难矣。刘蔚楚先生，积学士也，少知向学，见义勇为，弱冠嗽血遗精，虚损垂危，几至不起，幸遇杨公来仪救治之，恢复其精神之康健，由此而弃儒学医，专攻活人之术。闻医学中，有所谓叶天士、王孟英者，趋时派之学也，有所谓王清任、余师愚者，治疫能独出心裁者也。先生之学，兼其长而有之，其殆宜今，又能独出心裁者欤。因病而学医，其殆天困其身，以成其学者欤。易曰：困而不失其所亨，其惟君子乎。吾将为先生言之，若鄙人者，亦因病而学医者，因境遇穷而究命者，因事机困，而演易者。语曰：事非为己莫关心，故关心之事，皆切己之事也。先生之于医学，庶乎近之，鄙人于先生，每读大著，仰望有素，所谓有翰墨缘，无文字交者是也。顷得无锡周小农先生之介绍，知先生以躬亲试验之方药及临诊之验案，发表医学之论文，汇订成帙，名《遇安斋证治丛录》，以研究医道之结晶，作苦海为津之宝筏，观者争先快睹之。初版已经告罄，故再版出书，以广其传。且索文于鄙人，爰就管见所及者，妄参宋义，未知先生其见许否。是为跋。

乙丑又四月四日折背叟时逸人书跋

（见《三三医报》1925）

155. 江左国医讲习所简章

定名　本所由江左益人医社社员所组织，故定名江左国医讲习所

宗旨　整顿旧学，输进新知，研究国社，交换智识，确定正宗，普及教育为宗旨。

范围　本所研究医药学，以及道学、佛学、儒学、易学、精神学、地理卜筮、命理等学。

规约　本所所员（包括赞助员、维持员、讲习员、研究员、职员、教员等下仿此不另）不得以本所名义，干涉本所范围以外之事，以及行个人私事，致损坏本所之名誉道德，一经察出，即予除名。

资格　凡属医药界同志，以及文理通顺，性好研究国学

者，均由自可报名入所讲习或研究。

经费　本所创办伊初，百废待举，筹措经费，视为首图。凡蒙热心同志捐助两元者为赞助员，助五元者为名誉赞助员，助十元为维持员，助二十元者为名誉维持员，皆有本所发给证书及收据以昭信。（捐助书籍不在此例）

学科　本所各科学说，皆编成讲义及教授法二种，讲义专供学员讲习及研究之用，教授法供教职员参考之用。限期三年内一律编定成帙，俟正式讲义编成后，本所即改组国医专门学校。今日为进行之初步，他年树保存之先风，凡我同胞皆当输财助力，俾底于成，非鄙人之幸，乃邦家之光也。

入所　凡各地同志，愿与本所讨论学说，均极表欢迎，惟已有各科知识，更求精研进步者，本所认为研究员。未有各科知识，只知门径，为讲习员。学员无限制，有志向学者，均可自由报名，照章缴纳学费及保证金，由本所发给研究员及讲习员之证书，正式肄业。

教材　本所各科讲义，未编订完竣以前，选订书坊精本，及各地医学报社新出之杰作，为本所临时之教材（函授面授教材概属一律），书籍费、讲义费学员自备。

教职员　本所教职员，皆一时知名之士，各地学识兼优者，由本所聘为各学教职员，取善从长，务须谆谆善诱，方足引人入胜，保证学员成功。

职员　本所只设理事员二人，教职员六人，办理本所一切事务，名誉理事员，名誉教职无定额，系聘请远方之学识兼优者，酌赠酬资，支薪俸。

学费　本所教授各科学说，无论何科，为研究员者，每科学费大洋五元，保证金两圆，为讲习员者，学费十元，保证金四圆，皆于报名时一次缴足，无论学习一科或数科，皆可从其所便。

优待　自本年古历八月初一日起，至丁卯古历年底，此为试办时期，报名入学，一律免取学费，惟保证金须缴足，以备本所聘请教职员之酬资，谋学说与金钱交换之条件。

退学　本所教授各科学说，面授函授，皆保证学员成功，学员不得无故退学。其有因不得已之事故，具陈述理由，本所鉴其真诚，可得准其退学，其所缴学费及保证金，概不发还。

毕业　本所教授各科学说，每科皆以一年为卒业期，届期由本所发给试题，考试及格者，发给毕业证书，最优等五名皆退还学费，其最优等一名，除退学费外，加赠值洋十圆之书籍，以资鼓励。

升班及留级　本所教授各科学说，以医药学为主体，余科学、学说为附属。学员无论有习一科或数科，皆以一年为卒业期。其学天资灵敏，学力精纯，未及一年而学力已可毕业，核学员自己可具函陈述理由，本所发给试题，考试及格，准其毕业，发给证书，且还学费之半数，以资鼓励。保证金不退还。若学员因他事拖累，不克专心学习，致届卒业期限，而学力尚不能及格者，该学员自己可具函陈述理由，得准其留级一学期，学费及保证金，一概不加，以资优待。

利益　本所赞助员及维持员，无论自身愿意讲习或研究及介绍他人讲习或研究者，学费及保证金一律免去半数，以表优待。

赠品　本所书籍文件等品，以酬赠赞助员及维持员之用，凡捐助五圆者，可得二元五角之赠品，助十元者，可得五圆之赠品。赠品限期，以本年古历年底为截止，逾限不赠。

介绍　凡荷各地同志，介绍研究员五人者，本所当赠以赞助之证书。介绍讲习员五人者，可得维持员之证书，介绍多类推其享受权利与助资者同。

联络　各处医学会社，愿与本所联络者均极表欢迎，但不能迁就他人之范围。

评议　本所遇有重要事件，理事员二人、教职员六人共同评议之，本所事业一切进行手续，由评议公定之。

附则　本所章程如有未协宜处，本所所员皆得具意见书，陈述理由。俟本评议会通过，当时修改。

所址及通讯处　“本所所址”假十二圩彤华宫　时疫医院筹备处

“通讯处”仪征十二圩官街恒兴号时逸人君收转

本所发起人　理事员　陈白萱　姜述臣

教职员　任养和　张国樵　赵托莘　庐育和　洪希文时逸人

（见《三三医报》1926）

156. 医学演义宣言

黄帝甲子纪元，四千六百七十六年，夏历十月初五日，江左逸人氏编纂旧撰之短篇稿件，为中医之退化与进化，神志病论理，脾胃经用药例，气血用药例，表里用药例，四时用药例，七方定例，十剂定例，虚实谈，火字解，生理说意，论全体生理，医学观之疗法种类及药质疗法问题，疗法中原因与对症，汇通疗法中精神、食饵、药质三项之争执观，西药略释与中药，硝石、芒硝、玄明粉功用之鉴别，石膏、秋石之效用，忠告医家宜注重诊断学，中华病理学编纂记等，共二十篇。汇成一帙，已邮付绍兴医药学报社，刊入《益人堂医学丛书》矣。出版之日已不远，凡我诸社友，不弃鄙陋者，皆将取而阅之矣，唯是既邀诸君青睐，谬托为知音，敢不将著作大意及编纂大意，为诸君一宣布之，不我鄙遗，请加纠正。

（一）著作之大意

全球医学，以吾国为最古，非他邦所能及。而创之始者，以理论为最先，非他书所能俦。《灵枢》、《素问》迥乎尚矣，此后若《难经》，若《脉经》，若《病源》之理论，古之遗教，犹有存者，继此以往，率皆趋于症治之途，为《伤寒》、《金匮》一派矣，由症治而处方。《千金方》、《千金翼方》、《外台秘要方》、《和剂局方》、《太平圣惠方》诸书出矣。由方法而药质，本草诸书兴矣。由敷衍而能实行欺人者，医案诸书伙矣。愈出愈多，愈趋愈下，市医之伎俩无穷，而医已离道成术矣。揆厥由来，果谁之咎耶！间有千里一贤，百里一英，如《医经溯洄》、《吴医汇讲》诸书，几同鳞角凤毛，希世难觏，而下士闻道，方且以空谈斥之，呜呼！吾中医理论之不修，非轩岐所能逆料也，历来诸大名家，著作虽富，不过于笼统冒昧惑世欺人之术，转相描摹，当敷衍糊口则可矣，抑末也，本之则无，如之何？近来欧风东渐，科学维新，潮流湍急，咄咄逼人，有识之士，知非改进不足以图存也。改进维何，进而求其理论是已。诚以今日中医之地位，不进则退，不存则亡。而理论者乃事实之母。有精确之理论，方有精确之事实，此新学所以进步敏捷也。理论之悠谬，即事实之悠谬，此旧学所以感应迟钝也。若中医之不修理论者，则其误甚矣。及时而图，犹为未晚，而今而后，吾知之矣。试观近世理论之发明者，方层出而不穷，以著者所目观之书籍而道之，有解剖学理论、生理学理论、诊断学理论、病理学理论，以及内科、外科、妇科、儿科等各科之理论，已出版者且不可胜数。若将来之后进，更不可以限量也。新医派人才，有如此其盛，而环观吾国旧医派，所谓积学之士，初无何等之发挥，岂仍蹈从前之覆辙，鄙理论为空疏者耶。著者揣轩岐之遗志，及近世识者之心理，而知理论一科，实为医学上重要之问题焉。本书之作，因此意也。

（二）编纂之大意

古世医者，以理论为主，故《灵》、《素》之出，甲于他书，盖理明则法自通也。张长沙称医中圣人，不过得力于此。后世医者，以症治学为主，视理论为无足重轻之具文而已，所以日趋于市医之恶习，而大道坠荒。呜呼！今古之相去远矣，理论之不见知于世也久矣。天时迭转，人事变迁，法有限而理无穷，理至深而法难定。是故拘法者，贻墨守之讥，明理者，得通神之益，虽日著者之私意，然亦为中外识者所共谅也。爰本此旨以发挥，非敢以振道自任，实私意所不能自已者。旧笔书之，但求于必无愧，及于事有济焉耳，故年来率意任志之稿件，为类甚多由而精当确切有俾实用者，特一一检出，抄录成书，颜曰：《医学演义》。

夫演义，乃稗官小说，为士君子所不齿，今特以是名书者何？盖不佞学识浅陋，实不足以著书，是寻之作犹稗官之小说耳。安敢望士君子以挂齿者耶。世有哲人，当不河汉斯意也，吁嗟夫。百喙争鸣，是非淆乱，群萤熠熠，皓月无光，学之不修，道之不讲，是吾忧也。所著虽不止此，而所编止此耳，阅者若病其未备，则请俟夫续编。

（见《绍兴医药学报汇刊》1919）

157. 仪征医俗弁言

吾仪医俗，极为鄙陋，凡学医之士，即尽弃古书，谓书中皆刻板呆方，不适于用。悬壶之医，皆抄录其师氏临症通治、泛常清淡之药，数十味而已，无论内伤、外感之病，惟汇集十二三味泛常不切之药以试之，此外则更无他技矣。父以授子，师以传弟，积俗成风，如出一辙。故于读书一项，视为畏途，倘劝其读书，则彼必曰：吾业此为衣食计，岂暇及学术哉。此乃出于鼎鼎时医之口，若他医则更不堪问矣。逸立志整顿，思有以补救之，乃与同志数人，研究善处之法，拟创办医学会，以期精求学识，积极进行，经旬之间，得同志者约十五六人，于是公推逸为代表，函致绍兴分会索阅详章，本意章程一到，即便实行。讵料有姜、张二老医者，不学无术，理道毫无，坚不承认此举组织，同道中二十余人，以反对之，所有赞成逸之设会诸友，大半为伊诱去，所最可恨者，彼等大言欺人曰：医会成立，吾辈无立足之地，则衣食从何而来，终为饿殍而已。斯言也，一唱百和，同声响应，虽经县长及巡警局长出示晓论，其如彼之顽固不化何。逸孤掌难鸣，喟然思返，而仪征医会之名，已成画饼，但失信于绍兴分会矣，然失信之愆，本属意外，而原情略迹，还祈曲宥也。此逸报颜之处，亦吾仪医界陋劣之处也。爰不敢自秘其丑，将仪征医界之俗习，调查齐备，编辑成章，录登贵报，以供浏览云。

（见《绍兴医药学报汇刊》1919）

158. 论天然疗病法

无锡丁仲佑先生，肺痨病之天然法一书，论笑可治病，引列泰西诸医案为证。常熟张汝伟先生，推广其理，谓喜笑可以开心气，和血脉，与病情有重大之利益，诚不愧为天然疗病法也。但逸有私意，以质问也，曰：喜笑果有利无害乎？曰：焉得无害。《素问·阴阳应象大论》及“五运行大论”皆谓喜伤心，足见喜笑固佳，但亦不可固当耳，原即扩而论之。《内经》载忧伤肺，喜胜忧，喜伤心，恐胜喜，恐伤肾，思胜恐，思伤脾，怒胜思，怒伤肝，忧胜怒，脏腑神志，自用过当，遂致于病，亦仍以脏腑之神志调之，而抵于平。既得同气相感之妙，且免服药之烦，捷于逍遥、越鞠辈之功效万倍，确为天然疗病之神法也。虽云囿于五行生克，概属理想之谈，然证之于怒则不思，思则不恐，恐则不喜，喜则不忧，忧则不怒，而确有把握，果非实验，焉得若是其神乎，其理如此，其意可知。逸窃怪世之论医者，皆谓中医常理想，西医优实验，而不知《内经》之道，诚寮验之嚆矢也。门外汉之妄言，固无足责，为医者，随人颦眉，自弃国学，附就外人，则吾国四千余年之旧医学，何日得昌明于二十纪之世界乎。逸不辞鄙陋，敢荷斯肩，将来表彰其理想之真传，发明其实验之要道。想吾海内诸同志，亦共所愿见而乐闻者欤。

（见《绍兴医药学报汇刊》1919）

159. 为仪征时疫蔓延之忠告

呜呼，今何日耶，非己未年夏历二月十五为吾义征时疫蔓延诸同胞群罹惨祸之日耶。呻吟传于比户，啼哭应于沿途，几令人有耳不忍闻，目不忍睹之惨态，呼呼痛哉。凡吾同胞，皆国民之一分子，将来为国为家，希贤希圣，前途进步，未有艾也。今一旦疫祸暴加，同归于尽。凡有生者可悲可痛之事，孰有逾于此者哉。执政者竟视为膜外之事，痛痒无关，其存其没，任其所之。令素无医药常识之病家，坐视病者之死亡，而手足失措。或则委命世医，乱投药饵。或则购买西药，以病试方。肺腑无言，冤鬼夜号，滔滔举世，其奈之何。仆忝属医家，目击心伤，故将逐日设身处置手挥目送之事，为诸君略一告焉。

际兹时疫发生，染病者十人居九，但以鼻塞咳嗽之伤风小恙，治宜杏、苏、前、桔之类，饫闻厌见，夫人知之，尽可付之不必深论。其未敢默尔而息者，则头胀心闷之猝加，痉厥昏狂之立至，瘫疹之不透，闭陷之不起，气逆呕吐之类增，呼吸短促之踵接，俄顷之际，反掌存亡，岂市井业医辈，一纸煎方，十余味之轻淡药品，所能已哉。或者谓斯病也，其发也暴，其死也速。有令人不及施治之憾，然思患预防，俦非胜算，上工治未病，圣人垂戒深矣。殆已病也，六气有偏胜之调，疫疠有猛悍之治，因物付物，有故无殒，任劳任怨，放胆直前，然非裕精当之深思，确切之诊断。谁具燃犀之照，克臻于此乎，倘逡巡瞻望，误事因循，博一己谨慎之虚名，贻他人夭亡之实罪。图私利，丧天理，岂轩岐传道之本旨，以寿世寿人之学，作牟利之营业耶。仆立此言，非敢妄诋业医诸君，奈目睹薄俗，私衷愤发，所不能自已，爰不辞僭妄，将此疫之原因症治疗法等，一一衍成芜辞。分别如下，以供研究卫生者一助。

（原因）客冬深受严寒，潜伏于脑髓督脉之内，今感受时行之气，故发病如斯（与东名流行性脑髓脊膜炎症相类）。

（症状）（初候）头胀裂痛而眩，心闷烦乱，周身麻痹，呕吐不止，烦躁无奈。

（中候）忽然战栗，乃发寒热（有单寒不热、单热不寒者，有不发战栗者），周身皆现瘢疹，出而不透，头筋及项筋背筋塞痛，皮肤顿失知觉，神识模糊，不能言语，甚有手足失措，循衣摸床者。

（末候）呼吸短促，痰壅喉鸣，牙关紧闭，瞳孔陷落，筋肉缩短，经络青紫而强直，痉厥倏来，闭陷立见，顷刻而死。

（经过）约五六时，速者三四时，至迟者，不过一二日内必死。

（诊察）色困形钝，面槁唇枯，六脉沉伏，而细弱无力，舌质干槁，苔色枯黑，口鼻气秽，声促痰鸣等症。

（病理）西法有微生物之肆疟，脑气筋之受害，成流行性脑髓脊膜炎，与斯症若合一辙。然吾人既乏器械之检查，似未可以耳代目，昧实际之征求，试以吾国理想之旧学推之。脑为髓之海，髓乃肾之充。督脉为之运行，通达于其间，非西人之所谓神经乎？血轮乏抵抗之力，而病先入心，气胞失融解之能，则病归脑府，头涨裂痛而眩，脑脏病也。心闷烦乱，心脏病也。周身麻痹，呕吐不止，烦躁无奈，神经病之现象明矣（俗以呕吐为胃病，或以为肝病者，皆非也。试观呕吐者头必昏眩异常，征之平人可知，而西人用麻醉药，必吐以此比例烛照如神），殆战栗作，寒热发，瘢疹现，经滞而络瘀（经乃行血管络，乃回血管不可不知）血色乃外见，凿凿可证，昧者误认为胃热外出，方发散是务，升麻、葛根，十神散，三黄石膏之俦，竞竞图进，抑知苦寒败胃，辛燥耗气，实足为病树帜，无怪服此而死者，相望而枕藉也。且夫头筋、项筋、脊筋塞痛，皮肤顿失知觉，神识模糊，不能言话，手足失措，循衣摸床，呼吸短促，痰壅喉鸣，牙关紧闭，瞳孔陷落，筋肉缩短，经络青紫而强直，痉厥倏来，闭陷立见，何一非心脑之受病，为神经之现象乎（神经二字吾国译作脑气筋、躯壳、脏腑，无处不有知觉最敏感应，最速精神所注气血所归，为人身最要之区部，即吾国谓之督脉是也。精细详辨已见绍兴医报，兹不赘）。即以诊察而论，脉沉伏而细弱，舌枯槁而燥黑，孤陋寡闻之辈，几何不望而却步，咄咄书怪也耶。试以斯理断之，神经受病，而气血皆困，血不充，故脉体沉伏而细弱，气不布，则津不至，故舌质干槁，污秽恶浊，充满神经，一发千钧之系，不绝如缕。再加药石乱投，惟有促其死耳。仆因此大声疾呼，而忠告我诸同胞曰，斯病也，乃病也，非有奇异之可言也，若阴狐鬼蜮之伎俩，所难治也。诸君乎，欲得完全之治疗，请观下条之方论。

（治法）开里，透窍，导浊，清热，解毒（际此邪势充塞，绝非一法之所能已，故历见世医用一法治之毫无效果，致延坏症多矣）。

（方药）麻黄二钱　浮萍一两鲜者　麝香三分研冲服　牛黄二分研冲服　冰片五分研冲服　石菖蒲三钱打　羚羊角五分磨冲服　犀角五分磨冲服　生石膏一两先煎　生大黄五钱　芒硝三钱后下　木通二钱　车前子三钱布包　生莱菔汁一杯冲服　生葱汁一杯冲服

依法煎服（徐氏方已见《卫生医报》及《绍兴医报》）。

（特方）取生葱数斤，绞自然汁一碗，略加生姜汁数滴，蒸温服，吞下麝香三分更妙。

（方论）应闭闷之需，理宜大开门户，是方也，兼开表通里，透窍导浊清热解毒，数项之长，尤多芳香灵异之品，以直走神经之道，敌元凶大逆之巨魁，舍此焉能奏效。虽然纸上呆方，变通在意，胶执而拘泥之，焉足云医，且夫千里之马，必待夫伯乐之善驭，阅者诸君鉴诸。

（附方）行军散　绛雪　玉枢丹　牛黄丸　卧龙丹等，亦可预备酌用。

（善后）模棱逢迎之术，世医优为，仆不欲徒多饶舌，但亦宜清滋肺胃，切勿大剂腻补。

（预防）慎风寒，节饮食，戒劳动，息愤怒，毋干天气，毋犯时和，倘稍有小恙，亦宜调理兼周，慎勿因循贻误，俾得熙熙皞皞，鼓腹承平，熟卧饱餐，天年乐养，仆当为诸同胞额首庆矣，吾同胞勉之。

（见《绍兴医药学报汇刊》1919）

160. 南京杨伯雅先生事略

先生讳同埙，字伯雅，世居扬州。洪杨乱后，徙居金陵，幼年敦谨凝重，浑厚如璞，顾质鲁，读书恒数十遍，方能记忆。然能勤苦潜修，深造有得。世间事断未有不劳而获者，择业时，自愿为医。以普救世人疾苦为已任，初受业于任秋圃先生之门，任氏业疡科，终日与药笼臼碾为缘，无暇读书，乃市灵系本草等，篝灯静读，午夜始寝。盖其朝惕夕励，精进不懈，得之天性，有不能自已者，在郡庙太阳殿送诊。初试其学，已口碑载道，更纠合同道，创设南京医药研究会。力任筹款，并处理庶务，化除意见争执，一秉大公，莫不悦服。历三十余年如一日，其诚悫冲和，入人之深如此。他如待人以诚，持躬以谦，诊治所活，不下数十万，恤族睦姻尤余事也。于此可见先生虽困于天资，困于环境，数历艰厄，卒能成名，全由精进奋发所致。与夤缘幸进者不同，可以振士风而励末学，爰述其概要，以待编医林传略之采择焉。

时逸人书后：下走于民国廿年冬季赴京。供职中央国医馆，学术整理委员会。适值一二八之役，政府西迁，相聚不足一月，晤谈甚畅，大有恨晚之慨。已知先生忠厚仁慈，与人推诚相处，无一毫做作，承青睐者，不独下走已也。距生于前清同治十三年冬月，没于民国廿九年七月，春秋六十有七。西逝后，凡属旧交，同深伤感，兹于行述中，择其大意，撰为事略。其关于个人家务，概未引及。然尚有行述未曾言，举下走所知者，补述之中央国医馆第几届理事会，推选馆长时，有某地方医团数人，拥护先生为副馆长，挤某氏下台，事前毫无所知，及至当场，见有人举先生为副馆长，询知究竟，力持不可，决计不愿当选，以免他人之挤落。坐待选声完毕而后去，某氏地位，得以照旧。处此争权尚功贪名趋利之际，有如是之美德，足以传世而有余，于是乎书。

庚辰八月志于上海旅次

（见《复兴中医》1940）

161. 与报社社友商榷改良医报材料征求投稿实事之意见书

“绍兴医药学报社”诸同人公鉴，径启者，逸年幼愚蒙，素多疾病，因略备方书，聊常识而已。蒙诸君子不弃，可为同调，时赐法言，互相讨论。逸得资私淑，获益良多。兹际民国八年一月初日，此逸己未年第一次执笔，即不能忘情于诸君子，亦不能忘情于报社。而诸君子之意，逸料必所见相同也，原即此而论之。夫医报者所以提倡医学，研究至理，交通智识，推广天产，保存国粹者也。为吾诸同人应尽之职责，诸同人自必战战兢兢，以尽言职，共思至理，组织报章，障百川而东之，挽狂澜于既倒，正在吾诸同人斯时事也。吾诸同人宜如何而尽厥旨哉，今有一言与诸君约，诸君其首肯乎：（一）每期必投稿也。学以时进，道以日增，磋切之余，方受其益，互相研究，进步莫大焉。袁君桂生谓人人皆于医药学说，精益求精，则良医必遍天下。将来抵制外人，自倡国学，春情万锦，化日方长，孰不颂诸学之德哉。（一）投稿必互相争辩也。学问之道，愈切磋而愈明，愈煅炼而愈精，医报之设，原为切磋煅炼计也，切磋煅炼，非一人才力所能及，必待诸君之稿以成也，设诸君之稿，各言各事，各执各见，则连篇累牍之医报，不过汇集诸君之言耳。岂切磋锻炼计耶，逸原张君汝伟之意，而知投稿者，必互相争辩也，未审张君果怀此意否。（一）投稿必代释纷争也。一事而数人共议，意见歧，理想各别，势必互相争辩，扰扰不休，争而不释，漫无宁日矣。惟赖后之投稿者，疏窍其意，综观其旨，辨其是非，释共争扰，直胜屈败，一自攸分，故投稿和事者不可无焉。（一）投稿必分科进行也，一人智识有限，事理研究无穷，以一人之身，而无科不习，虽博学，而无所成名矣。故专科之学，不可少也，惟投稿之事亦然，理多则无当，学泛则不精，此指逸浅见言之也。倘诸君子有天纵之识，生而知之，闻一知十，博广渊源，固非逸所敢望矣。（一）投稿必自具特见也。成文抄袭，蒙混成章，随人颦眉，拾人牙慧，嚼余唾而自甘，言途说而不耻，无知俗子，诚可笑也。吾愿诸同人，闻而知警，望而知省，有则改之，无则加勉。非但为本社之幸，亦海内诸同胞之光也。故凡非真知灼见，至理名言者，诸同人各宜自爱，慎勿致贻笑大方。

逸年幼无识，妄议是非，但区区私衷，不能自已，今特提议投稿事宜五则，登诸报简。而与我诸社友一商榷焉，倘荷同声响应，而整顿精神，实事求是，则前途猛进，逸之幸耶，本社之幸耶，诸君子之幸耶，全国医学之幸耶。吾知必

皆有关系焉。纸短言长，未尽私意，专肃布达。敬请　公安

江左逸人谨启

（见《绍兴医药学报汇刊》1919）

162. 与周逢儒先生商榷学说

逢儒先生有道，顷诵诲言，快同亲炙，执事学说宏通，令人拜倒，为提倡医学，保存国粹之盛意，洵足当中流之砥柱者也。尊令抚然有间，逸不禁自续之曰：命之矣，何也？前辈阅历之言，后学所不敢执拗也，但逸臆说满腔，情难自已，故不得不披肝沥胆，祈执事一垂鉴焉。今日之医界，学术分为两途，为学者经纶饱腹，著作满家，迹其自夸之语，几足夺大家之名而代之。若行术者，但汇集泛常通治之药数十味，杂凑成方，姑以应病家之请，便藉为衣食之资。历代著作家学识虽多，其如彼之不学何（如敝处有名医陆樵村者，习医时只诵过《温病条辨》一部，便出而问世，观历来所用之药，不能出温病、湿温两大法门以外，治愈者固多，萌害者亦不少，但黔驴之伎止此，而竟能获厚利。负盛名，心满意足，谓医家之道，不过如此。呜呼，岂止于此耶，可憾孰甚）。执事驳逸言宜定宗主之误谬，谓拘守《本经》、《内经》、《伤寒杂病论》诸书以处则百病可治。将蠲弃国医百家乎，逸敢谓近世医界中行术者，蠲弃之书众矣。匪特《本经》、《内经》、《伤寒杂病》论诸书，终身无齿及之日，即历代先哲之著作，近刊国医之百家，何尝一廓其

目，以蠲动其眼廉者乎（潋处乃盐课重地，通商要埠，境内居民，逾二百万以上，其中业医之士，不下数千人，于数千人中，求一能勤求古训，博访新评，不以利欲熏其心，惟彰至理以阐道者，逸目气未覩焉，仪邑如此，他处可知）。于十百千万之中，求能如执事之博通今古，融汇中西，矻矻孜孜，以研究学识者，不可多得者矣。譬夫空谷之幽兰，谁闻风而欣赏。故《本经》、《内经》、《伤寒杂病论》诸书之不见知于世，毋咎其言词之深奥，实缘人自不学耳。人自不学，故虽国医百家之汗牛充栋，终埋没于尘埃败纸之中。为学者与行术者之叛然两途，非逸之臆说明矣。今即以为学者之意而论，执事亦谓贵乎心悟，夫由心悟之机，直可升堂入奥，勘《本经》、《内经》、《伤寒杂病》诸书之一言半句，以比例化裁，实足泛应万当。若必执书合病以求治，恐匪特《本经》、《内经》、《伤寒杂病论》诸书中，无此条例，即后世国医百家之书，亦无此成规也。但国医百家，已汗牛充栋，大抵除《千金》、《病源》、《外台》、《圣济》及《本草纲目》、《景岳全书》、《医宗金鉴》等，会大观具全豹而外，其他则抱残守缺者，尤难逸之指数也。即使具全豹诸书，病症毕备，方药皆全，而施之近日，已有今昔不同之慨。若残缺一隅之书，更难一一化裁者矣。夫守唐宋元明诸家之书也，必以心悟。而守《本经》、《内经》、《伤寒杂病论》诸书也，亦必以心悟。虽所守不同，而心悟二字当公认也。但与其心悟夫后人之模范，甘受支流异派之讥，孰若心悟夫先圣之遗型，可得正宗承统之益。且古谚有之曰：取法乎上，仅得乎中，取法乎中，仅得乎下，若取法乎下，逸不知其所得几何矣。盖诸家之书，可备参考，而不可范为曲型，可资比例，而不可依为规则。此逸千虑之见，究未识执事以为何如也。至于执事谓逸言历代医书各有所偏为过当，引列明代孙一奎《医旨绪余》之论，且谓先哲著成一书，皆有精神独到之处，身历经验，语有折衷，非经学家考据，可以向壁虚造云云。逸按精神独到之处，正是至偏之处，个人之精神，断不能泛应万当，经学家考据向壁虚造者，偏处之入手也，身历经验，语有折衷，处偏之至而能化也。吾辈步其后尘，当统会诸偏，而抵于不偏，倘不知其所偏，则奉偏者为不偏者矣，其害可胜言哉。故逸有历代医书，各有所偏之论，而称大胆之言也，惟执事谅之。至于释开新医士思想，采择东西医学之所长，即逸言宜明变通也。若逸言之不可参行西术，此术乃指程序器械而言，执事即以此端诮我，自相矛盾，岂执事于学术二字，未暇细审耶。又逸言不可开新医士思想者，以新为尽弃其旧之为，顾名思义，可以知矣。吾国医学，经历代名贤讨论，已如星盘丽天，博大而不可胜数，若再开新医士思想，则何所底止耶。要之执事之所谓开新医士思想者，即逸言宜合时势是也，直接前哲之精神，以阐扬至理，毋拘糟粕，毋落窠臼，毋醉心欧化之见，毋关自守之愚，执事保存国粹前途之宗旨在斯。逸管见私意亦在斯，只以命名各异，而致起争端，岂能免旁观之笑乎。夫逸之前辩中，即以执事原文之义，略加数言而已，因见本报中乏人争辩者，已历多时。爰不揣鄙陋，而妄逞臆说若是，乃竟荷执事不弃，锡以教言，以开导后学。而逸又愚好自用，妄参末议，尚冀垂鉴私衷，而锡以大札焉，不胜引领盼望之至。专肃敬请

着安　逸人顿首

记者按，纵观古今，横览中外，凡百学艺，必先辨难，始见真理，然后方臻完善。惟医学为尤甚，东西学者，至今日而犹以一般现行之医学为不足恃。谓人体非器械，断非凭可见之形质，而能尽人身生活疾病之理，故对于未病之卫生，一反从前消极之主张。盖从前卫生大法，不外饮食须择滋养之品，衣服宜慎寒热之变，近来讲积极之卫生，皆谓粗食即所以健胃力，忍寒即可以壮体魄，至对于已病之诊治，亦多知从精神上着想，盛倡天然疗法也。先后学说，互相驳诘，此即学无止境，理当穷究之铁证。吾国医家，视新学之幼稺，未肯屈为研求，慨旧芝之陈腐，亦无稍加振刷，谓为医学绝传时代，非过言也。是以本报编辑各地社友之投稿，不论其主张如何，但求不越研究学问之范围，无不按到社之先后，次第揭载。俾得各抒意见，初无加其删削，亦未敢有所评按。盖见智见仁，一任阅者之自择，方免胶柱鼓瑟之弊。故凡甲之论议，而能得乙之辩难，乙之辩难，复得甲之责诘，则正学问交换之道，亦即为阅者研穷深讨之表见，医学前途，大可庆幸。虽然学问范围，而一杂以个人意气，不从正题作锋针的对之战阵，徒作抨击之言以伤感情，此则记者期期以谓不可也。盖本有益之举，一杂意气，适招损害，譬之求福得祸，微特为编辑者所不乐与入选而揭载，且亦各社友自违发抒意见，提倡医学之初心也。周君逢儒，为无锡小家先生之哲嗣，学有渊源，热心提倡，投稿之文，多抱促进医学主义。时君逸人，博通典籍者，纵笔谈医，颇有见解，二君因对于医学之根柢，互有主张，此次发相对之辩难，应同志之应求，可以增本报之色彩，可以奋阅者之兴趣，如长守不涉单据之界限，而往来讨论，其于医学上之获益，岂有涯哉！岂有涯哉！

（见《绍兴医药学报汇刊》1919）

163. 为医药言论界进一言

言论自由，载在法律，故吾人之境遇，无论若何，而此种之自由权，决不受他人侵蚀，实时势使然。

日刊也，月刊也，周刊也，季刊也，虽出版之时各异，而为言论之机关，当世界所公认，故其中言论自由权，乃吾人应享之幸福。

矧专门科学之专门杂志，所刊稿件，即不论言论自由之公理，而互相研究知识，所不能少，环观他邦，可资借镜。

是故个人陶镕，则精神有限，合群研究，则事理无穷。此欧西学术，所以能月异日新，足达一泻千里之目的。吾人瞠乎其后，宁不所极大之悲观，故甘愿牺牲精神、脑汁、钱币、光阴，创立本报供诸同志以观摩，而促进进步也。

乃见智见仁，一隅深造，主奴之见，门户分歧，迨后起者，稍加辩论，则抨击毁垢，无所不至。呜呼！提倡者初心，果如是耶。

且受外界一度之刺激，必有几番之经过。盖抵抗能力，因刺激而加增也。故再接再励之气，必从百炼中来，事理本然，未足云怪，今乃操活人术者，竟昧兼听之聪，想抱自是主义，轻邈一切耶。抑优孟衣冠，欺己欺人耶。然欤非欤，敢乞我医界同志之纠正。

（见《绍兴医药学报汇刊》1919）

164. 时社长小史

江左时逸人医师，年四十三岁，原籍无锡。洪杨乱时，祖迁仪征，居住已历六十余年。民国初年，迁居镇江。自民五业医以来，研究医学，极多心得，曾散见于《绍兴医药学报》、余姚《卫生公报》、杭州之《三三医报》、南京之《医药卫生报》等，著述甚多，素为医林所钦佩。并兼任其他各地医报之撰述，热心研究医学，且能持之以恒，故有惊人之成就。民十七年在沪，创设江左国医讲习所，编中国医学建设问题，并担任中医专门学校教授、中国医学院教授、卫生报编辑等职务。民十八年赴晋，任山西中医改进研究会常备理事，编辑主任，医校教授，医院医师等职。著有时令病、传染病、妇科、病理、处方、审查验方等，主编山西明末清初杂志，垂十载。并又兼任山西省卫生委员会委员、山西国医分馆馆长，太原高医师检定委员会委员、太原市中医公会主席等职。并曾供职中央国医馆理事，推行处主任，学识整理委员会专任委员，编审委员，卫生署中医委员会常委，中国医学教育社理事等职。廿八年秋到沪，创设本社，以谋贯彻整理中国医学之主张。赞臣与先生缔交垂廿载，谨志所知，以介绍于医林之同志。

武进张赞臣谨志

（见《复兴中医》1940）

论文选编索引

一、研究性论文

1　中西医学之改进问题（34、2；医学杂志；75 期；41、3　复兴中医　2 卷 3 期）

2　整理国医学术之主张（40 年；自强医学月刊；42 年　神州国医学报　1 卷 1 期）

3　谈改进中医（33、4；医学杂志；70 期）

4　改进中医与制造国药（33、6；同上；71 期）

5　现今我国医药界救亡惟一之出路（34、4；同上；76 期）

6　复兴中医之基本条件（40、1；复兴中医；1 卷 1 期）

7　中医果不合潮流趋势耶（33、3；神州国医学报；2 卷 7 期）

8　研究中国医学的几个信条（41、5；复兴中医；2 卷 3 期）

9　我要说的话（40、1；复兴中医；1 卷 1 期）

10　中国医学根本解决应兴应革条件之刍议（30 年；如皋医学报）

11　为王冰玄珠密语刊登本质商榷之函件（24、3；三三医报；1 卷 24 期）

12　唐医解（24、5；同上；1 卷 30 期）

13　我也谈谈伤寒（41、11　复兴中医　2 卷 6 期）

14　时令病各家学说之概观（41、3；复兴中医；2 卷 2 期）

15　时令病学序列（34、12；医学杂志；80 期）

16　研究时令病之几个信条（41、3；复兴中医；2 卷 2 期）

17　医学进化之推测（28、8；三三医报；4 卷 24 期）

18　医学宗主辨（1919；绍兴医药学报汇刊）

19　医药公有制实施计划案（36、9，神州国医药学报，5 卷 1 期；

41，医学杂志，91 期）

20 内伤外感源异流同论（1923　绍兴医药学报；92 期）

21 闻诊概论（30；上海医报；75 期）

22 生理大纲（28、10；中医新刊；7 期）

23 论全体生理（28、11；同上；11 期）

24 病变概论（30、12；医学杂志；58 期）

25 肝脏之解剖与生理（23、2；同上；11 期）

26 疾病命名之解释（34、2；现代中医；1 卷 2 期）

27 与袁桂生君讨论五行生克之意见书（1919　绍兴医药学报汇刊）

28 精液与人生（33、6，医学杂志，71 期；34、4，大众医药月刊，1 卷 7 期）

29 脉话（41、5；复兴中医；2 卷 3 期）

30 五脏为阴（34、2，医学杂志，75 期；同上）

31 脑髓说（30 年　如皋医学报五年汇刊本）

32 呼吸论（30 年　如皋医学报五年汇刊）

33 辨诸躁狂越皆属于火论（1919　绍兴医药学报汇刊）

34 六经与营卫气血（34、3；医药卫生月刊　18 期；42 年　神州国医学报　1 卷 1 期）

35 医学演义（26、3；三三医报；3 卷 22 期）

36 病原之讨论（1929；上海医报；74 期）

37 力争中医加入学校系统函（26 年；三三医书；3 卷 21 期）

38 复兴中医专科学校教学规程（41、3　复兴中医　2 卷 2 期）

39 中医校立案问题（40 年；复兴中医；1 卷 1 期）

40 教育部公布中医校课程之经过（40 年；同上；1 卷 2 期）

41 对中医学校问题之检讨（41、3　复兴中医　2 卷 2 期）

42 中国病理学讲义编纂记（28、9；中医新刊；6 期）

43 内经讲解一班（34、2　医学杂志　75 期）

44 运气讲义（28、8；三三医书；4 卷 25 期）

45 温病发展简史（55 年　中华医史杂志　4 期）

46 中国妇科病学之鸟瞰（39、12；中医新刊；2 卷 7 期）

47　记日本汉医之趋势（33、6；神州国医学报；1卷10期）

48　论中医历代著作家之宗旨与得失（22、10；医学杂志；9期）

49　中国医书的分类及研究程序（26、7；江苏省中医联合会月刊；50期）

50　研究医书之私意（26年；三三医报；3卷20期；26、4，绍兴医药学报，28期）

51　告学员研究医书之方法（40年；复兴中医；1卷6期）

52　研究中国药物学性质功用之小言（1929；上海医报；13期）

53　全体论自述（26、3；三三医书；3卷23期）

54、55、56、57　全体论（26年3、4月；同上；24、25、26、27期）

58　时氏内科病学（41年；复兴中医；2卷1期）

59　时氏内科学（40年；同上；1卷3、4期）

60、61、62、63　时氏内经学（40年；同上；1卷3、4、5、6期）

64　时氏内经学例言（40年；同上；1卷5期）

65　时氏诊断学（40年；同上；1卷6期）

66　中国实用诊断学（29年5月；中医新刊；14期）

67、68、69　时氏处方学（41年、2、4、6月；复兴中医；2卷1、2、3期）

二、临床性论文

70　对于伤寒温病伏邪外感之我见（34、4　现代中医；1卷4期）

71　临症纪验：感冒病赘言（41年；复兴中医；2卷1期）

72　感冒病说补赘（41年；同上；2卷5期）

73　感冒夹食滞治愈记（40年；同上；1卷6期）

74　水肿病理之研究（34、3；医药卫生月刊；18期）

75　水肿概论（34、2；幸福杂志；5期）

76　遗精早泄阳痿治疗法之研究（40年；复兴中医；1卷2期）

77　白浊零话（33、11；幸福杂志；2期）

78　冬温证治（34、1；同上；4期）

79　温热病与营卫气血（39 年；中医新刊；2 卷 5 期）

80　温热病与三焦（同上）

81　对于伤寒与温病的认识（55、7　上海中医药杂志）

82　金匮血痹病脉证并治解（30、10；医学杂志；57 期）

83　金匮肺痿肺痈病脉证并治篇解（34　医学杂志　77 期；34　国医杂志　10、11 期）

84　金匮治中风三方解（30、10　医学杂志　57 期）

85　霍乱证之今昔观（28、8；三三医报；4 卷 24 期）

86　喉风证治浅说（33、8，医学杂志，72 期；34、5；幸福杂志；8 期）

87　冬令可畏之白喉（29 年；上海医报；）

88　咽喉病之研究（41、6；复兴中医；2 卷 3 期）

89　宿食之研究（28、7；三三医报；4 卷 23 期）

90　胃酸过多与过少（34、2；幸福杂志；5 期）

91　痫之研究（35、4，医学杂志，82 期；40、4，复兴中医，1 卷 2 期）

92　（急性）肺炎（40、4；复兴中医；1 卷 2 期；34、4　医学杂志　76 期）

93　上海人之补药问题（40、2；同上；1 卷 1 期）

94　冬令补品丛谈（33、2；大众医药月刊；1 卷 3 期）

95　食盐与卫生（34、2；同上；5 期）

96　论咳嗽用杏仁之误（22、12；医学杂志；10 期；绍兴医药学报汇刊　P29）

97　党参效用之考证（33、4，医学杂志，70 期；34、10，大众医药月刊，11 期）

98　厚朴之研究（34、10，大众医药月刊，11 期）

99　枳实枳壳之研究（1929 年，上海医报，P397；34、6　医学杂志　71 期）

100、101　古方新解（28、7；三三医书；4 卷 23、25 期）

102　审查征集验方第二集（32、6　医学杂志　69 期）

103　白带之原因及验方（33、2；大众医药月刊；1卷3期）
104　月经病之诊断扼要（33、11　光华医药杂志　1卷1期）
105　妇科调经证治（33　医学杂志　70期）
106　特效种子方（33、1；大众医药月刊；1卷1期）
107　产后（29　上海医报　P263）
108　产后病之研究（34、10　医学杂志　79期）
109　产后治法撮要（29、12；中医世界）1卷4期）
110　胎产病之研究（34、8　医学杂志　78期）
111　大堪研究之节育问题（33、2；大众医药月刊；1卷3期）
112　关于无传染性之痢证（33、6　医学杂志　71期）
113　噤口痢虚证治法（41、3　复兴中医　2卷2期）
114　鼠疫之研究（32、6　医界春秋　67、68期）

三、其他论文

115　本报三周纪念赘言（26年；三三医书；4卷1期）
116　本报三年之书感言（26、8　三三医报　4卷1期）
117　本社一周年之书感（41年；复兴中医；2卷1期）
118　向中央国医馆建议书（33、8　医学杂志　72期）
119　复叶建生君函（26年；三三医报；3卷17期）
120　致镇江杨燧熙君转达章寿楚君提议（28、8；中西医报；4卷21期）
121　答疑难问题九则（26年；三三医报；3卷21期）
122　医贵心得说（26年；三三医报；3卷17期）
123　复邹趾痕先生书（28年；三三医报；4卷25期）
124　复如皋陈霭堂先生书（26、8；同上；4卷2期）
125　复姚斗山先生书（同上）
126　致徐相宸先生函（1919　绍兴医药学报汇刊）
127　复刘君蔚楚论医书（28年；三三医报；4卷23期）
128　改良医报之我见（26、9；三三医报；4卷4期）
129　致何廉臣先生讨论同善社静坐之设并商榷编订讲义之手续（24

年、三三医报；1卷27期）

130 致陈爰棠书（30年；如皋医学报周汇刊）

131 制药厂创设之我见（34、2 医学杂志 75期）

132 中医学校改称学社（33、2；医学杂志；69期）

133 向毕业同学说几句话（40、5；复兴中医；1卷3期）

134 国医御敌团刍议 中医一律改称国医（26、9；三三医报；4卷4期）

135 复张寿甫先生函（26、12；三三医报，4卷14期）

136 又寄张寿甫先生函（同上）

137 致张寿甫先生（25年 三三医报 3卷1期）

138 复叶橘园君（26、12；三三医报 4卷15期）

139、140、141 三三医书评（25、6、8，26、2；同上；2卷33期；3卷3期、21期、）

142 整理针灸感言书后（41、4；复兴中医；2卷2期）

143、144、145、146、147 折背叟医学漫笔（24年1、2、3、4月，26年12月；三三医报；1卷17、19、23、24、26期）

148 折背叟诊余漫录（1924；三三医报；4卷14期）

149 折背叟通函论症丛编（26年12月；同上；4卷15期）

150 时令病学序（34、2 医学杂志 80期）

151 益人医话自序（1919；绍兴医药学报；）

152 益人堂医药丛书第一集自序（1919；绍兴医药学报；）

153 救正医源序（1919；绍兴医药学报）

154 灵素生理新论序（24、4；同上；1卷26期）

155 四友斋医话稿自序（25、8；同上；3卷3期）

156 育和诗集序言（25、8；三三医报；3卷3期）

157 序六（30年；如皋医学报）

158 刘君泗桥译述之皇汉医学叙（33、2 医学杂志 69期）

159 脉话序（33、2；医学杂志；69期）

160 国药新典序（34、8 医学杂志 78期）

161 审查集验方第一集序（36、2；医学杂志；88集）

162 审查集验方第二集序（36、2；医学杂志；88集）

163 审查集验方第三集序（36、2；医学杂志；88集）

164 审查征集验方第五集序（36、2 医学杂志 88期）

165 自然科学研究本草学序（37、6；医学杂志；95期）

166 医界之警铎序（37、6；医学杂志；95期）

167 武进张伯熙先生医案序（35、8 医学杂志 84期）

168 伯熙张先生暨德配朱夫人六秩双寿序（40、1 复兴中医 1卷1期）

169 时氏诊断学序（40、11；复兴中医；1卷6期）

170 中国妇科学序（40年 医学杂志；88期特载）

171 重订验方新编序（40年；同上；1卷5期）

172 秦颂尧寿序（41年；复兴中医；2卷1期）

173 汤头歌诀范氏增批本序（41年；同上；2卷1期）

174 中国麻风病学序（41年；复兴中医；2卷2期）

175 结膜炎之诊断与治疗序（41年；同上；2卷1期）

176 温热类编序（25年6月；三三医报；2卷31期）

177 咽喉特刊序言（33年2月；医学杂志；69期）

178 寿石居诊余释疑序（41年；同上；2卷2期）

179 遇安斋证治丛录序（25年8月；三三医报；2卷32期）

180 传染病预防法序（36、6；医学杂志；90期）

181 遇安斋证治丛录再版书跋（25年8月；三三医报；2卷32期）

182 江左国医讲习所简章（26、8；三三医报；4卷3期）

183 中华全国医药学书编辑社简章（26年10月；三三医报；4卷9期）

184 医学演义宣言（1919；绍兴医药学报）

185 仪征医俗弁言（同上）

186 论天然疗病法（同上）

187 答百〇二、百〇四、百〇五、百〇七、百〇八（1919；绍兴医药学报）

188 为仪征时疫蔓延之衷告（1919 绍兴医药学报汇刊）

189　中华全国医药学书编辑社简章（26、10；三三医报；4卷9期）

190　南京杨伯雅先生事略（40年；复兴中医；1卷5期）

191　叶香岩轶事（40年；同上；1卷1期）

192　与报社社友商榷改良医报材料征求投稿实事之意见书（1919；绍兴医药学报）

193　与周逢儒先生商榷学说（1919；绍兴医药学报）

194　为医药言论界进一言（1919；绍兴医药学报）

195　本校开学纪念词（41、11　复兴中医　2卷6期）

196　附：时社长小史（40、9　复兴中医　1卷5期）

出版后记

2007年在做《中医临床家代表作》系列丛书中的《中医火神派三书》、《灵素商兑与群经见智录》、《圆运动的古中医学》时，通过对中医图书现状的一些了解，我感觉近现代一些中医名家的作品在上世纪初及二三十年代确有承上启下的作用，就是时至今日也不乏传承经典启迪思路的作用，这部分选题包括一些近现代中医大师撰写的对中医古典理论在临床运用的再认识，诸如恽铁樵的《伤寒论研究与临证演讲录》、曹颖甫的《经方实验录》《伤寒发微》《金匮发微》、陆渊雷的《伤寒论今释》《金匮要略今释》等，甚或是《胡希恕伤寒论讲座》、《胡希恕金匮要略讲座》、《赵绍琴温病讲座》、《任应秋医学讲稿文集》等，书中融入这些临床家个人对典籍的理解和运用典籍的临证经验。它的价值在于理论指导实践，实践印证理论，对我们的读者有很大启迪作用，也是中医传承上的一项重点工作。之后，我们陆续编辑出版了一系列民国时期及当代的名医名家之作。

常言说“踏破铁鞋无觅处，得来全不费功夫”，一次在玉田开全国王清任学术研讨会的时候我遇到了中医科学院文献学专家伊广谦先生，当时谈起正在陆续编辑出版的民国时期的医家著述，谈到对那个时期医家医著对后人的影响具有承上启下巨大作用时，竟有一种英雄所见略同、知音相见恨晚的共鸣。巧得很，当时伊先生带着神秘和狡黠的神情说：我有一个选题可以推荐给你，在我迫不及待地追问下，伊先生便详细地介绍他们单位曾经做过的一个科研课题，该课题完成的是文献名录，但在整理过程中搜集到了近千万字的上世纪众多医家撰写的在报刊上发表的文章等资料。事后引荐我们拜访了有关课题的负责人王咪咪副研究员，当即确定以1900～1949年的中医及相关期刊上的医学论文为依据［个别医家因其论文的连载及学术的延续性，可到建国初期（1955年）以前］，由王咪咪副研究员担任主编，编纂一套《二十世纪初中医名家医学文集丛编》，随后商讨了选题计划、编写方式及体例。

从2008～2011年，经过3年多的时间，我们陆续完成《二十世纪初中医名家医学文集丛编》第一集300余万字的编辑工作。二十世纪初，虽然经过新文化运动倡导白话文的洗礼，但民国间期刊论文90%以上以竖排本、繁体字、无标点（有的有句读）形式出现，同时文白夹杂，引经用典无时不在，自造词语、错白字现象比比皆是，给编校工作带来了巨大的困难。这其中仅编辑体例的确定，就经过无数次商讨、修改，征求同行及有关专家的意见，最后定稿如文集前编辑体例。历经三年、几经编辑校勘，终于完成编校并付梓出版。

《医学文集丛编》把二十世纪百位中医名家在此期间发表的优秀论文汇集成册，且在书前编撰完整、真实、客观的生平介绍，重现这些历史名家的风采，充分展现这些医家全面的医学成就，从另一个侧面客观地反映了这百年间的中医发展史。

这些资料历经七、八十年甚至近百年时间，保存至今都已相当宝贵。《医学文集丛编》的出版，可以说填补了一项空白，一段历史文献的空白，正像中国中医科学院李经纬研究员所说，《二十世纪初中医名家医学文集丛编》的出版“是系统研究中国医学史、中医文献发展及医家个人学术经验不可缺少的宝贵资料。”

对于一个以弘扬中华文化为中心；以学术的传承和普及教育为基本方向；以中国传统医药学、地学、生物学为主的科技图书为重点，走内涵式增强实力的稳步发展道路，建设有一定出版特色、有读者认可的品牌产品的小而强的专业性出版社的学苑人来说，能为中医药事业的传承做些许贡献是我们的荣幸，因此在这里我们要特别感谢文集的编纂者王咪咪老师，没有她的呕心沥血的努力工作，就没有文集的诞生；感谢伊广谦老师，没有他文集就不会在学苑出版，同时还要感谢伊老师无私地为本文集提供部分图片资料；感谢编审高振英老师，以编辑出版专业角度为本文集做了大量的审校工作、并提出了宝贵的意见和建议；特别还要感谢的是为本文集撰稿的各位专家学者，是他们给予的诸多支持，使本文集锦上添花，是他们那专业而有文采的文章，在近百年前诸多的医家与今天的读者之间架起了一座跨越时空的桥梁。

本论文集所收论文有的已距今百年，大部分也七八十年了，故字词句用法、语言断句有的与今日之文章有很大差异。编校疏漏在所难免，敬请广大读者批评指正，以便我们在重印时及相继陆续出版的文集中不断地修订与完善。

学苑出版社医药编辑室

陈　辉

2011 年 5 月 18 日于黄村

编著者简介

王咪咪，副研究员。曾任中国中医科学院中国医史文献研究所文献室主任。兼任中华中医药学会文献学会委员、中国药学会药史分会委员、北京中医药学会基础理论分会秘书。硕士生导师。研究方向：中医文献研究。

参与国家新闻出版署课题《中华大典·药学分典》的编纂工作，任副主编；参与国家科技部在研课题《海外回归中医善本古籍的电子版保存》；主持国家中医药管理局2004年中标课题：1949年前中医期刊及相关文献的收集研究与数据库的建立等项目。

主编、副主编或编委编著的学术著作有：《全国中医图书联合目录》、《敦煌古医籍考释》、《本草纲目索引》、《唐容川医学全书》等三十余部。发表的论文四十余篇。